妇产科临床荟萃与典型病例

◎主编 梁丽涛 陈小琳 肖荆蕾
顾金云 乔鹏艳 孙浩罡

天津出版传媒集团
天津科学技术出版社

图书在版编目(CIP)数据

妇产科临床荟萃与典型病例 / 梁丽涛等主编 . ——天津：天津科学技术出版社，2023.11

ISBN 978-7-5742-1455-2

Ⅰ.①妇… Ⅱ.①梁… Ⅲ.①妇产科病－病案 Ⅳ.①R71

中国国家版本馆CIP数据核字(2023)第139607号

妇产科临床荟萃与典型病例
FUCHANKE LINCHUANG HUICUI YU DIANXING BINGLI
责任编辑：孟祥刚
责任印制：兰　毅

出　　版：天津出版传媒集团 / 天津科学技术出版社
地　　址：天津市西康路 35 号
邮　　编：300051
电　　话：(022) 23332377
网　　址：www.tjkjcbs.com.cn
发　　行：新华书店经销
印　　刷：北京厚诚则铭印刷科技有限公司

开本 787×1092　1/16　印张 22.25　字数　540 000
2023 年 11 月第 1 版第 1 次印刷
定价：125.00 元

《妇产科临床荟萃与典型病例》编委会

主　编

梁丽涛　　昆明医科大学第二附属医院
陈小琳　　深圳市妇幼保健院
肖荆蕾　　深圳市妇幼保健院
顾金云　　连云港市东方医院
乔鹏艳　　山西省儿童医院（山西省妇幼保健院）
孙浩罡　　石河子大学第一附属医院

副主编

刘海桃　　山西省儿童医院（山西省妇幼保健院）
梁秀云　　深圳市人民医院
邓天勤　　深圳市妇幼保健院
马丹丽　　宁波市第二医院
杨红玉　　深圳市妇幼保健院
朱改变　　山西省儿童医院（山西省妇幼保健院）
张秋妍　　山西省儿童医院（山西省妇幼保健院）
马　米　　大理白族自治州人民医院
杨万飞　　曲靖市麒麟区妇幼保健院

编　委

吴雨丝　　深圳市妇幼保健院

前 言

妇产科学是临床医学中具有特殊性的一门学科，涉及内、外两大学科，又将妇科、儿科融合于一体。其中产科学是一门关系到妇女妊娠、分娩、产褥全过程，并对该过程所发生的一切心理、生理、病理改变进行诊断处理的，协助新生命诞生的医学学科。而妇科学则是研究妇女非妊娠时期生殖系统的一切病理改变并对其进行诊疗的医学学科。随着医学科学的发展，妇产科学有了长足的进步，新的医疗技术、治疗药物不断应用于临床，临床专业知识更新迅速，对从事妇产科的医护人员提出了更多的要求。在此基础上，我们特组织一批经验丰富的临床专家和青年骨干医师编写了本书。

本书采用分篇论述，系统介绍了产科与妇科常见病与多发病临床诊治与新进展。第一篇介绍的是产科常见病，首先是对出生缺陷的预防与诊断的介绍，然后详细叙述了妊娠并发症、胎儿及附属物异常、妊娠合并疾病、异常分娩、分娩并发症等内容。第二篇主要是妇科疾病相关内容，涉及妇科炎症，外阴、阴道、子宫、输卵管及卵巢肿瘤等妇科常见多发病。第三篇则介绍了妇产科内镜检查与治疗，涵盖腹腔镜、宫腔镜常用检查和手术治疗技术。

由于编写时间紧张，且限于我们的知识水平、认识程度、理解深度，本书的难免有不妥之处，我们衷心希望广大读者、同道在使用过程中提出宝贵意见，以便再版时纠正、改进，使本书更趋完善。

编　者

目 录

第一篇 产科

第二篇　妇科

第三篇　妇产科内镜检查与技术

第一篇　产科

第一章　出生缺陷的预防与诊断

出生缺陷指出生前已经存在(在出生前或生后数年内发现)的结构或功能异常,其产生原因包括遗传、环境及二者共同作用。出生缺陷的防治可分三级:一级预防是孕前干预,防止出生缺陷胎儿的发生;二级预防是产前干预,包括产前筛查、诊断及可能的宫内干预;三级预防是产后干预,包括早期诊断和早期治疗,防止严重的致残。遗传咨询、产前筛查和产前诊断及宫内干预是出生缺陷一级防治和二级防治的主要方法。

第一节　遗传咨询

遗传咨询是由从事医学遗传相关专业的医师或咨询师,解答咨询对象提出的遗传疾病相关问题,并对相关婚育问题进行风险评估、提出医学建议的过程。根据疾病类型及咨询对象不同,遗传咨询主要分为婚前咨询、孕前咨询、产前咨询、儿科相关遗传病咨询、肿瘤遗传咨询及其他专科遗传咨询(如神经遗传病咨询等)。本节主要讨论产前遗传咨询。

一、遗传咨询的本质

遗传咨询旨在医师在与患者的交流过程中,帮助患者及其家庭理解疾病,做出合适的选择。做好遗传咨询工作对遗传病的诊断和治疗十分重要,对预防遗传疾病有重要的社会意义。具体内容包括帮助患者及其家庭成员梳理家族史及病史、商讨适合的遗传学检测方案、解读遗传检测结果、获取详细的临床表型,分析遗传机制、告知可能的预后和治疗方法,评估下一代再发风险并制订再生育计划,如产前诊断或植入前诊断等。

二、遗传咨询的对象

产前遗传咨询的对象主要为高风险妊娠的孕妇及家属:①夫妇双方或一方的家庭成员中有遗传病、出生缺陷、不明原因的癫痫、智力低下、肿瘤及其他与遗传因素密切相关的患者,曾生育过明确遗传病或出生缺陷儿的夫妇;②夫妇双方或一方本身罹患智力低下或出生缺陷;③不明原因的反复流产或有死胎、死产等病史的夫妇;④孕期接触不良环境因素及患有某些慢性病的夫妇;⑤常规检查或常见遗传病筛查发现异常者;⑥其他需要咨询者,如婚后多年不育的夫妇,或35岁以上的高龄孕妇;⑦近亲婚配。

三、遗传咨询的原则

在遗传咨询过程中,必须遵循以下伦理和道德原则。

1.自主原则　完全尊重咨询对象的意愿和决定,同时需要尊重咨询者的宗教信仰,以及由于其不同的社会背景而产生的不同态度及观点。

2.知情同意原则　遗传咨询过程中,应确保咨询对象充分理解遗传学检测可能出现的所有检测结果,并完全自主地选择医疗方案。某些遗传学检测结果,尤其是一些主要检测目标以外的“额外发现”,如晚发性遗传病、肿瘤易感性等,受检者既有知情权,也有选择不知情的权利。遗传咨询应在此类检测前,明确受检者对于“额外发现”的态度和承受能力,按照其意愿告知或者不告知相关结果。

3.无倾向性原则　在遗传咨询的选择中，没有绝对正确的方案，也没有绝对错误的方案，医务人员的角色是帮助咨询者了解不同方案的利弊，而不是替咨询者做出选择。无倾向性原则一直是医学遗传咨询遵循的原则，同时也被世界卫生组织遗传咨询专家委员会认可。

4.保密和尊重隐私原则　保守秘密是遗传咨询师的一种职业道德。遗传学检测有可能发现某些家庭的隐私（如亲缘关系不符等），遗传咨询中应依照被咨询者的意愿，保护其隐私。

5.公平原则　理想的状态是所有遗传学服务（包括咨询与检测）应该被平等地提供给所有需要的人。

四、遗传咨询的内容及基本流程

1.遗传咨询的内容　遗传咨询是一项提供信息的服务，内容应当包含下述5方面。

（1）帮助患者及家庭成员了解疾病的表型：疾病的临床症状，如认知障碍、生理缺陷等。

（2）以通俗易懂的语言向患者及家庭成员普及疾病的遗传机制：由何种遗传物质异常导致疾病发生的机制。

（3）提供疾病治疗方案信息：针对该疾病所能够采取的治疗手段及其预后，使患者通过遗传咨询而受益。此外还应提供疾病相关协助机构方面的信息。目前国内已成立一些特定疾病相关的患者自助组织，比如DMD关爱协会（由假肥大型肌营养不良DMD/BMD患者和患者家属组成的非营利自助组织），帮助患者找寻到此类相关组织有利于患者和家庭生活质量的提高。

（4）提供再发风险的咨询：患者所患的遗传性疾病在家系亲属中再发生的风险率。在明确诊断的基础上判断其遗传方式，比如常染色体显性遗传、隐性遗传、X/Y连锁遗传等，同时也应当考虑基因型和表型可能的差异，做出遗传风险的评估，说明子代再发风险。比如常染色体显性遗传病如马方综合征，子代发病风险为50%。X连锁隐性遗传病，男性患者后代再发风险为0，女性携带者的男性后代再发风险为50%，女性后代再发风险为0。如果常染色体隐性遗传病的父母双方均为隐性致病基因的携带者，则每次妊娠的后代受累概率为25%。

（5）提供家庭再生育计划咨询：为患者及家庭下一胎提供可能的妊娠方式或产前诊断策略选择，比如自然受孕直接进行产前诊断、植入前胚胎遗传学诊断、捐精、供卵等。

2.遗传咨询的流程　一般包括面诊前准备、初次面诊及检测后咨询（复诊），具体如下。

（1）面诊前准备：首先收集详细的病史资料，了解夫妇双方三代直系血亲相关疾病状况。通过系谱分析、临床表现和实验室检查等手段，明确是否存在遗传疾病。同时，根据患者的临床表现对其进行系统的体格检查和实验室检查以明确诊断。针对疾病查阅最新的临床指南及疾病研究进展，做到对疾病有充分的认识，掌握与其诊断和治疗相关的最新信息及相关的患者组织或救助机构信息。

（2）初次面诊：与咨询者建立有效交流，了解患者目前的情况；进一步拓展咨询，详细了解病史及家族史；进行心理安抚；提供遗传学检测的选择信息：以通俗的语言向咨询者讲解不同检测方案的准确性、优势与局限，来帮助咨询者选择合适的遗传学检测类型，如核型分析、染色体微阵列分析、全基因组外显子测序等；进行检测前需要咨询者和患者签署知情同意书。

(3)检测后咨询(复诊):进行检测结果的解读,解释疾病表型及遗传机制,确定遗传方式,综合评估后代的发病或再发风险,并且提供后续的治疗信息及帮助。提供家庭再生育时产前诊断、植入前胚胎遗传学诊断、捐精或供卵等可能的选择,同时应对患者进行心理疏导。

咨询过程中应使用通俗的语言,保证足够的时间,尽可能使咨询者达到完整的理解,并做好咨询记录。

第二节 产前筛查

产前筛查是通过血清学、影像学等方法对妊娠妇女进行检查,筛出子代罹患遗传性疾病或存在出生缺陷的高风险孕妇,是预防出生缺陷儿出生、提高人口素质的重要方法。产前筛查不等同于产前诊断。筛查阳性者,需进行进一步的确诊,不可根据筛查结果终止妊娠。反之,筛查阴性者提示风险较低,但不等同于无风险。产前筛查方案需由具备产前诊断资质的医师制订,并充分告知筛查的局限性,由孕妇知情选择。

目前常用的筛查方法有母体妊娠早、中期血清学筛查非整倍体染色体异常,无创性产前检测和超声影像学筛查胎儿结构异常。

一、母体血清学筛查

通过对妊娠早、中期血清中的生化指标检测,筛查出21-三体、18-三体和13-三体综合征的高风险孕妇。

妊娠早期常用的血清学筛查指标有游离绒毛膜促性腺激素β亚单位和妊娠相关血浆蛋白A。联合应用早孕期血清学和颈后透明层厚度筛查,唐氏综合征检出率可达85%左右,假阳性率为5%。

妊娠中期血清学筛查最常用的筛查方案是由血清甲胎蛋白、人绒毛膜促性腺激素、游离雌三醇(uE_3)组成的三联筛查,或再加抑制素A组成四联筛查。检查孕龄一般为15~20周$^{+6}$,唐氏综合征检出率为60%~75%,假阳性率为5%。

甲胎蛋白也是筛查开放性神经管缺陷的重要指标。通常使用母体血清中甲胎蛋白水平2.0~2.5中位数倍数作为正常值的上限,可检出至少90%的无脑畸形和80%的开放性脊柱裂,假阳性率为3%~5%。

血清标志物筛查作为一种产前筛查手段,因其无创伤性、操作直接简便、费用低廉、筛查范围广、筛查时间早,在筛查和监测高风险孕妇方面发挥了重要的作用,随着研究的进一步深入,筛查指标的增多,筛查手段及联合方案的逐渐完善,检出率逐渐升高。对提高人口素质具有重大意义。

二、母体血浆中胎儿游离DNA监测

20世纪90年代,研究发现妊娠妇女外周血的血浆及血清中存在着稳定的游离胎儿DNA。从母血中游离胎儿DNA,并进行新一代基因测序检查。通过检测游离胎儿DNA用于21-三体、18-三体、13-三体等染色体数目异常的筛查已经广泛应用于临床。除此之外,基于孕妇充分的知情同意,目前该技术在临床上还用于除13号、18号、21号染色体之外其他染色体非整倍体的筛查及明确微缺失/微重复综合征的筛查。对于考虑进行游离胎儿DNA检

查的患者，应充分告知其局限性，筛查不等同于确诊，筛查结果为高危的孕妇都建议做进一步的产前诊断。

三、超声影像学筛查

1.胎儿颈后透明层厚度（nuchal translucency，NT）　指妊娠早期（11～13 周$^{+6}$）超声波下见到的胎儿颈项部皮下液性暗区。目前认为胎儿颈后透明层厚度是妊娠早期筛查染色体非整倍体疾病的重要标志物。

国外多数中心将 NT≥3.0mm 的胎儿视为高风险群体，认为对 NT 增厚超过 3.0mm 的胎儿可直接行介入性产前诊断；而对 NT 临界增厚（2.5mm≤NT<3.0mm）的胎儿，也应建议进行妊娠早期染色体非整倍体联合筛查后，根据风险值决定是否进行介入性产前诊断。NT 增厚还与一些基因组疾病和单基因病有关。另外，NT 增厚与胎儿各种异常引起的颈后皮下液体积聚有关，如心脏大血管发育异常导致的心力衰竭，羊膜破裂引起的头颈静脉充血，先天性膈疝或骨发育不良致胸廓狭小引起的上纵隔压迫，淋巴系统发育异常或迟缓、各种神经肌肉疾病致胎动异常引起淋巴回流不畅、皮下结缔组织组成改变、胎儿贫血或低蛋白血症、先天性感染引起的贫血或心功能异常等。

2.胎儿结构畸形筛查

（1）胎儿结构系统筛查：胎儿结构畸形包括几乎全身所有器官，主要分为致死性结构畸形、致残性结构畸形及轻微结构畸形。妊娠中期超声影像学筛查最佳检测孕周为 18～24 周。可以通过超声发现的结构异常包括无脑儿、严重脑膨出、严重开放性脊柱裂、严重胸腹壁缺陷伴内脏外翻、单腔心、致死性软骨发育不良等。妊娠中期产前超声胎儿畸形的检出率为 50%～70%。

有条件的单位可以开展妊娠早期超声筛查，主要在妊娠 11～13 周$^{+6}$进行。除之前提到的 NT 筛查外，对于无脑儿、全前脑畸形、脊柱裂等畸形的早期发现具有一定意义。

（2）神经管缺陷的超声筛查：神经管缺陷包括无脑儿、脊柱裂、脑膨出等，是环境因素与基因易感性共同作用的结果。随着超声检测技术的进步，97%～100%的神经管缺陷可以通过超声进行诊断。当血清学筛查提示甲胎蛋白水平升高时，需行进一步超声检查排查神经管缺陷。

1）无脑儿：是前神经孔闭合失败所致，是胎儿神经管缺陷中最常见的一种，几乎一半的神经管缺陷胎儿为无脑儿。女胎比男胎多 4 倍。分两类：一类是脑组织变性坏死突出颅外；另一类是脑组织未发育，外观颅骨缺失、双眼暴突、颈短。两种类型均不能存活，常伴肾上腺发育不良及羊水过多。腹部检查：胎头小，阴道检查可触及凹凸不平的颅底部。超声检查：颅骨不显像，眼球突出呈“蛙样”面容。孕妇血清甲胎蛋白升高，尿 E/C 及 E_3偏低。无脑儿一经确诊，应尽早引产。阴道分娩困难时可行毁胎术结束妊娠。

2）脊柱裂：为部分脊椎管未完全闭合的状态，其损伤多在后侧，多发生在胸腰段，也是神经管缺陷中常见的一种。隐性脊柱裂在产前超声检查中常难以发现。较大的脊柱裂产前超声较易发现，妊娠 18～20 周是发现脊柱裂的最佳时机。严重的脊柱裂在有生机儿之前诊断应终止妊娠。

3）脑积水：脑积水是指大脑导水管不通致脑脊液回流受阻，大量蓄积于脑室内外，使脑室系统扩张和压力升高，颅腔体积增大、颅缝变宽、囟门增大，常压迫正常脑组织。脑积水常伴有脊柱裂、足内翻等畸形。

严重的脑积水，在妊娠17~22周行超声检查有助于诊断，颅内大部分被液性暗区占据，中线漂动，脑组织受压变薄，胎头周径明显大于腹周径。此外，必要时应当行胎儿磁共振检查以补充和明确诊断胎儿畸形，尤其是中枢神经系统畸形和鉴别脑出血与积水时尤为必要。

(3)先天性心脏病的超声筛查：先天性心脏病是常见的一种胎儿畸形，发生率约为8‰，其中严重先天性心脏病的发生率约为4‰，主要包括法洛四联症、大血管错位、房室间隔缺损、单心房单心室等。超声检查是孕期筛查先天性心脏病的重要手段。

一般在妊娠18~24周进行先天性心脏病的超声筛查。主要包括四腔心切面、左心室流出道及主动脉长轴切面、右心室流出道及肺动脉长轴切面检查。这几个切面的检查可筛查出大部分严重的先天性心脏病。但是对于部分逐步进展的血流异常，尤其是心室发育不良及瓣膜闭锁等疾病往往需要在妊娠晚期才能发现。因此对于怀疑心脏血流异常的胎儿应在妊娠晚期复查超声检查。小的室间隔缺损产前超声难以发现，产前发现的室间隔缺损1/3可在产前关闭，1/3在出生后1年关闭。严重复杂的先天性心脏病如单心房单心室，在有生机儿(围生儿)前诊断建议终止妊娠。

第三节　产前诊断

产前诊断又称宫内诊断或出生前诊断，通过对可疑出生缺陷的胎儿在出生前应用各种检测手段，如影像学、生物化学、细胞遗传学及分子生物学等技术，全面评估胎儿在宫内的发育状况，对先天性和遗传性疾病做出诊断，从而达到及时发现并处理胎儿疾病的目的。

一、产前诊断的对象

产前诊断的对象为出生缺陷的高危人群。建议其进行产前诊断检查的指征如下。

1.对于预产期年龄满40周岁的孕妇应直接建议介入性产前诊断；≥35岁但小于40岁，可以提供介入性产前诊断及无创DNA筛查两个策略，供患者知情选择。

2.产前筛查提示胎儿染色体异常高风险的孕妇。

3.曾有出生缺陷病史的孕妇。

4.产前B超检查怀疑胎儿可能有染色体异常的孕妇。

5.夫妇一方为染色体异常携带者或患先天疾病，或有遗传病家族史。

6.医师认为有必要进行产前诊断的其他情形，如反复早孕期自然流产；既往出生缺陷病史；家族遗传病史；神经管缺陷家族史；妊娠合并1型糖尿病、高血压、癫痫、哮喘；曾暴露于药物、病毒、环境危害；父母近亲结婚等。

二、产前诊断疾病

1.染色体异常　可分为染色体数目异常和结构异常。染色体数目异常包括整倍体和非整倍体，其中非整倍体异常更为常见，可存活的非整倍体异常有唐氏综合征、18-三体综合征、13-三体综合征、Turner综合征、Klinefelter综合征、47,XYY综合征、XXX综合征；整倍体中的三倍体在妊娠早期或中期可发生流产。结构异常包括拷贝数变异，染色体部分缺失、重复、易位、倒位，环形染色体形成等。

2.先天性代谢缺陷病　多为常染色体隐性遗传病。在基因发生点突变和小片段插入或缺失后，将破坏基因复制和蛋白质合成，参与正常代谢的酶合成受到影响，引起代谢抑制、代谢中间产物累积造成代谢缺陷病。较常见的疾病有肝豆状核变性，苯丙酮尿症，半乳糖血症等。

3.性连锁遗传病　多为X连锁隐性遗传病，如红绿色盲、血友病、进行性假肥大性肌营养不良等。携带致病基因的女性与正常男性婚配后，若子代是男孩，患病概率为1/2，若子代为女孩，其表型均正常，但1/2为携带者。X连锁显性遗传病病种较少，女性的发病率高于男性，但由于女性有两条X染色体，其病情较男性轻。男性患者子代若为女性，将全部患病。Y连锁遗传病只发生在男性与其男性子代之间。

4.先天性结构畸形　有明显的结构改变，如无脑儿、脊柱裂、唇腭裂、膈疝、先天性心脏病等。

三、产前诊断方法

充分询问病史后，可根据患者实际情况，结合以下方法进行产前诊断。

1.影像学检查观察胎儿结构畸形　超声和磁共振均是诊断胎儿疾病时普遍使用的非介入性产前诊断方法。胎儿超声检查除了能常规评估孕龄，确定宫内妊娠的性别，胎盘定位，多胎妊娠的确定外，更能用于筛查胎儿畸形，发现与染色体病、单基因病等相关的结构异常，当超声检查发现异常但不能明确诊断时，可加以磁共振作为辅助检查，尤其有利于中枢神经系统疾病的诊断。

（1）超声产前诊断：产前诊断性超声检查是针对临床或产前超声筛查发现的胎儿异常，围绕可能的疾病，进行有针对性的、全面的检查，并做出影像学诊断。比起磁共振检查，超声在四肢及颜面部畸形、心血管结构的检查方面，以及胎儿多普勒血流评估上更具优势。不同的疾病应在不同的孕周进行，如妊娠早期可检测颅脑畸形、全前脑、右位心、连体双胎等，妊娠中晚期则进行脑积水、肾盂积水、多囊肾等疾病的检查。但超声检查只适用于解剖学上明显异常的出生缺陷。

（2）磁共振产前诊断：磁共振不作为常规筛查方法，只对超声检查发现异常、但不能明确诊断的胎儿，选择磁共振检查。磁共振检查不受气体、骨骼、母体体型（肥胖）、羊水少及胎位不满意等因素的干扰，能更清晰、全面地呈现软组织图像及较小组织畸形。磁共振检查可以协助诊断的胎儿结构异常有：中枢神经系统，如颅后窝异常、胼胝体异常、侧脑室扩张、神经管缺陷、神经元移行异常等；颈部结构异常，如淋巴管瘤及先天性颈部畸胎瘤；胸部病变如先天性膈疝、先天性肺囊腺瘤病变；腹部结构异常如脐膨出、肠管异常及泌尿生殖系异常等。此外，对于双胎输血综合征胎儿神经系统损伤的评估和先天性心脏病胎儿，磁共振也可起到补充诊断的作用。磁共振检查安全性较高，在不使用造影剂的情况下，1.5T的磁共振尚未发现不良反应报道。

2.胎儿组织的采集　通过绒毛活检术、羊膜腔穿刺术或脐血管穿刺取样等介入性方法获得羊水、绒毛、胎儿血液或胎儿细胞，必要时需同时进行家系标本的采集。

（1）绒毛活检术：多在妊娠11～13周$^{+6}$进行。在超声引导下，根据胎盘位置或操作者习惯，经腹或经宫颈使用穿刺针进行绒毛取样。绒毛活检术后24小时内应避免剧烈活动。胎儿丢失、出血、感染、母胎输血、胎膜破裂是绒毛活检术的可能手术风险。但在有经验的中心，绒毛活检术的胎儿丢失率与羊膜腔穿刺术接近。需告知孕妇绒毛活检术取样中有1%会因胎盘局限性嵌合现象，出现遗传学结果不确定，需要进一步进行羊水检查。

（2）羊膜腔穿刺术：主要用于有医学指征的孕16周之后的产前诊断。利用穿刺针经腹穿刺入羊膜腔，抽取适量羊水（取决于孕龄及检查目的），提取羊水中的胎儿细胞进一步分析。羊膜腔穿刺可能出现羊水渗漏、绒毛膜羊膜分离、胎儿损伤、感染等并发症。羊膜腔穿刺的胎儿丢失率约为0.5%。

（3）脐血管穿刺取样：以往主要用于有医学指征的妊娠18周以后的产前诊断。但是随着检测技术的发展，目前大部分的产前分子生物学诊断可通过羊水中的胎儿细胞提取DNA进行，脐血管穿刺取样不再是主要的采样技术，目前其多用于胎儿宫内输血、胎儿血液取样诊断血液病等。

3.实验室诊断　将采集样本染色体核型分析和分子生物学方法做出染色体或基因疾病的诊断；部分代谢性疾病可进行蛋白质、酶和代谢产物检测获得诊断。需进行细胞培养的血液标本可以在24~48小时获得诊断，羊水细胞或绒毛细胞需要培养7~10天才能得到结果。目前用于胎儿染色体核型分析或基因诊断的技术有以下几种。

（1）G^{-}显带核型分析：G^{-}显带核型分析可以检出非整倍体、相对较大的染色体结构异常（5~10Mb及以上的缺失和重复）、平衡易位和倒位。传统核型分析检测的局限性在于分辨率较低，且需要进行细胞培养，检测周期长。

（2）荧光原位杂交技术：是指将荧光标记的染色体区带特异性的DNA作为探针，与分裂期或间期细胞原位杂交于荧光显微镜下观察染色体畸变的技术。检测相对简单，检测周期短（通常在24~48小时），重复性好、稳定，并具有极有效的灵敏性及特异性，常用于进行21号、18号和13号常染色体三体，性染色体非整倍体及三倍体的检测。

（3）DNA分子诊断：在DNA分子诊断早期，限制性内切酶片段长度多态性已经应用于镰状细胞贫血和α-和β-地中海贫血的诊断；目前定量荧光PCR技术和多重连接探针扩增技术也广为使用，是除了荧光原位杂交技术外，快速评估染色体13、18、21、X和Y的非整倍体的方法。

（4）染色体微阵列分析：是一项高分辨率的全基因组筛查技术，可以检测到较小的10~100kb、不能被传统的核型分析所识别的遗传物质的缺失和重复。染色体微阵列分析的优点在于，可以直接对绒毛活检术、羊膜腔穿刺中获得的样本进行检测，不需要进行细胞培养。对于胎儿结构异常和（或）死产的病例建议行染色体微阵列分析，目前产前诊断中应用的微阵列技术类型有两种：比较基因组杂交和单核苷酸多态性阵列。这两种技术可以识别不同类型的遗传变异，比较基因组杂交技术可以检测相对大的缺失或重复的拷贝数变异，但无法检测三倍体；单核苷酸多态性阵列可以检测纯合性或杂合性，以及三倍体和一部分单亲二倍体。通常检测周期为3~5天。目前该技术被推荐作为产前胎儿结构异常及生长发育异常的一线遗传检测方案。

（5）靶向基因测序：可检测已知与遗传疾病有关的一个或多个特定基因。进行靶向基因测序前，需结合临床表现、家族遗传史及既往识别的基因突变。当临床高度怀疑有遗传学改变但染色体分析结果正常时，可采用该方法寻找特定的基因缺陷。其具有检测快速、成本低的优点。

（6）全外显子组测序：全外显子组测序属于新一代测序技术，能对外显子或同时分析含19 000~20 000个基因的编码区进行测序。该技术近年来已得到广泛认可。超过85%的孟德尔遗传病都与外显子区域有关，因此该技术有助于大多数常规检查未能明确遗传病因的胎儿疾病的检查。目前已有技术将应用于胎儿核苷酸变异缺失的全外显子组测序检测周期缩短为 10 天，但该技术在检测结构变异方面存在一定限制，同时可能发现不能确定临床意义的基因突变。即使全外显子组测序未检出任何异常，仍然不能完全排除基因突变的可能，因为致病突变可能位于编码区以外的调控区域。这些突变类型可通过全基因组测序进行检测。

（7）全基因组测序：对受检者整个基因组的所有 DNA 序列进行检测，包括外显子、内含子和基因间序列。对于临床诊断不明或临床诊断明确为进一步指导治疗的患者或生育寻求分子水平的患者，可进行全基因组检测。WGS 能检测更多的遗传信息，有助于更多遗传变异的发现，可作为产前检测的补充检查，但相比于全外显子组测序，全基因组测序更为复杂，成本也相对更高。

第二章　妊娠并发症

第一节　流产

胚胎或胎儿尚未具有生存能力而妊娠终止者，称为流产。由于对新生儿的救治能力不同，各国及各地区对流产时限的界定并不完全相同，在我国，仍以小于 28 周作为界定流产的时限。孕周<12 周者，称为早期流产；≥12 周为晚期流产。若流产发生在月经期前，称为生化妊娠，也称为隐性流产，占早期流产的 30%～40%。流产也分为自然流产和人工流产，本节仅阐述自然流产。

一、流行病学

自然流产的发生率在 15%～40%，与诊断标准和识别力直接相关。大约 80%的自然妊娠丢失为早期流产，随孕周增加发生率下降。虽然有自然流产史的患者再发生自然流产的概率会增加，但是对于大部分女性不会再次发生。

二、病因

流产病因比较复杂，包括胚胎和胎儿因素、解剖因素、内分泌因素、免疫因素、环境因素、合并全身性疾病等。不同病因导致的自然流产，其发生时限也不同。

1.胚胎和胎儿因素　最常见的原因是胚胎或胎儿染色体异常，在早期流产中占 50%～60%，中期妊娠流产中约占 35%，晚期妊娠死胎中占 5%。染色体异常包括数目异常和结构异常，其中数目异常以 13-三体、16-三体、18-三体、21-三体和 22-三体最常见，其次为 X 单体，三倍体和四倍体少见。结构异常引起流产少见，主要有平衡易位、倒置、缺失、重叠及嵌合体等。近年来发现基因突变或表观遗传学改变也可能导致自然流产。

2.母体因素

（1）解剖异常：主要为子宫异常，若不纠正，流产可反复发生。常为晚期流产。

1）子宫先天性发育异常：子宫发育不良、双子宫、鞍形子宫、双角子宫、单角子宫、子宫中隔等，影响胚胎生长发育导致流产。

2）子宫颈功能不全：子宫颈重度裂伤、子宫颈内口松弛、子宫颈部分或全部切除术后等，子宫颈支撑作用减弱可发生晚期自然流产。

3）子宫体疾病：子宫肌瘤（黏膜下肌瘤及部分肌壁间肌瘤）、子宫腺肌瘤、宫腔粘连等，均可因宫腔形态改变影响胚胎着床、发育而导致流产。

（2）内分泌异常：正常妊娠的维持与内分泌激素的调节、平衡密切相关，依赖于发育完好的子宫内膜，相应的雌激素、孕激素水平等。黄体功能不全、高催乳素血症、多囊卵巢综合征、甲状腺功能低下及严重糖尿病血糖控制不良等，均可因内分泌异常导致自然流产。

（3）免疫功能异常：是复发性流产的重要病因。分自身免疫型和同种免疫型。自身免疫型与患者体内抗磷脂抗体有关，在抗磷脂抗体阳性、抗 β_2糖蛋白抗体阳性和系统性红斑狼疮及干燥综合征患者中多见；也可见于抗核抗体阳性、抗甲状腺抗体阳性的孕妇。同种免疫型是基于妊娠属于半同种异体移植的理论，反映母体对胚胎的免疫耐受。如果母胎免疫耐受，胎儿不被排斥，在母体内得以生存。母胎免疫耐受有赖于孕妇血清中有足够的针对父系人白细胞抗原的封闭性因子，能抑制免疫识别和免疫反应。如夫妇的人白细胞抗原相容性过大，导致封闭性因子不足，或造成自然杀伤细胞的数量或活性异常，均可能导致不明原因复发性流产。

（4）全身性疾病：孕妇患全身性疾病，如严重感染、高热，疾病可促进子宫收缩引起流产；严重贫血或心力衰竭、重度营养不良、血栓性疾病、慢性肝肾疾病或高血压等缺血缺氧性疾病也可能导致流产；流感病毒、梅毒螺旋体、巨细胞病毒、弓形虫、单纯疱疹病毒等可因宫内感染引起胎儿畸形，导致流产。

3.夫妇染色体异常　是导致胎儿染色体异常引发自然流产的重要遗传因素。

4.环境因素　铅、砷、甲醛、苯、氯丁二烯、氧化乙烯等化学物质的过多接触和放射线的过多暴露均可能引起流产。

5.其他因素　流产还与许多因素相关。强烈应激，包括严重的躯体不良刺激如手术、直接撞击腹部、性交过频等，或者过度紧张、忧伤、恐惧、焦虑等精神创伤影响神经内分泌系统使机体内环境改变，都可导致流产；不良习惯，如孕妇过量吸烟、酗酒、过量饮咖啡、吸食毒品、滥用药物，可引起胚胎染色体异常，多为空孕囊或已退化的胚胎，少数妊娠至足月可能娩出畸形儿，或新生儿有代谢及功能缺陷。

此外，孕妇高龄、两次妊娠间隔时间过近（间隔少于 3 个月）也是流产发生的高危因素。

三、病理

流产过程是指妊娠物逐渐从子宫壁剥离并排出子宫。对妊娠物的检查可以帮助了解流产的原因。

发生于孕 8 周前的早期流产，胚胎多已死亡，此时胎盘绒毛发育不成熟，与子宫蜕膜联系尚不牢固，胚胎绒毛易与底蜕膜分离。胚胎绒毛与底蜕膜分离后，导致剥离面出血，坏死胚胎组织刺激子宫引起子宫收缩和宫颈扩张，妊娠物常能完全排出，出血往往不多。早期流产时胚胎常常发育异常，包括全胚发育异常，如无胚胎、结节状胚、圆柱状胚和发育阻滞胚，以及特殊发育缺陷，如神经管畸形、肢体发育缺陷等。大体观可看到完整的蜕膜管型，囊胚包埋在蜕膜中。

妊娠 8~12 周时胎盘绒毛发育茂盛，绒毛与底蜕膜连接较牢固，流产时妊娠产物往往不易完整排出，部分组织易滞留在宫腔内，影响子宫收缩，导致出血量较多，出血不易自止。大体检查妊娠物因出血时间和胚胎滞留宫腔内时间的长短有所不同，可分为血肿样或肉样胎块、结节性胎块和微囊型胎盘。

妊娠 12 周以后，胎盘已完全形成，流产时先出现腹痛，然后排出胎儿、胎盘。胎盘如剥离不全，可造成剥离面大出血。胎儿若死亡过久，可被血块包围，形成血样胎块稽留宫腔内致出血不止。或血红蛋白被吸收而形成肉样胎块，或胎儿钙化形成石胎。其他还可见脐带异常、压缩胎儿、纸样胎儿、浸软胎儿等病理现象。

四、临床表现

流产发生在妊娠不同时期,其临床表现也不相同。主要表现有停经、阴道流血和腹痛。

1.停经　大多数自然流产的患者均有明确的停经史,结合早孕反应、妇科检查子宫增大、妊娠试验阳性,以及 B 超检查发现宫内孕囊等可以诊断。继发于生化妊娠的隐匿性流产发生在胚胎着床后月经前,则无停经史。

2.阴道流血及腹痛　早期流产阴道流血为先,腹痛在后。由于妊娠物排出前胚胎或胎儿多已死亡,绒毛与蜕膜剥离,血窦开放,出现阴道流血;剥离的胚胎或胎儿和血液刺激子宫收缩,引起下腹部阵发性疼痛,继而排出胚胎或胎儿。妊娠物完全排出后,子宫收缩,血窦闭合,出血停止。晚期流产临床过程与早产相似,经过阵发性子宫收缩,胎儿娩出后胎盘娩出,同时出现阴道流血。胎儿排出前后可能还有生机,也有少数流产发生前胎儿已死亡,其原因有严重胎儿发育异常、宫内感染、自身免疫异常、血栓前状态等。晚期流产时胎盘与子宫壁附着牢固,若胎盘剥离不完全,血窦开放,可导致大出血、休克甚至死亡。胎儿娩出后若胎盘残留过久,可形成胎盘息肉,或反复出血、贫血及继发感染。

值得注意的是,临床上有许多早期流产的患者没有任何症状,仅在超声检查中发现异常而诊断。

五、临床类型

根据自然流产的不同特点,分为以下几种临床类型。

1.先兆流产　指妊娠 28 周前出现阴道流血。至少 20%的妊娠期会出现。常常是少量阴道流血,为暗红色或血性白带,无组织排出,随后出现轻微下腹痛、痉挛痛或腰骶部胀痛。妇科检查子宫颈口闭合,可见血液自宫颈管流出,子宫大小与停经时间相符。经休息及治疗后症状消失,可继续妊娠;若阴道流血量增多或下腹痛加重,则可能发展为难免流产。

2.难免流产指流产不可避免。在先兆流产基础上,阴道流血时间长,出血量增多,阵发性下腹痛加重,或出现阴道流液(羊水流出)。妇科检查子宫颈口已扩张,子宫颈口有时可见胚胎组织或羊膜囊堵塞,子宫大小与停经周数基本相符或略小。超声检查孕囊变形或塌陷,或无心管搏动。

3.不全流产　指妊娠物部分排出子宫腔,但还有部分残留于子宫腔内或嵌顿于子宫颈口,或胎儿排出后胎盘滞留子宫腔或嵌顿于子宫颈口。几乎所有患者均有阴道流血,由于组织残留影响子宫收缩,导致大量出血,甚至发生休克。伴有下腹痉挛痛,类似于分娩的阵发性腹痛。妇科检查见子宫颈口扩张,子宫颈口可有妊娠物堵塞及持续性血液流出,子宫小于停经周数。

4.完全流产　指妊娠物已全部排出,阴道流血逐渐停止,下腹痛逐渐消失。妇科检查子宫颈口已关闭,子宫大小接近正常。

5.稽留流产　也称过期流产。指胚胎或胎儿已死亡,滞留子宫腔内未能及时自然排出者。典型表现为早孕反应出现后又过早消失,有先兆流产症状或没有任何症状,子宫不再增大反而缩小。若为中期妊娠,孕妇腹围不再增大,胎动消失。妇科检查子宫颈外口闭合,子宫较停经周数小,质地不软,听诊没有胎心。

6.特殊情况

(1)复发性流产:指同一性伴侣连续发生 3 次及 3 次以上的自然流产。复发性流产每次流产多发生于同一妊娠时间，大多数为早期流产，少数为晚期流产。当自然流产连续发生2次即应重视并予评估，因为再流产的风险与已发生3次者相近。导致复发性流产的原因与偶发性流产一致，但各种原因所占的比例不同，如胚胎染色体异常的发生率会随着流产次数的增加而下降。早期复发性流产常见原因为胚胎染色体异常、黄体功能不全、多囊卵巢综合征、免疫功能异常、甲状腺功能减退等，晚期复发性流产常见原因为子宫解剖异常如子宫颈功能不全和子宫畸形、免疫功能异常、血栓前状态等。

（2）流产感染：流产过程中，由于阴道流血时间长，妊娠物残留于子宫腔内或不洁流产时，有可能引起继发子宫腔感染。临床表现为持续下腹痛、阴道分泌物异味或恶臭、妇科检查有子宫颈举痛等。感染严重可扩展到盆腔、腹腔甚至全身，引起盆腔炎、腹膜炎、败血症及感染性休克。常为厌氧菌及需氧菌的混合感染。

六、诊断与鉴别诊断

根据病史及临床表现，诊断流产一般并不困难。但有时需结合辅助检查来判断。

1.病史　应详细询问患者有无停经史及早孕反应，有无阴道流血及阴道流血量及持续时间，有无阴道排液及妊娠物排出，是否伴有腹痛及腹痛部位、性质、程度，有无发热，阴道分泌物性状及有无异味。此外，还需了解有无既往流产史、手术史。

2.体格检查　妇科检查应在消毒外阴后进行，注意子宫口有无妊娠物堵塞，羊膜囊是否膨出，子宫颈是否扩张，子宫大小与停经时间是否相符，有无压痛，双侧附件有无增厚、包块或压痛。怀疑先兆流产时，操作应轻柔。还需注意全身情况及一般生命体征，测量体温、脉搏、呼吸、血压。注意有无贫血及急性感染征象。

3.辅助检查

（1）超声检查：是最常用的辅助检查，妊娠早期可测定妊娠孕囊的大小、形态和胎儿血管搏动，确定胚胎或胎儿是否存活，并可辅助诊断流产的类型。若妊娠囊形态异常或位置下移，提示妊娠预后不良。借助B超检查还可对不全流产、稽留流产及异位妊娠进行鉴别。

（2）妊娠试验：采用早孕试纸法检测尿液对诊断妊娠有价值。一般胚胎着床8~9天即可在母血中检测到β-hCG，在月经周期的后半期进行血β-hCG监测有助于发现隐匿性妊娠。连续测定血β-hCG的水平，有助于妊娠的预后判断。正常妊娠6~8周时，血β-hCG每天应以66%的速度增长，若每48小时β-hCG增长速度<66%，提示妊娠预后不良。

（3）孕激素测定：体内黄体酮呈脉冲式分泌，数值波动大，对妊娠状况的监测意义不大。

（4）其他检查：PRL测定判断有无黄体功能不全；血常规判断是否贫血、有无感染存在；空腹血糖、胰岛素测定可了解有无糖尿病；促甲状腺激素、FT_4测定了解是否有甲状腺功能低下；妊娠物及夫妇双方染色体检查对复发性流产有帮助。

4.病因筛查　自然流产的病因复杂，特别是针对复发性流产，进行病因筛查尤为重要。可进行筛查的手段有：夫妇外周血染色体及胚胎染色体核型分析、基因检测、内分泌激素测定、子宫结构检查、凝血功能检查、自身抗体检测等。

5.鉴别诊断　流产诊断后需进一步确定流产的类型，其鉴别诊断要点见表2-1。

表 2-1　各种类型流产的鉴别诊断

流产类型	病史			妇科检查	
	阴道流血量	下腹痛	组织排出	子宫颈口	子宫大小
先兆流产	少	无或轻	无	闭合	相符
难免流产	中或多	加剧	无	扩张	相符或略小
不全流产	少到多	减轻	部分排出	扩张或有组织堵塞	略小
完全流产	少或无	无	全部排出	闭合	正常或略大
稽留流产	少或无	无	无	闭合	较小

早期自然流产还应与异位妊娠、葡萄胎、功能失调性子宫出血、子宫肌瘤、盆腔炎及急性阑尾炎等相鉴别。

七、处理

确定流产后，应根据自然流产的不同类型进行相应处理，如果有明确的病因，需对因治疗。

1.先兆流产　适当休息，禁性生活，足够营养支持。对于精神过分紧张者，应心理疏导，使其情绪稳定，也可给予对胎儿危害小的镇静药。明确黄体功能不全者可肌内注射黄体酮注射液 20~40mg，每天 1 次，或口服天然孕激素制剂；甲状腺功能减退者可口服小剂量甲状腺素片。经过治疗，若阴道流血停止，B 超检查提示胚胎存活，发育良好，可继续妊娠。若临床症状加重，B 超检查发现胚胎发育不良，血 β-hCG 持续不升或下降，表明流产不可避免，应终止妊娠。

2.难免流产　确诊后应尽早使胚胎或胎儿及胎盘组织完全排出。早期流产采用清宫术，对妊娠物应仔细检查，并送病理检查；如有可能争取做绒毛染色体核型分析，有助于明确流产原因。晚期流产时，子宫较大，为避免出血多，可用缩宫素 10~20U 加于 5%葡萄糖注射液 500mL 中静脉滴注，促进子宫收缩。胎儿及胎盘排出后，应及时检查是否完整，必要时刮宫清除子宫腔内残留的妊娠物。同时给予抗生素预防感染。

3.不全流产　由于部分组织残留宫腔或堵塞宫口，极易引起大出血，一经确诊，应尽快行刮宫术或钳刮术，清除子宫腔内残留组织。大量阴道流血伴休克者应同时输液，必要时输血，并给予抗生素预防感染。

4.完全流产　超声检查证实子宫腔内无残留物，若无感染征象，不需特殊处理。

5.稽留流产　稽留流产可能引起严重凝血功能障碍，导致弥散性血管内凝血，造成严重出血。故处理前应查血常规、血小板计数及凝血功能，并做好输血准备。若出现凝血功能障碍，应尽早使用肝素、纤维蛋白原及输新鲜血、新鲜冰冻血浆等，待凝血功能好转后再行处理。稽留流产也可因死亡胚胎或胎儿在子宫腔稽留时间较久，胎盘组织机化，与子宫壁紧密粘连，致使刮宫困难。若无凝血功能障碍，可先口服雌激素类药物 3~5 天，或苯甲酸雌二醇 2mg 肌内注射，每天 2 次，连用 3 天，提高子宫肌对缩宫素的敏感性。子宫<12 孕周者，可行刮宫术，术中肌内注射缩宫素，手术中应特别小心，避免子宫穿孔，一次不能完全刮净，于 5~7 天后再次刮宫。子宫>12 孕周者，可使用米非司酮加米索前列醇或静脉滴注缩宫素，促使胎儿、胎盘排出。术中刮出物必须送病理检查，术后常规超声检查，确认子宫腔内容物是否全部排出，并加强抗感染治疗。

6.复发性流产　需明确病因后对因治疗。对结构异常者,应予手术治疗。如子宫黏膜下肌瘤应在宫腔镜下行肌瘤摘除术,肌壁间肌瘤如果影响妊娠可考虑行剔除术。子宫中隔、宫腔粘连应在宫腔镜下行中隔切除或粘连松解术。子宫颈功能不全应在孕12~14周或前次流产孕周前行子宫颈环扎术,术后定期检查,分娩前提前住院待产,待分娩发动前拆除缝线。若环扎术后出现流产征象,提示治疗失败,应及时拆除缝线,以免造成宫颈撕裂。对于染色体异常夫妇,应于孕前进行遗传咨询,确定是否可以妊娠。夫妇一方或双方有染色体结构异常,仍有机会分娩健康婴儿,但其胎儿也有可能遗传异常的染色体,必须在孕早、中期进行产前诊断。黄体功能不全者,需肌内注射黄体酮20~40mg/d,或口服黄体酮,或使用黄体酮阴道制剂,用药至孕10~12周时可停药。抗磷脂抗体阳性患者可在确定妊娠后使用小剂量阿司匹林(50~75mg/d)和(或)低分子量肝素(5000U,每天1~2次,皮下注射)。甲状腺功能低下者在孕前及整个孕期都应补充甲状腺素。原因不明的复发性流产妇女,特别是怀疑同种免疫型流产者,可行淋巴细胞主动免疫,或者静脉注射免疫球蛋白治疗有一定效果,但仍有争议。

7.流产感染　多为不全流产感染。治疗原则为控制感染的同时尽快清除子宫腔内残留物。根据阴道流血量的多少采用不同的治疗方案。若阴道流血不多,先选用广谱抗生素治疗2~3天控制感染,然后再行刮宫。若阴道流血量多,静脉滴注抗生素的同时,用卵圆钳钳夹出子宫腔内残留的大块组织,使出血减少,禁止用刮匙全面搔刮子宫腔,以免造成感染扩散。术后继续应用广谱抗生素,待感染控制后再彻底刮宫。阴道流血多已导致贫血者需及时输液输血,纠正贫血;若已合并感染性休克,应积极进行抗休克治疗,待病情稳定后再彻底刮宫。若感染严重或已形成盆腔脓肿,应行手术引流,必要时切除子宫。

第二节　早产

我国目前采用的早产定义为妊娠满28周或出生体重≥1000g至妊娠不满37足周的分娩。早产定义上限全球一致但下限各国不同:多数发达国家采用妊娠满20周或出生体重≥500g,也有采用24足周者。不同国家早产发生率差异较大,最低约3%,高者超过14%,发病率的差异除与早产定义不同有关外,还与种族遗传因素、生活方式、妊娠并发症等多因素有关。早产是新生儿及婴幼儿死亡的重要原因,存活儿并发脑瘫、智力低下等严重残疾的风险增高。故世界卫生组织将早产列为优先研究课题。早产分为自发性早产包括胎膜早破、胎膜完整的早产及医源性早产。本节仅讨论自发性胎膜完整的早产。

一、高危人群

早产的高危人群主要指有以下高危因素的孕妇:①有晚期流产/早产史者,再次早产风险增高2倍,前次早产孕周越小,再次早产的风险越高;②妊娠16~24周经阴道超声检查发现宫颈长度缩短者;③多胎妊娠;④胎儿异常、羊水过多、羊水过少者;⑤有宫颈锥切、反复人工流产扩张宫颈史,或子宫畸形者;⑥有妊娠并发症、妊娠合并疾病者;⑦接受辅助生殖技术后妊娠;⑧孕妇<17岁或>35岁;妊娠间隔短于1年;⑨孕妇体重指数$<19kg/m^2$,或孕前体重<50kg,营养状况差;⑩无症状性菌尿、下生殖道感染者,以及有烟酒嗜好或吸毒的孕妇。

二、诊断与鉴别诊断

1.诊断

(1)先兆早产:凡妊娠满28周至不满37周,孕妇出现规律宫缩(每20分钟4次或60分钟内8次),宫颈进行性缩短但未扩张,则诊断为先兆早产。

(2)早产临产:凡妊娠满28周至不满37周,出现上述规律宫缩,宫颈进行性缩短,伴有宫口扩张。

2.鉴别诊断

(1)胎盘早剥:胎盘早剥患者多有妊娠高血压疾病或慢性肾炎病史,腹痛为持续性,子宫呈强直性收缩,子宫底高度大于停经月份。可借助于超声检查,了解胎盘是否增厚,正常结构存在与否;有无胎盘后血肿等胎盘早剥的声像表现,帮助鉴别诊断。

(2)子宫破裂:常在梗阻性难产,强烈宫缩之后,或者原有子宫瘢痕愈合不良,破裂。腹痛持续性、宫缩消失,胎心异常甚至消失,有内出血表现。

(3)假临产:妊娠晚期常有宫缩,但会自行停止,不会造成宫颈的改变,也不会引发早产。故对因有宫缩就诊的孕妇,应动态观察宫颈的改变,排除早产。

三、预防

1.一般预防

(1)孕前宣教:避免低龄(<17岁)或高龄(>35岁)妊娠;提倡合理的妊娠间隔(>6个月);避免多胎妊娠;提倡平衡营养摄入,避免体重指数过低妊娠;戒烟、酒;控制好原发病如高血压、糖尿病、甲状腺功能亢进、红斑狼疮等;停止服用可能致畸的药物等。对计划妊娠妇女注意其早产的高危因素,对有高危因素者进行针对性处理。

(2)孕期注意事项:①早孕期超声检查以确定胎龄、排除多胎妊娠,如果是双胎应了解绒毛膜性,如果为三胎或四胎,则应减胎;有条件者应在妊娠11~13周$^{+6}$超声测量胎儿颈后透明层厚度,了解胎儿非整倍体风险,初步排除常见的重大畸形,如无脑儿、连体双胎、腹裂等;②第一次产检时详细询问病史、体格检查,了解早产高危因素,如晚期自然流产或早产史等,以便尽可能针对性预防;提倡平衡饮食,合理妊娠期体重增加;避免吸烟饮酒。

2.特殊类型黄体酮的应用　目前,经研究证明能预防早产的特殊类型黄体酮包括微粒化孕酮胶囊、天然孕酮凝胶、17α-羟己酸孕酮酯。3种药物各自适应证略有不同:①对有晚期流产或早产史,无早产症状者,无论宫颈长短,均可推荐使用17α-羟己酸孕酮酯;②对有前次早产史,此次妊娠24周前宫颈长度缩短(<25mm),可经阴道给予微粒化孕酮胶囊200mg/d或天然孕酮凝胶90mg/d,至妊娠34周;能减少孕33周前早产及围生儿病死率;③对无早产史,但孕24周前阴道超声检查发现宫颈长度<20mm,推荐使用微粒化孕酮胶囊200mg/d阴道给药,或天然孕酮凝胶90mg/d阴道给药,至妊娠34~36周。

3.宫颈环扎预防早产

(1)适应证:①宫颈功能不全,既往有因宫颈功能不全晚期流产或早产史,此次妊娠12~14周,无宫缩者;②妊娠24周前宫颈长度缩短(<20mm),无宫缩者。已有证据表明,对因宫颈锥切、子宫发育不良、双胎的宫颈缩短,宫颈环扎无效。

(2)禁忌证:①绒毛膜羊膜炎;②持续阴道流血;③胎膜早破;④胎儿窘迫;⑤胎儿严重畸形或死胎等。

四、治疗

1.宫缩抑制剂的使用

(1)目的:防止即刻早产,为完成促胎肺成熟治疗及转运孕妇到有早产儿抢救条件的医院分娩赢得时间。

(2)适应证:妊娠不足 34 周,规律宫缩,伴随宫颈进行性缩短或扩张;无继续妊娠禁忌证者。

(3)禁忌证:①绒毛膜羊膜炎;②重度子痫前期/子痫;③母体大出血;④死胎或致死性畸形;⑤胎儿状态不稳定;⑥母体对宫缩抑制剂有禁忌。

(4)使用疗程:宫缩抑制剂持续应用不超过 48 小时。

(5)宫缩抑制剂种类:主要有钙通道阻滞药、前列腺素抑制剂、$β_2$ 肾上腺素能受体兴奋剂、缩宫素受体拮抗剂。

1)钙通道阻滞药:当前用于预防早产、抑制宫缩的钙通道阻滞药是硝苯地平。其作用机制是抑制钙离子通过平滑肌细胞膜上的钙通道重吸收,从而抑制子宫平滑肌兴奋性收缩。硝苯地平能降低 24%发生在 7 天内的早产,降低 17%发生在孕 34 周前的早产;减少呼吸窘迫综合征 37%、坏死性小肠炎 79%、脑室周围出血 41%。Meta 分析显示,硝苯地平在延长孕周至 37 周后分娩的作用,似乎优于其他宫缩抑制剂。用法:起始剂量为 20mg 口服,然后每次 10~20mg,每天 3~4 次,根据宫缩情况调整,可持续 48 小时。服药中注意观察血压,防止血压过低。

2)前列腺素抑制剂:用于抑制宫缩的前列腺素抑制剂是吲哚美辛。它是非选择性环氧化酶抑制剂,通过抑制环氧化酶,减少花生四烯酸转化为前列腺素,从而抑制子宫收缩。吲哚美辛能明显降低 48 小时与 7 天内发生的早产,也能降低妊娠 37 周内的早产。用法:主要用于妊娠 32 周前的早产,吲哚美辛起始剂量为 50~100mg 经阴道或直肠给药,也可口服,然后每 6 小时 25mg,可维持 48 小时。不良反应:在母体方面主要为恶心、胃酸反流、胃炎等;在胎儿方面,妊娠 32 周前使用或使用时间不超过 48 小时,则不良反应较小;否则可引起胎儿动脉导管提前关闭,也可因减少胎儿肾血流量而使羊水量减少。因此,妊娠 32 周后用药,需要监测羊水量及胎儿动脉导管宽度。当发现胎儿动脉导管狭窄时立即停药。禁忌证:孕妇血小板功能不良、出血性疾病、肝功能不良、活动性消化道溃疡、有对阿司匹林过敏的哮喘病史者。

3)$β_2$ 肾上腺素能受体兴奋剂:用于抑制宫缩的 $β_2$ 肾上腺素能受体兴奋剂主要是利托君,它能与子宫平滑肌细胞膜上的 $β_2$ 肾上腺素能受体结合,使细胞内环磷腺苷水平升高,抑制肌球蛋白轻链激酶活化,从而抑制平滑肌收缩。Meta 分析显示,利托君可降低 37%发生在 48 小时内的早产,33%在 7 天内的早产,但不一定能降低新生儿呼吸窘迫综合征发病率和围生儿病死率。用法:利托君起始剂量 50~100μg/min 静脉滴注,每隔 10 分钟可增加剂量 50μg/min,至宫缩停止,最大剂量不超过 350μg/min,共 48 小时。使用过程中须观察心率和主诉,如心率超过 120 次/分,或诉心前区疼痛则停药。不良反应:在母体方面主要有恶心、头痛、鼻塞、低钾血症、心动过速、胸痛、气短、高血糖、肺水肿,偶有心肌缺血等;胎儿及新生儿方面主要有心动过速、低血糖、低钾血症、低血压、高胆红素,偶有脑室周围出血等。用药禁忌证包括心脏病、心律失常、糖尿病控制不满意、甲状腺功能亢进者。

4)缩宫素受体拮抗剂:主要是阿托西班,它是一种选择性缩宫素受体拮抗剂,通过竞争性结合子宫平滑肌及蜕膜的缩宫素受体,削弱缩宫素兴奋子宫平滑肌的作用。用法:负荷剂量为6.75mg静脉滴注,继之300μg/min维持3小时,接着100μg/h直到45小时。不良反应轻微,无明确禁忌证,但价格昂贵。

2.硫酸镁的应用　妊娠32周前早产者,应常规使用硫酸镁保护胎儿中枢神经系统。循证研究指出,硫酸镁不但能降低早产儿的脑瘫风险,而且能减轻妊娠32周前早产儿的脑瘫严重程度。虽然美国FDA警告,长期应用硫酸镁可引起胎儿骨骼脱钙,造成新生儿骨折,将硫酸镁从妊娠期用药安全性分类中的A类降为D类;但国际多项指南包括中华医学会妇产科学分会产科学组的指南,仍然推荐对<32孕周的早产应用硫酸镁。硫酸镁使用时机和使用剂量尚无一致意见,多推荐在孕32周前的早产临产,宫口扩张后用药,负荷剂量4.0g静脉滴注,30分钟滴完,然后以1g/h维持至分娩。禁忌证:孕妇患肌无力、肾衰竭。硫酸镁应用前和应用过程中应监测呼吸、膝反射、尿量(同妊娠期高血压疾病),24小时总量不超过30g。

3.糖皮质激素促胎肺成熟　50多年前Liggins等在利用孕羊研究分娩动因时意外发现,胎羊暴露于产前糖皮质激素的早产羊生存率提高。此后该团队进行了产前糖皮质激素的第一个RCT研究,证明单疗程产前糖皮质激素能降低早产儿呼吸窘迫综合征发生率,也能降低新生儿病死率。相继Meta分析证实了上述结果。我国2014年版《早产的临床诊断与治疗指南》推荐,对妊娠28~35周$^{+6}$早产风险极高的孕妇,无论胎儿性别和种族,用单疗程产前糖皮质激素促进胎肺成熟。新近的研究表明妊娠37周前的早产,应用产前糖皮质激素促胎肺成熟,除减少呼吸窘迫综合征外,还能减少新生儿一过性发绀,减少吸氧的需要等,故2016年ACOG已更新指南,推荐24~36周$^{+6}$早产均用产前糖皮质激素促肺成熟。

促胎肺成熟的产前糖皮质激素,选择倍他米松和地塞米松,因这两种药物能以生物活性形式通过胎盘发挥作用;对免疫的抑制作用较弱;几乎无盐皮质激素的作用;半衰期较长。用法:倍他米松12mg肌内注射,24小时重复1次,共2次;地塞米松6mg肌内注射,12小时重复1次,共4次。若早产临产,来不及完成完整疗程,也应给药。

4.抗生素　如无明确的指征如胎膜早破、无症状性菌尿,或分娩在即而下生殖道B族溶血性链球菌检测阳性或明确合并细菌感染,对胎膜完整的早产不使用抗生素。

5.产时处理与分娩方式　①早产儿尤其是<32孕周的极早早产儿需要良好的新生儿救治条件,故对有条件者应转到有早产儿救治能力的医院分娩;②产程中加强胎心监护有利于识别胎儿窘迫,及早处理;③分娩镇痛以硬脊膜外阻滞麻醉镇痛相对安全,产程中不用对呼吸有抑制的镇痛药;④不提倡常规会阴侧切,也不支持没有指征的产钳助产。对臀位特别是足先露者应根据当地早产儿治疗护理条件权衡剖宫产利弊,因地制宜选择分娩方式;⑤早产儿出生后适当延长30~120秒后断脐,可减少新生儿输血的需要,约可减少50%的新生儿脑室内出血。

第三节　妊娠剧吐

妊娠恶心呕吐是妊娠期常见的症状,其中恶心发病率为50%~80%,呕吐发病率为40%~50%,大多于孕12周减轻或消失。妊娠剧吐是指呕吐持续存在,出现体重减轻、脱水、电解质紊乱、酮症甚至酸中毒等症状或体征,发生率为0.3%~3.0%;常需要住院治疗。

一、病因

尚未明确，可能与下列因素有关。

1.人绒毛膜促性腺激素(human chorionic gonadotropin，hCG) 临床上发现早孕期恶心、呕吐反应出现时间与消失时间和孕妇血 hCG 值上升与下降的时间较为符合，且 hCG 值明显升高的患者(主要见于葡萄胎、多胎妊娠)恶心、呕吐明显，剧烈呕吐发生率也高，提示妊娠剧吐可能与 hCG 水平升高密切相关，但症状的轻重与血 hCG 水平不一定呈正相关。

2.雌激素 临床上发现，孕妇恶心和呕吐与雌二醇水平的增减相关，且使用雌激素的孕妇更易出现恶心和呕吐。

3.精神社会因素 精神过度紧张、焦急、忧虑，以及生活环境和经济状况较差的孕妇易发生妊娠剧吐。

4.感染 有资料显示，幽门螺杆菌感染与妊娠剧吐有关。

二、临床表现

1.恶心、呕吐 常见于初产妇，停经 5 周左右出现，轻者仅有恶心、呕吐，重者呕吐频繁影响进食，呕吐物中有胆汁或咖啡样物质。

2.水及电解质紊乱 频繁呕吐和不能进食者可导致脱水、体重减轻，严重者出现电解质紊乱、疲惫乏力、面色苍白、皮肤干燥、口唇干裂、脉搏细数、尿量减少、低钾血症。

3.代谢性酸中毒 主要是饥饿性酸中毒，其原因是不能进食，动用体内脂肪，中间产物丙酮聚积所致。

4.脏器功能损伤 液体减少，严重时出现血压下降、引起肾前性急性肾衰竭，也可引起肝衰竭，甚至死亡。

5.甲状腺功能亢进 60%~70%的妊娠剧吐孕妇可出现短暂的甲状腺功能亢进(甲亢)，表现为促甲状腺激素水平下降或游离 T_4 水平升高，常为暂时性，多数并不严重，一般无须使用抗甲状腺药物。

6.Wernicke-Korsakoff 综合征(韦尼克脑病) 妊娠剧吐可致维生素 B_1 缺乏，主要表现为中枢神经系统症状，如眼球震颤、视力障碍、共济失调、精神意识障碍。急性期言语增多，以后逐渐精神迟钝、嗜睡，个别可发生木僵或昏迷。若不及时治疗，病死率可达 50%。

7.出血倾向 呕吐剧烈还可致维生素 K 缺乏，常伴有血浆蛋白及纤维蛋白原减少，可致凝血功能障碍，出血倾向增加，发生鼻出血、骨膜下出血，甚至视网膜出血。

三、诊断与鉴别诊断

妊娠剧吐是排他性诊断疾病，可根据病史、临床表现及妇科检查、实验室检查进行诊断与鉴别诊断。主要应注意排除葡萄胎，并与可能引起呕吐的疾病如肝炎、胃肠炎、胰腺炎、胆道疾病、脑膜炎、泌尿系统感染、脏器扭转、孕前疾病(糖尿病、原发性慢性肾上腺皮质功能减退症)等相鉴别。

对妊娠剧吐患者还应行辅助检查以帮助了解病情严重程度。

1.尿液检查 测定 24 小时尿量、尿比重、尿酮体，注意有无蛋白尿及管型尿。

2.血液检查 ①了解有无血液浓缩：测定红细胞计数、血红蛋白含量、血细胞比容、全血及血浆黏度；②了解酸碱平衡情况：动脉血气分析测定血液 pH、二氧化碳结合力等。还应检测血钾、血钠、血氯水平，凝血功能，肝、肾及甲状腺功能。

3.心电图检查　及时发现低钾血症引起的心肌损害。

4.必要时行眼底检查了解有无视网膜出血，MRI 排除其他神经系统病变。

四、治疗

1.预防　孕前进行心理疏导，以及孕前 1 个月服用复合维生素，可降低孕期恶心呕吐的发病率和严重程度。妊娠后可服用多种维生素以减轻妊娠引起的恶心、呕吐。

2.非药物性处置　生姜可减轻恶心程度，对于缓解症状有益，可作为非药物治疗的选择。对精神情绪不稳定的孕妇，及时给予心理治疗，解除其思想顾虑。排除其他疾病引起的呕吐，根据尿酮体情况了解疾病严重程度，决定治疗方案。

3.治疗　妊娠呕吐可在门诊处理，多不需要药物治疗，可行针灸治疗减轻症状。妊娠剧吐患者应住院治疗，恶心、呕吐明显患者，暂时禁食、监测失水量及电解质紊乱情况，酌情补充水分和电解质，注意观察尿量。每天补液量不少于 3000mL，使尿量维持在 1000mL 以上。输液时应加入氯化钾、维生素 C 等，并给予维生素 B_1 肌内注射。

首选维生素 B_6 或维生素 B_6-多西拉敏复合制剂止吐。一项评价孕期应用甲氧氯普胺安全性特大样本量（120 余万例）的研究进一步证实，该药并未增加出生缺陷及早产、死胎风险；碳酸氢钠或乳酸钠纠正代谢性酸中毒。出现营养不良时，应静脉补充必需氨基酸、脂肪乳。一般经上述治疗 2～3 天后，病情多可好转。严重患者、体重减轻 5%～10%，完全不能进食，可选择鼻饲管或中心静脉全胃肠外营养。经过治疗呕吐停止后，孕妇可试进食少量流质饮食，并逐步增加进食量，同时调整补液量。

经治疗后多数患者病情好转可继续妊娠，出现以下情况会危及孕妇生命，需终止妊娠：①体温升高，持续高于 38℃；②卧床休息时心率>120 次/分；③持续黄疸；④持续蛋白尿；⑤出现多发性神经炎及神经性体征；⑥有颅内或眼底出血，经治疗不好转者；⑦伴发 Wernicke-Korsakoff 综合征。

第四节　过期妊娠

过期妊娠是指核实孕周后，妊娠达到或超过 42 周（≥294 天）尚未分娩者。其发生率占妊娠总数的 3%～15%。近年来由于对妊娠超过 41 周孕妇的积极引产，过期妊娠的发生率明显下降。过期妊娠的围生儿发病率和病死率增高，并随妊娠期延长而增加。

一、病因

由于分娩动因尚未阐明，故大多数过期妊娠的病因不清楚。部分过期妊娠与下列因素有关。

1.头盆不称，由于胎先露高浮，不能对宫颈内口及子宫下段产生应有的刺激，容易发生过期妊娠。

2.无脑儿，下丘脑垂体肾上腺轴不能激活，孕周可长达 45 周。

3.内源性前列腺素和雌二醇分泌不足而黄体酮水平增高，抑制前列腺素和缩宫素，使子宫不收缩，延迟分娩发动。

二、病理生理

1.胎盘　过期妊娠的胎盘有两种类型。一种是胎盘功能正常,胎盘外观和镜检均与足月妊娠胎盘相似,仅重量略有增加,可引起胎儿过大,巨大胎儿比例增高;另一种是胎盘功能减退,胎盘老化,合体滋养细胞结节增加,绒毛间隙减小,部分绒毛血管闭塞引起胎盘梗死,使物质交换与转运能力下降,可引起胎儿宫内缺氧、过熟儿综合征。

2.羊水　妊娠38周以后,随着妊娠期增加,羊水量逐渐减少。过期妊娠时羊水量明显减少,约30%的孕妇可减少至300mL以下,与胎盘功能不良、胎儿宫内缺氧、血液重新分布有关;羊水粪染率明显增高,主要与成熟胎儿肠蠕动增加,排便有关。与足月妊娠相比,过期妊娠羊水粪染率可增高2~3倍,若同时伴有羊水过少,羊水粪染率可高达71%。

3.胎儿生长模式　与胎盘功能有关,可分为以下3种。

(1)正常生长及巨大胎儿:过期妊娠的胎盘功能正常,胎儿继续生长,体重增加成为巨大胎儿,颅骨钙化明显、骨缝变窄,胎头可塑性减小,导致经阴道分娩困难,使剖宫产率及新生儿病率相应增加。

(2)成熟障碍:由于胎盘老化,氧及营养成分供应不足,胎儿不易继续生长发育,表现为过熟综合征。典型表现为:胎脂消失,皮下脂肪减少,皮肤干燥松弛多皱褶,容貌似"小老人",头发浓密,指(趾)甲长,身体瘦长。因羊水过少及羊水粪染,胎儿皮肤黄染,脐带和胎膜呈黄绿色。

(3)胎儿生长受限:小样儿可与过期妊娠共存,后者更增加胎儿的危险性,约1/3过期妊娠死产儿为生长受限小样儿。

三、诊断

准确核实孕周,确定胎盘功能是否正常是关键。

1.核实孕周有以下方法

(1)超声检查确定孕周:早孕期以测量胎儿顶臀径来推算孕周最为准确(标准差在1周内);如果缺乏早孕期顶臀径值,可在妊娠12~20周以胎儿双顶径、股骨长度估算孕周,但准确性不及顶臀径(标准差1~2周)。

(2)根据妊娠初期血、尿hCG增高的时间推算孕周:因很难抓住hCG开始增高的时间,故该方法难以准确估计孕周。

(3)病史及临床表现:①以末次月经第1天计算,平时月经规则、周期为28~30天的孕妇停经≥42周尚未分娩,可诊断为过期妊娠;②根据排卵日计算;③根据性交日期推算预产期;④根据胚胎移植日计算孕周是最准确的方法。根据早孕反应出现时间、胎动开始时间可推算预产期,一般初次感到胎动约在20周。

2.判断胎盘功能及胎儿宫内安危

(1)胎动计数:一般认为12小时内胎动累计数不得少于10次,故12小时内少于10次或逐天下降超过50%而又不能恢复,应怀疑胎儿有缺氧、胎盘功能不良,应进一步检查。

(2)电子胎心监护:NST有反应型提示胎儿无宫内缺氧,NST无反应型可行催产素激惹试验,在规则宫缩下观察胎心变化,若催产素激惹试验中反复出现胎心晚期减速者,提示胎盘功能减退。

(3)羊水量评估:超声测量最大羊水池垂直径线<3cm,提示羊水量减少,胎盘功能不全

可能。

(4)胎儿生物物理评分:超声监测胎动、胎儿肌张力、胎儿呼吸样运动及羊水量,结合NST;每项参数获2分,总分为10分,若≤6分,提示胎儿宫内缺氧、胎盘功能不良。

四、处理

妊娠40周以后胎盘功能逐渐下降,42周以后明显下降,因此,在妊娠41周以后即应考虑终止妊娠,尽量避免过期妊娠。应根据胎儿宫内状况、大小、宫颈成熟度综合评估,选择恰当的分娩方式。

经阴道分娩(引产)适应证:妊娠已达41周或过期妊娠的孕妇,初步评估胎盘功能尚好,胎儿能耐受宫缩、无明显头盆不称及产科其他剖宫产指征者,应予以引产。

1.促宫颈成熟　在宫颈不成熟的情况下直接引产,引产失败率较高,反而增加剖宫产率。故决定引产前,应先评价宫颈成熟度。主要方法是Bishop评分。如果Bishop评分≥6分者,可直接引产;Bishop评分<6分者,引产前先促宫颈成熟。目前常用的促宫颈成熟方法主要有可控释地诺前列酮栓阴道放置、小剂量米索前列醇、宫颈扩张球囊。

(1)可控释地诺前列酮栓:是一种可控制释放的前列腺素E_2(PGE_2)栓剂,含有10mg地诺前列酮,以0.3mg/h的速度缓慢释放,需低温保存。

1)应用方法:外阴消毒后将可控释地诺前列酮栓置于阴道后穹窿深处,并旋转90°,使栓剂横置于阴道后穹窿,易于保持原位。在阴道口外保留2~3cm终止带以便于取出。在药物置入后,嘱孕妇平卧20~30分钟以利栓剂吸水膨胀;2小时后复查,栓剂仍在原位后孕妇可下地活动。

2)禁忌证:包括哮喘、青光眼、严重肝肾功能不全等;有急产史或有3次以上足月产史的经产妇;瘢痕子宫妊娠;有子宫颈手术史或子宫颈裂伤史;已临产;Bishop评分≥6分;急性盆腔炎;前置胎盘或不明原因阴道流血;胎先露异常;可疑胎儿窘迫;正在使用缩宫素;对地诺前列酮或任何赋形剂成分过敏者。

3)出现以下情况时应及时取出:①出现规律宫缩(1次/3分钟的宫缩)并同时伴随有宫颈成熟度的改善,宫颈Bishop评分≥6分;②自然破膜或行人工破膜术;③子宫收缩过频(5次/10分钟及以上的宫缩);④置药24小时;⑤有胎儿出现不良状况的证据:胎动减少或消失、胎动过频、电子胎心监护结果分级为Ⅱ类或Ⅲ类;⑥出现不能用其他原因解释的母体不良反应,如恶心、呕吐、腹泻、发热、低血压、心动过速或者阴道流血增多。取出至少30分钟后方可静脉滴注缩宫素。

(2)米索前列醇:是一种人工合成的前列腺素E_1(PGE_1)制剂,有100μg和200μg两种片剂。

1)应用方法:每次阴道放药剂量为25μg,放药时不要将药物压成碎片。如6小时后仍无宫缩,在重复使用米索前列醇前应行阴道检查,再评价宫颈成熟度,了解原放置的药物是否溶化吸收,如未溶化吸收则不宜再放。每天总量不超过50μg。

2)禁忌证与取出指征:应用米索前列醇促宫颈成熟的禁忌证及药物取出指征与可控释地诺前列酮栓相同。

(3)宫颈扩张球囊:包括低位水囊、Foley导管、海藻棒等,需要在阴道清洁度正常及胎膜完整时才可使用。主要是通过机械刺激宫颈管,促进宫颈局部内源性前列腺素合成与释放,从而促进宫颈软化、成熟。

2.引产术 宫颈已成熟即可行引产术,常用静脉滴注小剂量缩宫素,诱发宫缩直至临产。方法:应先用乳酸钠林格注射液 500mL 静脉滴注,按 8 滴/分调好滴速,然后再向输液瓶中加入 2.5U 缩宫素,将其摇匀后继续滴入,专人观察根据宫缩、胎心情况并调整滴速,一般每隔 20 分钟调整 1 次,每次增加 4 滴,直至出现有效宫缩。有效宫缩的判定标准为 10 分钟内出现 3 次宫缩,每次宫缩持续 30~60 秒,伴有宫颈的缩短和宫口扩张。最大滴速不得超过 40 滴/分(13.2mU/min),如达到最大滴速仍不出现有效宫缩时可增加缩宫素浓度至 1%,从低滴速开始。最大增至 40 滴/分后,原则上不再增加滴数和缩宫素浓度。胎头已衔接者可先行人工破膜,1~2 小时后开始滴注缩宫素引产。人工破膜既可诱发内源性前列腺素的释放,增加引产效果,又可观察羊水性状,排除胎儿窘迫。

3.产程处理 进入产程后,应鼓励产妇左侧卧位、吸氧。产程中最好连续监测胎心,注意羊水性状,及早发现胎儿窘迫并及时处理。过期妊娠时,常伴有胎儿窘迫、羊水粪染,分娩时应做好新生儿窒息复苏准备。

4.剖宫产 指征:引产失败、胎儿窘迫、头盆不称、胎位异常、巨大胎儿、孕妇存在严重的合并疾病和并发症等。过期妊娠时,胎盘功能减退,胎儿储备能力下降,需适当放宽剖宫产指征。

第五节 异位妊娠

受精卵在子宫体腔以外的部位着床称为异位妊娠,也称宫外孕,根据受精卵种植部位的不同,异位妊娠可分为输卵管妊娠、宫颈妊娠、卵巢妊娠、腹腔妊娠、阔韧带妊娠等,其中以输卵管妊娠最为常见,占 95%~98%。异位妊娠是妇产科较为常见的急腹症,发病率为 1.5%~2%,异位妊娠引起的出血是妊娠早期母体死亡的主要原因,在所有与妊娠相关的死亡中占 4%~10%。既往异位妊娠史是患者再发此病的主要高危因素之一,研究提示,曾发生过异位妊娠的患者,再次妊娠发生此病的风险上升了 7~13 倍,而两次异位妊娠史患者再次发生异位妊娠的风险上升约 76 倍。

一、输卵管妊娠

输卵管妊娠多发生在壶腹部(70%),其次为峡部(12%)、伞部(11.1%),间质部妊娠(2%~3%)相对少见。

(一)病因

确切病因尚未明了,可能与以下因素有关。

1.输卵管异常 慢性输卵管炎可导致管腔皱褶粘连、管腔部分阻塞;阑尾炎、盆腔结核、腹膜炎及子宫内膜异位症可导致输卵管周围粘连、输卵管扭曲和僵直,导致输卵管狭窄、部分阻塞或者蠕动异常;盆腔肿瘤的牵拉和压迫使输卵管变得细长、迂曲或管腔部分阻塞、狭窄;输卵管粘连分离术、再通术及伞端造口术后的重度粘连或手术部位瘢痕狭窄、输卵管绝育术后瘘管形成或再通,均可延迟或者阻止受精卵进入宫腔,从而着床在输卵管而发生输卵管妊娠。此外,输卵管发育不良时,输卵管细长且迂曲,肌层发育差,黏膜纤毛缺乏,可影响受精卵的正常运行;输卵管憩室或副伞等先天畸形也可导致输卵管妊娠。

2.受精卵游走　卵子在一侧输卵管受精，经宫腔进入对侧输卵管后种植（受精卵内游走）；或游走于腹腔内，被对侧输卵管拾拣（受精卵外游走），由于游走时间较长，受精卵发育增大，故种植对侧输卵管而发生输卵管妊娠。

3.避孕失败　宫内节育器避孕失败而受孕时发生输卵管妊娠的概率增大。使用低剂量孕激素避孕药时，可使输卵管蠕动异常，如排卵未被抑制，可发生输卵管妊娠；使用含有大量雌激素的紧急避孕药避孕失败而受孕者，发生输卵管妊娠的概率也增大。

4.其他　接受辅助生育技术治疗不孕也可以发生输卵管妊娠。内分泌异常、精神紧张也可导致输卵管蠕动异常或痉挛而发生输卵管妊娠。

（二）临床表现

典型异位妊娠的三联征是停经、腹痛及不规则阴道流血。该组症状只出现在约50%的患者中，而且在异位妊娠破裂患者中最为典型。随着临床医师对异位妊娠的逐渐重视，特别是经阴道B超联合血hCG的连续监测，被早期诊断的异位妊娠越来越多。

1.症状

（1）停经：需要注意的是有25%的异位妊娠患者无明显停经史。当月经延迟几天后出现阴道流血时，常被误认为是正常月经。所以，医师应详细询问平素月经状况，末次月经及本次不规则阴道流血的情况，同既往月经比较是否有所改变。若存在不规则阴道流血伴或不伴腹痛的生育期妇女，即使无明显停经史也不能除外异位妊娠。

（2）阴道流血：常表现为短暂停经后不规则阴道流血，一般量少，呈点滴状，色暗红或深褐色。也有部分患者量多，似月经量，约5%的患者有大量阴道流血，但大量阴道流血更接近不完全流产的临床表现。胚胎受损或死亡导致hCG下降，卵巢黄体分泌的激素难以维持蜕膜生长而发生剥离出血，5%～10%的患者可排出子宫蜕膜管型，排出时的绞痛如同自然流产时的绞痛。

（3）腹痛：是最常见的主诉，但疼痛的程度和性质差异很大，没有可以诊断异位妊娠的特征性的疼痛。疼痛可以是单侧或者双侧，可以是钝痛、锐痛或者绞痛，可以是持续性的也可以为间断性的。未破裂时，增大的胚胎使膨胀的输卵管痉挛或逆行蠕动，可致患侧出现隐痛或胀痛；破裂时可致突发患侧下腹部撕裂样剧痛甚至全腹疼痛；血液积聚在直肠子宫陷凹可出现里急后重感；膈肌受到血液刺激可以引起胸痛及肩胛部放射痛（Danforth征）。

2.体征　体格检查应包括生命体征的评估、腹部及盆腔的检查。一般而言，破裂和出血前的体征是非特异性的，生命体征往往也比较平稳。

（1）生命体征：部分患者因为急性出血及剧烈腹痛而处于休克状态，表现为面色苍白、脉细弱、肢冷、血压下降等。体温一般正常，休克时略低，积血吸收时略高，<10%的患者可有低热。另外，部分患者有胃肠道症状，约一半的患者有眩晕或轻微头痛。

（2）腹部及盆腔检查：腹部可以没有压痛或者轻度压痛，伴或不伴反跳痛。内出血多时可见腹部隆起，全腹压痛和反跳痛，但压痛仍以患侧输卵管处为甚，出血量大时移动性浊音阳性，肠鸣音减弱或消失。子宫可以轻度增大，与正常妊娠表现相似，可以有或者没有宫颈举痛。在约一半的病例中可触及附件包块，但包块的大小、质地和压痛可以有很大的差异，有时触及的包块可能是黄体而不是异位妊娠病灶。

（三）诊断与鉴别诊断

1.诊断　因临床表现多种多样，从无症状到急性腹痛和失血性休克，故异位妊娠的诊断比较复杂。根据症状和体征，典型的异位妊娠较容易诊断，对于不典型的异位妊娠患者临床不易诊断，需要科学合理地应用各种辅助诊断方法。

（1）B 超检查：超声检查已成为诊断输卵管妊娠的主要方法之一。典型声像图为子宫内未见妊娠囊，子宫内膜增厚；宫旁一侧见边界不清、回声不均的混合性包块，有时宫旁包块内可见妊娠囊、胚芽及原始心管搏动，是输卵管妊娠的直接证据，直肠子宫陷凹处有积液。文献报道超声检查的准确率为77%~92%，随着彩色超声、三维超声及经阴道超声的应用，诊断准确率不断升高。

（2）绒毛膜促性腺激素测定：应用 β-hCG 亚单位放射免疫法能正确地测定早期妊娠，为诊断异位妊娠的较好方法。绒毛中的合体细胞，分泌绒毛膜促性腺激素，由于输卵管黏膜、肌层极薄，不能供给绒毛细胞所需的营养，异位妊娠在血浆中的 β-hCG 浓度较低，β-hCG 放射免疫法可测出第 9 天孕卵存在与否。在正常妊娠早期，每 1.2~2.2 天 β-hCG 量增加 1 倍，而 86.6%的异位妊娠，其倍增时间缓慢，且其 β-hCG 的绝对值也低于正常妊娠。

（3）腹腔穿刺：包括经阴道后穹窿穿刺和经腹壁穿刺，为简单可靠的诊断方法。若未抽出液体，也不能排除输卵管妊娠。如肿块硬，不容易抽出内容物时，穿刺前可先注入生理盐水少许，再抽吸，如回抽的盐水呈红褐色，混有细小的血块，即可证实为陈旧性血肿。输卵管妊娠所致出血者则为不凝血。为进一步提高后穹窿穿刺的诊断价值，还可将后穹窿穿刺血与末梢静脉血进行化验对比，前者血沉减慢，为血小板减少可靠的依据。不论输卵管妊娠流产或者破裂，也不论其发作的长久或短暂，后穹窿穿刺血的血沉均明显变慢，平均慢12.1mm；血小板也显著减少，平均少 10 万/升。与此相反，误穿血管与末梢血管的血沉和血小板几乎完全一致。当出血量多，移动性浊音阳性时，可直接经下腹壁一侧穿刺。

（4）诊断性刮宫：是帮助诊断早期未破裂型异位妊娠的一个很重要的方法，可以弥补血清学检查及超声检查的不足。其主要目的在于发现宫内妊娠，尤其是滋养细胞发育较差，β-hCG 倍增不满意，以及超声检查未发现明显孕囊的先兆流产或难免流产等异常妊娠。此类妊娠和异位妊娠临床表现很相似，所以，对可疑患者可行刮宫术，刮出物肉眼检查后送病理检查，若找到绒毛组织，即可确定为宫内妊娠，无须再处理。若刮出物未见绒毛组织，刮宫术次日测定血 β-hCG 水平无明显下降或继续上升则诊断为异位妊娠，诊刮后 12 小时血 hCG 下降<15%，异位妊娠的可能性较大。

（5）腹腔镜检查：是异位妊娠诊断的金标准，诊断准确性可达 99%，适用于输卵管妊娠未流产或未破裂时的早期诊断及治疗。但腹腔镜诊断毕竟是一种有创性检查，费用也较昂贵，不宜作为诊断异位妊娠的首选方案，而且对于极早期异位妊娠，由于胚胎较小，着床部位输卵管尚未膨大时可能导致漏诊。

（6）其他：血红蛋白和红细胞压积连续测定是有帮助的，在观察的最初数小时血红蛋白和红细胞压积下降较最初读数更重要。白细胞计数：50%的异位妊娠患者白细胞计数正常，但也有升高。

2.鉴别诊断

（1）黄体破裂：无停经史，在黄体期突发一侧下腹剧痛，可伴肛门坠胀，无阴道流血。子宫正常大小，质地中等，一侧附件压痛，后穹窿穿刺可抽出不凝血，β-hCG 阴性。

(2)流产：停经、阴道流血与异位妊娠相似，但腹痛位于下腹正中、腹痛呈阵发性坠痛、一般无宫颈举痛、有时可见绒毛排出。子宫增大变软，宫口松弛，若存在卵巢黄体囊肿可能混淆诊断，B 超可见宫内孕囊。

(3)卵巢囊肿蒂扭转：既往有卵巢囊肿病史，突发一侧下腹剧痛，可伴恶心呕吐，无阴道流血及肛门坠胀感。子宫大小正常，患侧附件区可及触痛性包块，β-hCG 阴性，B 超可见患侧附件区肿块。

(4)卵巢子宫内膜异位囊肿破裂：有内膜异位症病史，突发一侧下腹痛，伴肛门坠胀感，无阴道流血，宫骶韧带可触及痛性结节。B 超可见后穹窿积液，穿刺可能抽出巧克力样液体。

(5)急性阑尾炎：无停经及阴道流血病史，典型表现为转移性右下腹痛，伴恶心、呕吐、白细胞计数升高，麦氏点压痛、反跳痛明显。

(6)盆腔炎症：可能有不洁性生活史，表现为发热、下腹部持续性疼痛、白细胞计数升高。下腹有压痛，有肌紧张及反跳痛，阴道灼热感，可有宫颈举痛。附件区增厚感或有包块，后穹窿可抽出脓液。一般无停经史及阴道流血，β-hCG 阴性。

(7)其他：还需与功能失调性子宫出血、胃肠炎、尿路感染、痛经、泌尿系统结石等鉴别。

(四)治疗

绝大部分的异位妊娠患者都需要进行内科或者外科治疗，应根据病情缓急，采取相应的处理。

1.非手术治疗　随着辅助检查技术的提高和应用，越来越多的异位妊娠患者可以在未破裂前得到诊断，早期诊断为非手术治疗创造了条件和时机。

(1)期待疗法：一部分异位妊娠患者胚胎活性较低，可能发生输卵管妊娠流产或者吸收，使得期待治疗成为可能。美国妇产科医师协会建议的筛选标准为：①经阴道超声未显示孕囊，或显示疑似异位妊娠的宫外包块；②β-hCG 浓度<200mIU/mL 且逐渐下降(第三次测量值低于第一次测量值)。2016 年英国皇家妇产科医师协会异位妊娠诊断和治疗的指南提出：若患者 B 超提示输卵管妊娠，β-hCG 浓度<1500mIU/mL 且逐渐下降，在充分知情同意且能定期随访的前提下，可以考虑期待治疗。而国内选择期待治疗的指征为：①患者病情稳定，无明显症状或症状轻微；②B 超检查包块直径小于 3cm，无胎心搏动；③腹腔内无出血或出血少于 100mL；④血 β-hCG<1000mIU/mL 且滴度 48 小时下降大于 15%。若存在输卵管破裂的危险因素(如腹痛不断加重)、血流动力学不稳定、不愿或不能依从随访或不能及时就诊，则不宜期待观察。

期待治疗在不明部位妊娠的治疗中具有重要意义，避免了对宫内妊娠及可疑异位妊娠患者的过早介入性干预，避免了药物治疗及手术操作对盆腔正常组织结构的干扰。

在严格控制期待治疗的指征的前提下(患者须充分知晓并接受期待治疗的风险)，其成功率约为 70%(有报道成功率为 48%～100%)，但即使 β-hCG 初值较低，有下降趋势，仍有发生异位妊娠破裂、急诊手术甚至开腹手术的风险，需引起医师和患者的注意。观察中，若发现患者血 β-hCG 水平下降不明显或又升高者，或患者出现内出血症状应及时改行药物治疗或手术治疗。另一方面，长期随诊超声及血 β-hCG 水平会使得治疗费用增加。对部分患者而言,期待疗法是可供临床选择的一种方法,有报道提示期待治疗后,宫内妊娠率为50%~88%,再次异位妊娠率为0~12.5%。

(2)药物治疗:前列腺素、米非司酮、氯化钾、高渗葡萄糖及中药天花粉等都曾用于异位妊娠的治疗,但得到广泛认可和普遍应用的还是甲氨蝶呤。甲氨蝶呤是叶酸拮抗剂,能抑制四氢叶酸生成而干扰脱氧核糖核酸(deoxyribonucleic acid,DNA)中嘌呤核苷酸的合成,使滋养细胞分裂受阻,胚胎发育停止而死亡,是治疗早期输卵管妊娠安全可靠的方法,可以全身或局部给药。随机试验表明全身使用甲氨蝶呤和腹腔镜下保留输卵管手术在输卵管保留、输卵管通畅、重复性异位妊娠和对未来妊娠的影响方面无明显差异(A级证据)。应用单剂甲氨蝶呤治疗异位妊娠的总体成功率在观察试验中介于65%~95%,成功率依赖于治疗的剂量、孕周及血β-hCG水平,有3%~27%的患者需要第二剂甲氨蝶呤。一项关于观察试验的系统性回顾分析提示如β-hCG水平高于5000mIU/mL,使用单剂量的甲氨蝶呤时,有14.3%或更高的失败率,若β-hCG水平低于5000mIU/mL,则有3.7%的失败率。若β-hCG水平高于5000mIU/mL,多剂量的使用更为有效。甲氨蝶呤药物不良反应是呈剂量、治疗时间依赖性的,因为甲氨蝶呤影响快速分裂的组织,胃肠道的反应比如恶心、呕吐、腹泻、口腔炎、胃部不适是常见的不良反应,少见的严重不良反应包括骨髓抑制、皮炎、胸膜炎、肺炎、脱发。甲氨蝶呤的治疗效应包括:腹痛或腹痛加重(约有2/3的患者出现此症状,可能是由于药物对滋养层细胞的作用,通常这种腹痛不会特别剧烈,持续24~48小时,不伴随急腹症及休克症状,需与异位妊娠破裂鉴别),用药后的1~3天可出现血β-hCG一过性增高及阴道点滴状流血。

1)适应证和禁忌证:国内曾将血β-hCG<2000mIU/mL,盆腔包块最大直径<3cm作为甲氨蝶呤治疗的适应证,但临床实践表明,部分超出上述指征范围进行的治疗仍然取得了良好的疗效。国内选择药物治疗常用标准为:①患者生命体征平稳,无明显腹痛及活动性腹腔内出血征象;②诊断为未破裂或者未流产型的早期输卵管妊娠;③血β-hCG<5000mIU/mL,连续两次测血β-hCG呈上升趋势者或48小时下降小于15%;④异位妊娠包块最大直径<4cm,且未见原始心管搏动;⑤某些输卵管妊娠保守性手术后,可疑绒毛残留;⑥其他部位的异位妊娠(宫颈、卵巢、间质或宫角妊娠);⑦血红细胞、白细胞、血小板计数正常,肝肾功能正常。在使用甲氨蝶呤前需行血常规、肝肾功能、血型(包括Rh血型)的检查,若有肺部疾病病史,则需行胸部X线检查。需要注意的是,甲氨蝶呤治疗的患者必须要有良好的依从性,能进行随访监测,且因甲氨蝶呤能影响体内所有能快速分裂的组织,包括骨髓、胃肠道黏膜和呼吸上皮,因此它不能用于有血液系统恶病质、胃肠道疾病活跃期和呼吸系统疾病的患者。

英国皇家妇产科医师协会和美国妇产科医师协会、美国生殖医学会分别于2016年、2008年颁布了异位妊娠药物治疗指南,基本原则一致,细节略有不同,现介绍如下。

2016年英国皇家妇产科医师协会公布的药物治疗的禁忌证如下:血流动力学不稳定、同时存在宫内妊娠、哺乳期、不能定期随访、甲氨蝶呤过敏、慢性肝病、活动性肺部疾病、活动性消化性溃疡、免疫缺陷、恶病质。

美国妇产科医师协会颁布的异位妊娠的药物治疗方案,推荐的药物为甲氨蝶呤,使用的适宜人群为确诊或者高度怀疑宫外孕的患者,血流动力状态稳定,且异位妊娠包块未破裂(表2-2)。指南没有针对血β-hCG值和附件包块大小做出明确规定,但是从相对反指征推测看,包块最好小于3.5cm。

表2-2　甲氨蝶呤治疗禁忌证

绝对禁忌证	相对禁忌证
1.哺乳期妇女 2.免疫缺陷疾病患者 3.酒精成瘾者、酒精性肝病或其他的慢性肝脏疾病患者 4.血液系统疾病,如骨髓造血功能低下、白细胞减少、血 5.小板减少、重症贫血 6.甲氨蝶呤过敏患者 7.活动期肺部疾病患者 8.消化性溃疡患者 9.肝、肾和凝血功能障碍	1.孕囊直径大于3.5cm 2.异位妊娠囊内胎心搏动

2008年美国生殖医学会公布的药物治疗的绝对禁忌证和相对禁忌证如下:宫内妊娠、中到重度贫血、白细胞或者血小板减少症、甲氨蝶呤过敏、活动性肺部疾病、活动性消化性溃疡、肝肾功能不全、哺乳期及酗酒的患者是药物治疗的绝对禁忌;相对禁忌证有经阴道超声发现心管搏动、β-hCG初始数值>5000mIU/mL、经阴道超声发现妊娠包块>4cm、拒绝接受输血和不能定期随访的患者。

2)用药方法

A.指南推荐的甲氨蝶呤肌内注射给药方案(表2-3)。

表2-3　甲氨蝶呤给药方法

单次给药方案	两次给药方案	多次给药方案	
		甲氨蝶呤-CF方案	小剂量分次肌内注射方案
1.第1天单次甲氨蝶呤50mg/m² 肌内注射,在第4天和第7天检测血hCG水平 2.如果第4天和第7天hCG比较,下降15%以上,每周随访hCG直至非孕期水平	1.第1天予甲氨蝶呤50mg/m² 肌内注射,第4天重复注射甲氨蝶呤50mg/m² 2.第4天和第7天检测hCG值,比较hCG值下降程度 3.如果hCG下降超过15%,每周测定hCG直至达到非孕期水平	1.甲氨蝶呤1mg/kg肌内注射(第1天、第3天、第5天、第7天),每隔一天使用四氢叶酸0.1mg/kg肌内注射(第2天、第4天、第6天、第8天)	1.甲氨蝶呤0.4mg/(kg·d)肌内注射,5天为1个疗程

（续表）

单次给药方案	两次给药方案	多次给药方案	
		甲氨蝶呤-CF 方案	小剂量分次肌内注射方案
3.如果第 4 天和第 7 天 hCG 比较，下降少于 15%，则再次注射甲氨蝶呤 50mg/m^2，在第二次治疗后的第 4 天和第 7 天，再次检测 hCG 值，必要时重复治疗	4.如果 hCG 下降小于 15%，在第 7 天和第 11 天再次注射甲氨蝶呤 50mg/m^2，继续随访 hCG 5.如果第 7 天和第 11 天，hCG 值下降超过 15%，则继续监测直至非孕状态 6.如果第 7 天和第 11 天，hCG 值下降小于 15%，则考虑手术治疗	2.第 1 天、第 3 天、第 5 天、第 7 天测定 hCG 水平，比较 hCG 值下降程度 3.若 hCG 水平降低 > 15%，每周随访 hCG 直至非孕期水平 4.若 hCG 水平降低 < 15%，可考虑重复使用上述方案	2.如 1 个疗程后 hCG 无明显下降，可间隔 1 周后再次给第 2 个疗程

不论使用何种方案，一旦 hCG 降至监测标准，就必须每三天定期监测 hCG 水平是否平稳下降，两周后可每周监测一次直到正常，连续二次阴性，症状缓解或消失，包块缩小为有效。通常在使用甲氨蝶呤治疗后 2～3 周 hCG 即可降至非孕期水平，但若初始 hCG 水平较高，也可能需要 6～8 周或更长的时间。如果下降中的 hCG 水平再次升高，那么需考虑持续性异位妊娠的诊断。若在使用甲氨蝶呤 4～7 天后，hCG 水平不降反升、与初始值持平或下降幅度小于 15%，均提示治疗失败。此时，可在重新评估患者情况后再次予以甲氨蝶呤治疗，或直接手术治疗。

在开始甲氨蝶呤药物治疗前应向患者充分、详细地告知治疗过程中有输卵管破裂的风险，此外，在治疗过程中应避免摄入叶酸、非甾体类抗感染药物、乙醇，避免阳光照射防止甲氨蝶呤皮炎，避免强烈的体育运动。

B.静脉注射：多采用 1mg/kg 体重或 50mg/m^{2}体表面积的剂量单次给药，不需用解毒药物，但由于不良反应大，现极少应用。

C.局部用药：甲氨蝶呤局部用药临床应用较少，腹腔镜直视下或在超声引导下穿刺输卵管妊娠囊，吸出部分囊液后，将药液注入；宫颈妊娠患者可全身治疗+局部治疗，用半量甲氨蝶呤肌内注射，另经阴道超声引导下在宫颈妊娠囊内抽出羊水后局部注射甲氨蝶呤。此外，当宫内、宫外同时妊娠时，在超声引导下向异位孕囊或胎儿注射氯化钾，治疗异位妊娠安全有效，在去除了异位妊娠的同时，保存了正常的宫内妊娠和完整的子宫。

2.手术治疗　手术治疗的指征包括血流动力学不稳定；即将发生或已发生的异位妊娠包块破裂；药物保守治疗失败；患者不能或不愿意依从内科治疗后的随访；患者无法及时到达医疗机构行输卵管破裂的处理。手术方式取决于有无生育要求、输卵管妊娠部位、包块大小、内出血程度及输卵管损害程度、对侧输卵管状况、术者技术水平及手术设施等综合因素。

（1）根治性手术：患侧输卵管切除术为最基本最常用的根治性手术，对破裂口大、出血多、无法保留的输卵管异位妊娠，有子女、对侧输卵管正常、妊娠输卵管广泛损害或在同条输卵管的复发的异位妊娠及想要绝育的患者，可行此术，以间质部妊娠及严重内出血休克者尤为适合。从输卵管峡部近端,逐渐电凝并切断输卵管系膜,直至伞端,即可自子宫上切除输卵管。虽彻底清除了病灶,但同时切断了输卵管系膜及卵巢之间的血液循环,使卵巢的血液供应受到影响,其影响程度的大小,还有待于临床的进一步研究。而输卵管部分切除术是在包含妊娠物的输卵管的近远两端、自对系膜缘向系膜逐渐充分电凝并切除该部分的病变输卵管,并将下方的输卵管系膜一并切除。此术式在清除病灶的同时,还保留了输卵管、系膜与卵巢之间的血液循环,对卵巢的血液供应影响较小,若剩余的输卵管足够长还可行二期吻合术。

(2)保守性手术:凡输卵管早期妊娠未破裂并且妊娠病灶<5cm,对侧输卵管缺如或阻塞(粘连、积水、堵塞)及要求保留生育功能者可考虑行保守性手术。但能否施行保守性手术还取决于孕卵植入部位(输卵管间质部妊娠一般不选择保守性手术)、输卵管破损程度和以前输卵管存在的病变。如输卵管有明显癌变或解剖学改变,陈旧性输卵管妊娠部位有血肿形成或积血,严重失血性休克者均列为禁忌。

1)经腹手术:①输卵管线形切开取胚术:当妊娠物种植于输卵管壶腹部者更适于此术式。在输卵管系膜的对侧,自妊娠物种植处,沿输卵管长轴表面最肿胀薄弱纵向线性切开各层组织,长度约 2cm,充分暴露妊娠物,取净妊娠物,勿搔刮、挤压妊娠组织。若输卵管破裂,出血活跃时也可先电凝输卵管系膜内血管,再取妊娠物。可用 3-0/4-0 肠线间断缝合管腔 2~3 针止血,也可不缝合,管腔或切缘出血处以双极电凝止血待其自然愈合,称为开窗术;②输卵管伞端妊娠囊挤出术:主要适用于妊娠囊位于输卵管伞端或近输卵管伞端,沿输卵管走行,轻轻挤压输卵管,将妊娠物自输卵管伞端挤出,用生理盐水冲洗创面看清出血点,双极电凝止血,此术式有时可能因绒毛残留而导致手术失败;③部分输卵管切除+端-端吻合术:此术式较少应用。具体操作步骤为分离输卵管系膜,将妊娠物种植处的部分输卵管切除,然后通过显微手术,行端-端吻合术。

2)腹腔镜下手术:腹腔镜手术创伤小,恢复快,术后输卵管再通率及宫内妊娠率高,目前是异位妊娠的首选手术方式,手术方式主要包括以下两种:①输卵管线性造口/切开术:适用于未破裂的输卵管壶腹部妊娠。于输卵管对系膜缘,自妊娠物种植处,沿输卵管长轴表面最肿胀薄弱处,纵行做“内凝”形成一 2~3cm 长的“内凝带”(先凝固后切开,以免出血影响手术野的清晰),已破裂的输卵管妊娠,则从破口处向两端纵向延长切开,切口的长度略短于肿块的长度。输卵管一旦切开妊娠产物会自动向切口外突出或自动滑出,钳夹输卵管肿块两端轻轻挤压,妊娠产物会自然排出,有时需要借助抓钳来取出妊娠物,清除妊娠产物及血凝块,冲洗切口及输卵管腔,凝固切缘出血点止血,切口不缝合。操作中应当避免用抓钳反复搔抓输卵管腔,这样会损伤输卵管黏膜和导致止血困难,还应避免对管腔内的黏膜进行过多的凝固止血操作,这样会导致输卵管的功能丧失。输卵管峡部妊娠时输卵管内膜通常受损较重,行输卵管线性造口/切开术效果欠佳,术后再次发生异位妊娠的概率高,故线性造口/切开术不是输卵管峡部妊娠的首选手术方式,可选择输卵管部分切除或全切术;②输卵管伞部吸出术/挤压术或切开术:若孕囊位于输卵管伞端,可考虑应用此术式。用负压吸管自伞端口吸出妊娠组织,或夹持输卵管壶腹部顺次向伞部重复挤压数次,将妊娠产物及血凝块从伞部挤出,然后冲洗输卵管伞部将血凝块清除,此术式操作简单,但可引起出血、输卵管损伤、持续性输卵管妊娠,术后再次发生异位妊娠的可能性高。对于 hCG<200mIU/mL 的陈旧性输卵管伞部妊娠,采用此术式是可行的,对 hCG>500mIU/mL 的患者,术中或术后应给予甲氨蝶呤等化学药物治疗。输卵管伞部妊娠的腹腔镜保守治疗更多的是采用伞部切开术。用无损伤钳固定输卵管伞部,将电凝剪刀的一叶从伞部伸入输卵管内,于输卵管系膜的对侧缘剪开输卵管,切口的长度以妊娠着床部位暴露为限。钳夹清除妊娠产物及血凝块,电凝切缘止血,冲洗输卵管伞及黏膜,切开的伞部不缝合。

无论采取何种术式,术中均应将腹腔内的出血洗净、吸出,不要残留凝血块及妊娠胚胎组织。在手术进行过程中,用生理盐水边冲洗边操作,既利于手术又有预防粘连的作用,必要时予病灶处局部注射甲氨蝶呤。为减少术中出血,可将 20 单位垂体后叶素以等渗盐水稀释至 20mL 注射于异位妊娠部位下方的输卵管系膜,误入血管可致急性动脉高压和心动过缓,故回抽无血方可注射。术后可给予米非司酮 25mg,每天 2 次,口服 3~5 天,防止持续性异位妊娠。

3)术后随访:手术切除异位妊娠物后,需每周检测 hCG 水平直到正常,这对接受保守性手术的患者尤为重要。一般术后 2~3 周 hCG 水平可恢复至正常,但部分病例可长达 6 周。术后 72 小时 hCG 水平下降少于 20%提示可能存在妊娠组织残留,大多数情况为滋养细胞组织残留,极少数情况下也可能是存在未被发现的多部位的异位妊娠。初始 hCG 水平小于 3000mIU/mL 的患者术后发生持续性异位妊娠的可能性很小。若存在输卵管积血直径大于 6cm,hCG 水平高于 20 000mIU/mL,腹腔积血超过 2L,则术后发生持续性异位妊娠的可能性很大。

二、其他类型的异位妊娠

1.宫颈妊娠　是指受精卵种植在组织学内口水平以下的宫颈管内,并在该处生长发育,占异位妊娠的 1%~2%,发生率约为 1/9000 例,属于异位妊娠中罕见且危险的类型。宫颈妊娠的病因尚不明确,目前认为主要有以下原因:①受精卵运行过快或发育过缓,子宫内膜成熟延迟,或子宫平滑肌异常收缩;②人工流产、刮宫产或引产导致子宫内膜病变、缺损、瘢痕形成或粘连,或宫内节育器的使用,都可干扰受精卵在子宫内的着床;③体外受精-胚胎移植等助孕技术的宫颈管内操作导致局部的病理改变;④子宫发育不良、内分泌失调、子宫畸形或子宫肌瘤致宫腔变形。临床表现多为停经后出现阴道流血或仅为血性分泌物,可突然大量、无痛性的流血危及生命,不足 1/3 的患者可出现下腹痛或痛性痉挛,疼痛但不伴出血则很少见。体格检查:宫颈膨大呈圆锥状,蓝紫色,变软,宫颈外口可能是张开的,外口边缘薄,显示呈蓝色或紫色的妊娠组织,内口紧闭,无明显触痛,而子宫正常大小或稍大,硬度正常,这种表现被称为“沙漏状”子宫。

宫颈妊娠的超声诊断准确率约为 87%,超声检查的诊断标准如下:①子宫体正常或略大,宫腔空虚,子宫蜕膜较厚;②宫颈管膨大如球状,与宫体相连呈沙漏状(8 字形);③宫颈管内可见完整的孕囊,有时还可见到胚芽或原始心管搏动,如胚胎已死亡则回声紊乱;④宫颈内口关闭,胚胎不超过宫颈内口或子宫动脉平面以下。宫颈妊娠若未得到早期诊断,或是由于误诊而行刮宫术,都极可能发生致死性的阴道大量流血,从而不得不切除子宫,使患者丧失生育能力,甚至导致患者死亡。

确诊后根据阴道流血情况及血流动力学稳定与否采用不同的方法:①流血量少或无流血:可选择药物保守治疗,成功率约为 95.6%,首选甲氨蝶呤全身用药,方案见输卵管妊娠;或经宫颈注射于孕囊内。应用甲氨蝶呤后应待血 hCG 明显下降后再行刮宫术,否则仍有大出血的可能;②流血量多或大出血:需在备血后操作,可刮除宫颈管内胚胎组织,纱条填塞或小水囊压迫创面止血;宫腔镜下吸取胚胎组织,创面电凝止血或选择子宫动脉栓塞,同时使用栓塞剂和甲氨蝶呤,如发生失血性休克,应积极纠正休克,必要时应切除子宫挽救患者生命。

2.卵巢妊娠　指受精卵在卵巢组织内着床和生长发育,是较罕见的异位妊娠,发生率为1/7000例妊娠,占异位妊娠的0.5%~3%,近年发病率有增高的趋势。与输卵管妊娠相反,盆腔炎性疾病病史或使用IUD并不增加卵巢妊娠的风险,从某种意义上来说,卵巢妊娠似乎是与不孕或反复异位妊娠史不相关的随机事件。临床表现与输卵管妊娠极为相似,表现为急性腹痛、盆腔包块、早孕征象及阴道流血,往往被诊断为输卵管妊娠或误诊为卵巢黄体破裂。有时阴道超声也很难区分输卵管妊娠和卵巢妊娠,但可以除外宫内妊娠,腹腔镜诊断极有价值,但确诊仍需病理检查。诊断标准:①双侧输卵管完整,并与卵巢分开;②孕囊位于卵巢组织内;③卵巢及孕囊必须以卵巢固有韧带与子宫相连;④孕囊壁上有卵巢组织。符合上述4条病理学诊断标准,称为原发性卵巢妊娠,治疗可行卵巢楔形切除。

3.宫角妊娠　是指受精卵植入在宫腔外侧角子宫输卵管结合处的内侧,接近输卵管近端开口,与输卵管间质部妊娠相比,宫角妊娠位于圆韧带的内侧。宫角妊娠占异位妊娠的1.5%~4.2%,但病死率却占异位妊娠的20%。80%的宫角妊娠患者存在1项或多项高危因素,影响受精卵的正常运行及着床,受精卵不能如期到达正常宫腔种植,使之在非正常位置种植。在宫角处的妊娠囊随着妊娠进展,可向宫腔侧发展,向宫腔侧发展的妊娠囊会逐渐移向宫腔,但胎盘仍附着于宫角。由于宫角处内膜和肌层较薄,早期滋养层发育不良,可发生早期流产、胚胎停育,部分出现胎盘植入、产后胎盘滞留。妊娠囊向输卵管间质部扩展者,宫角膨胀、外突,最终出现和输卵管间质部妊娠相同的结果。由于宫角妊娠在解剖上的特殊性,妊娠结局可以多样:可妊娠至足月,可发生宫内流产,也可发生宫角破裂。B超检查特点:宫角处突起包块,内有妊娠囊,与子宫内膜相连续,其周围见完整的肌壁层。在腹腔镜或剖腹手术过程中从外部观察子宫时,看到因宫角妊娠而增大的子宫使圆韧带向上、向外移位,但仍位于圆韧带本身的内侧。另一方面,间质部妊娠导致的子宫增大位于圆韧带外侧。

治疗方法有经腹或腹腔镜下宫角切除术,B超引导下刮宫术,全身或妊娠囊局部化疗。也有采用子宫动脉结扎治疗宫角妊娠破裂的病例报道,术后应当找到绒毛组织且超声检查宫角部无异常回声,继续追踪至血hCG降至正常。

4.腹腔妊娠　是指妊娠囊位于输卵管、卵巢、阔韧带以外的腹腔内妊娠,是一种罕见的异位妊娠,发病率大约为1/5000例妊娠,对母儿生命威胁极大。临床表现不典型,易被忽视而误诊,不易早期诊断,分原发性和继发性两种。原发性腹腔妊娠指受精卵直接种植于腹膜、肠系膜、大网膜、盆壁、肠管、直肠子宫陷凹等处,少有异位妊娠位于肝脏、脾脏、横结肠脾曲的文献报道。继发性腹腔妊娠往往发生于输卵管妊娠流产或破裂后,偶可继发于卵巢妊娠或子宫内妊娠而子宫存在缺陷破裂后,胚胎落入腹腔。患者一般有停经、早孕反应、腹痛、阴道流血等类似一般异位妊娠的症状,然后阴道流血停止,腹痛缓解,以后腹部逐渐增大,胎动时,孕妇常感腹部疼痛,无阴道流血,有些患者有嗳气、便秘、腹部不适,随着胎儿长大,症状逐渐加重。腹部检查发现子宫轮廓不清,但胎儿肢体极易触及,胎位异常(肩先露或臀先露),胎先露部高浮,胎心音异常清晰,胎盘杂音响亮,即使足月后也难以临产。若胎儿死亡,妊娠征象消失,月经恢复来潮,粘连的脏器和大网膜包裹死胎。胎儿逐渐缩小,日久者干尸化或成为石胎。若继发感染，形成脓肿，可向母体的肠管、阴道、膀胱或腹壁穿通，排出胎儿骨骼。B 超检查能清晰地示子宫大小、宫外孕囊、胎儿和胎盘结构，以及这些结构与相邻脏器的关系，是目前用于腹腔妊娠诊断首选的辅助检查方法。原则上一旦确诊，应立即终止妊娠。具体手术方式因孕期长短、胎盘情况而异：如果胎盘附着于子宫、输卵管及圆韧带，可以将胎盘及其附着器官一并切除；如果胎儿死亡，胎盘循环停止已久，可以试行胎盘剥除；如果胎盘附着于重要器官而不易切除或无法剥离者，可留置胎盘于腹腔内，术后可逐渐吸收。

5.剖宫产瘢痕妊娠（Cesarean scar pregnancy，CSP）　是指受精卵着床于既往剖宫产子宫瘢痕处的异位妊娠，可导致胎盘植入、子宫破裂甚至孕产妇死亡，是剖宫产术后远期潜在的严重并发症，发生率为 1/（2216～1800）例妊娠，在有剖宫产史女性的异位妊娠中约占 6.1%。

CSP 的确切病因与发病机制尚不明确，CSP 不同于宫内妊娠合并胎盘植入，后者是妊娠囊位于宫腔内，由于子宫蜕膜发育不良，胎盘不同程度地植入子宫肌层内；而前者是妊娠囊位于宫腔瘢痕处，四周被瘢痕处子宫肌层和纤维组织包绕。有关 CSP 受精卵着床，最为可能的解释是剖宫产术中损伤子宫内膜基底层，形成与宫腔相通的窦道或细小裂隙，受精卵通过窦道侵入瘢痕处肌层内种植。

出现症状的孕周早晚不一，平均诊断孕周为（7.5±2.0）周，距离前次剖宫产时间为 4 个月至 15 年不等。不规则阴道流血通常为首发症状，占 38.6%～50%，可为点滴状或大出血，有或无明确停经史。阴道流血可有如下几种不同形式：①停经后阴道流血淋漓不断，出血量不多或似月经样，或突然增多，也可能一开始即为突然大量出血，伴大血块，血压下降，甚至休克；②人工流产术中或术后大量出血不止，涌泉状甚至难以控制，短时间内出现血压下降甚至休克，也可表现为术后阴道流血持续不断或突然增加；③药物流产后常无明显组织排出或仅有少量蜕膜样组织排出，药流后阴道流血持续不净或突然增加，行清宫术时发生大出血。约 16%的患者伴有轻、中度腹痛，8.8%的患者表现为单纯性下腹痛，约 40%的患者无症状，只是在超声检查时偶然发现。CSP 患者子宫切口处瘢痕未破裂时，症状常不明显，可有瘢痕局部疼痛和压痛。随着妊娠的进展，CSP 患者发生子宫破裂、大出血的危险逐渐增加，若突发剧烈腹痛、昏厥或休克、腹腔内出血，常提示子宫发生破裂。

超声检查简便可靠，是诊断 CSP 最常用的方法，经阴道超声更有利于观察妊娠囊大小，与剖宫产瘢痕的位置关系，以及妊娠囊与膀胱间的肌层厚度，经腹部超声利于了解妊娠囊或团块与膀胱的关系，测量局部肌层的厚度以指导治疗，两种超声联合检查可以更全面了解病情。CSP 的超声检查诊断标准为：①宫腔及宫颈管内未探及妊娠囊，可见内膜线；②妊娠囊或混合性包块位于子宫前壁下段肌层（相当于前次剖宫产切口部位），部分妊娠囊内可见胚芽或胎心搏动；③妊娠囊或包块与膀胱之间子宫肌层变薄，甚至消失，妊娠囊或包块与膀胱间隔变窄，子宫肌层连续性中断；④彩色多普勒血流成像在妊娠囊周围探及明显的高速低阻环状血流信号；⑤附件区未探及包块，直肠子宫陷凹无游离液体（CSP 破裂除外）。当 CSP 的超声声像图不典型时，难以与子宫峡部妊娠、宫颈妊娠、难免流产、妊娠滋养细胞疾病相鉴别，可进行 MRI 检查。MRI 检查矢状面及横断面的 T_1、T_2 加权连续扫描均能清晰地显示子宫前壁下段内的妊娠囊与子宫及其周围器官的关系，但因为费用较昂贵，所以，MRI 检查不作为首选的诊断方法。血 β-hCG 水平与正常妊娠没有明显差别，与相对应的妊娠周数基本符合，主要用于指导治疗方法的选择和监测治疗结果。

根据超声检查显示的着床于子宫前壁瘢痕处的妊娠囊的生长方向，以及子宫前壁妊娠囊与膀胱间子宫肌层的厚度进行分型。此分型方法有利于临床的实际操作。

Ⅰ型:①妊娠囊部分着床于子宫瘢痕处,部分或大部分位于宫腔内,少数甚或达宫底部宫腔;②妊娠囊明显变形、拉长、下端成锐角;③妊娠囊与膀胱间子宫肌层变薄,厚度>3mm;④CDFI:瘢痕处见滋养层血流信号(低阻血流)。

Ⅱ型:①妊娠囊部分着床于子宫瘢痕处,部分或大部分位于宫腔内,少数甚或达宫底部宫腔;②妊娠囊明显变形、拉长、下端成锐角;③妊娠囊与膀胱间子宫肌层变薄,厚度≤3mm;④CDFI:瘢痕处见滋养层血流信号(低阻血流)。

Ⅲ型:①妊娠囊完全着床于子宫瘢痕处肌层并向膀胱方向外凸;②宫腔及子宫颈管内空虚;③妊娠囊与膀胱之间子宫肌层明显变薄、甚或缺失,厚度≤3mm;④CDFI:瘢痕处见滋养层血流信号(低阻血流)。其中,Ⅲ型中还有一种特殊的超声表现,即包块型,其声像图的特点如下:①位于子宫下段瘢痕处的混合回声(呈囊实性)包块,有时呈类实性;包块向膀胱方向隆起;②包块与膀胱间子宫肌层明显变薄、甚或缺失;③CDFI:包块周边见较丰富的血流信号,可为低阻血流,少数也可仅见少许血流信号,或无血流信号。包块型多由 CSP 流产后(如药物流产后或负压吸引术后)子宫瘢痕处妊娠物残留并出血所致。

CSP 的治疗目标为终止妊娠、去除病灶、保障患者的安全,治疗原则为尽早发现,尽早治疗,减少并发症,避免期待治疗和盲目刮宫。对于 CSP 的治疗目前尚无规范化的统一治疗方案。治疗方案的选择,主要根据患者年龄、病情的严重程度、孕周大小、子宫肌层缺损情况、血 β-hCG 水平、对生育的要求及诊疗经验及技术进行综合考虑。治疗前必须与患者充分沟通,充分告知疾病和各种治疗的风险并签署知情同意书。包括 B 超监视下清宫术、甲氨蝶呤治疗后清宫术、子宫动脉栓塞后清宫术、腹腔镜或开腹子宫局部切开取胚及缝合术及子宫次全切除或子宫全切除术等。患者出院后应定期随访,行超声和血 β-hCG 检查,直至血 β-hCG 正常,局部包块消失。

6.残角子宫妊娠　残角子宫又称为遗迹性双角子宫,在胚胎发育过程中,子宫残角为一侧副中肾管发育不全所致的子宫先天发育畸形。残角子宫按 Battram 分型分 3 型,Ⅰ型:残角子宫腔与单角子宫的宫腔相通;Ⅱ型:残角子宫腔与正常单角子宫腔不相通;Ⅲ型:无宫腔实体残角子宫,仅以纤维带同单角子宫相连,以Ⅱ型为最多见。残角子宫妊娠是受精卵于残角子宫内着床并生长发育,残角子宫妊娠破裂的发生率高达 89%,一旦破裂,可出现致命性的腹腔内出血。

不同类型的残角子宫妊娠,有不同的临床表现。Ⅰ型残角子宫妊娠有类似输卵管异位妊娠的症状,有停经史、腹痛、阴道流血、血 β-hCG 升高,一般腹痛轻微,甚至无腹痛,如果发生急剧腹痛表明已有子宫破裂。双合诊检查时,在子宫旁可扪及略小于停经月份妊娠子宫的、质地较软的包块,大多在妊娠早期有类似流产的不规则阴道流血。Ⅱ型残角子宫早期妊娠症状与正常子宫妊娠相同,没有阴道流血,发生破裂时间晚,多数在孕 12~26 周发生肌层完全破裂或不完全破裂,引起严重内出血。Ⅲ型残角子宫因无宫腔,体积小,无内膜,不会造成残角子宫妊娠,但会导致输卵管妊娠。B 超检查特点:子宫腔内无妊娠囊,而在子宫一侧可见一圆形或椭圆形均匀的肌样组织包块,包块内可见妊娠囊或胚胎,妊娠包块与宫颈不相连接。在 B 超监视下由宫颈内置入金属探针更有助于诊断。

残角子宫妊娠的典型临床表现出现较晚,在术前明确诊断少,到发生子宫破裂时,往往病情较危重,一旦明确诊断,应尽早手术治疗。妊娠早、中期者行残角子宫切除术并将患侧输卵管结扎或切除为宜,以防以后发生同侧输卵管妊娠的可能,保留卵巢。当妊娠已达足月且为活胎者,应先行剖宫产抢救胎儿,然后切除残角子宫与同侧输卵管。

7.阔韧带妊娠　是一种较少见的一种异位妊娠,文献报道发生率为每300次异位妊娠中发生1例。阔韧带妊娠通常是由输卵管妊娠的滋养细胞组织穿过输卵管浆膜层进入输卵管系膜,继发性种植在两叶阔韧带之间而致。如果在宫腔和后腹膜间隙之间存在子宫瘘管,也可发生阔韧带妊娠。与腹腔妊娠相似,阔韧带妊娠胎盘可以附着到子宫、膀胱和盆腔侧壁,如果有可能,应该切除胎盘,当无法切除胎盘时,可以将其留在原位自行吸收。

8.多发性异位妊娠　与宫内宫外同时妊娠相比,两个或者多个异位妊娠的发生率相对很少,可以出现在多个部位和有多种组合形式。尽管绝大多数报道的是输卵管双胎妊娠,但是也有卵巢、间质部和腹腔的双胎妊娠报道,也有部分输卵管切除术后,以及IVF-ET术后双胎和三胎妊娠的报道。处理同其他类型的异位妊娠,取决于妊娠的部位。

第三章　胎儿附属物异常

胎儿附属物异常包括胎盘、胎膜、羊水及脐带的异常。胎盘异常可影响胎儿生长发育，也可导致胎儿缺氧、死亡，各种病理因素所致的胎盘附着部位、深度及剥离时间的异常，是导致产科出血的重要原因，是严重的产科并发症。胎膜的重要作用是维持羊膜腔的完整性，保护胎儿。胎膜早破是最常见的胎膜异常。正常妊娠时羊水的产生与吸收处于动态平衡，若羊水产生和吸收失衡，将导致羊水量异常。脐带是母儿间物质交换的重要通道，各种原因导致脐带血流受阻时，可影响胎儿生长发育；严重时可致胎儿缺氧甚至危及胎儿生命。

第一节　前置胎盘

妊娠 28 周后，胎盘附着于子宫下段，其下缘覆盖或接近宫颈内口，位置低于胎先露部，称为前置胎盘。孕早期由于宫腔较小，多数胎盘位置较低，随妊娠月份的增加和子宫的增大，胎盘位置可上移，因此一般在妊娠 28 周后才诊断前置胎盘，妊娠 28 周前称为胎盘前置状态。前置胎盘是导致妊娠晚期阴道流血的最常见原因，严重者可危及母儿生命。国内发生率为 0.24%~1.57%，国外报道约为 0.5%。既往有剖宫产史或子宫肌瘤切除术史，此次妊娠为前置胎盘，胎盘附着于原子宫切口处者，常伴有胎盘植入性疾病，是导致产科致命性大出血及子宫切除的常见原因。

一、病因

尚不清楚，可能与下述因素有关。

1.子宫内膜病变或损伤　随患者人工流产次数、分娩次数及剖宫产次数的增加，发生前置胎盘的风险也随之增加。多次刮宫、分娩及子宫手术史等，可损伤子宫内膜，引起子宫内膜炎症或萎缩性病变。受孕后，子宫蜕膜血管形成不良，胎盘血供不足，刺激胎盘面积增大而伸展到子宫下段。

2.胎盘异常　多胎妊娠时胎盘面积较大而易延伸至子宫下段，故前置胎盘的发生率较单胎妊娠高 1 倍。副胎盘、膜状胎盘也可到达子宫下段或覆盖宫颈内口。

3.受精卵滋养层发育迟缓　受精卵到达宫腔时，滋养层尚未发育到能着床的阶段，继续下移，着床于子宫下段而形成前置胎盘。

4.其他高危因素　子宫形态异常、高龄（>35 岁）、吸烟、辅助生殖技术史、前置胎盘既往史、妊娠 28 周前超声检查提示胎盘前置状态等。

二、对母儿影响

1.产时、产后出血　附着于子宫前壁的前置胎盘行剖宫产时，若子宫切口无法避开胎盘，则出血量明显增多。胎儿娩出后，子宫下段肌肉收缩力较差，附着的胎盘不易剥离，即使剥离后因开放的血窦不易关闭而常发生产后出血。

2.胎盘植入性疾病　前置胎盘可合并胎盘植入，由于子宫下段蜕膜发育不良，胎盘绒毛可植入子宫下段肌层，使胎盘剥离不全而发生产后大出血。

3.贫血及感染　若孕期反复多次出血，可致贫血，增加感染机会。产后细菌经阴道上行侵入胎盘剥离面，易发生产褥感染。

4.围生儿预后不良　出血量多可致胎儿缺氧，发生胎儿窘迫或死亡。有时因大出血而须提前终止妊娠，早产儿发病率及新生儿病死率增高。

三、临床分类

既往按胎盘下缘与宫颈内口的关系分为 4 类，即完全型、部分型、边缘型和低置胎盘。但在临床上更倾向于分为两类(图 3-1)。

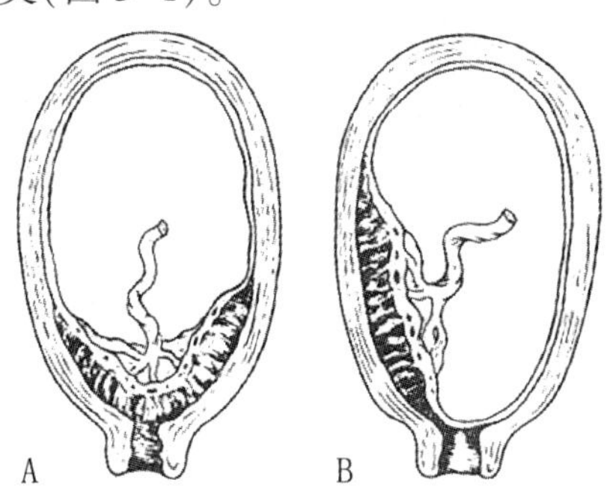

图 3-1　前置胎盘的临床分型

A.前置胎盘；B.低置胎盘

1.前置胎盘　宫颈内口全部或部分被胎盘组织所覆盖，包含既往分类中的完全型和部分型。

2.低置胎盘　胎盘附着于子宫下段，边缘距宫颈内口的距离<20mm。包含既往分类中的边缘型和低置胎盘。

胎盘下缘与宫颈内口的关系随子宫下段的逐渐伸展、宫颈管的逐渐消失、宫颈口的逐渐扩张而改变。因此，前置胎盘的分类可随妊娠的继续、产程的进展而发生变化。临产前完全覆盖宫颈内口的胎盘，可因临产后宫颈口扩大而变为部分覆盖宫颈内口甚至转变为低置胎盘。故诊断时期不同，分类也不同。临床上均以处理前最后一次超声检查来确定其分类。

四、临床表现

1.症状　妊娠晚期或临产后，突发无诱因、无痛性反复阴道流血是前置胎盘的典型症状。子宫峡部至妊娠晚期被逐渐拉长而形成子宫下段，临产后的宫缩又使宫颈管消失而成为软产道的一部分。附着于子宫下段及宫颈内口的胎盘不能相应地伸展，与其附着处发生错位分离，致血窦破裂出血。初次出血量一般不多，血液凝固后可暂时停止，但也可初次即发生致命性大出血。随着子宫下段的逐渐拉长，可反复出血。

前置胎盘初次出血时间较早，多发生在妊娠 28 周左右，出血频繁，出血量也较多；低置胎盘初次出血时间较晚，往往发生在临产前后，出血量较少。低置胎盘患者胎膜破裂后，若胎先露部很快下降，压迫胎盘可使出血减少或停止(表 3-1)。

表 3-1 前置胎盘出血的临床特点

临床特点	前置胎盘	低置胎盘
出血时间	早,可发生在妊娠 28 周前后,甚至更早	较晚,往往发生在足月甚至临产后
出血量	初次出血较少,后渐增多	通常较少
出血次数	较频繁	较少

2.体征 患者的全身情况与出血量及出血速度密切相关。反复出血者可有贫血貌,急性大量出血可出现面色苍白、四肢发冷、脉搏细弱、血压下降等休克表现。子宫大小与停经月份相符,子宫软,无压痛。胎盘占据子宫下段,影响胎儿先露部衔接,可有胎位异常及胎先露高浮。出血多时可出现胎儿缺氧,胎心异常甚至消失。胎盘附着于子宫前壁时,可在耻骨联合上方闻及胎盘血流杂音。

3.阴道检查 临床上多采用超声检查确定胎盘位置,若前置胎盘诊断明确,一般不行阴道检查。如必须通过阴道检查以明确诊断或选择分娩方式,可在输液、备血、可立即行剖宫产手术的条件下进行。禁止肛查。

五、诊断与鉴别诊断

1.病史及临床表现 对具有高危因素的孕妇,妊娠晚期或临产后无诱因突发无痛性阴道流血,应考虑前置胎盘。同时注意是否存在贫血及贫血程度,有无胎心、胎位异常等情况。

2.辅助检查

(1)超声检查:为安全、最有价值的检查方法,准确率在 95%以上。超声可根据胎盘与宫颈内口的关系确定前置胎盘的类型,但需结合孕周考虑。因妊娠晚期,子宫下段形成及伸展增加子宫颈内口与胎盘边缘之间的距离,妊娠中期处于前置状态的胎盘可上移而成为正常位置胎盘。

在妊娠的任何时期,如怀疑前置胎盘,可使用经阴道超声进行检查。阴道超声诊断前置胎盘或低置胎盘优于经腹和经会阴超声,准确性明显高于腹部超声,并具有安全性。尤其是附着于子宫后壁的前置胎盘,因为胎先露遮挡或腹部超声探测深度不够而容易漏诊,经阴道超声检查能更准确地确定胎盘边缘与宫颈内口的关系。

(2)磁共振(MRI)检查:有条件的医院,尤其对前置胎盘怀疑合并胎盘植入者,可选择磁共振检查,了解胎盘侵入子宫肌层的范围和程度,是否侵及膀胱、直肠或宫旁。

3.鉴别诊断 应与胎盘早剥、帆状胎盘前置血管破裂、胎盘边缘血窦破裂等鉴别。结合病史、临床表现及辅助检查,一般不难鉴别。诊断时应注意排除阴道病变、宫颈病变引起的出血。

六、处理

治疗原则为止血,适当抑制宫缩,纠正贫血,预防感染,适时终止妊娠。根据前置胎盘类型、出血程度、妊娠周数、胎儿宫内状况、是否临产等进行综合评估,给予相应临床处理。

1.无临床症状者 妊娠中期超声检查发现胎盘前置状态者应超声随访,并根据患者情况增加超声随访次数。妊娠 18~23 周时胎盘边缘达到但未覆盖宫颈内口者,妊娠晚期胎盘位置基本恢复正常。如覆盖宫颈内口范围超过 25mm,分娩时前置胎盘的发生率为 40%~100%。

无症状前置胎盘或低置胎盘患者在妊娠晚期有发生产科出血及早产的风险，应避免劳累、紧张、便秘、腹泻等诱发宫缩的因素，并做好随时可能就医的准备。出现出血、宫缩或腹部不适及疼痛等须即刻来院就诊。

对于孕32周发现持续性低置胎盘或前置胎盘且无症状者，推荐在孕36周左右加做一次经阴道超声，以确定终止妊娠的时机和选择分娩方式。

2.有临床症状者

(1)期待治疗：目的是在保证母儿安全的前提下，尽量延长妊娠时间，提高胎儿存活率。适用于妊娠<36周，一般情况良好，胎儿存活，阴道流血不多，无须紧急分娩的患者，需在有母儿抢救能力的医疗机构进行期待治疗。对于阴道流血的患者，需住院治疗，密切监测孕妇生命体征及阴道流血情况；常规进行血常规、凝血功能检测并备血；监护胎儿情况。

1)一般处理：阴道流血期间绝对卧床，建议侧卧位，流血停止后可适当活动；可给予适当吸氧，提高胎儿血氧供应；密切监护阴道流血情况及胎儿宫内情况。

2)预防和纠正贫血：目标是维持血红蛋白含量≥110g/L，血细胞比容≥0.30，增加母体储备。贫血严重者，给予浓缩红细胞输注。

3)止血：可酌情给予宫缩抑制剂，防止因宫缩引起进一步出血。

4)促胎肺成熟治疗：在期待治疗过程中常伴发早产。孕28~34周的患者预计1周内可能分娩均应促胎肺成熟治疗。

5)保守治疗过程中阴道大出血的预测：①宫颈管长度：妊娠34周前经阴道超声测量宫颈管长度，如宫颈管长度<3cm则因大出血而急诊剖宫产手术的风险增加。如覆盖宫颈内口的胎盘较厚(>1cm)，产前出血、胎盘粘连、植入及手术风险增加；②胎盘边出现无回声区：覆盖宫颈内口的胎盘边缘出现无回声区，出现突然大出血的风险是其他类型前置胎盘的10倍；③位于前次剖宫产子宫切口瘢痕处的前置胎盘常伴发胎盘植入性疾病、严重产后出血，子宫切除率明显增高。

(2)终止妊娠：应根据临床表现、孕周、胎儿成熟度，辅以超声检查结果综合决定终止妊娠的时机及方式。

1)终止妊娠的时机：①大出血甚至导致休克者，或者期待治疗过程中反复、多量出血者应及时终止妊娠；②无症状的前置胎盘，妊娠达37周，可考虑终止妊娠；合并胎盘植入性疾病者可于妊娠36周后终止妊娠；低置胎盘可于妊娠38周以后终止妊娠；③孕周未达36周但出现胎儿窘迫者。

2)终止妊娠的方式：①剖宫产：是目前处理前置胎盘的主要措施。阴道出血较多，短时间内不能经阴道结束分娩者均应剖宫产终止妊娠。术前充分备血，术中注意子宫收缩，预防产后出血，出血量多时及时及早液体复苏。必要时如条件允许，可使用回收式自体输血。子宫切口的选择原则上应尽量避开胎盘，当胎儿为横产式，尤其孕28周前，为避开胎盘，可考虑皮肤和(或)子宫纵切口。如果在做子宫切口时无法避开胎盘，应在胎儿娩出后即刻断脐以免胎儿过多失血。胎儿娩出后，立即宫体注射宫缩剂，如缩宫素、前列腺素制剂等，待子宫收缩后徒手剥离胎盘。如果药物治疗无法控制出血，启动宫腔填塞和(或)手术方式止血，宜早不宜迟。包括出血局部缝扎、宫腔填塞或球囊压迫、B-lynch缝合、子宫动脉或髂内动脉结扎等，必要时可采用紧急介入手段，如子宫动脉或髂内动脉栓塞、腹主动脉球囊阻断术等。各种止血方法无效，危及患者生命时，应及时行子宫切除术；②阴道分娩：适用于出血少、枕先露、无头盆不称等异常情况的低置胎盘患者,估计短时间内可以结束分娩者。应在有条件的机构,备足血源,严密监测下经阴道试产。

(3)抗感染治疗:期待治疗过程中,注意是否存在感染,预防性使用抗生素。终止妊娠时,在胎盘剥离后也需预防性使用抗生素。

七、预防

采取有效的避孕措施,避免多次人工流产及宫腔操作,预防感染。严格掌握剖宫产手术指征,降低剖宫产率。孕期戒烟、戒毒,规范孕期检查,对前置胎盘做到早诊断、早治疗。

第二节　胎盘植入性疾病

胎盘植入性疾病是指滋养层细胞异常侵及部分或全部子宫肌层的一组疾病。随着剖宫产后再次妊娠增多,其发生率较前升高 20 倍,达 1/533,已经成为产后出血、早产、再次剖宫产、产时紧急子宫切除和孕产妇死亡的重要原因,是产科医师必须面临的临床问题。

一、病因及病理生理

正常妊娠时,滋养层细胞侵入植入子宫蜕膜海绵层;但当子宫内膜-肌层界面的缺陷导致蜕膜化异常、胶原暴露,滋养细胞或胎盘绒毛异常浸润、侵入子宫肌层,最终发生胎盘植入;但具体机制尚不清楚。

二、高危因素

胎盘植入多发生于有子宫内膜创伤、子宫内膜发育不良等因素的患者。理论上,胎盘植入可发生于子宫下段、子宫体部、子宫角等任何胎盘着床部位,但临床上多见于有剖宫产或子宫手术史患者,尤其是有子宫手术史且此次妊娠为前置胎盘患者。其他高危因素还包括高龄妊娠、既往子宫穿孔史、胎盘植入史、多次流产史等。有剖宫产史且伴有前置胎盘患者的胎盘植入发生率远比有剖宫产史但不合并前置胎盘者高。

三、分类

胎盘植入性疾病是一组疾病,根据胎盘植入的深度,依次可将其分为:①胎盘黏附:胎盘黏附或侵入子宫浅肌层;②胎盘植入:侵入子宫深肌层;③穿透性胎盘植入:穿透子宫壁达子宫浆膜层、甚至侵入子宫毗邻器官。根据植入范围可分为部分性、完全性胎盘植入。

四、诊断

1.病史　胎盘植入多见于有子宫手术史患者,应注意询问是否有剖宫产史、宫腔操作史、盆腔炎症史、前置胎盘史等高危因素。

2.临床表现　子宫破裂或阴道出血前,胎盘植入患者产前常无明显临床表现,合并前置胎盘时,常见症状可为产前反复无痛性阴道流血。而穿透性胎盘植入合并子宫破裂患者可诉腹痛,多伴胎心率变化。对于无产前出血的前置胎盘,更要考虑胎盘植入的可能性。

3.辅助检查

(1)超声检查:经腹或经阴道二维灰阶、彩色多普勒超声检查是判断胎盘位置、预测胎盘植入最常用的方法。超声可提示胎盘部位正常结构紊乱、弥漫性或局灶性胎盘实质内腔隙血流、胎盘后方正常低回声区变薄或消失、子宫浆膜-膀胱交界处血管丰富。对于瘢痕子宫患者，孕前超声提示瘢痕处出现“憩室”或“龛影”征象时，提示胎盘易在此发生植入。

(2)磁共振检查：MRI预测胎盘植入征象为子宫凸向膀胱，胎盘内信号强度不均匀，T_2加权像存在胎盘内条索影，胎盘血供异常。MRI能更清楚地显示胎盘侵入肌层的深度、局部吻合血管分布及宫旁侵犯情况，可提供准确的局部解剖层次，指导手术方式。

(3)实验室检查：近年来，有些研究结果显示，早孕期母血浆标志物也与胎盘植入性疾病发生相关，例如，胎儿甲胎蛋白升高时胎盘植入性疾病的发病率也增加。由于特异性差，尚未用于临床。

4.术中发现子宫下段新生血管怒张，胎儿娩出后胎盘30分钟不剥离、检查发现胎盘与宫壁无间隙或徒手剥离困难，应及时做出判断。

五、处理

胎盘植入性疾病是导致产前、产后出血的主要原因，妊娠期间诊断胎盘植入性疾病者，应充分告知患者不良妊娠结局发生风险，不具备随访、处置条件的医院，应尽快转诊。分娩过程中，建立产科或母胎医学科、麻醉科、重症监护室、新生儿科、放射科、妇科、盆底/泌尿外科、血库等组成的多学科团队管理及救治团队，良好的监测设施和反复演练可改善胎盘植入患者的妊娠结局。

1.产前处理　纠正贫血，适当增加超声检查次数，以评估胎盘位置、胎盘植入深度及胎儿发育情况。

2.分娩时机　推荐孕34～37周分娩，可以改善母儿结局。伴有反复出血症状者，孕34周前可在促胎肺成熟后终止妊娠。

3.分娩方式　胎盘植入患者常进行计划分娩，多以剖宫产终止妊娠，阴道分娩主要见于产前未诊断而分娩后才确诊胎盘植入者。

(1)剖宫产术前评估：建立多学科团队，充分备血，充足手术物品准备。

(2)手术方式：建议择期剖宫产终止妊娠，避开胎盘附着部位选择手术切口。当胎盘植入面积大、胎盘穿透伴有大量出血危及生命及保守治疗失败者及时行子宫切除。当胎盘植入面积小、子宫收缩好、出血量少，尤其用于生命体征平稳者，可行胎盘植入部位局部切除缝合术、间断环状缝合、B-Lynch、血管阻断术、宫腔纱布填塞及球囊压迫等止血等方法。

4.其他问题

(1)胎盘原位保留：适用于剖宫产术中出血少、强烈要求保留子宫和生育功能的产妇，实施前须充分与患者沟通，产后须经历较长时间的随访治疗。有晚期产后出血、感染、再次急症手术等风险。

(2)介入治疗：有条件的医院可提前做好介入治疗准备，可减少术中出血，但介入可能出现栓塞后综合征，表现为下腹部、下肢疼痛及术后低热等症状；介入技术要求高，价格昂贵，应综合医院及患者等情况进行选择。

六、预防

采取积极、有效的避孕措施，尽量减少不必要的人工流产及宫腔操作，严格把握好首次剖宫产的指征，减少前置胎盘的发生。孕前可通过询问病史、超声检查剖宫产瘢痕缺陷等方法，检出高危患者，加强孕期管理，定期产前检查及正确的孕期指导，对前置胎盘做到早期诊断及正确处理。

第三节　胎盘早剥

妊娠20周后或分娩期，正常位置的胎盘于胎儿娩出前，部分或全部从子宫壁剥离，称为胎盘早剥，是晚期妊娠严重的并发症之一。由于其起病急、发展快，处理不及时可危及母儿生命。发生率在国内为0.46%～2.1%，国外为1%～2%，发生率的高低还与产后是否仔细检查胎盘有关，有些轻型胎盘早剥患者症状不明显，易被忽略。

一、病因

发病机制尚不完全清楚，但下列情况时胎盘早剥的发病率增高。

1.血管病变　胎盘早剥多发生于重度子痫前期、慢性高血压、慢性肾脏疾病或全身血管病变的孕妇。当这类疾病引起全身血管痉挛或管壁硬化时，子宫底蜕膜也可发生螺旋小动脉痉挛或硬化，引起远端毛细血管缺血坏死而破裂出血，血液积聚在底蜕膜与胎盘之间，形成胎盘后血肿，导致胎盘从子宫壁剥离。

2.机械因素　腹部直接或间接被撞击可诱发胎盘早剥；临产后胎儿下降，脐带过短时被牵拉可能使胎盘自子宫壁剥离；羊膜腔穿刺时，如果刺破前壁胎盘附着处血管，胎盘后形成血肿，可引起胎盘剥离。

3.宫腔内压力骤减　未足月胎膜早破时羊水流出过快、羊水过多时突然破膜，或双胎分娩时第一胎儿娩出过快，使宫腔内压骤减，子宫突然收缩而导致胎盘早剥。

4.子宫静脉压突然升高　仰卧位低血压综合征时，子宫压迫下腔静脉使回心血量减少，子宫静脉淤血使静脉压升高，导致蜕膜静脉床淤血或破裂而发生胎盘剥离。

5.其他　高龄孕妇、经产妇易发生胎盘早剥；不良生活习惯如吸烟、酗酒及吸毒等，辅助生殖技术、血栓形成倾向、绒毛膜羊膜炎及胎盘早剥病史等也增加胎盘早剥的发生概率。

二、病理变化及分类

胎盘早剥分为显性剥离、隐性剥离和混合型剥离。

胎盘早剥的主要病理变化是底蜕膜出血，形成血肿，使该处胎盘自子宫壁剥离。如剥离面小，血液很快凝固而出血停止，临床可无症状或症状轻微。如继续出血，胎盘剥离面也随之扩大，形成较大的胎盘后血肿，血液可冲开胎盘边缘及胎膜经宫颈管流出，表现为外出血，称为显性剥离。如胎盘边缘或胎膜与子宫壁未剥离，或胎头进入骨盆入口压迫胎盘下缘，使血液积聚于胎盘与子宫壁之间而不能外流，此时无阴道流血，称为隐性剥离(图3-2)。由于血液不能外流，胎盘后出血越积越多，可致子宫底升高，当出血达到一定程度，压力增大，血液冲开胎盘边缘和胎膜经宫颈管流出，即为混合型剥离。有时血液可渗透羊膜进入羊膜腔，形成血性羊水。

胎盘早剥尤其是隐性剥离时，血液积聚于胎盘和子宫壁之间，局部压力逐渐增大，使血液浸入子宫肌层，引起肌纤维分离、断裂及变性。当血液浸入达子宫浆膜层时，子宫表面可呈蓝紫色瘀斑，以胎盘附着处最为明显，称为子宫胎盘卒中，又称为库弗莱尔子宫。血液也可渗入输卵管系膜、阔韧带、卵巢实质或流入腹腔。卒中后的子宫肌纤维收缩力减弱，可能导致子宫收缩不良，引起大出血。

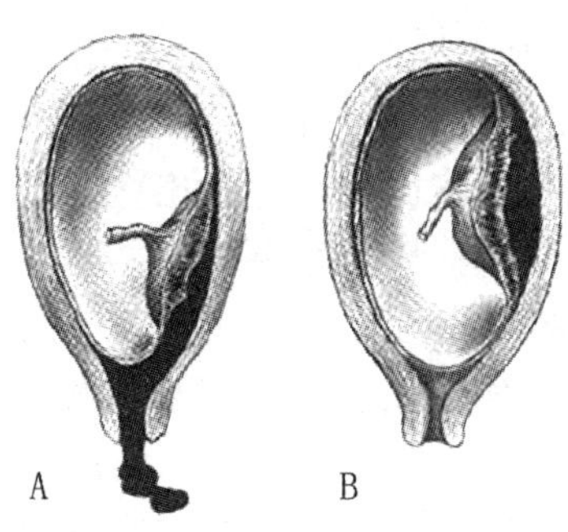

图 3-2　胎盘早剥的类型

A.显性剥离;B.隐性剥离

严重的胎盘早剥可导致大量组织凝血活酶从胎盘释放入母体血液循环,激活凝血系统,导致弥散性血管内凝血,血小板及纤维蛋白原等凝血因子大量消耗,激活纤维蛋白溶解系统,产生大量纤维蛋白原降解产物,引起继发性纤溶亢进,更进一步加重弥散性血管内凝血,最终导致严重的凝血功能障碍及多器官功能障碍。

三、临床表现及分级

1.症状　多数患者有突发腹痛、阴道流血、子宫张力增高和子宫压痛。胎盘早剥的严重程度往往与阴道出血量不相符,也可无阴道出血。后壁胎盘的隐性剥离多表现为腰背部疼痛,子宫压痛可不明显。多数可伴有胎儿窘迫的表现,开始为胎动剧烈,继而胎动消失。部分胎盘早剥伴有频繁的宫缩,间歇期子宫不能完全放松。

2.体征　腹肌紧张、子宫强直、胎位触不清、胎心异常或消失为胎盘早剥常见的体征。胎盘剥离早期时胎心率常首先发生变化,胎位触不清,宫缩后子宫弛缓欠佳。随着剥离面的增大,表现出典型的胎盘早剥征象,触诊时子宫张力增大、压痛、宫底增高,并随着内出血增加而不断升高。严重时子宫呈板状,压痛明显,胎心消失,出现休克、凝血功能障碍甚至多器官功能损害,表现为面色苍白、脉搏细弱、血压降低等休克表现,还可有皮肤及黏膜出血、少尿甚至无尿等。

在临床上推荐使用胎盘早剥分级标准(表 3-2)作为对病情的判断与评估。

表 3-2　胎盘早剥的 Page 分级

分级	临床特征
0	胎盘后有小凝血块,无症状
Ⅰ	阴道出血;可有子宫压痛和子宫强直性收缩;产妇无休克,无胎儿窘迫
Ⅱ	可能有外出血;产妇无休克;有胎儿窘迫
Ⅲ	可能有外出血;子宫强直性收缩明显,触诊呈板状;持续腹痛,产妇失血性休克,胎儿死亡;30%的病例有凝血功能异常

四、并发症

1.凝血功能障碍　胎盘早剥是导致产科弥散性血管内凝血最常见的原因。胎盘早剥伴发胎死宫内的患者易发生弥散性血管内凝血,可表现为皮肤、黏膜及穿刺部位出血,产后出血及阴道流血的血凝块少而软。约 1/3 胎死宫内的胎盘早剥患者血浆纤维蛋白原水平

<1.5g/L,引起难以处理的外科出血。早剥面积小、胎儿存活时较少发生凝血功能异常。

2.失血性休克　无论显性及隐性剥离,出血量多时可致休克;子宫胎盘卒中者,因宫缩乏力可致严重的产后出血;凝血功能障碍也是导致出血的重要原因。大量出血使全身重要器官缺血缺氧,导致心力衰竭、肝衰竭、肾衰竭,脑垂体及肾上腺皮质坏死。严重的产后出血引起脑垂体缺血、坏死,可导致希恩综合征。

3.羊水栓塞　胎盘早剥时,剥离面子宫血管开放,破膜后羊水可沿开放的血管进入母血循环,导致羊水栓塞。

4.急性肾损伤　发生胎盘早剥出血、休克及弥散性血管内凝血时,肾脏血流量不足,导致肾皮质或肾小管缺血坏死,出现急性肾损伤。胎盘早剥由重度子痫前期引起时更容易发生急性肾功能不全,重度子痫前期时,肾内小动脉痉挛、狭窄,肾脏缺血,更加剧了肾脏的损伤。及时有效地治疗出血,迅速液体复苏对于防治急性肾损伤有重要意义。

5.死胎　如胎盘早剥面积大,出血多,胎儿可因缺血缺氧而死亡。

五、辅助检查

1.超声检查　典型的胎盘早剥的超声声像图为胎盘与子宫壁间有边缘不清楚的液性低回声区即为胎盘后血肿,血肿区无血流信号。血块机化时,暗区内可见光点反射。也可表现为胎盘异常增厚或胎盘边缘“圆形”裂开。超声是胎盘早剥的重要辅助诊断方法,协助了解胎盘的部位及胎盘早剥的程度,明确胎儿大小及存活情况,也可用于前置胎盘的鉴别诊断及保守治疗的病情监测。需注意的是超声检查无异常发现也不能排除胎盘早剥,尤其是胎盘附着在子宫后壁时。

2.胎心监护　胎心监护用于判断胎儿的宫内状况,敏感度高。胎盘早剥时可出现胎心监护的基线变异消失、变异减速、晚期减速、正弦波形及胎心率缓慢等胎儿宫内窘迫的表现。

3.实验室检查　检测血常规、凝血功能、肝肾功能及电解质等,必要时检测血气分析了解酸中毒情况。凝血功能检测及纤溶系统确诊试验便于及时发现弥散性血管内凝血。血纤维蛋白原<2.5g/L 为异常,如果<1.5g/L 即对凝血功能障碍有诊断意义。情况紧急时,可抽取肘静脉血 2mL 放入干燥试管中,7 分钟后若无血块形成或形成易碎的软凝血块,说明凝血功能障碍。

六、诊断与鉴别诊断

胎盘早剥尚无敏感、可靠的诊断试验,结合病史、高危因素、症状及体征可做出临床诊断。病情较轻、临床表现不典型时,可结合胎心监护及超声检查判断。当宫腔压力呈持续高张状态时,虽无明显临床表现,也需考虑胎盘早剥的存在。胎盘后出血超声诊断敏感性有限。严重者出现典型临床表现时诊断较容易,关键应了解病情严重程度,了解有无肝、肾功能异常及凝血功能障碍,并与以下晚期妊娠出血性疾病进行鉴别。

1.前置胎盘　往往为无痛性阴道流血,阴道流血量与贫血程度一致,通过超声检查可以鉴别。

2.先兆子宫破裂　应与重型胎盘早剥相鉴别。可有子宫瘢痕史,常发生在产程中,由于头盆不称、梗阻性难产等使产程延长或停滞。子宫先兆破裂时,患者宫缩强烈,下腹疼痛拒按,胎心异常,可有少量阴道流血,腹部可见子宫病理性缩复环,伴血尿。

3.胎膜下血肿　多出现在妊娠早中期,也可出现于孕晚期,主要临床表现为阴道流血及腹痛。超声可以鉴别，超声检查可见胎膜与蜕膜部分剥离，其间呈无回声液性暗区，血肿较大有凝血块时其内可见点状、线状或云状高灰度像，剥离处胎膜灰度较高，轮廓较明显，常位于胎盘下缘，多呈新月状，其血肿下缘常与子宫内口相通而出现阴道流血。病理学上是指绒毛膜与蜕膜分离出血，使血液积聚在绒毛膜与蜕膜之间。妊娠早期出现且血肿小者多可在妊娠 20 周前自然消失，也有持续存在者。一般给予期待治疗，适当休息，抑制宫缩，抗生素预防感染，超声动态检测血肿的变化。预后与血肿出现的时间早晚及血肿的大小等有关。

七、处理

处理原则是早期识别、及时终止妊娠，同时纠正休克、控制弥散性血管内凝血、防治并发症。

1.纠正休克　对于处于休克状态的危重患者，监测产妇生命体征，迅速开放静脉通道，积极输血、补液，补充血容量及凝血因子，改善血液循环。休克抢救成功与否，取决于迅速补液量和补液速度。目标是血红蛋白维持在 100g/L，血细胞比容>0.30，尿量>30mL/h。

2.监测胎儿宫内情况　持续监测胎心以判断胎儿的宫内情况。对于有外伤史的孕妇，疑有胎盘早剥时应连续胎心监护，动态观察子宫底高度、子宫张力、阴道流血等情况，监测患者血压、脉搏变化，以早期发现胎盘早剥。

3.及时终止妊娠　根据孕妇生命体征、早剥的严重程度、有无并发症、胎龄、宫口开大情况、胎儿状况等决定终止妊娠的方式。一旦确诊Ⅱ～Ⅲ级胎盘早剥应及时终止妊娠。严重的胎盘早剥常致胎儿死亡且合并凝血功能异常，抢救孕妇是治疗的重点，应根据不同情况进行个体化处理。

（1）阴道分娩：①Ⅰ级胎盘早剥，孕妇一般情况较好，宫口已开大，估计短时间内能结束分娩者，可考虑经阴道分娩。分娩过程中密切观察血压、心率、子宫底高度、宫缩与出血情况，产程中行电子胎心监护，了解胎儿状况，并充分准备血制品。一旦病情加重或出现胎儿窘迫征象，应行剖宫产终止妊娠；②如胎儿已死亡，孕妇生命体征平稳，阴道出血及胎盘后血肿不大，应首选阴道分娩，根据宫颈条件进行引产，应尽快实施人工破膜减压及促进产程进展，减少出血。引产过程中加强观察，如胎盘后血肿或阴道流血明显加重，孕妇生命体征不平稳，需及时行剖宫取胎术。

（2）剖宫产术：①Ⅰ级胎盘早剥，出现胎儿窘迫征象者；②Ⅱ级胎盘早剥，不能在短时间内结束分娩者；③Ⅲ级胎盘早剥，孕妇病情危重，胎儿已死，不能立即分娩者；④破膜后产程无进展者；⑤产妇病情急剧加重危及生命时，不论胎儿存活与否，均应立即行剖宫产。剖宫产娩出胎儿后，立即注射宫缩剂并按摩子宫，促进子宫收缩。发现有子宫胎盘卒中，配以按摩子宫和热盐水纱垫湿热敷子宫，多数子宫收缩好转。若仍继续出血，可行 B-Lynch 缝合，必要时可行双侧子宫动脉或髂内动脉结扎、髂内动脉栓塞、腹主动脉球囊阻断术。各种止血方法无效，或发生弥散性血管内凝血及难以控制的大出血而危及患者生命时，应在患者家属知情同意下行子宫切除术。

4.保守治疗　孕 35 周前发生胎盘早剥者，如为显性阴道出血、子宫松弛，孕妇及胎儿状态稳定时，行促胎肺成熟的同时考虑保守治疗，以提高早产儿存活率。分娩时机应权衡孕妇及胎儿的风险后再决定。保守治疗过程中，应密切行超声检查，监测胎盘早剥情况。一旦出现明显阴道出血、子宫张力高、凝血功能障碍及胎儿窘迫时，应立即终止妊娠。

5.并发症的处理

(1)产后出血:胎儿娩出后应及时应用宫缩剂,如无合并高血压等禁忌证时,宜联合使用麦角新碱和缩宫素。可采用子宫压迫止血、子宫动脉结扎或栓塞、子宫切除术等方法控制出血。若血不凝或血凝块较软,应按凝血功能障碍处理。

(2)凝血功能障碍:应及时终止妊娠,以阻止凝血物质继续进入母体内。一般处理:①首先建立至少2条有效的静脉通道,处于休克状态者,可行深静脉穿刺或静脉切开;②面罩吸氧;③同时快速进行孕妇及胎儿状况评估,监护孕妇生命体征及胎心情况;④交叉配血,开始给予晶体(如林格液或生理盐水)及胶体快速输注,尽快联系新鲜血或血制品,恢复血容量,纠正休克及弥散性血管内凝血,尽快改善患者状况。

补充血容量及凝血因子。输血、血浆、冷沉淀、纤维蛋白原、凝血因子复合物、血小板等。新鲜冰冻血浆含有全部的凝血因子,可起到扩充血容量、补充凝血因子的作用。当血小板$<20\times10^9$/L时,或$<50\times10^9$/L患者有活动出血,应给予浓缩血小板输注;但当血小板$<50\times10^9$/L时,病情已稳定,无活动性出血可密切观察。

(3)肾衰竭:若尿量<30mL/h,提示血容量不足,应及时补充血容量;对在改善休克后仍少尿者(尿量<17mL/h),给予呋塞米20~40mg静脉推注,必要时可重复用药,注意维持电解质及酸碱平衡。若短期内尿量不增且血清尿素氮、肌酐、血钾等进行性升高,应警惕肾衰竭,必要时进行血液透析治疗。

(4)预防血栓形成:出血及输血是静脉血栓形成的高危因素。出血控制及凝血功能好转后,可考虑使用低分子量肝素皮下注射以预防血栓形成。

第四节　胎膜早破

胎膜早破指临产前胎膜发生自然破裂,是引发早产的病因之一。根据发生孕周不同,可分为足月胎膜早破和未足月胎膜早破。未足月胎膜早破指在妊娠20周以后、未满37周发生的胎膜破裂。妊娠满37周后的胎膜早破为足月胎膜早破。单胎未足月胎膜早破发生率为2%~4%,而双胎未足月胎膜早破为7%~20%。若胎膜早破处理不当可能会并发宫内感染、羊水过少、胎盘早剥等,影响孕产妇及围生儿预后。

一、病因

1.生殖道感染　是胎膜早破的最常见原因,与胎膜早破互为因果。常见病原微生物如B族链球菌、厌氧菌和淋病奈瑟球菌等上行性感染或血行感染,产生降解胎膜的基质和胶质的酶,导致胎膜的局部抗张能力下降而发生破裂。另外,部分胎膜早破有绒毛膜羊膜炎存在的证据。

2.羊膜腔压力增高　多胎妊娠、巨大胎儿、羊水过多等致使羊膜腔压力增加,容易发生胎膜早破。

3.胎膜受力不均　头盆不称、胎位异常等可使胎儿先露部与骨盆入口不能衔接,前羊膜囊受力不均;宫颈功能不全者可有前羊膜囊楔入,胎膜受压不均,可导致胎膜破裂。

4.其他　一些有创检查,如羊水穿刺、绒毛活检及妊娠晚期性生活频繁等均有可能导致胎膜早破。孕妇营养元素,如维生素、铜、锌等缺乏,影响胎膜纤维合成,胎膜抗张能力下降,也可引起胎膜早破。

二、对母儿影响

1.对母体的影响　感染与胎膜早破互为因果关系,胎膜早破可致上行性感染、绒毛膜羊膜炎发生率高,甚至可导致母亲全身感染、败血症;胎膜早破后宫腔压力骤减,易发生胎盘早剥;羊水减少可致脐带受压、胎儿窘迫等,需要终止妊娠时引产不易成功,从而导致剖宫产率增加。

2.对胎儿的影响　胎膜早破发生的孕周越早,围生儿预后越差,包括围生儿死亡及新生儿各种并发症(神经系统后遗症等);早产及感染是影响围生儿结局的主要因素。孕周较早的未足月胎膜早破还可因羊水过少压迫胎儿,影响胎儿发育。横位、臀位或胎头高浮的胎膜早破发生脐带脱垂的风险明显增加,突然发生的胎膜早破可导致胎盘早剥。绒毛膜羊膜炎是未足月胎膜早破的主要并发症。伴发绒毛膜羊膜炎者,胎儿及新生儿病死率明显增加,包括感染、呼吸窘迫综合征、早发性抽搐、脑室内出血及脑室周围白质软化等。

三、诊断

1.临床表现　典型症状是患者突然有阴道内较多液体流出或感觉外阴湿润,流出液体常清亮,有时也可见少量胎脂或胎粪,破膜初期往往无腹痛等其他产兆。不能自控的间断少量阴道流液需与阴道炎、尿失禁相鉴别。

2.产科检查　孕妇取平卧位,两腿屈膝分开,肛诊或阴道检查上推胎先露部,可见阴道内液体流出;窥阴器检查时,可见液体自宫颈口流出或后穹窿处积液池形成。阴道流液并见胎脂样物质可作为诊断胎膜早破的直接证据。

3.辅助检查

(1)阴道液 pH 测定:正常阴道液 pH 为 4.5~6.0,羊水 pH 为 7.0~7.5。若 pH≥6.5 支持胎膜早破的诊断,准确率可达 90%。但宫颈炎、血液、精液、尿液、阴道用药及细菌污染等可出现假阳性。

(2)阴道液涂片检查:阴道后穹窿积液涂片,干燥后镜检,可见羊齿植物叶状结晶,准确率达 95%。精液及宫颈黏液可造成假阳性。

(3)B 超检查:羊水量减少可协助诊断。

(4)宫颈阴道液生化检查:包括胎盘 α_1-微球蛋白测定、可溶性细胞间黏附分子-1 检测及胰岛素样生长因子结合蛋白-1 检测等。以上生化指标具有较高的敏感性及特异性,且不受精液、尿液、血液或阴道感染的影响。但在规律宫缩的胎膜完整者中可有高达 19%~30%的假阳性率,因此主要应用于难确诊且无规律宫缩的可疑胎膜早破。

4.绒毛膜羊膜炎的诊断依据　①孕妇发热≥37.8℃;②母体心动过速(心率≥100 次/分)或胎心率过快(胎心率基线≥160 次/分);③宫体有压痛;④阴道分泌物有异味;⑤母体外周血白细胞计数≥15×10^9/L、中性粒细胞≥90%、C-反应蛋白与降钙素原升高。母体体温升高合并上述 2 个或以上表现可诊断绒毛膜羊膜炎。需注意的是,隐匿性羊膜腔感染时可无明显发热,但常表现为母胎心率增快。

四、治疗

1.足月胎膜早破的处理　足月胎膜早破常是即将临产的征兆,如具备阴道分娩的条件,可期待观察，一般在破膜后12小时内自然临产。破膜超过12小时应预防性应用抗生素，同时尽量避免频繁阴道检查。若无明确剖宫产指征，建议破膜后2~12小时进行引产。宫颈成熟的患者首选缩宫素静脉滴注引产。无阴道分娩禁忌证但宫颈不成熟者，宜选用前列腺素制剂促宫颈成熟后再行试产，试产过程中应严密监测宫缩及胎儿情况。有明确剖宫产指征时宜行剖宫产终止妊娠。

2.未足月胎膜早破的处理

（1）期待疗法：适用于妊娠28~33^{+6}周，胎膜早破不伴感染者。妊娠24周后的胎膜早破，家属对胎儿期盼者，也可行期待治疗，但需充分告知孕妇及家属保胎过程中的风险；孕周越早，围生儿结局越差。

1）一般处理：保持外阴清洁，避免不必要的阴道检查和肛检，动态监测母胎体温、心率、阴道流液量、性状和宫缩等母胎情况，定期复查血常规、羊水量、胎心监护和超声检查等，确定有无绒毛膜羊膜炎、胎儿窘迫和胎盘早剥等并发症的发生。

2）预防感染：应即时给予抗生素预防感染（如青霉素类、大环内酯类），可有效延长孕周，减少绒毛膜羊膜炎、新生儿感染、新生儿肺炎及颅内出血的发生率。通常5~7天为1个疗程。B族链球菌检测阳性者，青霉素为首选药物。

3）抑制宫缩：对妊娠<34周的孕妇，宜给予宫缩抑制剂48小时，并应用糖皮质激素促胎肺成熟治疗，同时转运至有新生儿救治能力的上级医院。常用药物及用法见早产。

4）促胎肺成熟：适用于<34周、无感染征象的胎膜早破，详细用法见早产。

5）胎儿神经系统的保护：对妊娠<32周者，可给予硫酸镁静脉滴注，能有效预防早产儿脑瘫发生，用法详见早产。

（2）终止妊娠：妊娠<24周者，由于新生儿存活率极低，母胎感染风险大；妊娠>34周者，胎肺已成熟；明确诊断绒毛膜羊膜炎、胎儿窘迫等，应终止妊娠。未足月胎膜早破不是剖宫产指征。分娩方式的选择应综合考虑孕周、胎方位、早产儿存活率、能否耐受宫缩、是否存在绒毛膜羊膜炎等因素。有剖宫产指征者，应择期剖宫终止妊娠。无明确的剖宫产指征时可阴道试产。阴道试产不主张预防性产钳助产，也不必常规行会阴切开。分娩时应做好新生儿复苏的准备，分娩后建议有条件者采集胎盘和胎膜组织，进行病理检查，可疑或明确绒毛膜羊膜炎的产妇可行羊膜腔和新生儿耳拭子培养（表3-3）。

表3-3 胎膜早破的处理方案（ACOG，2018年）

孕周	处理措施
≥37周	尽快分娩；预防性使用抗B族链球菌抗生素
34~36周$^{+6}$	同足月PROM
24~33周$^{+6}$	建议期待治疗；应用抗生素延长PROM潜伏期；单疗程糖皮质激素治疗，预防GBS感染
<24周	与患者及家属充分沟通病情；期待治疗或行引产；妊娠≥20周者可应用抗生素；胎儿可存活前不推荐应用抗GBS抗生素、糖皮质激素、宫缩抑制剂、硫酸镁等治疗

注：ACOG.美国妇产科医师学会。

第四章　妊娠合并疾病

第一节　妊娠合并甲状腺疾病

一、胎儿甲状腺发育

胎儿甲状腺自妊娠 17 天形成，至妊娠 10～13 周开始具有浓集碘功能，若此时接触^{131}I或暴露于抗甲状腺药物，胎儿可能会受到伤害。妊娠 18～20 周，胎儿下丘脑-垂体-甲状腺轴系统形成，血清 TSH 水平迅速增加，妊娠 20～24 周达峰值，此后少许下降。胎儿 T_4与 T_3随 TSH 水平上升而逐渐增加，约 20 周开始增加，直到足月。T_3由妊娠 30 周开始增加，足月时可达 50ng/dL。胎儿血清中反 T_3(reverse T_3，rT_3)在妊娠 3 周时约为 250ng/dL，此后不断下降，足月时约为 150ng/mL。胎儿血清中 T_4、T_3、rT_3的变化反映了胎儿酶系统的成熟，即由 T_4脱碘形成 3，3′，5′三碘甲状腺素或 rT_3，rT_3较 T_3活性较低。随着分娩新生儿 TSH 浓度于产后可突然升高，由于 TSH 升高，刺激 T_3、T_4也升高，产后第 2 天 T_4达峰值，产后 1 周回到正常成人水平。进行新生儿甲低筛查时应考虑以上变化。

二、妊娠期碘缺乏与碘摄取

自 1990 年以来，世界范围内食用碘盐人数由不足 20%提高至大于 70%，但碘缺乏仍影响全球超过 22 亿人口，特别是在南亚、亚太地区、非洲东部和南部地区。碘摄入不足仍然是妊娠期碘缺乏的主要原因之一。

由于妊娠期的生理变化，10%～20%妊娠早期甲状腺正常的孕妇若碘摄入不足可导致妊娠晚期甲减。由于孕妇和胎儿甲状腺激素合成不足，低甲状腺素水平可刺激垂体，使 TSH 生成增加，过高的 TSH 刺激甲状腺生长，导致孕妇和胎儿甲状腺肿。已有研究证实妊娠期严重碘缺乏与流产、死产、围生期病死率增加及出生后婴儿病死率增加密切相关。正常水平的甲状腺激素对胎儿神经迁移及大脑髓鞘的形成至关重要，尤其是妊娠第 3～5 个月。妊娠期间碘缺乏对后代的认知功能有不利影响，严重碘缺乏其后代可表现为呆小症，以智力低下、聋哑症及动作僵硬为主要临床表现。碘缺乏已被认为是世界范围内可预防的智力障碍的首要因素。

目前仍采用实验室尿碘中位数来评估人群碘的水平，当尿碘中位数在 51～150μg/L 时定义为妊娠期轻中度碘缺乏，这类人群出现甲状腺肿的危险性相对增加，可能对后代认知能力产生不利影响，同时与后代注意力不集中及多动症相关。在碘严重缺乏地区，孕前或妊娠初期补充碘可减少死产率，以及新生儿和婴儿病死率，改善儿童的认知能力，减少呆小症和其他严重神经系统异常的发生率。

碘是甲状腺激素合成的必要物质，可从日常饮食、维生素、矿物质中获得，碘盐仍然是世界范围内根除碘缺乏的主要手段。由于饮食碘的来源因地区而异，且碘的饮食来源难以识别，目前临床上缺乏准确评估碘摄入不足的方法，难以发现高危人群。美国甲状腺学会(American Thyroid Association,ATA)已常规推荐北美地区所有妊娠及哺乳期妇女在保证每天食物碘摄入量的基础上每天补碘150μg,这一目标旨在进一步补充体内碘。而WHO推荐的妊娠女性和哺乳期女性的碘摄入总量为250μg/d。在我国,自1996年实施普遍食盐碘化政策,碘盐普及率较美国高,但目前对孕期妇女是否能够通过食用碘盐达到足够的碘营养状态,缺乏研究数据。

补碘的时间选择非常关键,如果妊娠10~20周后开始补碘,碘对子代发育的益处会大大减低。碘中度缺乏的孕妇补碘后,可使孕妇和胎儿甲状腺体积变小并降低甲状腺球蛋白水平,但对母亲甲状腺功能的影响尚无统一结论。对哺乳期补碘的效果至今尚无定论。因此,目前只能推荐所有准备妊娠、已经妊娠和哺乳期女性每天至少摄取250μg碘,上述方案可以根据区域饮食结构及碘盐的普及情况来调整。

世界卫生组织提出,妊娠期每天碘摄入>500μg为过量,但目前提供的数据有限。当碘过量时,机体出现Wolff-Chaikoff效应,即碘阻滞效应,为应对碘过量摄入,机体暂时性减少甲状腺激素合成与释放,故多数人对慢性饮食中碘过量摄入能够耐受。若持续高碘摄入,机体将从Wolff-Chaikoff效应中"逃逸",甲状腺激素合成恢复正常。若机体不能及时从Wolff-Chaikoff效应中逃逸,高碘摄入状态反而易患甲减。由于胎儿的逃逸机制至妊娠36周后方可成熟,因此碘过量摄入更易发生胎儿甲减。美国医学研究院制定的碘最大摄入量为1100μg/d,包括从食物、水及补充制品所摄入的总量。

对于个体而言,碘过量摄入多来源于药物。胺碘酮是常见抗心律失常药物,每200mg片剂中含碘75mg,含碘造影剂每毫升碘含量高达380mg,一些常用杀菌剂含碘。除严重烧伤患者外,普通人对外用杀菌剂碘的吸收并不显著。临床上某些抗哮喘药和祛痰药含碘,一些补品中可能含大量的碘,妊娠期应该尽量避免药源性碘摄入(Grave病行甲状腺手术者除外),应谨慎评估药物的作用机制及诊断方法的应用,避免导致高碘摄入,应避免长期饮食碘摄入及补充量在500~1100μg/d。

三、妊娠期甲状腺功能减退症

1.诊断　妊娠期临床甲减的诊断标准是:TSH>妊娠期特异正常参考值上限,FT_4<妊娠期特异正常参考值下限。ATA指南还提出:若妊娠早期TSH>10mIU/L,无论有否FT_4降低,都应诊断为临床甲减。但这一结论尚未取得学术界一致意见。

2.危害　临床甲减对母婴的危害已得到证实,妊娠期持续的临床甲减将增加妊娠并发症的风险,对胎儿神经智力发育有不良影响。与妊娠期临床甲减相关的不良结局包括流产、早产、低出生体重儿、胎盘早剥、妊娠期高血压等。一项研究表明,若妊娠期临床甲减未及时诊断和治疗,发生流产的风险增加60%。研究发现发生妊娠期高血压的风险增加22%。还有研究发现死胎风险也明显升高。临床甲减接受有效治疗后,发生产科并发症的风险与正常孕妇相似。

3.治疗与预防　妊娠期机体对甲状腺素的需求量因孕周不同而稍有不同,下丘脑-垂体-甲状腺轴调节自身甲状腺素供给。妊娠早期绒毛膜促性腺激素(hCG)对刺激母体甲状腺激素产生起主要作用,胎盘分泌的hCG及垂体分泌的TSH共同刺激内源性T_4(及T_3)的产生。妊娠期总T_4水平升高20%~50%,以维持正常的甲状腺功能。然而,对于甲减女性,血清中hCG及TSH不能促进T_4的生成。若外源性左甲状腺素量补充不足,加之妊娠生理需求增加,一旦需要量超过供给量,可导致母体甲减发生。自妊娠 4~6 周起机体对甲状腺素需要量增加,至妊娠 16~20 周达稳定状态直至分娩。该数据为甲减女性妊娠后调整甲状腺素剂量及确定随访监测 TSH 时间点提供了参考依据。

(1)治疗目标:ATA 指出,妊娠期临床甲减应给予治疗。如 TSH 水平高于妊娠特异性参考值上限,同时 FT_4 水平低于正常值下限的孕妇,以及无论 FT_4 水平如何,TSH 水平高于 10.0mIU/L的孕妇。但对后者存有争议。目前尚无任何前瞻性试验表明应该把 TSH 水平高于 10.0mIU/L 而 FT_4水平正常的孕妇视为临床甲减,也不能说明她们接受左旋 T_4治疗的益处。所以,大部分研究支持只有同时符合 TSH 和 FT_4诊断标准的临床甲减孕妇才应该接受治疗。

ATA 提出的对妊娠期甲减治疗 TSH 目标为:T_1期(妊娠早期)0.1~2.5mIU/L,T_2期(妊娠中期)0.2~3.0mIU/L,T_3期(妊娠晚期)0.3~3.0mIU/L。

(2)药物与剂量:ATA 推荐妊娠期甲减治疗首选口服左甲状腺素($L-T_4$),不建议使用其他甲状腺制剂,如三碘甲腺原氨酸(T_3)或干甲状腺片。临床甲减诊断一经确定应尽快开始治疗,并尽早达到上述治疗目标。LT_4起始剂量为 50~100μg/d。非孕期临床甲减的完全替代剂量为 1.7~2.0μg/(kg·d),妊娠期临床甲减的完全替代剂量为 2.0~2.4μg/(kg·d)。合并心脏疾病者需缓慢增加剂量。对于严重的临床甲减患者,在开始治疗的数天内建议给予 2 倍替代剂量,使甲状腺外的 T_4水平尽快恢复正常。

对于正在接受治疗的甲减妇女,50%~85%患者妊娠期间需增加外源性左甲状腺素摄入量。甲减病因是影响需要量增加的因素之一:与桥本甲状腺炎相比,放射性碘治疗、手术等原因失去甲状腺功能及组织的患者往往需要更大剂量的补给。而对于正在接受 $L-T_4$治疗的甲减妇女,妊娠后 $L-T_4$治疗剂量通常需增加 30%~50%。简单的计算方法为每周(7 天)量的基础上再增加 2 天的剂量(29%)。该计算方法可快速提高妊娠早期甲状腺激素水平,以防对早孕胚胎的不利影响。

(3)监测频度:在妊娠的前半期,对于正在接受治疗的甲减孕妇,应每 4 周检测母体血清 TSH,根据检测结果调整用药剂量。每 4 周的检测频率可检出 92%的异常数值,而每 6 周 1 次仅能检出 73%的异常值。妊娠晚期 26~32 周建议进行一次甲状腺功能检测。

(4)产后调整:由于 LT_4需求量增加是妊娠期特有改变,因此,产后用量应下降至妊娠前水平,并在产后 6 周测定血清 TSH 水平。50%的桥本甲状腺炎女性产后甲状腺激素治疗量比孕前有所增加,可能由于产后自身免疫造成甲状腺功能进一步恶化所致。

(5)远期预测:有研究提示未予治疗或治疗不足的甲减妇女发生妊娠期并发症的风险增加,但对于得到充分治疗的亚临床甲减或临床甲减孕妇产科并发症风险是否降低,缺乏大样本的研究资料。因此,已得到充分治疗及甲状腺功能严密监测的亚临床甲减或临床甲减孕妇,不推荐其他附加检查和监测。得到充分治疗的桥本甲状腺炎的女性除监测母体甲状腺功能外,除产科特殊需要,不推荐进行其他母体或胎儿检查[如连续胎儿超声检查、出生前的甲状腺功能测试和(或)脐带血样本检测]。

(6)计划怀孕:对于正在接受左甲状腺素治疗的甲减女性,一旦确定妊娠,应及时调整剂量,避免发展为临床甲减。调整目标为使妊娠期间 TSH 水平正常化。ATA 指南推荐:对于正在接受 LT_4治疗的甲状腺功能检测正常的女性(不管量是多少),推荐原基础量每周增加 29%;例如:基础量为每周 7 片,现改为每周 9 片,以有效预防早孕期甲减的发生。剂量的调整可从停经或疑似受孕开始，可降低妊娠早期 TSH 升高对胚胎造成的风险，生化监测应同时进行。另一种方案为在 L-T_4原用量的基础上，每天再增加 25%～30%。此外，为了保证患者妊娠后 TSH 水平尽快正常化，妊娠前就应关注 TSH 水平。所有孕前接受 LT_4治疗的甲减女性，应在孕前使其甲状腺功能达到最佳状态，血清 TSH<2.5mIU/L 是治疗的目标值。当 TSH <1.5mIU/L 时，可进一步降低早孕期甲减发生的风险。但上述两种目标值对妊娠结局的影响无统计学差异。除妊娠前的 TSH 值外，为维持妊娠期间的正常甲状腺功能状态，一些因素也能够对 LT_4的需求量产生影响，如妊娠期间母体的雌激素水平及其变化。总之，LT_4剂量的调整因人而异，孕前甲减的病因及妊娠前 TSH 的水平，可作为孕期剂量调整的参考依据。应注意相关病史收集，对患者进行整体评估。

四、亚临床甲状腺功能减退症

1.诊断　妊娠期亚临床甲减诊断标准是，TSH>妊娠期特异正常值上限；FT_4>妊娠特异性正常值的第 2.5 个百分位。

2.危害　妊娠期亚临床甲减可增加妊娠期并发症的发生率，增加胎儿出现神经智力发育障碍的风险。与临床甲减相比，针对亚临床甲减的研究结论尚存争议。研究表明甲状腺过氧化物酶（TPO）抗体阳性的亚临床甲减孕妇发生妊娠并发症的风险增加；一项前瞻性随机试验表明，与 TSH 水平低于 2.5mIU/L 的相比，TPO 抗体阴性的孕妇，TSH 水平在 2.5～5.0mIU/L时发生流产的风险增高（分别是 3.6% 和 6.1%，$P=0.006$）。TPO 抗体阳性且未经治疗的亚临床甲减孕妇发生不良妊娠结局的风险升高 2～3 倍；左甲状腺素片可降低其风险。目前大多数权威研究结果支持妊娠期亚临床甲减会增加不良妊娠结局发生的风险。

然而，一些研究得出相反的结论。一项对 10 990 名孕妇进行的研究，结果表明妊娠早、中期的亚临床甲减对妊娠结局没有不良影响。一项对 9247 名孕妇进行的研究，则分析了其中 5805 名孕妇妊娠 12 周时甲状腺功能检测的结果和他们妊娠结局之间的关系，结果发现对围生期病死率没有影响。但纳入分析的人数只占到研究总人数的 61%（5805/9247），限制了其结果的意义。

妊娠期亚临床甲减对胎儿神经智力发育的不良影响也存在争议。与甲状腺功能正常的孕妇相比，未经治疗的亚临床甲减孕妇后代 IQ 评分较低。2010 年，国际甲状腺大会（ITC）有关产前甲状腺筛查（CATS）阶段性研究结果对以往的研究结论提出质疑，认为接受治疗的亚临床甲减或单纯性低甲状腺素血症孕妇与未接受治疗的对照组相比，其后代在 3.5 岁时的 IQ 均数及 IQ<85 的儿童比例差异均无统计学意义。但非治疗组 IQ 低于 85 的儿童比例却高于治疗组（15.6% vs. 9.2%）。因此，CATS 的结果也未完全否定之前对妊娠亚临床甲减或单纯低甲状腺素血症的研究。总之，孕妇并发亚临床甲减导致后代神经智力发育障碍有其生物学可能，但须进行进一步的深入细致的研究。

3.筛查　在对妊娠女性进行普遍筛查的证据还不充分的情况下，有人主张对高危人群进行甲状腺功能筛查。ATA 指南提出筛查范围如下。

（1）有甲状腺功能异常病史和（或）甲状腺手术史的女性：甲状腺叶切除术所致的甲减发生率高达 33%。

（2）有甲状腺疾病家族史的女性。

（3）患甲状腺肿的女性。

(4)甲状腺抗体升高的女性：全国健康和营养检查调查数据显示，TPO 抗体升高者患临床甲减的风险是 TPO 抗体阴性女性的近 40 倍。

(5)有甲减的症状或体征的女性：临床甲减患者的症状不是一成不变的。一项病例对照研究显示，尽管临床甲减患者比甲状腺功能正常的对照组更易出现甲减的临床症状，但仅 30%的甲减患者有症状，而对照组 17%也有类似症状。

(6)1 型糖尿病患者：据报道，16%的 1 型糖尿病女性在妊娠过程中发生甲减。

(7)有流产或早产史的女性。

(8)有其他自身免疫病的女性：包括白癜风、肾上腺功能减退症、甲状旁腺功能减退、萎缩性胃炎、恶性贫血、系统性硬化症、系统性红斑狼疮、干燥综合征，该人群容易合并自身免疫性甲状腺病。

(9)不孕女性：一项研究显示，2%的不孕症女性患有甲亢，而不孕女性中临床甲减和亚临床甲减的患病率为 1%~43%。

(10)曾行头颈部放射治疗的女性：行头颈部体外放射者 8 年甲减发病率升至 67%。

(11)患病态肥胖症的女性：体质指数≥40kg/m^{2}者与甲减发生相关，两项近期对肥胖症女性的队列研究显示临床甲减和亚临床甲减的发生分别为 13.7%和 19.5%。

(12)30 岁以上女性：随着年龄增长，甲减患病风险增加。4%的 18~24 岁女性、近 7%的 35~44 岁女性血清 TSH 升高(>5mIU/L)。

(13)曾用胺碘酮的女性：碘缺乏和碘充足地区的女性胺碘酮所致的甲状腺功能异常有不同特点，但 14%~18%服用胺碘酮者发生甲亢或甲减。

(14)曾用过锂治疗的女性：锂治疗后甲减的发生率波动于 6%~52%。

(15)近期(6 周内)暴露于碘放射造影剂的女性：此时碘致甲状腺功能障碍的发生率可高达 20%。

目前，没有充分的证据支持或反对对甲减的高危人群在孕前行 TSH 检测；对既往有甲状腺功能异常史或正在使用甲状腺激素治疗或使用 ATD 的妇女应在初次产检时进行甲状腺功能检查，以便于病情的监测及治疗。

4.治疗　亚临床甲减已经被认为与不良母婴结局密切相关。由于缺乏随机对照临床实验，尚无足够的证据显示对 TPOAb 阴性的亚临床甲减孕妇应给予左甲状腺素治疗，但应意识到与母体亚临床甲减增加的潜在风险。对于 TPOAb 阳性的亚临床甲减孕妇应给予左甲状腺素治疗。妊娠早期给予 L-T_4干预，可减少流产和早产的发生。而 TPOAb 阴性者可不予治疗。

亚临床甲减的治疗方法、治疗目标和监测频度与临床甲减相同。L-T_4的治疗剂量可能小于临床甲减。可以根据 TSH 的升高程度给予不同剂量 L-T_4补充。TSH 2.5~5.0mIU/L，50μg/d；TSH 5.1~8.0mIU/L，75μg/d；TSH>8.0mIU/L，L-T_4 100μg/d。

五、低甲状腺素血症

1.定义与诊断　单纯低甲状腺素血症是指孕妇血清 TSH 水平正常，而 FT_4水平低于正常值范围的第 5 或第 10 个百分位。正常值为妊娠期特异 FT_4正常参考值。而低于参考范围的第 5 个百分位称重度低甲状腺素血症。

2.危害　关于单纯低甲状腺素血症是否对胎儿发育有不良影响存在争论。据报道，TSH 水平正常、FT_4水平处于第 10 百分位点以下的孕妇，其后代进行染色体检测的评分较低。其他研究也发现妊娠早期患亚临床甲减或单纯低甲状腺素血症的孕妇,其后代 IQ 较低。但以上研究由于在设计上的问题使其结论的可靠性常被质疑。然而,近期在荷兰进行的一项关于单纯低甲状腺素血症孕妇对其后代交流能力发育影响的前瞻、非随机的研究,即“Generation R 研究”,研究结果显示血清 FT_4水平低于 5 或者 10%孕妇的后代 3 岁时出现不良影响的风险升高 1.5~2 倍。而在 CATS 研究中,还未报道纠正孕妇低甲状腺素血症对孩子在 3.5 岁时的 IQ 值的影响。

3.治疗　迄今为止,尚无对单纯低甲状腺素血症随机干预试验的报告。所以,对妊娠期单纯低甲状腺素血症治疗尚缺乏循证医学的证据。

六、甲状腺功能亢进

1.病因与发病特点　妊娠期甲亢的患病率为 1%,其中临床甲亢占 0.4%,亚临床甲亢占 0.6%。Graves 病是妊娠期间自身免疫性甲亢的常见原因,约占所有妊娠期甲亢的 85%,在所有妊娠女性中发生率在 0.1%~1%(0.4%临床型,0.6%亚临床型)。它可于妊娠中首发,也可为既往有甲亢病史而在妊娠期复发。非自身免疫甲状腺毒症不常见,病因包括毒性多发结节性甲状腺肿、毒性腺瘤及假性甲状腺毒症。亚急性痛性或无痛性甲状腺炎,或甲状腺肿样卵巢瘤是妊娠甲状腺毒症的少见病因。比 Graves 病更常见的、可导致妊娠甲状腺毒症的原因是妊娠甲亢综合征(也称妊娠一过性甲亢,GH),特点包括:妊娠前半期发生的暂时性甲亢,FT_4升高,TT_4正常或降低,血清 TSH 降低或测不到,血清甲状腺自身免疫标志物阴性。GH 在妊娠女性中的诊断率为 1%~3%,不同地区诊断率有所差异,可能与 hCG 水平升高、妊娠剧吐有关。后者定义为妊娠早期强烈的恶心呕吐及 5%以上的体重下降,伴有脱水及酮症。妊娠剧吐的发生率为(0.5~10)/1000。

其他与 hCG 诱导的甲状腺毒症相关的因素包括多次妊娠、葡萄胎或者绒毛膜癌,大部分病例中伴有明显的血清 hCG 升高。TSH 受体突变导致对 hCG 敏感性升高也是妊娠甲亢综合征的罕见原因之一。

2.诊断与鉴别诊断　GH 发生在妊娠前半期,与 hCG 过度产生、刺激甲状腺激素产生有关。临床特点包括妊娠 8~10 周发病,心悸、焦虑、多汗等高代谢症状,血清 FT_4和 TT_4升高,血清 TSH 降低或者不能测及,甲状腺抗体阴性。GH 需与 Graves 病甲亢相鉴别。其共同的临床症状包括心悸、焦虑、手颤及怕热。既往无甲状腺疾病史、无 Graves 病临床特征(结节、内分泌眼病等)者更倾向于诊断 GH。当临床诊断有异议时,需要检测 TSH 受体抗体(TRAb),若 TRAb 阳性,更倾向于诊断 Graves 病甲亢。对有结节性甲状腺肿者,血清 TT_3的检测有助于评估“T_3甲亢”的可能性。TT_3的检测也有利于诊断由 Graves 病导致的 T_3甲状腺毒症。因此,妊娠前 3 个月出现血清 TSH 降低(TSH<0.1mIU/L)时,要询问病史及进行体格检查。所有患者都应检测 FT_4,总 T_3和 TSH 受体抗体检测有助于甲亢的诊断。目前还没有足够证据推荐或反对应用甲状腺超声区分妊娠过程中甲亢的病因。妊娠期禁忌做^{131}I摄取率和放射碘扫描。

3.治疗

(1)妊娠一过性甲亢治疗原则:取决于症状的严重程度。对有妊娠剧吐的女性,控制呕吐及静脉注射治疗脱水是常规方案。有严重剧吐的女性需要经常治疗脱水及电解质紊乱,必要时住院治疗。此时通常不需要抗甲状腺药物治疗,因为血清 T_4在妊娠 14~18 周会恢复正常。有研究显示，妊娠一过性甲亢病例应用抗甲状腺药物治疗并没有改善产科结果。若难以与 Graves 病甲亢鉴别时，可以暂时应用抗甲状腺药物，如停用抗甲状腺药物后甲亢再次发生，诊断 Graves 病甲亢可能性更大，因而需要继续治疗。

（2）妊娠期 Graves 甲亢的治疗原则与方法：产科临床并发症的产生与甲亢治疗及妊娠期间甲状腺功能正常的维持时间直接相关。甲状腺毒症控制不良与流产、妊娠期高血压、早产、低体重儿、生长受限、死产、甲状腺危象及母亲充血性心力衰竭相关。抗甲状腺药物（ATD）是妊娠期间最主要治疗手段。它可降低碘偶联单碘酪氨酸和二碘酪氨酸，因此抑制甲状腺激素合成。有 3%～5%的患者在应用硫酰胺类药物后发生不良反应，大部分为过敏反应，如皮疹。在妊娠期应用 ATD 的最大担忧是致胎儿畸形发生。应用甲巯咪唑可导致先天畸形，主要是皮肤发育不全及“甲巯咪唑致胚胎病”（包括鼻后孔和食管的闭锁、颜面畸形）。在为数不多的 ATD 致畸病例中，没有应用丙硫氧嘧啶致畸的报告。因此，妊娠期间抗甲药物首选丙硫氧嘧啶。但近期美国食品药品管理局不良反应报告系统指出应用丙硫氧嘧啶会造成孕妇肝脏毒性损害，因此推荐丙硫氧嘧啶仅限于妊娠早期内应用，妊娠中期后建议将丙硫氧嘧啶改换为甲巯咪唑，但这一做法在国内尚未得到公认。由于肝毒性可发生在丙硫氧嘧啶治疗的任何时间，因此在应用丙硫氧嘧啶时孕妇应定期检测肝酶活性。然而，现存数据不能表明监测肝酶活性可阻止丙硫氧嘧啶造成的暴发性肝毒性。

ATD 起始剂量取决于症状的严重程度及高甲状腺素血症水平，根据症状改善和甲状腺功能的监测结果调整用量。目前没有发现 LT_4与 ATD 联合应用可以降低产后 Graves 病复发率。而且，联合应用往往需要使用大剂量的 ATD 以维持 FT_4的正常水平，因此很可能导致胎儿甲减。ATD 与 LT_4联合的唯一指征是对胎儿甲亢的治疗。不推荐 LT_4与 ATD 联合治疗妊娠甲亢，除发生罕见的胎儿甲亢。

β 肾上腺素阻滞药（如普萘洛尔等）对控制甲状腺毒症的高代谢症状是有帮助的。但 β-受体阻滞药长期治疗与生长受限、胎儿心动过缓和新生儿低血糖症相关。一项研究表明它与甲巯咪唑联用比单用甲巯咪唑自发流产率更高，但这种差别是由药物治疗引起还是有潜在因素目前尚不确定。

（3）妊娠期 Graves 甲亢应用 ATD 治疗注意事项与 FT_4控制目标：甲巯咪唑、丙硫氧嘧啶、卡比马唑均可通过胎盘屏障，因此为了避免对胚胎的不良影响，应以使用最小剂量的抗甲状腺药物使 FT_4值保持在正常上限或略超出正常上限为治疗目标。应在治疗起始后每 2～4 周检测 FT_4、TSH，治疗达到目标值后每 4～6 周检测一次。若没有妊娠阶段特异性 FT_4值，推荐使用非妊娠患者的参考范围。应避免过度治疗，以免造成胎儿甲状腺肿及甲减。在 Grave 病甲亢治疗期间不推荐测定血清 TT_3，因为此时将母体 TT_3控制正常可能使婴儿出生时 TSH 升高，但伴有 T_3型甲状腺毒症（如存在结节性甲状腺肿）的孕妇除外。患有 Graves 病的孕妇，在妊娠早期症状可能改善不明显甚至加重；在妊娠中后期，Graves 病症状会逐渐改善，这时应注意减少 ATD 的剂量。妊娠晚期有 20%～30%的患者可以停用 ATD 治疗。但体内有高水平 TRAb 的孕妇应该继续使用 ATD 直到分娩。分娩后部分患者甲亢病情可能出现反跳。总之，妊娠期间应用抗甲状腺药物治疗的女性，建议每 2～6 周监测一次 FT_4和 TSH。首要目标是血清 FT_4在正常上限或轻度高出正常参考范围。

（4）妊娠期 Graves 甲亢应用手术治疗时机选择：对两类抗甲状腺药物均过敏、存在抗甲状腺药物禁忌证、需大剂量应用抗甲状腺药物或药物治疗依从性差的患者，应考虑行甲状腺切除术。如果手术指征明确,妊娠第4~6个月是最佳手术时间。为评价胎儿甲亢的潜在危险,应当在手术时测定血清TRAb滴度,术前推荐应用β受体阻滞药和短期碘化钾溶液(50~100mg/d)进行准备。

(5)妊娠期Graves甲亢且血清TRAb阳性的潜在风险与治疗:患有活动性Graves病甲亢的女性及甲状腺被清除(经放射性碘治疗或手术切除)的Graves病孕妇,其胎儿的潜在风险包括:①胎儿甲亢;②新生儿甲亢;③胎儿甲减;④新生儿甲减;⑤中枢性甲减。上述潜在并发症受多因素影响:①妊娠期间甲亢控制不佳可能诱发短暂的中枢性甲减;②过量的抗甲状腺药物与胎儿及新生儿甲减有关;③在妊娠22~26周时,高滴度TRAb是胎儿或新生儿甲亢的危险因素。超过95%的活动性Graves甲亢患者的TRAb阳性,即使甲状腺切除后抗体滴度依然维持在高水平。妊娠期间,下述患者需要测定TRAb:①活动性甲亢;②放射性碘治疗病史;③曾分娩甲亢婴儿;④妊娠期间因甲亢行甲状腺切除术治疗。活动性甲亢或曾有Graves甲亢病史的女性中,胎儿及新生儿甲亢的发病率分别为1%和5%,如果未得到诊断及治疗,会增加胎儿或新生儿的发病率及病死率。

妊娠24~28周时,测定血清TRAb有助于发现高危妊娠。TRAb明显升高者,建议终止妊娠。也有研究推荐妊娠早期检测TRAb,若升高可在妊娠22~26周复测;也有研究主张妊娠24~28周时检测一次,因抗体浓度通常在妊娠20周时开始降低。对患有甲亢未控制和(或)高TRAb水平(高于正常上限3倍)的妊娠妇女,推荐定期进行胎儿超声监测,包括监测胎儿心率、生长情况、羊水量、胎儿甲状腺肿等。如果母亲TRAb阳性且应用抗甲状腺药物治疗时,胎儿出现甲状腺肿,建议检测脐血以了解胎儿的甲状腺功能。但应注意:单纯TRAb阳性并不是脐血检测的指征。

(6)哺乳期妇女Graves病甲亢的治疗:哺乳期可适量应用ATD,丙硫氧嘧啶<300mg/d或甲巯咪唑<20~30mg/d是安全的。但建议对服用ATD者所母乳喂养的婴儿进行甲状腺功能筛查,并建议母亲分次服用ATD(每次哺乳后立即服药)。由于对严重肝毒性的关注,丙硫氧嘧啶作为二线用药应低于300mg/d。

(7)孕前Graves病甲亢者的计划怀孕:甲状腺功能正常是受孕的最佳时机。对所有甲亢或有甲亢病史的女性,应进行妊娠前指导。强烈推荐疾病得到控制前需要采取避孕措施:受孕前甲亢患者应接受局部治疗(^{131}I或者手术)或药物治疗。

1)局部治疗:应给予以下建议:①当TRAb滴度升高而患者计划2年内妊娠时,手术是合理的选择。TRAb滴度会增加^{131}I治疗量并持续升高数月;②妊娠试验应在^{131}I局部治疗前48小时内完成,以避免对胎儿的放射暴露;③局部治疗后应延迟6个月受孕,以留出充分时间使LT_4调整到适合妊娠剂量(使血清TSH在0.3~2.5mIU/L)。

2)抗甲状腺药物:若患者选择ATD治疗,建议:①讨论应用丙硫氧嘧啶和甲巯咪唑的风险性;②在妊娠早期应用丙硫氧嘧啶,因为甲巯咪唑有导致胎儿致畸的风险;③早孕期过后可考虑停用丙硫氧嘧啶改用甲巯咪唑以降低肝脏疾病发生率。

七、孕期单纯甲状腺自身抗体阳性

1.危害　除引起甲减以外,已经发现Tab阳性还可导致流产、早产、围生期病死率增加、产后甲状腺功能异常,以及后代运动迟缓和低IQ的发生率增加。一些研究发现,硒可以减低TPOAb的滴度,与非妊娠女性相比,孕妇在妊娠全程硒水平偏低,但目前得到的研究数据不一致。

一项前瞻性研究对 87 例甲状腺功能正常、甲状腺抗体阳性(TAb+)的女性在孕前及妊娠早期进行了评估。研究表明这些女性仍有近 20%在妊娠期间 TSH>4mIU/L。尽管在妊娠时甲状腺抗体的滴度下降,TSH>4mIU/L 这一现象仍然发生。在甲状腺功能正常的甲状腺抗体阳性女性中,TSH 水平随着妊娠的进展而逐渐增高,在妊娠的第 12 周时均值为 1.7mIU/L,产前更是升高到 3.5mIU/L,同时有 19%的妇女在分娩时 TSH 水平异常升高。这些研究证实了在妊娠期对甲状腺激素的需求是逐渐增加的。TAb+的女性在妊娠这一应激因素下,由于甲状腺生产甲状腺激素的能力下降及胎儿对甲状腺素的需求,导致甲状腺激素量不能满足机体所需,TSH 水平增高。总体来说,由于 TAb+的患者在妊娠的前 3 个月,残留的甲状腺功能仍然可以代偿一部分甲状腺素,所以在妊娠晚期更容易患甲减。

2.诊断与治疗　ATA 指出对甲状腺功能正常的甲状腺抗体阳性妇女应加强监测。每 4~6 周对上述人群进行监测是合理的。TSH 升高幅度超过对应妊娠期参考范围时应给予治疗。由于在妊娠前半期对甲状腺激素的需求逐渐增高,在妊娠 26~32 周应至少检测一次血清 TSH。对于甲状腺功能正常的自发性流产、习惯性流产,接受人工辅助生殖的妇女,是否筛查她们的甲状腺抗体,是否给予她们 L-T_4治疗,目前支持或反对的证据均不足。

国外学者最近观察到,与非治疗组孕妇相比,治疗组的孕妇每天接受 200μg 硒,不仅可以使产后甲状腺功能异常的患病率明显降低,同时也可以降低 TPOAb 的水平。然而,补硒治疗的患者发生 2 型糖尿病的风险可能增高。目前,鉴于以上补硒所带来的风险与获益,尚未支持给妊娠女性常规补硒。

八、产后甲状腺炎

1.定义与病因　产后甲状腺炎是自身免疫甲状腺炎的一个类型。一般在产后发病,持续 6~12 个月。产后甲状腺炎(postpartum thyroiditis,PPT)的患病率为 8.1%(1.1%~16.7%)。患有其他免疫性疾病(如 1 型糖尿病、系统性红斑狼疮等)的妇女,PPT 的患病风险也有所增加。70%的 PPT 患者会于第二次分娩后再次患 PPT。正在接受 L-T_4治疗的桥本甲状腺炎妇女,若甲状腺未完全萎缩,一旦怀孕,患 PPT 的风险增加。

2.临床分期、诊断与鉴别诊断　典型病例临床经历三期,即甲状腺毒症期、甲减期和恢复期。非典型病例可以仅表现为甲状腺毒症期或者甲减期。实验室检查大多数患者 TPO-Ab、TGAb 阳性。TT_4、FT_4先升高后降低,^{131}I 摄取率先降低后升高,PPT 的甲亢期需要与产后 Graves 病鉴别。PPT 的甲状腺毒症是由于甲状腺组织破坏,甲状腺激素漏出所致,而 Graves 病甲状腺毒症是由于甲状腺功能亢进所致。Graves 病甲亢病情较重,伴有眼症,TRAb 阳性。

3.治疗与随访　产后甲状腺炎甲状腺毒症期的症状往往比较温和,不需要干预。对症状较重的妇女可选用 β-受体阻滞药治疗,例如普萘洛尔,尽可能采取小剂量。产后甲状腺炎甲减期症状严重者可予 L-T_4治疗。随访频度:每 4~8 周 1 次。在治疗 6~12 个月后可尝试逐渐减小剂量。但对有意愿再次妊娠、已妊娠或在哺乳期妇女不应减小 L-T_4的治疗剂量。

4.预后　10%~20%的 PPT 患者产后 1~2 年会进展为永久性甲减。约有 50%的妇女在产后 5~8 年发展为永久性甲减。发生永久性甲减的危险因素包括:甲减的程度、TPOAb 滴度、产妇的年龄及流产史等。所以,PPT 患者在发病后的 8 年内,应当每年复查 TSH,尽早发现甲减，尽早治疗。

九、甲状腺危象

1.诱因与临床表现　甲状腺危象也称为甲亢危象，表现为所有甲亢症状的急骤加重和恶化，多发生于较重甲亢未予治疗或治疗不充分的患者。常见诱因有感染、手术、创伤、精神刺激等。剖宫产手术、临产分娩的应激、疼痛刺激和精神心理压力均可能诱发甲状腺危象。临床表现有高热或过高热、大汗、心动过速（140 次/分以上）、烦躁、焦虑不安、谵妄、恶心、呕吐、腹泻，严重患者可有心力衰竭、休克及昏迷。甲亢危象的诊断主要靠临床表现综合判断。临床高度疑似本症及有危象前兆者应按甲亢危象处理。甲亢危象的病死率在 20%以上。

2.诊断　甲状腺危象的诊断根据病史、症状和体征及化验检查三方面。甲状腺危象多发生在有甲亢病史的患者，临床表现可有高热（体温超过 39℃），皮肤潮红、大汗淋漓、心动过速、心率增加与体温升高不成比例，心率增加可达≥160 次/分。严重者可出现心律失常，如室性期前收缩、室上性心动过速、窦性心动过速等，甚至出现心力衰竭；血压不升高，但脉压大，血压下降；精神烦躁不安、嗜睡，甚至昏迷；胃肠道表现有食欲缺乏、恶心、呕吐、腹泻、腹痛、体重迅速下降。甲状腺危象时实验室检查 DT_3、FT_4明显升高，但因病情严重，常常根据病史、临床表现可以做出诊断，不能等待甲状腺功能检查结果。

3.治疗　去除诱因是预防危象发生的关键。尤其要注意积极防治感染和做好充分的术前准备。一旦发生危象则需积极抢救。

（1）抑制 TH 合成：确诊后立即进行。首选丙硫氧嘧啶，首次剂量 600mg 口服或经胃管注入。如无丙硫氧嘧啶时，可用等量甲硫氧嘧啶 60mg。继用丙硫氧嘧啶（或甲硫氧嘧啶）200mg，每天 3 次口服，待症状减轻后改用一般治疗剂量。

（2）抑制 TH 释放：服丙硫氧嘧啶后 1～2 小时再加用复方碘溶液，首剂 30～60 滴，以后每 6～8 小时 5～10 滴。或用碘化钠 0.5～1.0g 加入 5%葡萄糖盐水中静脉滴注 12～24 小时，以后视病情逐渐减量，一般使用 3～7 天停药。

（3）抑制组织中 T_4转换为 T_3和（或）抑制 T_3与细胞受体结合：丙硫氧嘧啶、碘剂、β-受体阻滞药和糖皮质激素均可抑制组织中 T_4转换为 T_3。如甲亢危象是由于甲状腺炎或应用过量 TH 制剂所致，用碘剂迅速抑制 T_4转换为 T_3比抑制 TH 合成更重要。而且，大剂量碘剂还可抑制 T_3与细胞受体结合。如无哮喘或心功能不全，应加用普萘洛尔 30～50mg，每 6～8 小时口服 1 次，或 1mg 经稀释后缓慢静脉注射，视需要可间歇给 3～5 次；氢化可的松 100mg 加入 5%～10%葡萄糖盐水中静脉滴注，每 6～8 小时 1 次，氢化可的松除抑制 T_4转换为 T_3、阻滞 TH 释放、降低周围组织对 TH 的反应外，还可增强机体的应激能力。

（4）降低血 TH 浓度：在上述常规治疗效果不满意时，可选用血液透析、腹膜透析或血浆置换等措施迅速降低血 TH 浓度。

（5）支持治疗：应监护心、肾、脑功能，迅速纠正水、电解质和酸碱平衡紊乱，补充足够的葡萄糖、热量和多种维生素等。

（6）对症治疗：包括供氧、防治感染，高热者给予物理降温，积极治疗各种并发症。

（7）防止复发：待危象控制后，应根据具体病情，选择适当的甲亢治疗方案，并防止危象再次发生的可能。

第二节 妊娠合并糖尿病

一、概述

糖尿病(diabetes mellitus,DM)是由遗传和环境等多种因素相互作用而引起的一组代谢综合征。其机制是胰岛素合成或分泌总量不足、分泌的活性不足、胰岛素受体数目或受体结构异常、胰岛素与胰岛素受体结合异常和(或)胰岛素受体后生化反应异常等因素引起的碳水化合物、蛋白质、水和电解质的代谢紊乱,长期慢性高血糖为其主要临床特征。长期高血糖状态导致的全身微血管病变(眼底病变和肾病)、大血管病变(心脑血管和周围血管病变)和神经病变(周围神经病变)等慢性进行性病变,成为患者致残和病死的主要原因。

妊娠合并糖尿病是妊娠期最常见的内科并发症之一,包括两种不同类型的糖代谢异常,一种是糖尿病合并妊娠(pregestational diabetes mellitus,PGDM),指孕前已经被诊断的糖尿病患者妊娠或孕前未被诊断但孕早期经过检查血糖已经达到非孕期糖尿病诊断标准的妊娠妇女,约占妊娠合并糖尿病的 10%;另一种是妊娠期糖尿病(gestational diabetes mellitus,GDM),它是由于妊娠中、后期妇女由于机体代谢发生一系列的变化而导致的糖代谢异常,占妊娠合并糖尿病的 90%以上,由于近年来诊断标准的变化,其发生率明显增加。

1.糖尿病　患者孕前有多饮、多食、多尿、消瘦等症状,且血糖明显升高,根据其特征分为 1 型糖尿病(type 1diabetes,T1DM)、2 型糖尿病(type 2 diabetes,T2DM)及其他特殊类型糖尿病。

(1)1 型糖尿病:胰岛 β 细胞破坏导致胰岛素绝对缺乏。起病较急,典型病例见于儿童及青少年,但任何年龄均可发病,血浆中胰岛素及 C-肽水平低,口服葡萄糖刺激后分泌呈低平曲线,必须依赖胰岛素治疗为主,一旦骤停即发生酮症酸中毒威胁生命。胰岛细胞抗体往往阳性,尤其是在发病初期。

(2)2 型糖尿病:主要以胰岛素抵抗为主伴相对胰岛素不足。起病较慢,典型病例见于成人、中老年,偶见于幼儿,血浆胰岛素水平按体重计算仅相对性降低,且在葡萄糖刺激后呈延迟释放。有时肥胖患者空腹血浆胰岛素基值可偏高,葡萄糖刺激后胰岛素也高于正常人,但胰岛细胞抗体不增高,胰岛素受体敏感性降低。

糖尿病患者血糖经过控制维持在接近正常水平可以妊娠,妊娠后仍应严密监测血糖及并发症,大多数母儿结局可达到与正常孕妇相近。

2.妊娠期糖尿病　1964 年,O´Sullivan 等首次提出了妊娠期糖尿病(GDM)这一概念,以往 GDM 是指妊娠期间首次发生或发现的不同程度的糖代谢异常,1997 年,世界卫生组织(WHO)将之列为一种特殊类型的糖尿病。随着健康与疾病的发育起源学说研究的不断深入,孕期高血糖对胎儿近远期的影响越来越受到关注。美国国立卫生院支持进行了全球多中心前瞻性研究,即高血糖与妊娠结局的关系(hyperglycemia and adverse pregnancy outcome,HAPO)的研究,该研究包括了亚洲在内的 9 个国家、15 个医学中心 25 505 例孕妇。所有孕妇均于妊娠 24~32 周进行 75g 口服葡萄糖耐量试验(oral glucose tolerance test,OGTT),该研究结果对全球 GDM 诊断标准的制定提供了科学依据,在 HAPO 研究的基础上,经过全球专家几次讨论,2010 年国际妊娠合并糖尿病研究组(International Association of Diabetes and

Pregnancy Study Group，IADPSC）制定出了新的 GDM 诊断标准，即 75g OGTT 空腹、服糖后 1 小时和 2 小时血糖诊断界值分别为 5.1mmol/L、10.0mmol/L 和 8.5mmol/L，3 项中任何一项达到或超过上述标准即可诊断为 GDM。2011 年，美国糖尿病学会公布的“糖尿病诊疗指南”中采用了上述诊断标准。2010 年 11 月末，WHO 召开全球专家讨论会，大家一致认为“GDM 筛查和诊断的关键问题在于确定合理的血糖诊断界值，即可导致围生期母儿不良结局的风险阈值”，经过讨论，与会专家达成共识，孕期首次产检时应进行血糖检查，以便筛查出孕前未被诊断的糖尿病患者，GDM 诊断标准应采用 IADPSC 推荐的 OGTT 界值。2011 年 7 月，我国公布“中华人民共和国卫生部行业标准——GDM 诊断标准”。我国 GDM 诊断标准强调妊娠中、晚期 75g OGTT 采用 IADPSC 的推荐标准。GDM 新诊断标准的采用，对了解我国不同地区 GDM 的发病状况及更好地和国际接轨，起到一定推动作用。

在 HAPO 研究结果发表之前，由于各国学者对 GDM 采用的诊断方法和标准尚未完全统一，以及由于 GDM 发生与种族差异和地区差异有关，所以各国报道的 GDM 发生率相差悬殊，为 1.5%～14%。新的诊断标准实施以后，GDM 发病率明显增高，在国际糖尿病基金项目研究中，中国妊娠合并糖尿病协作组 2012 年进行的多中心初步研究结果显示，GDM 的发病率高达 15%以上，当然，此结果是基于参与调查医院的发病情况而非基于人群资料。

二、妊娠期糖代谢的变化

1.妊娠期糖代谢的特点　妊娠期糖代谢发生明显的变化，主要表现在以下几个方面。

（1）妊娠期血葡萄糖水平下降：妊娠导致血糖下降的原因包括：①孕妇除本身需要能量外，尚需供应胎儿生长所需要的全部能量，而且胎儿本身无法直接利用脂肪和蛋白质作为能源，孕妇血中葡萄糖是胎儿生长发育的主要能源，持续通过胎盘运送到胎儿体内。随着孕周增加，胎儿对葡萄糖的需求量增多，妊娠晚期达高峰，导致妊娠期血糖水平的下降。母体葡萄糖通过胎盘依靠绒毛细胞膜上载体，以易化扩散的方式进入胎儿。妊娠合并糖尿病孕妇血糖持续升高，转运到胎儿体内的葡萄糖将增加，导致胎儿高血糖状态；②妊娠期肾血流量及肾小球滤过率均增加，而肾小管对葡萄糖的再吸收率不能相应增加，孕妇尿中葡萄糖排出量增加，引起孕妇血糖下降。另外，空腹时孕妇胰岛素清除葡萄糖的能力较非妊娠期增加，所以，孕妇空腹血糖下降最为明显，妊娠期孕妇长时间空腹极易发生低血糖。

国内有学者曾经测定正常孕妇早、中、晚孕期空腹血糖水平，结果表明三个阶段空腹血糖均明显低于正常未孕妇女，孕期空腹血糖正常范围为 3.1～5.6mmol/L，且中、晚孕期空腹血糖明显低于早孕期血糖。其他研究也提示，自妊娠早期 4～6 周至妊娠 24 周，空腹血糖呈现持续下降。

（2）妊娠期糖负荷后反应：给予非孕妇女糖负荷后，大约 30 分钟后血糖达峰值，1～2 小时后恢复正常，而妊娠期妇女口服葡萄糖或进食碳水化合物后，血糖峰值高于非孕期并延迟到达，恢复正常水平也缓慢，胰岛素分泌也呈类似变化。正常孕妇口服 75g 葡萄糖后，血胰岛素释放较非孕期同样负荷下胰岛素释放更为活跃，提示正常妊娠对胰岛素敏感性低于非孕期，这主要与妊娠期存在着许多特有的拮抗胰岛素因素有关，而且随妊娠周数增加，这些因素作用日益加强，为了维持正常糖代谢状态，胰岛素分泌量就需逐渐增加。对于胰岛素分泌受限的孕妇而言，妊娠晚期不能维持这一生理性代偿变化而导致糖代谢紊乱，引起血糖升高，呈现出 GDM。

2.妊娠期胰岛素拮抗因素　妊娠期对抗胰岛素的主要因素为胎盘分泌的系列激素所致，主要为人类胎盘催乳素、黄体酮、催乳素及雌激素等，随着孕期进展，这些激素产生量也逐渐增加，导致周围组织对胰岛素反应的敏感性下降而抗胰岛素作用逐渐增加，分娩后该对抗作用数小时至数天内即消除。

(1)人类胎盘催乳素：随着孕周的增加，人类胎盘催乳素分泌量逐渐增加，足月时达高峰。人类胎盘催乳素具有促进脂肪分解、导致游离脂肪酸增加、抑制周围组织摄取葡萄糖及糖异生作用，致使血糖升高，糖耐量下降。

(2)雌激素与孕激素：对糖代谢有直接作用，大量使用可使葡萄糖与胰岛素比值下降，提示有外周性对抗胰岛素的作用。雌激素具有糖原异生作用，其抗胰岛素作用较弱。

(3)胎盘胰岛素酶：胎盘本身分泌的一种胰岛素酶，该酶为一种溶蛋白酶，可使胰岛素降解为氨基酸及肽而失去活性。

最近一些研究提示，正常妊娠期孕妇体内 TNF-α 水平逐渐升高，TNF-α 也具有降低胰岛素敏感性的作用。另外，在妊娠期，肾上腺皮质激素明显增加，尤其是在妊娠后期，导致内源性葡萄糖产生、糖原储备增加及利用减少，因而明显降低胰岛素的效应。

3.妊娠期脂肪代谢变化　正常妊娠时，尤其长时间饥饿后，脂肪分解代谢加速使血中游离脂肪酸升高并产生酮体，这一现象主要与人类胎盘催乳素具有较强促进脂肪分解及酮体形成作用有关。自妊娠中期开始，脂肪贮量增加而利用减少，妊娠晚期脂肪量较非孕期增加。另外，正常妊娠期吸收胆固醇的有效度增加导致高脂血症。

三、妊娠期糖尿病的发病病因

近年来，研究发现 GDM 常发生在 2 型糖尿病的高危人群，且其产后发展为 2 型 DM 的概率明显高于非 GDM 病史妇女，推测 GDM 与 2 型 DM 的发病机制相似，除 IR 存在外，还有胰岛素分泌异常、胰岛素敏感性下降等原因。

1.妊娠期胰岛素抵抗(IR)　正常妊娠时，胰岛素敏感性较孕前下降 50%~60%，胰岛素糖处理能力下降约 50%，同时胰岛素分泌代偿性增加 2~2.5 倍，以维持正常血糖水平，故妊娠是一种生理性 IR 状态，可能与胎盘分泌的系列激素有关，主要为人胎盘生长因子、胎盘催乳素、黄体酮、催乳素及雌激素等，这些激素除直接导致 IR 作用外，其促进脂肪分解作用使游离脂肪酸增加及妊娠期肥胖也可能促进了妊娠期 IR 的发生。

GDM 存在更严重的 IR。研究发现，GDM 患者在妊娠前期、早期、晚期的胰岛素敏感性都明显低于正常妊娠妇女，GDM 患者的 IR 在分娩后仍然存在；体外试验证明，GDM 胰岛素受体自身磷酸化和胰岛素受体底物 1 磷酸化水平明显下降。可见，GDM 与正常妊娠相比，胰岛素信号传递过程中多环节出现了问题，当机体不能分泌足够的胰岛素来代偿异常加重的 IR 时，即发生 GDM。在某种意义上，妊娠是检验女性将来是否会发生 2 型 DM 的一次应激试验。

2.遗传及自身免疫　有 GDM 病史的妇女不但将来发生 2 型 DM 的危险性增加，而且发生 1 型 DM 的风险也增加。GDM 的遗传背景尚不清楚，推测 GDM 的病因可能是多基因遗传性或是环境因素起作用而非常染色体显性遗传。通常探讨 1 型 DM 与免疫方面有某些相关性时用胰岛素抗体、胰岛素自身抗体以预测 1 型 DM 的发生，多数研究表明 GDM 患者中胰岛细胞抗体阳性发生率较低，这同样支持 GDM 患者多数将来发展形成 2 型 DM 而非 1 型

DM,但胰岛细胞抗体阳性的 GDM 者,多数不久发展为 1 型 DM,并且发展过程较短。所以,从 GDM 患者产后转归方面推测其发病原因既存在遗传的因素,也可能存在免疫因素。

3.胰岛素分泌异常　无论是正常妊娠还是 GDM,胰岛素的分泌量随着孕周增加而增加,但 GDM 的增加幅度明显低于正常妊娠者,并且静脉滴注葡萄糖负荷试验后发现 GDM 孕妇第一时相胰岛素反应明显低于正常孕妇,而第二时相胰岛素反应相似于正常孕妇,这反映出 GDM 者 OGTT 时胰岛素分泌峰有后移,可见孕期胰岛素分泌潜能的下降是 GDM 发病的原因之一。

4.胰岛素敏感性下降　所有孕妇在妊娠期都处于胰岛素分泌增加、胰岛素抵抗状态,但研究发现 GDM 孕妇的胰岛素敏感性明显下降,而正常孕妇只是稍有下降,可以认为 GDM 的 OGTT 异常可能是因为胰岛素敏感性下降的同时存在胰岛素分泌增加能力的下降的双重因素。

5.炎症与 GDM 的发生　很多研究提示孕早期或中期血中 TNF-α、C-反应蛋白及白细胞计数的升高可以预测孕中期是否发生 GDM,提示炎症在妊娠期糖代谢异常的发生中起一定的作用。因为 TNF-α 可以影响胰岛素受体信号的传导、降低胰岛素的敏感性,可以使血游离脂肪酸和瘦素升高,还可以升高循环中糖皮质激素及肾上腺皮质激素等应激激素的水平,所以 TNF-α 增加 IR,而 GDM 血清中 TNF-α 高于正常孕妇,GDM 时糖调节能力下降,血糖升高,组织产生 TNF-α 增多,加重 IR 和高脂血症,进一步使血糖升高,加重 GDM。妊娠组织来源的 TNF-α 可能在 GDM 的 IR 发生中起重要作用。C-反应蛋白与孕前 BMI 明显相关,C-反应蛋白有可能是通过肥胖间接导致 IR,所以不能确定 C-反应蛋白升高是 GDM 的一个独立致病因子。

6.脂肪细胞因子与 GDM 的发生　现在有许多研究发现瘦素、脂联素等脂肪细胞因子在 GDM 发病中的作用,GDM 孕妇血中瘦素水平明显升高,脂联素水平显著下降,增加了 IR 状态,导致 GDM 的发生。

四、妊娠期糖尿病的高危因素

国内外研究表明,具有糖尿病危险因素的人群 GDM 发生率明显增高,因此,将 GDM 发病的危险因素与种族和地域特征相结合,对设计更具地域和人群特异性的经济实用的筛查方案、提升诊断的准确性具有重要的临床价值。经典的 GDM 危险因素归纳起来有母亲因素、产科因素、家族因素及本次妊娠因素,除经典的危险因素外,目前的研究不断发现一些以前不被人们所知的 GDM 危险因素(表 4-1)。

表 4-1　GDM 的高危因素

母亲因素	家族史或既往孕产史	本次妊娠因素
年龄≥35 岁	糖尿病家族史	妊娠期高血压疾病
超重或肥胖(孕前 BMI ≥24kg/m^2)	糖尿病母系遗传(外祖母及母亲)	妊娠早期高血红蛋白
多产次	不良孕产史	铁储备增加
孕期体重增加过多	不明原因宫内死胎	反复尿糖阳性

（续表）

母亲因素	家族史或既往孕产史	本次妊娠因素
身材矮小	先天畸形分娩史	羊水过多
孕妇本人为低出生体重儿	巨大儿分娩史	大于胎龄儿
多囊卵巢综合征	前次 GDM 史	多胎妊娠
饱和脂肪酸摄入过高		反复外阴阴道假丝酵母病
α-地中海贫血基因携带者		
乙肝病毒携带状态		

五、妊娠对糖尿病的影响

由于糖尿病者孕期病情常加重，孕前无糖尿病者妊娠期可能发展为 GDM，产后糖代谢又恢复正常，所以，妊娠本身具有促进糖尿病形成的作用，而且，妊娠不同时期对糖尿病患者的影响也不同。

1.妊娠对糖尿病治疗的影响　妊娠期不同阶段代谢变化将影响到糖尿病患者的治疗，主要表现如下：①妊娠早期：由于恶心、呕吐的存在，应用胰岛素治疗的糖尿病孕妇如果未及时调整胰岛素用量，部分患者可出现低血糖，严重者甚至导致饥饿性酮症、酸中毒、低血糖性昏迷。与非孕期相比，早孕期胰岛素用量减少及增加者各占 1/3，提示早孕期糖尿病孕妇的胰岛素需要量要根据个体血糖特点进行调整；②妊娠中期：随着妊娠进展，机体胰岛素抵抗作用增强，胰岛素用量不断地增加，否则孕妇血糖会不断地升高。另外，糖尿病孕妇血糖控制不满意或妊娠期合并感染，上述情况下均可能诱发酮症酸中毒的发生；③产程中：进入产程孕妇体力消耗较大，同时进食减少，如不减少胰岛素的用量容易发生低血糖；孕妇临产时情绪紧张及疼痛均可引起血糖的波动，因此，产程中胰岛素具体用量不易掌握，应严密监测血糖，及时调整胰岛素的用量；④产褥期：产后胎盘排出体外，胎盘所分泌的胰岛素抵抗激素迅速消失，胰岛素用量也应立即减少，否则产后易出现低血糖性昏迷。

2.妊娠对糖尿病微血管病变的影响　糖尿病合并微血管病变者，糖尿病肾病、糖尿病视网膜病变等，妊娠是否促进其病情的恶化，争议较多。以往多数学者不主张妊娠，近年来许多研究资料表明：①糖尿病肾病：糖尿病肾病肾功能正常者，妊娠期经过严格的控制血糖，加强监护，母儿预后较好，认为不再是妊娠的禁忌证。国外学者对 46 例糖尿病合并肾脏微血管病变时妊娠结局及产后病情追踪表明，妊娠 20 周以前若肌酐清除率>90mL/min，24 小时尿蛋白小于 1g，妊娠期和产后远期肾功能受影响较小，妊娠结局比较好。但是，随着妊娠的进展，尿蛋白排出量不断增加，产后追踪显示 24 小时尿蛋白定量平均比妊娠晚期减少 1.9g；另有资料表明产后 6 个月至 5 年，尿蛋白定量及肌酐清除率均已恢复到怀孕前水平。故而认为妊娠对糖尿病肾病的预后无明显影响。至今未见妊娠加剧糖尿病肾病病情恶化的资料报道。如果糖尿病肾病患者怀孕前血肌酐≥176.8μmol/L（2mg），不经过透析及肾移植，糖尿病患者 5 年存活率极低，应尽量避免妊娠；②糖尿病合并视网膜病变：糖尿病并发非增生期者妊娠期眼底变化小，大多数能顺利度过妊娠期，仅少数病情发展视网膜增生期病变而且产后常能恢复；增生期视网膜病变者妊娠期病情变化主要与怀孕前是否接受治疗有关，文献报道：21 例在孕前接受激光治疗，仅 1 例孕期眼底病变加重，26 例未行治疗者，23 例病情加重。由此可见,增生期视网膜病变的糖尿病患者如接受激光治疗后仍可妊娠,在妊娠期加强血糖和眼底的监测,早、中、晚孕期分别进行眼底检查。总之,糖尿病眼底病变主要与糖尿病病程及血糖控制情况有关,持续高血糖及快速血糖正常化均能加速病情发展。孕期血糖控制满意者眼底变化较小,妊娠期并发高血压时将加重眼底病变。

六、妊娠合并糖尿病对母儿的影响

妊娠合并糖尿病对孕妇和胎儿造成的影响与糖尿病病情程度、孕妇血糖升高出现的时间及孕期血糖控制水平密切相关。GDM 孕妇血糖升高主要发生在妊娠中、晚期,此时胎儿组织、器官已分化形成,所以,GDM 孕妇胎儿畸形及自然流产发生率并不增加。GDM 孕妇高血糖主要是导致胎儿高胰岛素血症、巨大胎儿发生、新生儿低血糖和红细胞增多症等发生率增加。妊娠前患有糖尿病者,糖尿病病程较长,病情程度相对较重。孕前或妊娠早期血糖控制不满意的孕妇,其自然流产和胎儿畸形发生率明显增加,孕期未能进行严格血糖控制和孕期监测,母儿其他并发症也将明显增加。产后随诊提示,曾患妊娠期糖尿病女性将来罹患 2 型糖尿病风险增加。糖尿病孕妇后代远期患有肥胖、糖尿病等代谢综合征发生率增高。

1.对孕妇的影响　妊娠合并糖尿病孕产妇病死率已明显减少,但孕期血糖控制不满意者,孕产妇并发症较高,主要表现在以下几个方面。

(1)自然流产:发生率增加,多发生在早孕期,主要见于怀孕前患有糖尿病者,血糖未控制正常情况下妊娠,孕前及妊娠早期高血糖,将会影响胚胎的正常发育,导致胎儿畸形发生,严重者胎儿发育停止,最终发生流产。研究表明自然流产主要与受孕前后血糖水平相关而与流产时血糖水平关系不大,所以将糖尿病患者血糖控制正常后再怀孕,自然流产可明显减少。早孕期糖化血红蛋白(glycohemoglobin,HbA1)水平与自然流产发生密切相关。进一步的研究指出早孕期 HbA1c>8%或者平均空腹血糖大于 6.7mmol/L,自然流产率明显增加。

(2)妊娠期高血压疾病:由于妊娠期高血压疾病与糖尿病有诸多相似的发病机制(如 IR 和高胰岛素血症)和相同的高危人群(如高龄、肥胖、体重增长过快等),所以,糖尿病孕妇易并发高血压、子痫前期等。尤其常见于糖尿病病程长伴微血管病变者,糖尿病合并肾病时,妊娠期高血压疾病发生率高达 50%以上。北京大学第一医院统计资料显示:1202 例妊娠合并糖尿病孕妇子痫前期发生率为 12.6%,PGDM、GDM 子痫前期的发生率分别为 34.9%、11.8%,前两者比同期糖代谢正常孕妇子痫前期的发生率(8.09%)明显增高。糖尿病孕妇一旦并发高血压,治疗上非常棘手,所以,加强孕期保健,对糖尿病孕妇及早进行饮食指导、适当运动及心理疏导,有利于降低和减少高血压的发生。

(3)早产:发生率为 9.5%~25%,明显高于非糖尿病孕妇。羊水过多是引起早产原因之一,大部分早产为医源性所致,如并发妊娠期高血压疾病、胎儿窘迫及其他严重并发症出现,常需要提前终止妊娠。糖尿病肾病孕妇,早产率高达 50%以上。有研究显示,即使孕期轻微的孕妇血糖升高,早产发生率也将增加。

(4)感染:糖尿病患者抵抗力下降易合并感染,妊娠引起的一系列生理变化,使孕妇易发生无症状菌尿,再加上糖尿病患者容易感染,所以,妊娠合并糖尿病孕妇泌尿系感染机会进一步增加,有文献报道发病率高达 7%~18.2%,糖尿病孕妇肾盂肾炎发生率为非糖尿病者的 5 倍。血糖控制正常孕妇,感染发生无明显增加。肾盂肾炎得不到及时正确治疗将引起早产,严重者引起感染性休克,部分患者还会发展成慢性肾盂肾炎,糖尿病患者一旦并发感染将加重妊娠期胰岛素抵抗，严重者引起酮症酸中毒。糖尿病孕妇由于阴道糖原的升高，破坏了阴道内环境，有利于念珠菌的生长，研究表明妊娠期合并糖尿病孕妇会出现反复发作的外阴阴道念珠菌病。

（5）羊水过多：研究报道妊娠合并糖尿病羊水过多的发病率较正常孕妇增加7倍。有专家报道血糖控制不理想的孕妇羊水过多的发生率高达17%。糖尿病孕妇羊水过多的发病机制尚不清楚，与下列因素相关：①胎儿畸形，常见的有神经管畸形、消化道畸形、腹壁缺陷等；②胎盘体积增加：糖尿病孕妇常伴有胎盘的增大和肿胀，绒毛水肿，影响羊水交换，出现羊水过多；③母亲高血糖，引起胎儿高血糖，导致胎儿渗透性利尿；母亲葡萄糖通过胎盘胎膜转运到羊膜腔，渗透性地产生过多的羊膜腔液；④糖尿病胎儿的过度发育和肾小球滤过率的增加，可导致胎儿尿量的增加；⑤妊娠晚期，羊水循环通过尿液的排出和羊水的吞噬及肺的吸收来平衡，糖尿病胎儿可能存在这三条途径的不平衡而出现羊水过多。

（6）酮症酸中毒：酮症酸中毒是糖尿病的一种严重急性并发症。糖尿病孕妇并发酮症的主要原因在于高血糖及胰岛素相对或绝对缺乏，导致体内血糖不能被利用，体内脂肪分解增加，酮体产生增多。少数因为早孕期恶心呕吐，进食量少，而胰岛素用量未减少，引起饥饿性酮症。由于孕期代谢变化特点使糖尿病孕妇更易并发酮症酸中毒，有时糖尿病孕妇血糖仅轻度升高［8.3~16.7mmol/L（150~300mg/dL）］就能出现酮症酸中毒。

糖尿病酮症酸中毒对母儿危害较大。孕妇因脱水导致低血容量及电解质紊乱，严重时诱导昏迷甚至死亡，是糖尿病孕妇死亡的主要原因之一。酮症酸中毒发生在早孕期具有致畸作用，中、晚孕期将加重胎儿慢性缺氧、酸中毒，并且还可导致胎儿水电解质紊乱，严重时引起胎死宫内。胎儿缺氧程度与代谢紊乱程度有关，随着酸中毒纠正，胎儿缺氧得以缓解。另外，可危害胎儿神经系统发育。酮症酸中毒孕妇早期临床表现主要为四肢无力、疲乏、极度口渴、多饮多尿，常伴有食欲缺乏、恶心、呕吐、腹痛、伴血压下降等。当pH<7.2时常有呼吸深大，中枢神经受抑制而出现倦怠、嗜睡、头痛、全身痛、意识模糊、昏迷，化验检查血尿酮体阳性伴血糖升高，严重者电解质紊乱。

（7）分娩期的并发症：①宫缩乏力、产程延长，剖宫产率的增加；②孕期应用胰岛素治疗的孕妇，由于临产后停用皮下注射胰岛素及孕妇不能规律进食，再加上产程中能量的消耗，使血糖很难控制在理想范围，反而易出现酮症或低血糖；③由于巨大胎儿的增多及糖尿病胎儿皮下脂肪增厚，使得肩难产及臂丛神经损伤的发生率明显增加；④由于产程的延长、胎儿的偏大及产妇精神方面等原因容易导致产后出血。

2.对胎婴儿的影响　近年来，由于妊娠合并糖尿病得到及时诊断和处理，加之孕期胎儿监测方法提高，围生儿病死率已明显下降，妊娠晚期不明原因的胎死宫内极少发生。孕期漏诊及未接受治疗的糖尿病孕妇，妊娠晚期仍易并发胎儿窘迫，严重者出现胎死宫内。妊娠合并糖尿病孕期血糖水平与围生儿死亡密切相关：孕妇高血糖本身可降低胎盘对胎儿血氧供给，并且胎儿高血糖及高胰岛素血症使机体耗氧量增多，导致胎儿宫内缺氧，严重时发生胎死宫内。糖尿病孕妇并发酮症时，孕妇血中酮体可通过胎盘达胎儿体内，减少血红蛋白与氧结合，进而加重胎儿宫内缺氧，同时可导致胎儿酸中毒加重。孕妇并发酮症酸中毒时，胎儿病死率明显增加，达30%~90%。总结发现，妊娠期血糖控制组50例无围生儿死亡，而28例未治疗组围生儿死亡达10.7%。美国糖尿病协会建议将糖尿病孕妇血糖控制在正常范围（如空腹血糖，少于5.6mmol/L，餐后血糖低于6.7mmol/L），胎死宫内发生率可降低至正常妊娠水平。但新生儿畸形仍是目前造成糖尿病合并妊娠者围生儿死亡的主要原因之一。

根据胎儿暴露于高糖环境的阶段不同,胎儿累积受损程度也是不同的(图 4-1)。

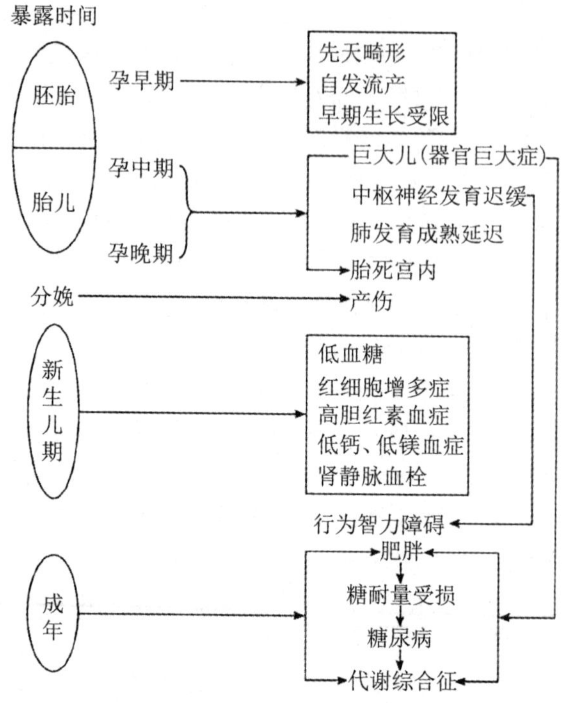

图 4-1 母亲糖尿病对其胎儿、新生儿及成年期影响示意

(1)妊娠早期高血糖对胚胎的影响:主要见于糖尿病合并妊娠的妇女,由于早孕反应、胰岛素应用的不合理性,容易出现血糖水平较大波动及并发酮症,影响胚胎的早期发育。

1)胎停育:孕前或孕早期高血糖将会影响胚胎的正常发育,严重者引起胎停育,最终发生流产。

2)胎儿畸形:糖尿病妇女妊娠后胎儿畸形率比正常高 2~3 倍,糖尿病的严重程度与胎儿畸形率成正比,胎儿常见的畸形有:神经管畸形、心脏畸形(室间隔缺损、大血管错位、主动脉缩窄)、肾脏畸形(肾积水、肾发育不全)、消化道畸形(十二指肠闭锁、肛门直肠闭锁)及唇、腭裂等。

(2)妊娠中、晚期高血糖对胎儿的影响:GDM 孕妇血糖升高主要发生在妊娠中、晚期,对胎儿发育的影响主要包括胎儿发育过度(巨大儿)和胎儿肺发育成熟受累。早在 1960 年,Perdesson 提出糖尿病孕妇致新生儿一系列并发症(除畸形外)均因胎儿高胰岛素血症存在的缘故。妊娠合并糖尿病时,孕妇高血糖持续经胎盘达胎儿体内,相继刺激胎儿胰岛细胞增生、肥大,胰岛素分泌增多,继而发生高胰岛素血症。胎儿胰岛素升高可以促进胎儿细胞摄取氨基酸,加快组织蛋白质合成,降低脂肪分解,使脂肪及糖原在胎儿各组织中沉积增加,导致巨大胎儿形成。胰岛素在调节胎儿发育方面起着重要作用,尤其在妊娠最后 10 周。胎儿高胰岛素血症在促使代谢增加的同时,机体氧的消耗也增加,致胎儿宫内慢性缺氧、酸中毒。胎儿慢性缺氧诱导红细胞生成素产生增加,刺激胎儿骨髓外造血进而引起红细胞生成增多,导致新生儿红细胞增多症发生。高胰岛素血症具有拮抗糖皮质激素促进肺Ⅱ型细胞表面活性物质合成及诱导释放的作用，使胎儿肺表面活性物质产生分泌减少，导致胎儿肺成熟延迟，故新生儿呼吸窘迫综合征（RDS）发生增多。新生儿脱离母体高血糖环境，由于胎儿高胰岛素血症存在，易并发新生儿低血糖。所以，妊娠合并糖尿病时，大多数新生儿并发症与胎儿高胰岛素血症有关，所以，积极控制孕妇高血糖减少胎儿发生高胰岛素血症，对降低围生儿并发症有密切关系。孕期血糖控制正常可明显降低新生儿一系列并发症，防止巨大儿出现：羊水胰岛素及C-肽测定表明羊水胰岛素及C-肽水平与新生儿并发症密切相关。进一步证实了上述学说。

1）巨大胎儿：主要见于糖尿病未得到很好控制，孕妇提供给胎儿过多的葡萄糖，致使胎儿过度生长，胎儿呈现不成比例的异常发育，表现为胸围和腹围相对比头围大，被认为是病态性巨大胎儿，典型的外形特征如下：肥胖，脸色红润似满月脸，皮肤呈深红色，皮肤光泽弹性好，全身皮下脂肪丰富，尤以有明显的脂肪垫为特征，毛发重，耳郭边缘有不同程度的毳毛，两腿多呈屈曲和外展位，出生后通常是软绵状与缺乏生机的不易激惹状态。孕妇高血糖引发的巨大儿最大的危害在于：胎死宫内、难产及产伤发生率的增加。巨大胎儿发生率与妊娠中、晚期孕妇血糖水平呈正相关，国外学者报道 OGTT 2 小时血糖在 8.9~11.1mmol/L（160~200mg/dL）及大于 11.1mmol/L（200mg/dL）两组孕妇中，大于胎龄儿发生率分别为 2 小时血糖小于 6.7mmol/L（120mg/dL）组的 2 倍及 4 倍，提示即使轻型糖代谢异常也可导致巨大胎儿发生率显著增多。尽早控制孕期血糖能将巨大胎儿发生降至正常妊娠水平，但也有极少数学者报道，即使将血糖控制至正常范围，糖尿病孕妇巨大胎儿发生率仍高于正常孕妇，并推测可能与以下三种因素有关：①除血糖外，其他物质（如氨基酸、脂肪）均可刺激胎儿胰岛细胞，引起胰岛素过度分泌，进而促进胎儿宫内增长发育，而发生巨大胎儿；②目前所制定的所谓正常血糖的界值偏高；③血糖监测次数少，未能及时发现孕妇高血糖。另外，近年研究提示：孕妇胰岛素样生长因子和瘦素水平与巨大胎儿发生相关。

2）新生儿呼吸窘迫综合征：孕妇高血糖通过胎盘到达胎儿体内，引起胎儿血糖升高并刺激胎儿胰岛 β 细胞，使之增生、肥大，胰岛素产生过多，发生高胰岛素血症，胎儿的高血糖和高胰岛素血症能降低可的松分泌并拮抗可的松在妊娠晚期促肺表面物质合成及诱导其分泌的作用，推迟胎儿肺成熟，出生后比正常同胎龄的新生儿易发生新生儿呼吸窘迫综合征，但妊娠期血糖控制满意者胎儿肺成熟不受影响，所以新生儿呼吸窘迫综合征最主要的影响因素是孕龄和血糖控制情况。20 世纪 80 年代后，国内外许多研究显示，孕妇血糖控制满意者，未见胎儿肺发育受累，而且足月分娩者，新生儿呼吸窘迫综合征已极少发生。

3）胎儿生长受限：一般见于 PGDM 孕妇，由于血糖控制不理想，长期存在的高血糖影响胎盘功能，导致胎儿生长受限，尤其常见于糖尿病合并微血管病变者。其次，由于孕期不合理的饮食控制，使孕妇营养不良，也会导致胎儿生长受限发生。

（3）分娩期高血糖对胎儿的影响：分娩期容易出现羊水粪染、胎儿宫内窘迫，有以下几方面的因素：①分娩期由于进食的随意性、能量的消耗，使血糖极不好控制，血糖水平或高或低，影响胎儿的能量摄取；②产程的延长或宫缩的不协调，增加了胎儿在缺氧环境中的时间；③糖尿病孕妇的巨大胎儿，或者胎儿生长受限胎儿在产程中对宫缩的耐受能力较差，易出现宫内缺氧。

（4）对新生儿的影响：胎儿的高胰岛素血症诱发了新生儿出生后一系列的代谢异常及与之相关的疾病。

1)新生儿窒息:由于妊娠合并糖尿病孕妇胎儿宫内慢性缺氧、产程中胎儿宫内窘迫,以及产程延长、难产存在的可能性较正常孕妇的胎儿发生率高,使得糖尿病母儿出生后新生儿窒息率明显增加。

2)新生儿低血糖:新生儿断脐后,来自母亲的葡萄糖供应中断,胎儿的高胰岛素血症并未完结,故极易发生新生儿低血糖,严重时可导致脑损伤。新生儿低血糖是指新生儿在出生24小时血糖<2.2mmol/L,24小时后血糖在2.2~2.8mmol/L。

3)新生儿红细胞增多症:新生儿高胰岛素血症促进胎儿摄取氨基酸,加快组织蛋白质合成,机体耗氧量加大,致胎儿宫内慢性缺氧、酸中毒,慢性缺氧诱发红细胞生成素产生增多,刺激胎儿骨髓外造血而引起红细胞生成增多,导致新生儿红细胞增多症,其发生率高达30%。本症伴发高血黏度,可降低胎儿大脑血容量,严重者造成新生儿神经系统发育阻滞和缺陷的危险。

4)新生儿高胆红素血症:红细胞增多症的新生儿出生后大量红细胞被破坏,胆红素产生增多,造成新生儿高胆红素血症,如难产、新生儿窒息、早产发生率更高,如得不到及时治疗造成胆红素脑病,影响智力。

5)新生儿肥厚性心脏病:病因尚不清楚,可能是高胰岛素血症引起胎儿心肌细胞核、细胞数及纤维增多。研究资料显示:10%~20%的糖尿病母儿有不同程度的心脏扩大,主要见于血糖控制不理想孕妇分娩的巨大儿。超声心动检查显示心脏扩大患儿中75%室间隔肥厚、心肌肥厚。部分新生儿表现有呼吸困难,仅少数严重者将会发生心力衰竭。多数新生儿的心脏扩大产后6个月内能够恢复正常。

6)新生儿低钙血症、低镁血症:其发生程度与母亲血糖有关,糖尿病孕妇常伴有低镁血症而至新生儿低镁血症,30%~50%存在低血钙,主要发生在产后24~72小时。

7)新生儿脑损伤及脑发育异常:由于母亲妊娠期糖代谢紊乱,有碍于脑的正常发育,新生儿脑成熟程度落后于同龄儿,由于早产儿发生率多,易发生颅内出血,糖尿病母儿如出现低血糖、胆红素脑病,进一步加重脑损伤。

3.远期并发症

(1)GDM孕妇远期转归:曾患GDM病史的妇女是2型DM的高危人群,大量研究提示,产后6周~28年,有2.6%~70%的GDM患者将发生糖尿病。患有GDM史的妇女再次妊娠GDM的再发率为35.6%~69%,GDM的再发率与下列因素有关:肥胖、多产、巨大儿分娩史、前次GDM诊断较早(孕24周前)或前次GDM需要用胰岛素诊疗者。

(2)对子代的远期影响:母亲妊娠合并糖尿病可导致胎儿及新生儿的异常,而且很多问题会延续至婴幼儿、青春期的发育,也可诱发一些成年疾病的发生。

1)神经精神发育问题:大量研究表明,妊娠期糖尿病可以引起小儿在以后的神经发育过程中出现一系列的问题,学者认为这种后果归因于小儿在孕期暴露于糖代谢紊乱的环境而导致的脑发育异常及脑损伤,大多表现为:运动落后、肌张力异常、语言和动眼功能障碍、社会适应能力差、注意力不集中、记忆障碍等,但有待进一步研究证实。

2)小儿肥胖及糖尿病问题:糖尿病母亲的后代在儿童期、青春期、成年期容易发生肥胖几乎成为公认的事实。如果胎儿暴露在高糖环境中,其成年后发生糖尿病的概率是1%~9%。发生肥胖和糖尿病的原因可能是:孕妇糖代谢紊乱,母胎间的物质交换发生变化,胎儿胰岛细胞的增生,胰岛素水平升高,C-肽升高使胎儿脂肪细胞的大小和数量甚至于能量代谢有关的器官结构与功能发生了改变，在其成长过程中，发生肥胖、糖尿病的概率明显增高。

七、妊娠合并糖尿病的诊断

1.糖尿病合并妊娠（PGDM）的诊断

（1）孕前确诊的糖尿病患者。

（2）妊娠期确诊的糖尿病合并妊娠：①妊娠早期，有糖尿病高危因素的孕妇，在首次产检时要进行血糖监测，筛选出孕前患有糖尿病但未被诊断的糖尿病患者；②孕早期未做过血糖检测，妊娠中、晚期行75g葡萄糖耐量试验（75g OGTT）时，筛选出被漏诊的孕前糖尿病患者。

符合下列条件者妊娠期可诊断为糖尿病合并妊娠：①空腹血糖≥7.0mmol/L（126mg/dL）；②糖化血红蛋白（HbA1c）≥6.5%（采用DCCT、UKPDS标化的方法）；③OGTT 2小时血糖≥11.1mmol/L（200mg/dL）；④随机血糖≥11.1mmol/L（200mg/dL）并且有糖尿病典型症状者，如多饮、多食、多尿、体重不增或消瘦者。妊娠期间满足以上①~③三个条件中任何一条，须次日重复后可以诊断为糖尿病合并妊娠。

2.妊娠期糖尿病的筛查和诊断　半个世纪以来，国内外对GDM的定义、诊断方法、诊断标准存在争议。自HAPO研究结果出台以后，全球对GDM的诊断方法及诊断标准基本达成共识。我国的GDM诊治参见2011年7月公布的《中华人民共和国卫生行业标准——妊娠合并糖尿病》进行，具体方法如下。

（1）妊娠早期首次产前检查时，对具有糖尿病危险因素者进行空腹血糖检查，排除孕前患有的糖尿病。

（2）有条件的医疗机构应对所有孕妇在妊娠24~28周直接行75g OGTT检查，并采用IADPSG推荐的75g OGTT标准。

（3）在医疗资源缺乏地区，妊娠24~28周可以先进行空腹血糖检查：①空腹血糖≥5.1mmol/L即可诊断为GDM，不需要进一步行75g OGTT检查；②由于HAPO等研究结果提示妊娠中、晚期空腹血糖<4.4mmol/L，对母儿结局影响小，患有GDM的概率小，可以暂不进行OGTT检查；③4.4mmol/L≤空腹血糖<5.1mmol/L孕妇，行75g OGTT检查。

（4）GDM诊断标准：空腹血糖、服糖后1小时、2小时的血糖界值分别为5.1mmol/L、10.0mmol/L、8.5mmol/L，三项指标中只要有一项达到或超过上述标准时即可诊断。

（5）葡萄糖耐量试验（75g OGTT）：进行OGTT前一天，晚餐后禁食8~14小时至次日晨（最迟不超过上午9时）；实验前连续3天正常体力活动、正常饮食，即每天进食碳水化合物不小于150g，检查期间禁食、静坐、禁烟；检查方法：先测定空腹血糖，然后口服75g无水葡萄糖（将葡萄糖溶于300~400mL水中，5分钟内喝完），自开始服糖水计时，1小时、2小时分别抽取静脉血；采用葡萄糖氧化酶法测血浆葡萄糖值；由于糖皮质激素、β肾上腺受体兴奋剂对血糖有影响，所以在做OGTT前3天停药；孕妇发热及体内存在感染可能者，待炎症消退后，再化验。

八、妊娠合并糖尿病分级

为反映糖尿病病情的严重程度，可将妊娠合并糖尿病进行分级（表4-2）。

表 4-2　妊娠合并糖尿病的分级

分级	诊断标准
A 级	GDM
$GDMA_1$	只需单纯饮食治疗即可把血糖控制在正常范围
$GDMA_2$	需要用胰岛素治疗才能把血糖控制在正常范围
B 级	糖尿病发病年龄≥20 岁,病程<10 年
C 级	发病年龄在 10~19 岁,或病程达 10~19 年
D 级	发病年龄<10 岁,或者病程≥20 年,或眼底有背景性视网膜病变
F 级	糖尿病肾病
R 级	眼底有增生性视网膜病变或玻璃体积血
H 级	冠状动脉粥样硬化性心脏病
T 级	肾移植史

九、妊娠前咨询

糖尿病患者孕前咨询是非常必要的,应注意以下几点。

1.首先进行下列的检查　糖化血红蛋白(HbA1c)、尿常规、24 小时尿蛋白、血脂、肌酐清除率、眼底检查、心电图,因 1 型糖尿病很可能合并甲状腺疾病,故通常要测定甲状腺功能。

2.明确糖尿病妇女是否能够妊娠　White B、White C、White D 可以妊娠;White F 的糖尿病肾病妇女,孕前尿蛋白<1g/24h,不伴有肾功能损害者,肌酐清除率>90mmol/min,在严密监测下可以妊娠;妊娠前经过控制血压>150/100mmHg 或肾功能异常者不宜妊娠;White R 者,孕前或孕早期接受过激光凝固治疗的增生性视网膜病是可以妊娠的;未经治疗的 White R 患者不宜妊娠。

3.妊娠的最佳时机　HbA1c≤6.5%,孕前 3 个月及早孕期 3 个月内口服小剂量叶酸 400~800μg/d 或含叶酸的多种维生素,将口服降糖药改为皮下注射胰岛素控制血糖。

4.糖尿病的教育　解除糖尿病患者及家属的思想顾虑,告知孕期严格控制血糖的重要性,学会低血糖的识别,使其配合治疗做好孕期保健。

十、妊娠期治疗

由于妊娠期糖代谢发生一定变化,所以,妊娠期血糖控制方法及标准与非孕期糖尿病不完全相同,妊娠合并糖尿病患者的血糖应由糖尿病专家、产科医师、营养师和从事教育的糖尿病专科护士共同管理。基本治疗方案也应遵循“五驾马车”的原则,即糖尿病教育、医学营养治疗、运动治疗、药物治疗及糖尿病监测。目的是孕妇在妊娠期无明显饥饿感的情况下,血糖控制达到下述血糖目标(表 4-3),同时,HbA1c<6%,尿酮体(-)。

表 4-3　妊娠期血糖控制标准

时间	血糖(mmol/L)	时间	血糖(mmol/L)
空腹	3.3~5.3	餐后 2 小时	4.4~6.7
餐前 30 分钟	3.3~5.3	睡前	4.4~6.7
餐后 1 小时	5.6~7.8	凌晨 2:00~4:00	4.4~5.6

1.糖尿病教育　糖尿病孕妇的教育应贯穿于孕前、孕期及产后随诊的全过程。内容包括：①糖尿病患者妊娠前的基础教育、孕前评估及孕前准备；②妊娠期自我监测的重要性、监测的方法、监测的目标；③告知血糖增高对孕妇及胎婴儿的危害，做好孕期保健；④产后指导及产后随访教育。

2.医学营养治疗　医学营养治疗是糖尿病的基础治疗措施，80%以上的 GDM 通过合理饮食指导及适量运动疗法，血糖可以达到理想状态。

（1）医学营养治疗的目的：①维持孕妇体重合理增长；②保证母体的营养需要、胎儿的生长发育；③糖尿病孕妇的饮食控制不能过分严格，在血糖保持平稳的基础上，避免出现低血糖和反复尿酮体；④配合其他治疗，预防并发症的发生。医学营养治疗是妊娠合并糖尿病治疗的重要手段之一，合理碳水化合物的摄入在避免体重过度增长方面起重要作用，营养师应针对不同孕妇制订个体化的营养方案。本节将重点且详细讲解。

（2）妊娠期各种营养素的需要量

1）能量摄入：妊娠期能量摄入应基于妊娠妇女孕前体重和合适的体重增长率，以达到相对满意的孕妇体重增长。对于理想体重的妇女，孕期能量需求在前 3 个月为 126～147kJ/（kg・d）；低于标准体重 80%以下的孕妇适当增加热量摄入，每天需要 126～167kJ/kg；而达到标准体重 120%以上的孕妇应控制热量摄入，每天需要 100kJ/kg；所有孕妇妊娠 4～9 个月可逐渐增加能量到 151～159U/（kg・d），但仍需避免能量过度限制（<5021kJ/d），尤其是碳水化合物摄入不足可能导致酮症的发生。鼓励孕妇记录饮食摄入情况，监测体重增长（表 4-4）。

表 4-4　能量摄入及体重增加指导

体重情况	BMI（kg/m^2）	能量摄入 kJ/（kg・d）	体重增加（kg）	整个孕期	平均每周
低体重	<19.8	167	前 3 个月	12.5～18	0.5
正常	19.8～24.9	126	2	11.5～16	0.5
超重	25～29.9	105	1.5	7～11.5	0.3
肥胖	≥30	105	1	4.5～7	0.3

2）碳水化合物：是能量代谢的主要来源，糖尿病患者每天 50%～60%的能量来自碳水化合物，并且每天碳水化合物摄入不建议低于 150g，但是，孕前糖尿病孕妇碳水化合物摄入应占总热量的 40%～50%，可能对维持孕期血糖更为合适。碳水化合物是全天能量的主要来源，以五谷、根茎及豆类为主，要粗细搭配，除米、面外，宜多吃玉米面、荞麦面、燕麦片、小米等粗杂粮。

3）蛋白质：膳食中蛋白质的需要量是 80g/d 或大于 1.0g/（kg・d）或饮食中蛋白质占总热量的 15%～20%，可满足孕妇的生理需要和胎盘及胎儿生长发育的需要。

4）脂肪：膳食中脂肪总量占能量的 30%～35%，其中，摄入动物油脂、肉类、奶制品中的饱和脂肪酸供热应小于 1/3，而橄榄油或花生油中的不饱和脂肪酸供热占 1/3 以上，其余能量由部分坚果类和鱼中富含的多不饱和脂肪酸提供。

5）膳食纤维：一种不产生热量的多糖，它可缓解食物在胃肠道的消化吸收，建议 20～35g/d，膳食纤维的供给方式以天然食品为佳，并与含高碳水化合物的食物同时食用，多选燕麦片、苦荞麦面等杂粮，以及海带和新鲜蔬菜等。

6)维生素及矿物质:妊娠时对铁、叶酸、维生素 D 的需要量增加了 1 倍,钙、磷维生素的需要量增加了 33%~50%,蛋白质、锌、维生素 B_2的需要量增加了 20%~25%,维生素 A、维生素 B_{12}、维生素 C、硒、钾、生物素、烟酸的需要量增加 18%,因此,建议在妊娠期有计划地增加富含维生素及矿物质的食品,如瘦肉、家禽、海鲜、奶制品、新鲜水果和蔬菜等。

(3)计划合理的餐次:一般来讲,PGDM 和 GDM 孕妇的营养需要是相似的,但在餐次方面的安排存在一定的差异,所以,膳食计划需要个体化对于需要用胰岛素治疗的患者,碳水化合物的摄入量要与胰岛素剂量保持一致;对于肥胖的 GDM 孕妇,除三餐外可仅在晚上加餐 1 次或每餐少吃,但每餐之间都有加餐。对于孕前较瘦的 GDM 孕妇,要 3 次正餐、3 次小餐。应根据孕妇的生活方式、活动、社会习惯来调整个人的餐次安排。此外,每餐的能量构成对于保持糖尿病患者餐后血糖水平也是至关重要的,有专家证明,对于维持血糖水平来说,早、中、晚三餐的碳水化合物的含量应控制在 33%、45%、40%。包括加餐,全天碳水化合物所提供能量可占总热量的 45%~60%。

3.运动疗法　妊娠期的运动疗法是配合饮食疗法治疗妊娠合并糖尿病的另一种措施,运动改善胰岛素抵抗,运动可以利用碳水化合物和产生乳酸的能力,使血糖下降。20 世纪 90 年代以来,随着人们对运动疗法的不断研究,发现运动疗法对于大多数患者是一种安全、有效的方法,并在某种程度上可以取代部分胰岛素治疗。

(1)常见的运动疗法:运动一般分为耐力锻炼和阻力锻炼。耐力锻炼是指较长时间的保持中、低强度的运动方式,如慢跑、游泳、骑自行车等,属于有氧运动。而阻力锻炼是指短时间内的负重锻炼,如举重,多属无氧运动。研究发现,耐力锻炼可以提高胰岛素的作用,促进糖原的产生,降低空腹血糖浓度,但运动停止,这种作用消失,胰岛素的敏感性也明显降低,其中步行是目前推荐的并能够让孕妇接受的妊娠期最常用的、最安全的方法。美国运动医学会建议糖尿病患者要保持高质量和高效能的运动,要达到既安全又有效,推荐有氧运动为主,每周运动 3~5 天,达到 40%~85%的最大耗氧量,或者 60%~90%的最大心率,每天运动持续时间为 20~60 分钟。

(2)运动疗法的禁忌证:心脏病、视网膜病变、双胎妊娠、宫颈功能不全、先兆早产或流产、胎儿生长受限、前置胎盘、妊娠期高血压疾病、1 型糖尿病孕妇。

(3)运动方法及注意事项:运动疗法在医师指导下进行,在整个妊娠期间都可进行,坚持每周 3~5 次。孕妇三餐应休息,同时监测胎儿健康状况,进餐 30 分钟后开始运动,运动时间控制在 30~45 分钟,运动后注意有无宫缩,并监测血糖。在运动治疗期间特别注意:若血糖<3.3mmol/L、血糖>13.9mmol/L 或常出现低血糖症状、宫缩、阴道出血、不正常的气促、头晕眼花、严重头痛、胸痛、肌无力等要停止治疗。

4.药物治疗

(1)胰岛素治疗:胰岛素是大分子蛋白,不通过胎盘,不会对胎儿造成不良影响,而且妊娠期应用胰岛素对孕妇内源性胰岛素分泌无远期影响,所以经饮食控制和运动疗法,血糖仍达不到理想状态时,应及时加用胰岛素。

1)应用胰岛素治疗的指征:①糖尿病患者妊娠前将口服降糖药改为皮下注射胰岛素;②妊娠早期发现血糖明显增高者;③GDM 被确诊后经饮食及运动治疗 5~7 天,孕妇空腹血糖≥5.3mmol/L 或餐后 2 小时血糖≥6.7mmol/L,尤其是控制饮食后出现饥饿性酮症,增加热量摄入血糖又超标者;④GDM 治疗较晚(如孕 32 周),胎儿体重明显大于同龄胎儿者。

2）妊娠期胰岛素治疗的原则：①尽可能模拟生理状态：全天的基础胰岛素分泌及餐后胰岛素峰；②剂量必须个体化：孕期胰岛素治疗剂量的个体差异极大，每个人自身胰岛素抵抗不同，没有具体公式可供参考，即使同一患者在不同的妊娠期剂量也在变化，所以根据孕妇的状态调整剂量，以免发生低血糖；③必须在饮食治疗的基础上进行：在胰岛素治疗期间要有相对恒定进食热量、稳定运动量，同时保持情绪的相对稳定性，在此基础上了解全天血糖波动的规律性，调整胰岛素的剂量，孕妇无饥饿感也无尿酮体，而使血糖控制理想。

3）妊娠期应用的胰岛素制剂（表 4-5）：表中是常用皮下注射的胰岛素，但如果出现酮症、不能进食或产程中不宜应用皮下注射的胰岛素时，可选用胰岛素（R）小剂量静脉给药。

表 4-5　妊娠期常用的胰岛素制剂（规格每支 300U）

种类	特点
超短效胰岛素类似物（IA）	1.起效快，药物维持时间短，控制餐后血糖效果好 2.餐前皮下注射，5～15 分钟起效，达峰快，30～60 分钟达药物高峰，持续 2～4 小时
短效胰岛素（胰岛素，R）	1.起效快，作用持续时间短，剂量易于调整 2.餐前 30 分钟皮下注射，2～4 小时达高峰，持续 6～8 小时
中效胰岛素（NPH）	起效慢，皮下注射后 2～4 小时起效，6～10 小时作用高峰，持续时间达 16～20 小时，降血糖的强度弱于短效胰岛素

4）妊娠期胰岛素治疗方案及选择：在胰岛素替代治疗的过程中，除了注意三餐前胰岛素的补充，基础胰岛素的替代也是非常重要的。理想的“基础/餐前大剂量胰岛素替代治疗”的模式应该符合：基础胰岛素的替代作用能够达 24 小时，而餐前胰岛素的替代希望“快起快落”，即胰岛素注射后能快吸收、快达峰，当将餐后血糖控制满意后，则应很快回落到基础状态水平，这样一种替代模式是最符合生理要求的。下面有几种选择方式供参考，但应用胰岛素必须有内科医师的指导。

三次注射法（R-R-R）：早、中、晚餐前皮下注射短效（餐前 30 分钟）或超短效胰岛素（餐前注射），适用于空腹血糖正常、餐后血糖增高者。

四次注射法（R-R-R-N）：三餐前 30 分钟注射短效或超短效胰岛素，睡前注射中效胰岛素，该方案为目前胰岛素强化治疗最常用的一种方法。餐前注射短效或超短效胰岛素可提供随进餐所需的胰岛素高峰浓度，控制餐后血糖，睡前注射 NPH 旨在提供夜间及次日清晨基础状态下的胰岛素血浓度。优点：餐后及空腹血糖都得到控制，容易达到血糖的控制标准；容易调整剂量，根据上次餐后血糖或进餐的量随时调整 R 的用量；若使用得当，不易发生低血糖。缺点：需要进餐时间的相对固定，且注射次数多，依从性较差。

五次注射法（N+R-R-R+N）：该种方案是目前强化治疗模拟生物性胰岛素分泌模式的最理想方案。两次 NPH 注射，分别在早晨 8 点及晚上 10 点左右，用以补充全天的基础胰岛素；三次注射短效胰岛素或超短效胰岛素，用来补充餐后胰岛素峰。优点是这种方法与生理性胰岛素分泌模式最接近；缺点是注射次数多，患者难以坚持。具体方法：一般两次 NPH 的量占全天胰岛素替代治疗用量的 30%～50%；其余 50%～70%的胰岛素由三餐前 R 合理分配，具体根据三餐用餐及餐后血糖值适当调整。

持续皮下胰岛素输注法（CSⅡ）（胰岛素泵）：采用可调程序的微型电子计算机控制胰岛

素输注，模拟胰岛素的持续基础分泌和进餐时间的脉冲式释放。采用CSⅡ治疗前一般必须通过多次皮下注射胰岛素法摸索出患者一天所需的适当剂量后，才能改用此法。胰岛素泵使用的是短效胰岛素或超短效胰岛素类似物，它在体内发挥作用快，更接近生理状态，必须经过内科医师的调整。

5）妊娠期胰岛素使用剂量及注意事项：血糖控制的成功与否与很多因素有关，其中主要是患者的进食量、活动量及胰岛素用量三者间的平衡此外，与注射部位深度的不同、胰岛素剂型的差异等有关。

胰岛素初始剂量及调整：①胰岛素必须遵循个体化的原则，从小剂量开始。多数患者初始剂量在孕早、中期为0.3~0.5U/（kg·d），孕晚期为0.5~0.8U/（kg·d），先用总计算量的1/3~1/2作为试探量，一般情况下胰岛素用量按照：早餐前>晚餐前>午餐前，即早、晚、午餐前胰岛素分配为：2/5、<2/5、>1/5；②空腹血糖增高者，应用中效胰岛素补充基础胰岛素分泌，每晚以6~8U开始，逐渐加量，直至空腹血糖正常。如晚餐前血糖仍高者，可在早晨8点注射中效胰岛素6~8U；③调整胰岛素用量不能太频繁，每次调整后应观察2~3天判断疗效，胰岛素剂量调整的依据是血糖的趋势，而不单独是某点血糖的数值；④胰岛素每次增减剂量为2~4U，不宜过多，否则会导致低血糖或血糖波动范围过大而引起不良反应。

胰岛素治疗时清晨或空腹高血糖的处理：糖尿病患者在应用胰岛素强化治疗过程中，餐后血糖比较理想，但早晨常表现为高血糖，原因有三方面：①夜间胰岛素作用不足：睡前或夜间血糖控制不好，导致清晨高血糖，可以用增加夜间中性胰岛素的量来纠正；②"黎明现象"：夜间血糖控制良好，由于人体在清晨多种升糖激素（糖皮质激素、生长激素等胰岛素拮抗激素）分泌增加，肝糖产生增加，胰岛素敏感性下降，使胰岛素相对不足，而致黎明一段时间出现高血糖状态。发生机会少，常见于糖尿病患者。应将晚餐分餐后，适当增加胰岛素剂量；③Somogyi现象：当外源性胰岛素过量导致低血糖后，胰高血糖素和肾上腺素立即释放，细胞内糖原分解成葡萄糖很快释放入血，血糖于几分钟内升高，并出现肾上腺素的其他作用，如饥饿感、心悸、出汗、颤抖，即胰岛素过量引起的低血糖后的高血糖反应——Somogyi现象。应适当减少夜间中效胰岛素的用量，如果次晨空腹血糖下降了，证明是Somogyi现象；如果减少胰岛素用量后，空腹血糖仍高，考虑是夜间基础胰岛素剂量不足所致。

6）分娩期和剖宫产围术期胰岛素的应用原则：严格控制分娩期及剖宫产围术期孕妇血糖、尿糖和尿酮体，保持孕妇血糖正常，预防发生DKA和新生儿低血糖。ACOC建议①产前需胰岛素控制血糖者计划分娩时，引产或手术前一天睡前的中效胰岛素正常使用；②引产当天停用三餐前胰岛素；③给予静脉内滴注生理盐水；④血糖水平降低至3.9mmol/L以下时，将滴注的生理盐水改为5%葡萄糖液100~150mL/h的速度给予，以维持血糖水平在5.6mmol/L左右；⑤若血糖>5.6mmol/L，采用每小时5%葡萄糖液250mL+RI 1.25U，每小时监测一次血糖，根据血糖调整胰岛素或葡萄糖输注的速度。在引产过程中也可参考表4-6进行输液和调整胰岛素用量。

表4-6　产时静脉胰岛素用量及输液量

血糖（mmol/L）	胰岛素（U/h）		液体（mL）
<5.6	0	5%GS	125
5.6~7.8	1.0	5%GS-NS	125

（续表）

血糖(mmol/L)	胰岛素(U/h)		液体(mL)
7.8~10	1.5	NS	125
10~12.2	2.0	NS	125
12.2~13.9	2.5	NS	125
>13.9	4.0	NS	125

7)产褥期胰岛素的应用:分娩后随着胎盘的娩出,体内拮抗胰岛素的激素急剧减少,胰岛素需要量明显减少,大部分 GDM 孕妇在分娩后血糖恢复正常,仅少数产妇仍需要胰岛素控制血糖,方法如下:①完全禁食期间需要补液,每天葡萄糖总需要量在 150~200g,按照血糖水平决定液体中胰岛素的加入量,术后尽早进食;②当产妇进流食时,按照表 4-6 中继续给予小剂量胰岛素输注,及时监测餐后血糖,决定餐前注射胰岛素的剂量(针对餐后血糖);③孕妇正常饮食时,监测血糖大轮廓,若产后血糖仍然增高者,应皮下注射胰岛素,但剂量减到孕前的 1/3~1/2,随着产后的康复和母乳喂养,大部分 GDM 无须继续胰岛素的治疗。

(2)口服降糖药在妊娠合并糖尿病中的应用:长期以来,人们反对口服降糖药在孕期应用,主要担心这些药物会通过胎盘,刺激胎儿胰岛而引起胎儿或新生儿低血糖。胰岛素不通过胎盘,对胎儿没有影响,所以胰岛素成为治疗妊娠合并糖尿病的一线药物,但价格较贵,使用不方便,长期忍受注射之苦,导致患者的依从性差;其次还有不便于注射胰岛素的妇女,以及在无胰岛素供应和医疗紧缺地区的妇女是否考虑选择合适的口服药物来替代胰岛素治疗。近 10 年来研究提出少数口服降糖药,可以满意控制血糖而不增加母儿不良预后。美国食品与药物管理局妊娠期药物安全性分级系统中提出,在口服降糖药中,格列本脲、二甲双胍、阿卡波糖为 B 级药物,其余都为 C 级药物。

1)格列本脲:是目前研究最为成熟的治疗妊娠合并糖尿病的口服降糖药,格列本脲属于磺酰脲类的第二代降糖药,作用于胰岛 β 细胞刺激胰岛素分泌。研究发现它几乎不通过胎盘,与胰岛素治疗相比较,血糖控制效果一致,围生儿结局无明显差异。服用格列本脲后偶有恶心、轻微头痛、低血糖等不良反应,至于该药是否增加胎儿畸形的研究报道极少。使用格列本脲的主要优点是方便、经济、依从性好。加拿大和美国糖尿病协会认为在孕中、晚期格列本脲可协助治疗妊娠期糖尿病。

2)二甲双胍:是双胍类降糖药,作用靶器官为肝脏、肌肉和脂肪组织,其降糖作用机制可能是:增加周围组织对胰岛素的敏感性,促进组织细胞(肌肉等)对葡萄糖的利用;抑制肝糖原的异生作用,降低肝糖输出;抑制肠壁细胞摄取葡萄糖,与胰岛素作用不同,无促使脂肪合成的作用,对正常人无明显降糖作用。二甲双胍分子量低,可以通过胎盘,研究证实二甲双胍并不增加胎盘葡萄糖转运速率、胎儿血糖水平和胎盘的葡萄糖吸收。美国食品与药物管理局将它列为 B 类药,但临床研究较少,目前有关二甲双胍在妊娠期使用安全性资料大多来自治疗合并多囊卵巢综合征孕妇的研究。一项小样本非随机研究中,多囊卵巢综合征患者孕期持续服用二甲双胍,孕早期自然流产率下降。动物实验发现二甲双胍无致畸性,目前仍没有临床数据提示二甲双胍有致畸性。有人提出存在严重的胰岛素抵抗,需要大剂量胰岛素治疗的糖尿病孕妇,应用二甲双胍可能会增加这些孕妇的胰岛素敏感性,以减少胰岛素的用量,然而这种方法的安全性至今没有得到证实,有待进一步的研究。

3）阿卡波糖（拜糖平）：属于α-葡萄糖苷酶抑制剂，在小肠内竞争性抑制α-葡萄糖苷酶，使糖的吸收减慢或减少，降低餐后血糖，可引起胃肠道不适。有研究提出阿卡波糖可能是治疗 GDM 另一可供的口服降糖药。

随着口服降糖药在妊娠期的不断应用，在患者知情的情况下，孕期可适当选择口服降糖药。

十一、妊娠期监护

1.孕妇监护　除一般的产前检查内容外，孕前糖尿病患者在妊娠早、中孕期应 2~3 周产检 1 次，妊娠 28 周后每 1~2 周进行一次产检，GDM 孕妇根据病情程度，每 1~2 周产前检查一次，还需进行下列监测。

（1）孕妇一般情况的监测

1）肾功能检查：糖尿病患者妊娠后，每 1~2 个月复查一次，包括血尿素氮、肌酐、尿酸、肌酐清除率、24 小时尿蛋白定量、尿培养，以及时了解肾功能的损害、泌尿系感染，每次检查时应行尿常规检查。GDM 被诊断后，每 1~2 周进行一次尿常规检查，必要时检测血尿素氮、肌酐、尿酸等。

2）眼底检查：PGDM 初诊时行眼底检查，若有增生新生血管或伴玻璃体积血应及早激光治疗，定期随访观察。GDM 孕妇，高血糖时间短一般不会引起眼底的改变，可酌情进行眼底检查。

3）监测血压：首先了解基础血压，及早发现妊娠期高血压疾病。

4）严密观察宫底高度变化结合 B 超及时发现巨大胎儿或者羊水过多。

（2）妊娠期血糖的监测：妊娠合并糖尿病确诊后，一定要进行血糖的检测，一方面了解孕妇血糖的情况，另一方面要根据血糖水平，进行合理的治疗，并能够评估治疗的满意程度。从下列几方面进行监测。

1）血糖轮廓试验：为了监测孕妇血糖控制情况，可以应用 24 小时末梢微量血糖的测定法，方法简便可行，孕妇可以自己进行，在监测血糖初期或血糖不稳定的情况下采用血糖大轮廓试验（七点法）：包括 0 点、三餐前 30 分钟和三餐后 2 小时的血糖值。如果血糖控制稳定，可以减少监测次数将血糖大轮廓试验改为血糖小轮廓试验（四点法）：包括早餐前 30 分钟和三餐后 2 小时血糖。血糖轮廓试验的次数根据情况而定，在调整血糖初期，每天 1 次血糖大轮廓直到血糖水平维持并稳定在正常范围后可改为血糖小轮廓，每周 1~2 次直至分娩。血糖轮廓的正常值即妊娠合并糖尿病孕妇的理想血糖值为：0 点血糖 4.4~6.7mmol/L；三餐前（30 分钟）血糖 3.3~5.3mmol/L；三餐后（2 小时）血糖 4.4~6.7mmol/L。

2）动态血糖监测：主要适用于血糖波动比较大、血糖不易调控至正常的孕妇。

3）尿酮体的测定：自妊娠 4 个月后肾糖阈下降，另外非葡萄糖（如乳糖）排出不断增多，许多孕妇血糖正常时尿糖呈现阳性，所以妊娠期血糖与尿糖水平不一致，不能借助尿糖判断孕期血糖控制情况。由于糖尿病孕妇血糖控制不理想时易并发酮症，故在监测血糖时应同时测定尿酮体。

4）糖化血红蛋白测定：正常血红蛋白 A 经糖化后生成 HbA1，其中 HbA1c 是葡萄糖与血红蛋白发生反应形成的主要产物，它在体内缓慢连续生成而且不需要酶的作用，HbA1c 水平反映近 2~3 个月平均血糖水平，可作为糖尿病长期控制的良好指标。HbA1c 正常值为 4%~

6%，孕早期 HbA1c 的升高标志着胚胎长期受高糖环境的影响，胎儿畸形和自然流产的可能性增大；如在孕中、晚期，HbA1c 的增高反映治疗效果不理想。需要胰岛素治疗的糖尿病患者应 2 个月左右检查一次，最好将 HbA1c 控制在 6%以下。

5）糖化蛋白测定：是测定糖化血清蛋白的一种方法，能反映近 2~3 周血糖控制情况。

（3）产程中的监测：除一般产程监测外，妊娠合并糖尿病产程中还需要有血糖监测，每 1~2小时监测末梢微量血糖 1 次，根据血糖值，小剂量胰岛素静脉点滴，及时调整血糖并适当补充能量，维持孕妇血糖在 4.4~6.7mmol/L。

2.胎儿的监测

（1）B 超的监测：在怀孕 6~8 周及妊娠 14~16 周分别做 B 超一次，了解胚胎发育状况，核对孕周，提早发现严重的胎儿畸形；妊娠 20~24 周做彩色超声监测，对胎儿进行全面的评估，排除胎儿心脏畸形；孕 30 周后，每 3~4 周复查一次 B 超，及时发现羊水过多和胎儿的过度发育等。

（2）胎儿超声心动图检查：孕前及孕早期血糖控制不理想的糖尿病孕妇其胎儿畸形发生率高且以先天性心脏病占首位，所以，建议对这部分孕妇进行胎儿超声心动图检查，及时发现胎儿的先天性心脏病。研究报道超声心动图检查对先天性心脏病的产前诊断率为 80%。

（3）胎儿宫内状态的监测

1）胎心监护：自妊娠 32 周开始每周一次无激惹试验，孕 36 周后每周 2 次无激惹试验，若无激惹试验无反应型，应进一步做 OCT/CST。如合并高血压疾病、肾脏疾病或可疑胎儿生长受限时，开始监护的时间适当提前。

2）胎儿生物物理评分：妊娠晚期胎儿生物物理评分可作为胎儿监护的一线手段，也可作为 CST 的替代手段，至少 30 分钟完成，借助超声和胎心监护完成。胎儿生物物理评分包括五项内容：无激惹试验、胎儿呼吸运动、胎儿张力、胎动、羊水量，每项 2 分，满分 10 分，8 分以上提示胎儿宫内状况良好，低于 6 分则提示可能发生胎儿窘迫。因为胎儿生物物理评分是综合因素的判断，优于单纯无激惹试验，可以避免不必要的干预。

3）多普勒血流测定：常用的方法是检测胎儿脐动脉 S/D（收缩期波速的高峰值比舒张期血流速度）的比值。在有血管病变的孕妇中，胎盘阻力升高（脐动脉 S/D 比值升高）与胎儿生长受限有关，孕晚期利用多普勒测定胎儿脐动脉血流速度，可反映胎儿宫内安危状况，如 S/D≥3 时，提示胎盘血管阻力增大，胎儿宫内处于危险状态。

4）胎儿肺成熟度的评价：糖尿病孕妇易导致肺成熟延缓，新生儿可出现新生儿呼吸窘迫综合征，是否进行肺成熟度的评价，可根据以下几点：血糖控制理想，孕周准确，孕 38 周后终止妊娠者，胎儿肺已经发育成熟，不必进行肺成熟度的评估和促肺成熟治疗；如血糖控制不满意或孕周<38 周有终止妊娠指征者，必须进行胎肺成熟评估和促肺成熟治疗。具体方法和步骤如下：在计划终止妊娠前 48 小时行羊膜腔穿刺，测定胎儿肺成熟，抽取 10mL 羊水进行羊水泡沫试验，检测鞘磷脂和卵磷脂比值（L/S），如 L/S≥2 时，新生儿呼吸窘迫综合征的发生率很低。但是，在通常情况下，不管检验结果如何，穿刺的同时在羊膜腔内注射地塞米松 10mg，24~48 小时后终止妊娠，可预防新生儿呼吸窘迫综合征的发生。对于胎膜早破者或其他原因而不能进行羊膜腔穿刺的孕妇，在严密监测血糖的情况下，可以肌内注射倍他米松，每次 10mg，每 24 小时 1 次，共 2 次；或地塞米松，每次 6mg，每天 2 次，共 4 次。

十二、分娩时机及方式

1.分娩时机　原则上,严格控制孕期血糖的同时,加强胎心监护,尽量推迟终止妊娠的时机。血糖控制满意的孕前糖尿病或需要胰岛素治疗的 GDM 者,一般于妊娠 38~39 周后终止妊娠;不需要胰岛素治疗的 GDM 者,一般应等待近预产期终止妊娠。糖尿病病情严重尤其合并有微血管病变者,妊娠中、晚期母儿并发症较多,通常需要提早终止妊娠。若糖尿病孕妇血糖一直控制不满意,并且伴血管病变或合并妊娠期高血压疾病,及早行羊膜腔穿刺,了解胎肺成熟情况并注入地塞米松促进胎儿肺成熟,胎儿肺成熟后及早终止妊娠。一旦发现胎盘功能不良、胎儿窘迫应立即终止妊娠。

2.分娩方式　妊娠合并糖尿病本身不是剖宫产手术指征,但是糖尿病孕期血糖控制不够满意时,胎儿常大于孕周,为避免产伤使剖宫产机会增多;糖尿病伴血管病变等因提前终止妊娠,常需剖宫产,使得糖尿病孕妇剖宫产率进一步增加。若胎儿发育正常且宫颈成熟较好时应尽量阴道分娩,但产程中加强胎儿监护,产程不宜太长。国外报道糖尿病孕妇刮宫产率高达 50%~81%,北京大学第一医院近十几年资料表明,GDM 组剖宫产达 41%,而显性糖尿病组高达 66.7%,糖尿病 D、R 级组达到 85.7%。

十三、糖尿病合并酮症酸中毒的处理

一旦尿酮体阳性应急查血糖、电解质、血 pH 及二氧化碳结合力,以除外饥饿性酮症,糖尿病合并酮症酸中毒的治疗原则:①补液:常用生理盐水及 5%葡萄糖纠正低血容量;②小剂量胰岛素持续静脉点滴:一般来讲,若血糖>13.9mmol/L,应将胰岛素加入生理盐水,每小时滴入 4~6U 胰岛素,严密监测血糖及酮体变化,每小时应测血糖,若血糖≤13.9mmol/L,开始用 5%葡萄糖盐水加入胰岛素,酮体转阴后,可改为皮下注射胰岛素调整血糖。小剂量胰岛素静脉点滴的优点能防止灭酮时低血糖及低钾的发生,而且能有效抑制脂解,防止酮体继续产生;③积极纠正电解质紊乱;④持续胎儿监测:直至代谢紊乱纠正,通过吸氧、左侧卧位,纠正孕妇代谢紊乱,及时改善胎儿宫内缺氧的情况。由于酮症酸中毒所致胎儿窘迫随酸中毒纠正,胎儿窘迫可恢复,所以出现胎儿窘迫并非是立即终止妊娠的指征。当酸中毒不能及时纠正或灭酮纠酸后胎儿窘迫持续存在应尽早结束分娩,以防导致胎死宫内的发生。

十四、新生儿的监护和处理

在未开展 GDM 筛查的医院,产后可根据糖尿病新生儿的外貌特征,对这些孕妇进行产后 24 小时血糖检查,以防糖尿病患者漏诊。新生儿出生后处理如下。

1.新生儿出生时应留脐血查血糖及脐血胰岛素或 C-肽,所有新生儿均按高危儿处理,仔细进行新生儿查体;及时发现新生儿畸形,如先天性心脏病、消化道畸形等。

2.新生儿出生后 30 分钟复查血糖,12 小时内每 2~4 小时查一次血糖,防止新生儿发生低血糖。足月新生儿血糖小于 2.2mmol/L(40mg/dL),可诊断新生儿低血糖,糖尿病母亲的新生儿有低血糖的症状时,经常不是易激惹状态,而是呈现安静和昏睡状,其他症状有呼吸暂停、呼吸急促、呼吸窘迫、休克、发绀和抽搐。

3.新生儿出生后 1 小时和 24 小时作血细胞比容、血红蛋白的测定。

4.常规检查新生儿血钙及镁、胆红素。

5.新生儿 RDS 的预防和治疗　目前,糖尿病母亲新生儿 RDS,主要见于早产儿及孕期血糖控制不理想者。所以，对于早产儿及孕期血糖未控制者，终止妊娠前，应用糖皮质激素促胎儿肺成熟，新生儿出生后密切监护。对于胎肺不成熟而必须立即终止妊娠者，新生儿娩出后预防性给予肺表面活性物质，以防止新生儿 RDS 发生。新生儿发生 RDS 后，立即应用肺表面活性物质治疗。

6.新生儿低血糖的预防和治疗　新生儿出生后 30 分钟，喂 10%葡萄糖液 5～10mL/(kg·h)，同时早开奶。不能口饲者或口服葡萄糖后低血糖不能纠正者，新生儿缓慢静脉点滴 10%葡萄糖液，3～5mL/(kg·h)，为防止发生反应性低血糖，不可突然中断静脉点滴，停用前先逐渐减量，也不可间歇注射高渗葡萄糖液，以免再度发生高胰岛素血症。症状性低血糖者，应用 25%葡萄糖液，3～4mL/kg 静脉推注(1mL/min)，然后维持 10%的葡萄糖静脉点滴，持续监测新生儿血糖的变化。

十五、妊娠期糖尿病的产后随访

GDM 患者将来发生肥胖和糖尿病的机会明显增加，再次妊娠时 GDM 复发机会多，GDM 的诊断提供了一次检出 2 型糖尿病高危人群的机会。通过产后定期检查可以及时发现其糖尿病并进行治疗；同时，通过产后健康生活方式的干预可使患 GDM 史妇女将来糖尿病发病减少或推迟发病。另外，可根据对 GDM 患者远期追访中糖尿病发生率来评价 GDM 诊断标准的可行性。

胎盘娩出后，胎盘所分泌的各种拮抗胰岛素很快自体内排出，因妊娠期生理变化而导致的 GDM 在产后 6 周应完全恢复正常。有专家报道产后 2 个月 OGTT 异常与下列因素密切相关：反复 GDM、孕期血糖控制不理想、孕期 50g 糖筛查≥11.1mmol/L、需用胰岛素治疗者。并指出孕期胰岛素需要量大于 100U/d，产后 2 个月复查 OGTT 均表现出异常；孕期仅需单纯饮食控制而血糖能保持正常者，产后 2 个月无 OGTT 异常。

许多追访资料表明，GDM 将来是否发展成为显性糖尿病主要与种族有关，黑种人较白种人更易成为显性糖尿病；确诊 GDM 时的空腹血糖水平 5.8～7.2mmol/L(105～130mg/dL)，43%发展为显性糖尿病，而空腹血糖>7.2mmol/L，86%将成为糖尿病患者。年龄、肥胖和孕期是否需接受胰岛素治疗，以及随访时间均与糖尿病发病密切相关。通过产后控制饮食、改变饮食结构、减少碳水化合物及脂肪摄入、保持体重在正常范围并增加锻炼，可减少或推迟糖尿病发病。据报道，通过上述干预，GDM 患者 10 年后仅 6.4%发展为糖尿病。有人进行实验发现，对有 GDM 史的非糖尿病患者输入葡萄糖后，胰岛素释放减少，可能与该组人群将来发生糖尿病机会增加有关。

根据上述研究，一般 GDM 产后 1 周内查空腹血糖以判定产后是否需要胰岛素治疗。产后 6～12 周复查 OGTT，产后血糖正常者定期每 3 年至少检查一次血糖，若有症状提前检查。OGTT 确诊糖尿病应转内科治疗，随访时发现糖耐量降低应每年随访。在每次随访时应对以往 GDM 妇女进行饮食、运动等方面教育，并告知其将来患糖尿病机会逐年增加以取得患者配合。

母亲妊娠合并糖尿病会影响子代的生长发育，所以对妊娠合并糖尿病孕妇所生的子代应该在医院建立档案，定期随访，以达到及早发现、及早干预疾病的目标，如神经系统异常、肥胖及糖尿病等的问题。

1.早期发现并干预神经系统的异常　胎儿期暴露于母亲宫内的高糖环境，对婴幼儿期神经发育会有一定的影响；再者，糖尿病母亲的早产新生儿及产程中胎儿的缺氧等因素均会影响到新生儿神经系统的正常发育。所以，早期随访，定期监测婴幼儿的神经系统发育状况，尽早功能锻炼，可以得到改善。

2.肥胖、糖尿病的风险增加　糖尿病孕妇后代肥胖、糖尿病风险增加，为减少糖尿病后代的风险，除孕期积极控制血糖外，应鼓励母乳喂养，定期进行随访，指导其合理饮食、加强锻炼，维持理想体重，可延缓或减轻后代糖尿病等代谢性疾病的发生。

第三节　妊娠合并贫血

贫血是临床上常见的由多种不同原因或疾病引起的一种症状，不是一种独立的疾病。是指外周血中单位容积内血红蛋白(Hb)、红细胞计数(RBC)和(或)血细胞比容(HCT)低于相同年龄、性别和地区的正常标准值。WHO近期资料表明，50%以上孕妇合并贫血，在发展中国家更为严重。我国孕晚期妇女约有60%患贫血，其中缺铁性贫血最常见，另外有巨幼细胞贫血和再生障碍性贫血等。

一、缺铁性贫血

铁缺乏是指体内贮存的铁不能满足正常组织细胞需要的一种状态。缺铁性贫血是指体内用于合成血红蛋白的贮存铁耗尽，血红蛋白生成障碍而导致的贫血，是妊娠期最常见的贫血，约占妊娠期贫血的95%。临床上兼有贫血和缺铁的症状，化验呈现小细胞低色素性贫血常规、血清铁和铁蛋白浓度及运铁蛋白饱和度降低、骨髓细胞内外铁均减少或消失等特点。缺铁性贫血发生地区差异大，与经济发展状况、受教育程度等密切相关，常和贫困、营养不良相伴随，发展中国家患病率明显高于发达国家。

1.病因　妊娠期贫血多因造血原料缺乏而发生。

(1)妊娠期铁的需求量增加：是孕妇缺铁的主要原因。妊娠期血容量增加1500mL，如果以每毫升血液含铁0.5mg计算，因血容量增加所需的铁是750mg。此外，胎儿生长发育需铁250~350mg，故孕期需铁1000mg左右，妊娠中期需铁3~4mg/d，妊娠晚期6~7mg/d，而在双胎妊娠时需求增加更为显著。

(2)妇女体内铁储备不足：妇女由于非妊娠期月经过多、食物中铁摄入不足、多次妊娠和哺乳等因素的影响，体内铁的储备已明显不足。

(3)食物中铁的摄入和吸收不足：每天饮食中含铁10~15mg，吸收率仅为10%(1~1.5mg)，虽然到妊娠晚期铁的吸收率最高达40%，但仍不能满足铁的需求。此外，孕早期的恶心、呕吐、胃肠功能紊乱、胃酸缺乏等都可能影响肠道铁的吸收。

2.临床表现　轻者多无明显症状；重者可有疲乏、困倦、软弱无力、心悸、气短、食欲缺乏、腹胀、腹泻、皮肤干燥、毛发枯干、指甲脆薄、口腔炎及舌炎等。

3.诊断　实验室检查是确立缺铁性贫血精确的可靠方法。

(1)血常规：血涂片为典型小细胞低色素性贫血，Hb<100g/L，MCV<80fl，MCH<26pg，MCHC<30%，网织红细胞正常或减少，白细胞和血小板一般无变化。血红蛋白值的降低幅度相对较红细胞值的降低幅度大。

(2)缺铁的其他化验指标：血清铁(转运铁蛋白)浓度能够灵敏地反映缺铁状况，血清铁

<10.7μmol/L；总铁结合力>64.4μmol/L；运铁蛋白饱和度<15%；血清铁蛋白<14μg/L，可诊断缺铁性贫血。

（3）骨髓象表现：小细胞低色素性贫血骨髓象。红系造血呈轻度或中度活跃，以中幼红细胞和晚幼红细胞增生为主，骨髓铁染色可见细胞内外铁均减少，尤以细胞外铁减少明显。铁粒幼红细胞<15%。

4.鉴别诊断　临床上主要与巨幼红细胞贫血、再生障碍性贫血和地中海性贫血相鉴别。巨幼红细胞贫血主要是大细胞低色素性贫血，同时伴有叶酸和（或）维生素 B_{12} 降低，骨髓象呈巨幼细胞增多，占骨髓总数的30%~50%。再生障碍性贫血呈正常细胞型，全血细胞减少，骨髓象见多部位增生减低或重度减低，有核细胞甚少，幼粒细胞、幼红细胞、巨核细胞均减少。

5.治疗　妊娠期缺铁性贫血的治疗原则是补充铁剂和去除导致缺铁加重的因素。

（1）一般治疗：包括增加营养和食用含铁丰富的饮食，如黑木耳、海带、紫菜、猪（牛）肝、豆类等。对胃肠道功能紊乱和消化不良给予对症处理。

（2）药物治疗：主要是补充铁剂。

1）口服给药：一般均主张口服给药，其安全有效、简单易行且价格低廉。硫酸亚铁0.3g，每天3次，同时口服维生素C 0.3g及10%稀盐酸0.5~2mL促进铁的吸收。多糖铁复合物是有机复合物，不含游离铁离子，不良反应较少，每次150mg，每天1~2次。服用硫酸亚铁10天后，孕妇网织红细胞计数开始升高，随后血Hb值上升，服铁剂药物1个月时即可见到明显效果。

2）注射用药：多用于妊娠后期重度缺铁性贫血或因严重胃肠道反应不能口服铁剂者。使用后吸收快，缺点是注射局部疼痛，有约5%的患者可有全身不良反应，如头痛、头晕等，偶可发生致命的过敏性反应。常用的有右旋糖酐铁或山梨醇铁。两种制剂分别含铁50mg/mL，给药途径为深部肌内注射，首次注射50mg，如无不良反应，第二天可增至100mg，每天或隔天1次，肌内注射，15~20天为1个疗程。一般每注射300mg可提高Hb 10g/L。

（3）输血：当血红蛋白<60g/L、接近预产期或短期内需行剖宫产手术者，应少量多次输浓缩红细胞，避免加重心脏负担诱发急性左心衰竭。

（4）产时及产后的处理：中重度贫血者临产后应配新鲜血备用，酌情给维生素 K_1、维生素C，严密监护产程，防止产程过长，可阴道助产缩短第二产程，但应避免产伤的发生。积极预防产后出血，胎儿娩出后仔细检查软产道并认真缝合会阴伤口，严格无菌操作技术。产后使用广谱抗生素预防产后感染。如需剖宫产，术中尽量减少出血，掌握好输液或输血的总量和速度。

6.预防　妊娠前积极治疗失血性疾病（如月经过多等）以增加铁的储备。孕期加强营养，鼓励进食含铁丰富的食物，如猪肝、鸡血、豆类等。妊娠4个月应开始常规补充铁剂，每天口服硫酸亚铁0.3g至孕足月，同时每天加服维生素C 300mg及10%稀盐酸溶液1mL促进铁的吸收。在行常规的产前检查时，早、中、晚孕期至少应各查血常规一次，做到早发现、早诊断、早治疗。

二、巨幼细胞贫血

巨幼细胞贫血又称营养性巨幼红细胞贫血，是由于叶酸和（或）维生素 B_{12} 缺乏引起细胞核 DNA 合成障碍所致的贫血。在临床上较为少见，占所有贫血的 7%～8%。其发病率国外报道为 0.5%～2.6%，国内报道为 0.7%，以山西、陕西、河南、山东多发。

1.病因　妊娠期本病多因叶酸缺乏所致(约 95%)，少数孕妇因缺乏维生素 B_{12}而发病。人体需要维生素 B_{12}量很少而储存量较多，单纯因维生素 B_{12}缺乏而发病者较少。

(1)叶酸缺乏的病因

1)摄入量不足：食物中缺少新鲜蔬菜，过度烹煮或腌制食物可使叶酸丢失。乙醇可干扰叶酸的代谢，酗酒者常会有叶酸缺乏。小肠炎症、肿瘤、手术切除后均可导致叶酸的吸收不足。

2)妊娠期需求量增加：正常成年妇女每天需叶酸 50～100μg，而孕妇每天需 300～400μg，多胎孕妇需要量更多，补充不足可造成孕期发病或病情加重。

3)排泄增多：孕妇肾血流量增加，叶酸在肾内廓清加速，肾小管再吸收减少，叶酸从尿中排泄增多。

(2)维生素 B_{12}缺乏的病因：维生素 B_{12}又称氰钴胺，也属水溶性 B 族维生素。维生素 B_{12}的缺乏多与胃肠道疾病或功能紊乱有关。

1)摄入减少。

2)内因子缺乏：主要见于恶性贫血患者和全胃切除术后。人体维生素 B_{12}的来源也靠食物，如动物的肝、肾、心、肌肉组织及蛋白类，乳制品中的维生素 B_{12}含量丰富。食物中的维生素 B_{12}在胃内先与 R2 蛋白结合，到十二指肠后在胰蛋白酶的参与下与胃壁细胞分泌的内因子结合成维生素 B_{12}内因子复合体，在回肠末端进入肠内上皮细胞，继而转送至全身，并将其大部分贮存在肝脏内。成年人贮存 4～5mg 维生素 B_{12}，每天需维生素 B_{12} 2～5μg，且内因子在肠内还可再吸收维生素 B_{12}。故除非绝对素食者或维生素 B_{12}吸收障碍者，一般不易发生维生素 B_{12}缺乏。而孕期胃壁黏膜细胞分泌的内因子减少，导致维生素 B_{12}吸收障碍，加之胎儿的大量需要，可使维生素 B_{12}缺乏。另有回肠疾病、外科手术后的盲袢综合征均可影响维生素 B_{12}的吸收；长期接触氧化亚氮也可影响维生素 B_{12}的血浆转运和细胞内的转变、利用。

2.临床表现

(1)贫血：本病多发生于中晚孕期，起病较急，贫血多为中度、重度。表现为乏力、头晕、心悸、气短、皮肤黏膜苍白等。

(2)消化道症状：食欲缺乏、恶心、呕吐、腹泻、腹胀、舌炎、舌乳头萎缩而致表面光滑(牛肉舌)。

(3)神经系统：维生素 B_{12}缺乏患者可出现神经系统症状。主要是由于周围神经、脊髓后侧束联合变性或脑神经受损，表现为手足对称性麻木、深感觉障碍、共济失调、部分腱反射消失及锥体束征阳性；精神异常、无欲、抑郁，有时神经系统症状在贫血前即出现。

(4)其他症状：皮肤干燥、毛发干枯、伤口愈合慢、视网膜出血等。尿浓缩功能减退、夜尿增多、轻度蛋白尿等。

3.诊断　根据病史和临床表现，血常规呈大细胞性贫血，血细胞比容降低，红细胞平均体积(MCV)>100fl，红细胞平均血红蛋白含量(MCH)>32pg，大卵圆形红细胞增多，中性粒细胞核分叶过多(5 叶者占 5%，或有 6 叶者)，考虑有巨幼细胞贫血的可能；如骨髓呈典型的“巨幼变”及巨幼细胞系列占骨髓细胞总数的 30%～50%可肯定诊断。可伴有网织红细胞和血小板减少。

为进一步明确是叶酸还是维生素 B_{12} 缺乏，应测血清叶酸。血清叶酸值<6.8mmol/L、红细胞叶酸值<227nmol/L 提示叶酸缺乏。若叶酸值正常，应测孕妇血清维生素 B_{12} 值，若<74pmol/L提示维生素 B_{12} 缺乏。叶酸和（或）维生素 B_{12} 缺乏的临床症状、骨髓象及血常规的改变均相似，但维生素 B_{12} 缺乏时有神经系统症状，而叶酸缺乏时无神经系统症状。

4.鉴别诊断　临床上有部分疾病的骨髓中也会出现巨幼型细胞，如急性红白血病、骨髓增生异常综合征等。这些疾病与巨幼细胞贫血不同的是：除巨幼细胞外，还会有过多的原始粒细胞和病态造血的表现，血清叶酸和维生素 B_{12} 水平均不降低。

5.防治

（1）加强孕期营养指导：纠正偏食，多进食新鲜蔬菜、水果、动物肝、肾及肉类、蛋类、奶类食品。改变不良烹调习惯，在加热过程中尽可能保存维生素活性。

（2）补充叶酸：妊娠后半期，服叶酸 5~10mg，每天 3 次，有胃肠反应者可肌内注射四氢叶酸钙 5~10mg，每天 1 次，至红细胞恢复正常。

（3）若有维生素 B_{12} 缺乏，单用叶酸可使神经系统症状加重，应每天肌内注射维生素 B_{12} 100μg，2 周后改为每周 2 次。

（4）在补充叶酸和维生素 B_{12} 后，往往贫血症状明显改善。若效果不佳时应注意混合性贫血的存在，需同时补充铁剂。

（5）血红蛋白<60g/L，在近期内可能分娩者应输新鲜血或浓缩红细胞以尽快纠正贫血。巨幼细胞贫血者，补充叶酸 48~72 小时后，骨髓中巨幼红细胞系可迅速转化为正常幼红细胞系列，故短期内不分娩者，即使是重度贫血也可口服叶酸，使 Hb 快速增高。

（6）分娩时由于贫血，体内相对缺氧，产程进展快，组织水肿、脆弱，易发生产道撕裂，应注意预防产后出血、产褥感染。

（7）贫血严重时可合并贫血性心脏病、妊娠期高血压疾病、胎盘早剥、急产、胎儿宫内窘迫、胎儿生长受限、死胎等，应注意防治。

三、再生障碍性贫血

再生障碍性贫血是由多种原因引起的造血干细胞异常，导致全血细胞减少和骨髓增生低下的一组疾患。临床以贫血、出血、感染和骨髓造血衰竭为主要表现，严重者可致死亡。妊娠合并再生障碍性贫血较为少见，发生率为 0.029%~0.080%，孕妇可在妊娠及分娩期发生致命性出血或败血症，是严重的妊娠并发症。

1.病因　再生障碍性贫血根据病因可分为遗传性再生障碍性贫血和获得性再生障碍性贫血。

（1）遗传性再生障碍性贫血：为一组异质性疾病，其中以范科尼贫血最常见，后者为常染色体隐性遗传疾病，临床表现除全血细胞减少外，伴有智力低下及显著的多发畸形，易发展为骨髓增生异常综合征或急性白血病或实体肿瘤，丝裂霉素 C 引起染色体多发断裂是确诊本病的依据。

（2）获得性再生障碍性贫血：目前的研究认为主要与免疫系统功能异常导致造血干细胞损伤，骨髓造血功能衰竭。除少数由于药物、毒素、病毒感染等触发异常免疫反应外，大部分触发原因不明，属特发性。免疫学方面表现为 TH1/TC1 细胞比例失调、细胞毒 T 细胞活化及产生大量的干扰素、肿瘤坏死因子、白细胞介素-2 等，诱导靶细胞即造血干细胞通过 Fas

途径发生程序性死亡,结果相当高比例的造血前体细胞数目显著减少。此外,某些组织相容性抗原(如 HLA-DR2)可能与再障的易感性相关。

部分女性再生障碍性贫血患者是在妊娠期发病及确诊,约 1/3 患者在妊娠终止后病情改善,少数甚至得到缓解,再次妊娠时再发。多数学者认为,妊娠不是再生障碍性贫血的病因,妊娠期间发生再生障碍性贫血往往是妊娠与再障的巧合,并不构成因果关系。

2.对母儿的影响　研究认为,再生障碍性贫血不影响患者的受孕率。经过骨髓移植或免疫抑制剂治疗的再障患者,仍然可以获得成功的妊娠。有专家报道重型再障患者的妊娠率为 3%~6%,接近总人口期望妊娠率的 4.4%。但再生障碍性贫血可增加妊娠期各种并发症的发生,特别是妊娠期高血压疾病,其发生率高且发病早、病情重,容易发生心力衰竭和胎盘早剥。再障患者若长期严重贫血,在妊娠期间可影响胎盘的血氧运输,胎儿可能出现生长受限、胎儿窘迫甚至胎死宫内。

妊娠可使多数患者的再障病情加重,出血和感染的危险增加,甚至发生致命性出血(如消化道出血、颅内出血),以及严重感染、脓毒血症、感染中毒性休克等。如合并有阵发性睡眠性血红蛋白尿,可能发生重要器官严重的血栓栓塞。

3.分类　国内根据再生障碍性贫血发病的急缓及病情严重程度进行分类。

(1)急性再生障碍性贫血或重型再障Ⅰ型

1)发病急,贫血进行性加剧,常伴有严重感染和内脏出血。

2)除血红蛋白下降较快外,应具备以下 3 项中的 2 项:①网织红细胞<0.01,绝对值<15×10^9/L;②白细胞明显减少,中性粒细胞绝对值<0.5×10^9/L;③血小板<20×10^9/L。

3)骨髓象:①多部位增生降低,三系造血细胞明显减少,非造血细胞增多,如增生活跃,应有淋巴细胞增多;②骨髓小粒非造血细胞及脂肪细胞增多。

(2)慢性再障(包括病情进展后的重型再障Ⅱ型)

1)发病缓慢,贫血、感染和出血均较轻。

2)血红蛋白、白细胞和血小板数值均较急性再障为高。

3)骨髓象:①三系或两系减少,至少 1 个部位增生不良,如增生良好,红系中应有晚幼红比例增加,巨核细胞明显减少;②骨髓小粒非造血细胞及脂肪细胞增多。当慢性再障病程中病情恶化,临床表现、血常规及骨髓象同急性再障时,诊为重型再障Ⅱ型。

国外根据骨髓造血细胞减少程度及全血细胞减少程度,将再生障碍性贫血分为重型再障、极重型再障和非重型再障。重型再障指骨髓细胞容量<25%,或 25%~50%伴造血细胞数<30%,外周血改变至少符合下列 3 项中的 2 项:①中性粒细胞计数<0.5×10^9/L;②PLT<20×10^9/L;③网织红细胞绝对值<60×10^9/L(也有研究提出网织红细胞绝对值<20×10^9/L)。若满足上述标准且中性粒细胞计数<0.2×10^9/L 称为极重型再障。未达到上述标准的再障患者称为非重型再障。

4.临床表现　与多数自身免疫性疾病相似,再生障碍性贫血的临床表现从轻型到重型不等,与其外周全血细胞减少程度相关。妊娠合并再障以贫血为主要表现,多为中重度贫血,可伴有皮肤黏膜出血及感染。由于贫血的发生,一方面可导致孕妇内脏器官相对缺血,特别是影响心脏功能,加上妊娠负荷而发生贫血性心脏病;另一方面可导致胎儿宫内慢性缺氧,常合并胎儿生长受限甚至胎死宫内。此外,严重血小板减少可发生致命性内脏出血如消化道出血、颅内出血等。中性粒细胞显著降低可致妊娠期和产褥期严重的全身感染、败血症等,是孕产妇死亡的主要原因。

5.诊断与鉴别诊断

(1)诊断:主要结合临床表现及实验室检查(包括全血细胞计数及白细胞分类、网织红细胞计数、骨髓穿刺及活检),并排除其他引起全血细胞减少的疾病。我国现行的再障诊断标准具体内容包括:①全血细胞减少,网织红细胞绝对值减少;②一般无脾大;③骨髓检查至少一个部位增生减低或重度减低;④除外引起全血细胞减少的其他疾病,如阵发性睡眠性血红蛋白尿、骨髓增生异常综合征、骨髓纤维化、急性白血病等;⑤一般抗贫血药物治疗无效。

Snyder 提出妊娠相关再生障碍性贫血的诊断标准:①妊娠期首次发现;②没有证据显示再障的发生是前述已知的经典原因(如药物、病毒感染等)造成;③全血细胞减少,包括 WBC $<5\times10^9/L$;Hb<10.5g/dL;PLT$<100\times10^9/L$;④骨髓活检显示增生低下。

(2)鉴别诊断

1)阵发性睡眠性血红蛋白尿:不发作型阵发性睡眠性血红蛋白尿与再障的鉴别较困难,前者的出血、感染均较轻,但可发生重要器官的血栓栓塞如门静脉系统血栓。网织红细胞绝对值大于正常,骨髓多增生活跃,酸化血清溶血试验及尿含铁血黄素试验阳性,流式细胞仪检测外周血 CD59、CD55 阴性细胞比例增高。

2)骨髓增生异常综合征:特别是低增生性骨髓增生异常综合征与再障的鉴别诊断非常困难。前者以病态造血为特征,外周血易见巨大红细胞或有核红细胞及畸形血小板。骨髓检查可能有原始细胞增多,病态造血除红系外,可能累及粒系和巨核系。骨髓活检、染色体核型分析及流式细胞仪检测 CD34 阳性细胞比例有助于鉴别诊断。

此外,还应与骨髓纤维化、急性白血病(低增生性)等鉴别。对有阳性家族史者,要注意除外遗传性再障。

6.治疗

(1)慢性再障或非重型再障:如患者病情稳定可以妊娠。孕期需要产科及血液科医师的密切协作,共同参与围生期保健和管理。动态监测血常规,给予积极的支持治疗。

(2)急性再障或重型再障合并妊娠:孕早期应建议充分准备下行治疗性终止。如已到妊娠中、晚期,原则上积极支持治疗、缓解病情并防治妊娠并发症,尽可能维持妊娠。因此时终止妊娠出血和感染的风险与足月分娩相似甚至更高,且不能降低孕产妇的病死率。但若发生严重的妊娠并发症,危及母儿生命,必要时仍需终止妊娠。积极的支持治疗方法如下。

1)增加营养,改善一般状况,提高免疫功能,积极预防出血和感染。注意监测妊娠期高血压疾病等妊娠并发症。注意监测胎儿生长发育及宫内状况。孕期是否可用补肾中药治疗尚需进一步研究。

2)输血治疗:主要用于纠正严重贫血和防治出血。再障患者由于长期贫血,对血红蛋白降低的耐受性较强。但孕期涉及胎儿的血氧供应及生长发育,一般应维持 Hb>70g/L,分娩前应提高至 80g/L 以上,以增加对产后出血的耐受力。主张成分输血如浓缩红细胞,避免血容量过多加重心脏负担。血小板极低或有出血倾向时,可输注血小板。由于血小板输入可增加体内血小板抗体的产生,加速血小板的破坏,使之在体内维持时间变短,因此不主张预防输注。只在血小板极低(如血小板$<10\times10^9/L$,有可能发生重要脏器出血)或有出血倾向时应用。为减少血小板抗体产生,可采用单一供者血小板或辐照血小板输入。

3)在白细胞极低的情况下,应做好防治感染的工作:口腔清洁护理、病房限制探视、空气消毒、分娩的无菌操作等。不主张预防性应用抗生素,一旦发生感染时,则应用强有力的抗生素。可考虑短期应用粒细胞集落刺激因子,以提高白细胞和中性粒细胞数目。

(3)分娩期处理

1)妊娠至足月后实行计划分娩,积极改善血常规[建议血红蛋白>80g/L,血小板在(20~30)×10^9/L],减少分娩并发症。

2)若无产科剖宫产指征,可尽量阴道分娩,避免手术产;产程中准备足够新鲜血,严格无菌操作,预防性应用强宫缩剂,减少产后出血;认真检查和缝合伤口,避免产道血肿。

3)有剖宫产指征时,根据血小板数量选择适宜麻醉。术中一旦发生不可控制的子宫出血时,可考虑行子宫切除术,并注意弥散性血管内凝血的积极预防。

4)产程中或手术中输入成分血。

5)产后继续支持疗法,预防产后出血,应用广谱抗生素防止产褥感染。

(4)产后随访及治疗:再障患者产后仍需严密随访。部分患者产后血常规得到改善,甚至完全缓解。对产后病情仍不能缓解的重型再障患者,可考虑异基因骨髓移植,若配型失败,也可考虑免疫抑制剂如抗胸腺免疫球蛋白联合环孢素 A 治疗。对非重型再障,若无血细胞减少的相应临床症状,国外学者一般不主张治疗,因治疗对其生存时间的影响尚不确定,国内则一般给予补肾中药或雄激素治疗。

四、地中海贫血

地中海贫血(简称地贫)是最常见的遗传性溶血性疾病,是由于调控珠蛋白合成的基因缺陷[发生突变和(或)缺失]引起相应珠蛋白的合成减少或丧失,导致构成血红蛋白的 α 珠蛋白和 β 珠蛋白的合成比例失衡、红细胞寿命缩短,进而发生慢性溶血性、小细胞性贫血。因该病首先在地中海地区发现因而得名。

1.分类　根据基因缺陷的分类,临床上主要分为 α 珠蛋白基因的缺失或突变所致的 α 地贫及 β 珠蛋白基因突变所致的 β 地贫。前者基因位于 16 号染色体短臂 13 区 3 带(16P13.3),后者基因位于 11 号染色体短臂 1 区 2 带(11P1.2)。

α 地贫主要由于 α 珠蛋白基因缺失所致,根据基因缺失的数量,临床上分为 α 地中海贫血静止型($^{-}$α/αα)、标准型($^{--}$/αα)或(α^{-}/α^{-})、HbH 病($^{--}$/$^{-}$α)及 HbBart´s 胎儿水肿($^{-}$/$^{-}$),少数为非缺失型 α 地贫。其中静止型 α 地贫通常没有临床表现,新生儿发生 Bart 胎儿水肿的可能性为 2%;标准型表现为轻度贫血,新生儿发生 Bart 胎儿水肿的可能性为 3%~5%;HbH 病往往表现为中至重度溶血性贫血,且常伴有肝脾大、鼻梁塌陷、眼距增大等特殊贫血外貌;而 HbBart´s 胎儿水肿则与胎死宫内及子痫前期关系密切,患儿往往在出生前窒息死亡或出生后不久死亡。

β 地贫主要由于 β 珠蛋白基因突变导致 β 珠蛋白肽链缺如($β^0$)或合成不足($β^+$)而引起的遗传性溶血性贫血病。β 地贫的分子病理具有高度的异质性,主要为 β 珠蛋白基因点突变、小的缺失或插入。通常分为单杂合子($β^0$或 $β^+$/β)地贫及双重杂合子或纯合子地贫($β^0$/$β^+$或 $β^0$/$β^0$)及 αβ 复合型地贫。其中:①轻型 β 地贫:单杂合子地贫,通常无贫血症状或轻度贫血,但血液学表型检查表现为典型的小细胞低色素性改变[红细胞平均体积(MCV)<82fl 和(或)红细胞平均血红蛋白(MCH)<27pg,血红蛋白电泳分析 HbA_2 含量增高(HbA_2>3.5%)];②重型 β 地贫:双重杂合子或纯合子地贫,往往表现为严重贫血、髓外造血所致特殊面容、性发育延迟和生长发育不良。若不及时治疗(长期输血和去铁治疗)来维持生命,往往在10岁前死亡;③中间型β地贫:分子基础的异质性很大,临床表型变化范围较宽,与基因型关系较复杂,该型患者贫血程度不一,部分患者靠定期输血来维持生命,可存活至成年。此外,由于正常成人血红蛋白合成严重不足,胎儿型血红蛋白HbF增加,后者不易与氧分子分离从而造成组织缺氧。

我国长江以南各省是地贫的高发区,而广东、广西、海南、台湾和香港等地该病的发生率尤为高,各地报道的地贫基因缺陷率为2.5%~20%,特别是广东及广西两省地贫基因缺陷发生率分别高达10%及20%。

α静止型与标准型及β地贫杂合子由于无或仅有轻度贫血,一般称之为α或β地贫基因携带者,而对出现明显贫血症状者称之为地贫患者。目前,对地中海贫血尚无根本有效的治疗方法,只有通过遗传筛查和产前诊断,淘汰重型地中海贫血胎儿的出生是控制该病发生的唯一途径。

2.筛查　地贫为常染色体隐性遗传病,男女发病比例相等。轻型地贫携带者同正常人婚配,其后代有50%的机会成为轻型地贫携带者;静止型α地贫与轻型α地贫婚配,有1/4机会娩出HbH病患儿;男女双方均为轻型α地贫,携带者则有1/4机会妊娠HbBart´s水肿胎;如同为轻型β地贫携带者,则也有1/4机会分娩重症或中间型β地贫患儿。

(1)血液学表型筛查

1)全血细胞分析:主要指标为MCV和MCH。若MCV<82fl,MCH<27pg,则筛查阳性,需要进一步检查。但在静止型α地贫和αβ复合型地贫的检测中,这两项指标可能完全正常。

2)红细胞脆性一管定量法:正常值为溶血>60%,如果<60%可判定为地贫(轻型,携带者)。此法诊断轻型地贫的敏感度为88.6%,特异度为76.2%,需要的实验室条件简单,适合基层医院采用。

3)血红蛋白电泳:正常成人的HbA_2为2.5%~3.5%,HbF为0~2.5%。静止型和轻型仅地贫HbA_2和HbF含量往往正常或稍低,轻型β地贫HbA_2>3.5%,HbF含量正常或增高。

此外,有学者通过高效液相色谱法定量分析HbA_2用于β地贫的筛查,通过酶联免疫吸附试验产前筛查东南亚缺失型α地贫。

(2)基因诊断:由于血液学表型筛查对静止型和复合型地贫患者有相当的漏诊率,因此往往需要基因诊断进行确诊。如夫妇双方同时携带地贫基因,则应在医师指导下做好产前诊断,并在严格遵循知情选择原则的前提下,给予生育指导,以避免重型地贫患儿的出生。

α地贫的基因诊断方法有Southern blot杂交、限制性内切酶谱分析法及聚合酶链反应技术;β地贫的基因诊断有聚合酶链反应结合等位基因特异寡核苷酸探针斑点杂交技术和反向点杂交等。

产前诊断宜在妊娠24周前进行,可以采集绒毛或羊水提取DNA后,进行基于完整家系分析的基因诊断和产前诊断。在条件允许的情况下,产后尽可能采集到胎儿血样或组织,以进一步验证产前诊断结果。

此外,还有部分学者开展了超声筛查技术、胚胎种植前的基因诊断,以及利用孕妇外周血中胎儿细胞或直接分离胎儿DNA进行产前诊断。

由于αβ复合地贫患者进行血红蛋白电泳检测时,仅表现出β地贫的特征,若不进行基因检测,目前尚无其他实验方法发现是否合并α地贫,因此很容易导致αβ复合地贫的基因携带者被漏诊。研究显示，我国广东及广西β地贫患者人群中有14%~19%的人同时携带α地贫基因。若夫妇一方为α地贫，另一方为β地贫，则应对地贫筛查疑为β地贫的一方进行常规α地贫基因的检测；若是α复合地贫，应进行产前诊断，以防Bart胎儿水肿的出生。

3.孕期处理　除了前述提到的孕期筛查及产前诊断外，对地贫患者的孕前及孕期保健强调以下几点。

(1)对于重型β地贫患者(重型α地贫往往不会存活)，建议那些能够通过输血维持血红蛋白在10g/dL且心脏功能正常并接受去铁治疗者方可考虑妊娠。

(2)妊娠期间地贫的处理主要是监测血红蛋白水平及心脏功能，通过输血维持Hb达到或接近10g/dL，暂停去铁胺等药物治疗(其孕期使用的安全性尚未得到确认)。

(3)通过超声及胎心监护等手段对胎儿的生长发育及宫内状况进行监测。

(4)分娩方式根据患者具体情况确定，剖宫产通常适用于有产科指征者。

(5)有研究认为轻型β地贫妊娠期间胎儿生长受限及羊水过少的发生率高于一般孕妇，但胎儿畸形及围生儿病死率没有增加。

第五章　异常分娩

第一节　产力异常

产力异常主要指子宫收缩力异常，即子宫收缩失去了节律性、极性和对称性；或者其收缩的强度或频率过强或过弱等。

根据子宫收缩的强度或频率，临床上分为子宫收缩乏力和子宫收缩过强两类，每类又根据子宫收缩有无对称性和极性，分为协调性子宫收缩乏力或过强和不协调性子宫收缩乏力与过强（图 5-1）。

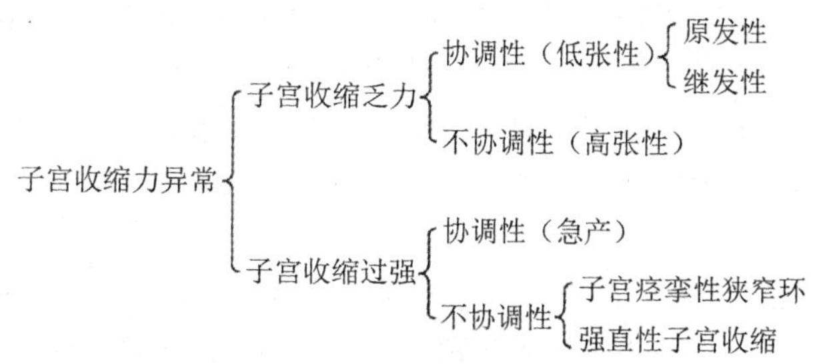

图 5-1　子宫收缩力异常的分类

一、子宫收缩乏力

1.病因

（1）头盆不称或胎位异常：骨盆大小和形态的异常，导致产道狭窄；胎儿过大或胎位异常，形成头盆不称，胎儿先露部下降受阻，不能紧贴子宫下段及宫颈而刺激局部神经节，因而不能引起反射性子宫收缩，导致继发性子宫收缩乏力。

（2）子宫因素：子宫发育不良、子宫畸形（如双角子宫等）、宫壁过度膨胀（如双胎、巨大胎儿、羊水过多等）使肌纤维过度伸展、经产妇子宫肌纤维变性及结缔组织增生、子宫肌瘤等，均能引起子宫收缩乏力。

（3）精神因素：产妇怕痛或对妊娠及分娩生理认识不足，过早兴奋与疲劳及对胎儿预后过分担心等，尤其是 35 岁以上高龄初产妇，精神过度紧张使大脑皮质功能紊乱、睡眠少，临产后往往不能进食甚至呕吐、体力消耗较大，可导致子宫收缩乏力。

（4）内分泌、电解质失调：临产后，产妇体内雌激素、催产素、前列腺素、乙酰胆碱等分泌不足，子宫对乙酰胆碱的敏感性降低等，均可影响子宫肌兴奋阈，致使子宫收缩乏力。产程延长后引起的电解质紊乱（如钾、钠、钙、镁等）可加重子宫收缩乏力。

（5）药物影响：临产后不适当地使用大剂量镇静药与镇痛药，如吗啡、氯丙嗪、哌替啶、苯巴比妥等，可以使子宫收缩受到抑制。

另外由于膀胱充盈时能阻碍胎先露下降，产妇尿潴留也是影响子宫收缩不可忽略的重要因素之一。

2.对母儿影响

(1)对产妇的影响:由于子宫收缩乏力,产程延长,产妇休息不好,进食少,精神与体力消耗,可出现疲乏无力、肠胀气、排尿困难等,影响子宫收缩,严重时可引起脱水、酸中毒、低钙血症。由于第二产程异常,膀胱被压迫于胎先露部与耻骨联合之间,可导致组织缺血、水肿、坏死,形成膀胱阴道瘘或尿道阴道瘘。多次肛诊或阴道检查增加感染机会。产后宫缩乏力容易引起产后出血。

(2)对胎儿的影响:协调性宫缩乏力容易造成胎头在盆腔内旋转异常,使产程延长,增加胎头及脐带受压机会,手术助产率增加,使新生儿窒息、颅内出血及吸入性肺炎等发病率增加。不协调性宫缩乏力不能使子宫壁完全放松,对子宫胎盘血液循环影响大,容易发生胎儿窘迫。

3.临床表现及诊断

(1)协调性宫缩乏力(低张性宫缩乏力):最为常见。子宫收缩具有正常的节律性,对称性和极性,但收缩力弱,宫腔内压力低,<15mmHg,持续时间短,间歇期长且不规律,宫缩<2次/10分钟。宫缩高峰时,宫体隆起不明显,用手指按压宫底部肌壁仍可出现凹陷,此种宫缩乏力多属继发性宫缩乏力。常见于中骨盆与骨盆出口平面狭窄、胎先露部下降受阻、持续性枕横位或枕后位等头盆不称时。由于宫腔内压力低,对胎儿影响不大。但如产程拖延时间久,对母儿仍有不良影响。

(2)不协调性宫缩乏力(高张性宫缩乏力):表现特点为宫缩失去正常的节律性、对称性,尤其是极性,宫缩的兴奋点来自子宫下段一处或多处,节律不协调、高频率的宫缩波自下而上扩散,不能产生向下的合力,致使宫缩时宫底部较子宫下段弱,宫缩间歇期子宫不能很好地松弛,使宫口扩张受限,胎先露不能如期下降,为无效宫缩。这些产妇往往有头盆不称和胎位异常,使胎头无法衔接,不能紧贴子宫下段及宫颈内口,不能引起反射性子宫收缩。产妇自觉下腹部持续疼痛,拒按,烦躁不安,严重者出现脱水、电解质紊乱、肠胀气、尿潴留;胎儿胎盘循环障碍,出现胎儿宫内窘迫。

4.处理

(1)协调性宫缩乏力:一旦出现协调性宫缩乏力,无论是原发性还是继发性,首先应寻找原因,检查有无头盆不称及胎位异常,阴道检查宫颈扩张和胎先露下降情况。发现有头盆不称,估计不能经阴道分娩者,应及时行剖宫产术;若判断无头盆不称和胎位异常,估计能经阴道分娩者,应采取加强宫缩的措施。

1)第一产程

一般处理:消除产妇紧张情绪,指导其休息、进食及大小便,注意营养和水分的补充。不能进食者静脉补充营养。产妇过度疲劳,缓慢静脉推注地西泮10mg。排尿困难者先行诱导法,无效时导尿,因排空膀胱能增宽产道,且有促进宫缩的作用。破膜12小时以上者给予抗生素预防感染。

加强子宫收缩:①人工破膜:宫颈扩张3cm或以上,无头盆不称,胎头已衔接者,可行人工破膜。破膜后先露下降紧贴子宫下段和宫颈内口,引起反射性宫缩,加速宫口扩张。现有学者主张胎头未衔接、无明显头盆不称者也可行人工破膜,认为破膜后可促进胎头下降入盆。破膜前必须检查有无脐带先露,破膜应在宫缩间歇、下次宫缩将开始时进行。破膜后术者手指应停留在阴道内,经过1~2次宫缩待胎头入盆后,术者再将手指取出;②缩宫素静脉滴注：适用于协调性宫缩乏力、宫口扩张3cm、胎心良好、胎位正常、头盆相称者。先用5%葡萄糖液500mL静脉滴注，调节为8～10滴/分，然后加入缩宫素2.5～5U，摇匀，每隔15分钟观察一次子宫收缩、胎心、血压和脉搏，并予记录。如子宫收缩不强，可逐渐加快滴速，一般不宜超过每分钟40滴，以子宫收缩达到持续40～60秒，间隔2～4分钟为好。评估宫缩强度的方法有3种：触诊子宫；电子监护；应用Montevideo单位（MU）表示宫缩强度，具体是将压力导管置于羊水中测子宫收缩强度mmHg×10分钟宫缩次数，比如10分钟有3次宫缩，每次压力为50mmHg，就等于150mU。一般临产时子宫收缩强度为80～120mU，活跃期宫缩强度为200～250mU，应用缩宫素促进宫缩时必须达到250～300mU时，才能引起有效宫缩。若10分钟内宫缩超过5次、宫缩持续1分钟以上或听胎心率有变化，应立即停滴。外源性缩宫素在母体血中的半衰期为1～6分钟，故停药后能迅速好转，必要时加用镇静药。若发现血压升高，应减慢滴注速度。由于缩宫素有抗利尿作用，水的重吸收增加，可出现尿少，需警惕水中毒的发生；③地西泮静脉推注：地西泮能使宫颈平滑肌松弛，软化宫颈，促进宫口扩张，适用于宫口扩张缓慢及宫颈水肿时。常用剂量为10mg，间隔4～6小时可重复使用，与缩宫素联合应用效果更佳。

2）第二产程：对于第二产程发生的宫缩乏力应予重视。宫口开全1小时产程无进展，应再次评估骨盆情况、胎方位、胎头变形及有无产瘤、先露骨质部分高低及宫缩时先露下降情况，判断可否经阴道分娩。若胎头仍未衔接或伴有胎儿窘迫征象，应行剖宫产术；胎头双顶径尚未越过中骨盆平面，无头盆不称者，可静脉滴注缩宫素加强宫缩，同时指导产妇在宫缩时屏气用力，争取经阴道分娩机会；胎先露若达+3水平或以下，可等待自然分娩或行阴道助产分娩；若处理后胎头下降无进展，胎头位置在+2水平以上，应及时行剖宫产术。

3）第三产程：积极处理第三产程，以预防产后出血。胎儿前肩娩出后预防性应用缩宫素，使用方法为缩宫素10U肌内注射或5U稀释后静脉滴注，也可10U加入500mL液体中，以100～150mL/h静脉滴注；胎儿娩出后及时钳夹并剪断脐带，有控制地牵拉脐带协助胎盘娩出；胎盘娩出后按摩子宫。产后2小时是发生产后出血的高危时段，应密切观察子宫收缩情况和出血量变化，并应及时排空膀胱。若产程长、破膜时间长，应给予抗生素预防感染。

（2）不协调性宫缩乏力：处理原则是调节子宫收缩，恢复其极性，可给予强效镇静药。常用的有哌替啶100mg或吗啡10～15mg肌内注射、地西泮10mg静脉推注，使产妇充分休息，醒后不协调性宫缩多能恢复为协调性宫缩。在宫缩恢复为协调性之前，严禁应用缩宫素。若伴有胎儿窘迫征象或头盆不称，或经上述处理不协调性宫缩未能得到纠正者，均应行剖宫产术。若不协调性宫缩已被控制但宫缩仍弱时，可用协调性宫缩乏力时加强宫缩的各种方法处理。

二、子宫收缩过强

（一）协调性子宫收缩过强

子宫收缩的节律性、对称性和极性均正常，仅子宫收缩力过强、过频。宫缩过强定义为10分钟超过5次宫缩，收缩持续2分钟或更长，或收缩的持续时间正常，但宫缩间隔在1分钟内，有或没有胎心的异常。如产道无阻力，宫口迅速开全，分娩在短时间内结束，总产程不足3小时者，称急产。对母儿产生不良影响。若存在产道梗阻或瘢痕子宫，可发生病理性缩复环或子宫破裂。

1.对母儿的影响

(1)对产妇的影响:宫缩过强过频,产程过快,可导致初产妇宫颈、阴道及会阴撕裂伤。宫缩过强使宫腔内压力增强,增加羊水栓塞的风险。接产时来不及消毒可导致产褥感染。胎儿娩出后子宫肌纤维缩复不良,易发生胎盘滞留或产后出血。

(2)对胎儿及新生儿的影响:宫缩过强过频,影响子宫胎盘血液循环,易发生胎儿窘迫、新生儿窒息甚至死亡。胎儿娩出过快,胎头在产道内受到的压力突然解除,可致新生儿颅内出血。接产时来不及消毒,新生儿易发生感染。坠地可致骨折、外伤。

2.处理 对于子宫收缩力过强、过频者应及早做好接生准备,勿使产妇向下屏气。若急产来不及消毒及新生儿坠地者,新生儿应肌内注射维生素 K_1 10mg 预防颅内出血,并尽早肌内注射精制破伤风抗毒素 1500U。产后仔细检查宫颈、阴道、外阴,若有撕裂应及时缝合。若属未消毒的接产,应给予抗生素预防感染。

对于有急产史的经产妇,在预产期前 1~2 周不应外出远走,以免发生意外,有条件者应提前住院待产。临产后慎用缩宫药物及其他促进宫缩的处理方法,如灌肠、人工破膜等。

(二)非协调性子宫收缩过强

1.强直性子宫收缩过强 强直性子宫收缩过强通常不是子宫肌组织功能异常,几乎均是外界因素异常造成,例如临产后产道发生梗死,或不适当地应用缩宫药物,或胎盘早剥血液浸润子宫肌层,均可引起宫颈内口以上部位的子宫肌层出现强直性痉挛性收缩,失去节律性,宫缩间歇期短或无间歇。

产妇表现为烦躁不安,持续性腹痛,拒按。胎位触不清,胎心听不清。有时可出现病理性缩复环、血尿等先兆子宫破裂征象。

一旦确诊为强直性宫缩,应及时给予宫缩抑制剂,如 25%硫酸镁 20mL 加于 5%葡萄糖液 20mL 内缓慢静脉推注(不少于 5 分钟),或肾上腺素 1mg 加于 5%葡萄糖液 250mL 内静脉滴注。若属于梗阻性原因,应立即行剖宫产术。若胎死宫内可用乙醚吸入麻醉,若仍不能缓解强直性宫缩,应行剖宫产术。

2.子宫痉挛性狭窄环 子宫壁局部肌肉呈痉挛性不协调性收缩形成的环状狭窄,持续不放松,称子宫痉挛性狭窄环。狭窄环可发生在宫颈、宫体的任何部分,多在子宫上下段交界处,也可在胎体某一狭窄部,以胎颈、胎腰处常见(图 5-2)。

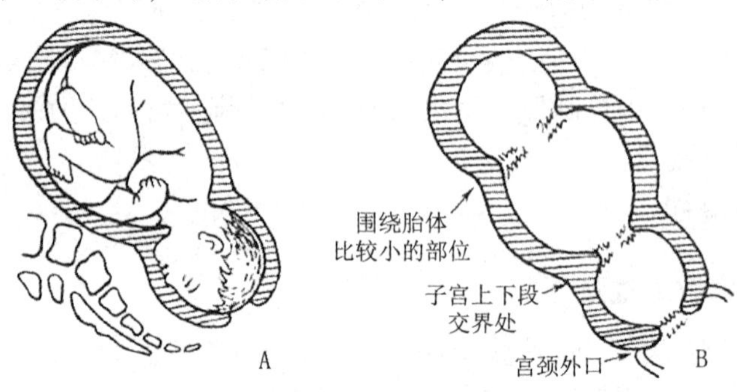

图 5-2 子宫痉挛性狭窄环

A.狭窄环围绕胎颈;B.狭窄环容易发生的部位

多因精神紧张、过度疲劳及不适当应用宫缩剂或粗暴地进行阴道内操作所致。产妇出现持续性腹痛，烦躁不安，宫颈扩张缓慢，胎先露部下降停滞，胎心时快时慢，阴道检查时在宫腔内触及较硬而无弹性的狭窄环，此环与病理性缩复环不同，特点是不增加宫腔压力，不随宫缩上升，不引起子宫破裂，但可导致产程进展缓慢或停滞。

应认真寻找导致子宫痉挛性狭窄环的原因，及时纠正。停止一切刺激，如禁止阴道内操作，停用宫缩素等。若无胎儿窘迫征象，给予镇静药如哌替啶 100mg、吗啡 10mg 肌内注射，也可给予宫缩抑制剂如利托君 10mg 口服，或 25%硫酸镁 20mL 加于 25%葡萄糖液 20mL 内缓慢静脉滴注，一般可消除异常宫缩。当宫缩恢复正常时，可行阴道助产或等待自然分娩。若经上述处理，子宫痉挛性狭窄环不能缓解，宫口未开全，胎先露部高，或伴有胎儿窘迫征象，均应立即行剖宫产术。

第二节　产道异常

产道异常包括骨产道（骨盆腔）异常及软产道（子宫下段、宫颈、阴道、外阴）异常，产道异常可使胎儿娩出受阻，临床上以骨产道异常多见。

一、骨产道异常

骨盆径线过短或形态异常，致使骨盆腔小于胎先露可通过的限度，阻碍胎先露下降，影响产程顺利进展，称狭窄骨盆。狭窄骨盆可以为一个径线过短或多个径线过短，也可以一个平面狭窄或多个平面狭窄，当一个径线狭窄时，要观察同一平面其他径线的大小，再结合整个骨盆腔大小与形态进行综合分析，做出正确判断。狭窄骨盆的分类如下。

1.骨盆入口平面狭窄　分 3 级：Ⅰ级为临界性狭窄，骶耻外径 18cm，入口前后径 10cm，绝大多数可经阴道自然分娩；Ⅱ级为相对性狭窄，骶耻外径 16.5~17.5cm，入口前后径 8.5~9.5cm，须经试产后才能决定是否可以经阴道分娩；Ⅲ级为绝对性狭窄，骶耻外径≤16.0cm，入口前后径≤8cm，必须以剖宫产结束分娩。扁平骨盆常见有两种类型。

（1）单纯扁平骨盆：骨盆入口呈横扁圆形，骶岬向前下突出，使骨盆入口前后径缩短而横径正常。

（2）佝偻病性扁平骨盆：骨盆入口呈横的肾形，骶岬向前突，骨盆入口前后径短。骶骨变直向后翘。尾骨呈钩状突向骨盆出口平面。

2.中骨盆及骨盆出口平面狭窄　分 3 级：Ⅰ级为临界性狭窄，坐骨棘间径 10cm，坐骨结节间径 7.5cm；Ⅱ级为相对性狭窄，坐骨棘间径 8.5~9.5cm，坐骨结节间径 6.0~7.0cm；Ⅲ级为绝对性狭窄，坐骨棘间径≤8.0cm，坐骨结节间径≤5.5cm。我国妇女常见以下两种类型。

（1）漏斗骨盆：骨盆入口平面各径线正常，两侧骨盆壁向内倾斜，状似漏斗。其特点是中骨盆及出口平面明显狭窄，坐骨棘间径<10cm，坐骨结节间径<8cm，耻骨弓角度<90°。坐骨结节间径与出口后矢状径之和<15cm，常见于男型骨盆。

（2）横径狭窄骨盆：与类人猿型骨盆类似。骨盆入口、中骨盆及骨盆出口的横径均缩短，前后径稍长，坐骨切迹宽。测量骶耻外径值正常，但髂棘间径及髂嵴间径均缩短。临产后先露入盆不困难，但胎头下降至中骨盆和出口平面时，常不能顺利转为枕前位，形成持续性枕横位或枕后位，产程进入活跃晚期及第二产程后进展缓慢，甚至停滞。

3.骨盆 3 个平面狭窄　骨盆外型属女性骨盆，但骨盆每个平面的径线均小于正常值 2cm

或更多,称均小骨盆。多见于身材矮小、体形匀称的妇女。

4.畸形骨盆　骨盆失去正常形态称畸形骨盆。仅介绍下列两种。

(1)骨软化症骨盆:现已罕见。因缺钙、磷、维生素 D 及紫外线照射不足,使成年期骨质矿化障碍,被类骨组织代替,骨质脱钙、疏松、软化。由于受躯干重力及两股骨向内上方挤压,使骶岬突向前,耻骨联合向前突出,骨盆入口平面呈凹三角形,粗隆间径及坐骨结节间径明显缩短,严重者阴道不能容纳 2 指。一般不能经阴道分娩。

(2)偏斜骨盆:是一侧髂翼与髋骨发育不良所致骶髂关节固定,以及下肢和髋关节疾病,引起骨盆一侧斜径缩短的偏斜骨盆。

二、软产道异常

软产道包括子宫下段、宫颈、阴道及外阴。软产道异常所致的难产少见,容易被忽视。应在妊娠早期了解软产道有无异常。

1.外阴异常

(1)会阴坚韧:多见于初产妇,尤其 35 岁以上高龄初产妇更多见。由于组织坚韧,缺乏弹性,会阴伸展性差,使阴道口狭窄,在第二产程常出现胎先露部下降受阻,且可于胎头娩出时造成会阴严重裂伤。分娩时,应预防性会阴后一侧切开。

(2)外阴水肿:妊娠期高血压疾病、重度贫血、心脏病及慢性肾炎孕妇在全身水肿的同时,可有重度外阴水肿,分娩时妨碍胎先露部下降,造成组织损伤、感染和愈合不良等。在临产前,可局部应用 50%硫酸镁液湿敷;临产后,仍有严重水肿者,可在严格消毒下进行多点针刺皮肤放液。分娩时,可做会阴后一侧切开。若瘢痕过大,扩张困难者,应行剖宫产术。

2.阴道异常

(1)阴道横膈:横膈较坚韧,多位于阴道上、中段。在横膈中央或稍偏一侧常有一小孔,易被误认为宫颈外口。若仔细检查,在小孔上方可触及逐渐开大的宫口边缘,而该小孔的直径并不变大。阴道横膈影响胎先露部下降,当横膈被撑薄,此时可在直视下自小孔处将膈做 X 形切开。待分娩结束再切除剩余的横膈,用可吸收线间断或连续锁边缝合残端。若横膈高而坚厚,阻碍胎先露部下降,则需行剖宫产术结束分娩。

(2)阴道纵膈:阴道纵膈若伴有双子宫、双宫颈,位于一侧子宫内的胎儿下降,通过该侧阴道分娩时,纵膈被推向对侧,分娩多无阻碍。当阴道纵膈发生于单宫颈时,有时纵膈位于胎先露部的前方,胎先露部继续下降,若膈膜较薄可因先露扩张和压迫自行断裂,膈膜过厚可影响胎儿娩出。阴道瘢痕性狭窄轻者因妊娠后组织变软,不影响分娩。若瘢痕广泛、部位高者可影响先露下降。此外阴道尖锐湿疣于妊娠期生长迅速,患者于分娩时容易发生阴道裂伤、血肿及感染。

(3)阴道囊肿和肿瘤:阴道壁囊肿较大时,阻碍胎先露部下降,此时可行囊肿穿刺抽出其内容物,待产后再选择时机进行处理。阴道内肿瘤阻碍胎先露部下降而又不能经阴道切除者,均应行剖宫产术,原有病变待产后再行处理。

3.宫颈异常

(1)宫颈外口黏合:多在分娩受阻时发现。当宫颈管已消失而宫口却不扩张,仍为一很小的孔,通常用手指稍加压力分离黏合的小孔,宫口即可在短时间内开全。但有时为使宫口开大,需行宫颈切开术。

（2）宫颈水肿：多见于扁平骨盆、持续性枕后位或滞产，宫口未开全过早使用腹压，致使宫颈前唇长时间被压于胎头与耻骨联合之间，血液回流受阻引起水肿，影响宫颈扩张。轻者可抬高产妇臀部，减轻胎头对宫颈的压力，也可于宫颈两侧各注入0.5%利多卡因5～10mL或地西泮10mg静脉推注，待宫口近开全，用手将水肿的宫颈前唇上推，使其逐渐越过胎头，即可经阴道分娩。若经上述处理无明显效果，宫口不继续扩张，可行剖宫产术。

（3）宫颈坚韧：常见于高龄初产妇，宫颈缺乏弹性或精神过度紧张使宫颈挛缩，宫颈不易扩张。此时可静脉推注地西泮10mg。也可于宫颈两侧各注入0.5%利多卡因5～10mL，若不见缓解，应行剖宫产术。

（4）宫颈瘢痕：宫颈锥形切除术后、宫颈裂伤修补术后感染、宫颈深部电烙术后等所致的宫颈瘢痕，虽于妊娠后软化，若宫缩很强，宫口仍不扩张，不宜久等，应行剖宫产术。

（5）宫颈癌：此时宫颈硬而脆，缺乏伸展性，临产后影响宫口扩张，若经阴道分娩，有发生大出血、裂伤、感染及癌扩散等危险，故不应经阴道分娩，应行剖宫产术，术后放疗。若为早期浸润癌，可先行剖宫产术，随即行广泛性子宫切除术及盆腔淋巴结清扫术。

（6）宫颈肌瘤：生长在子宫下段及宫颈部位的较大肌瘤，占据盆腔或阻塞于骨盆入口时，影响胎先露部进入骨盆入口，应行剖宫产术。若肌瘤在骨盆入口以上而胎头已入盆，肌瘤不阻塞产道则可经阴道分娩，肌瘤待产后再行处理。

（7）子宫下段异常：随着剖宫产率的增加，剖宫产术后并发症发生率也随之升高，子宫下段切口感染，瘢痕较大，血管闭塞，血供障碍，子宫下段组织硬韧，遇到梗阻性难产可发生子宫下段破裂。分娩时要严密观察有无病理缩复环出现及血尿等，有异常及时处理。

三、诊断检查

1.病史　询问孕妇有无佝偻病、脊髓灰质炎、脊柱和髋关节结核及外伤史。若为经产妇，应了解有无难产史及新生儿有无产伤等。

2.一般检查　观察产妇的体型、步态有无跛足，有无脊柱及髋关节畸形，米氏菱形窝是否对称，有无尖腹及悬垂腹等体征。身高<145cm者，应警惕均小骨盆。

3.腹部检查

（1）腹部形态：注意观察腹型，尺测耻上子宫长度及腹围，B超观察胎先露与骨盆的关系，还须测量胎头双顶径、胸径、腹径、股骨长度，预测胎儿体重，判断能否顺利通过骨产道。

（2）胎位异常：骨盆入口狭窄往往因头盆不称，胎头不易入盆导致胎位异常，如臀先露、肩先露。中骨盆狭窄影响已入盆的胎头内旋转，导致持续性枕横位、枕后位。

（3）估计头盆关系：正常情况下，部分初孕妇在预产期前2周，经产妇于临产后，胎头应入盆。若已临产，胎头仍未入盆，则应充分估计头盆关系。检查头盆是否相称的具体方法：孕妇排空膀胱，仰卧，两腿伸直。检查者将手放在耻骨联合上方，将浮动的胎头向骨盆腔方向推压。若胎头低于耻骨联合平面，表示胎头可以入盆，头盆相称，称为跨耻征阴性；若胎头与耻骨联合在同一平面，表示可疑头盆不称，称为跨耻征可疑阳性；若胎头高于耻骨联合平面，表示头盆明显不称，称为跨耻征阳性。对出现跨耻征阳性的孕妇，应让其取两腿屈曲半卧位，再次检查胎头跨耻征，若转为阴性，提示为骨盆倾斜度异常，而不是头盆不称。

4.骨盆测量

（1）骨盆外测量：骨盆外测量的结果，可以间接反映出真骨盆的大小。骨盆外测量各径线<正常值 2cm 或以上为均小骨盆;骶耻外径<18cm 为扁平骨盆。坐骨结节间径<8cm,耻骨弓角度<90°,为漏斗型骨盆。骨盆两侧斜径(以一侧髂前上棘至对侧髂后上棘间的距离)及同侧直径(从髂前上棘至同侧髂后上棘间的距离),两者相差>1cm 为偏斜骨盆。

(2)骨盆内测量:骨盆外测量发现异常,应进行骨盆内测量。对角径<11.5cm,骶岬突出为骨盆入口平面狭窄,属扁平骨盆。中骨盆平面狭窄及骨盆出口平面狭窄往往同时存在。应测量骶骨前面弯度、坐骨棘间径、坐骨切迹宽度(即骶棘韧带宽度)。若坐骨棘间径<10cm,坐骨切迹宽度<2 横指,为中骨盆平面狭窄。若坐骨结节间径<8cm,应测量出口后矢状径及检查骶尾关节活动度,估计骨盆出口平面的狭窄程度。若坐骨结节间径与出口后矢状径之和<15cm,为骨盆出口平面狭窄。

5.B 超检查　观察胎先露与骨盆的关系,测量胎头双顶径、胸径、腹径、股骨长度,预测胎儿体重,判断能否顺利通过骨产道。

四、对母儿的影响

1.对母体的影响　若为骨盆入口平面狭窄,影响胎先露部衔接,容易发生胎位异常,引起继发性子宫收缩乏力,导致产程延长或停滞。若中骨盆平面狭窄,影响胎头内旋转,容易发生持续性枕横位或枕后位。胎头长时间嵌顿于产道内,压迫软组织引起局部缺血、水肿、坏死、脱落,于产后形成生殖道瘘;胎膜早破及手术助产增加感染概率。严重梗阻性难产若不及时处理,可导致先兆子宫破裂,甚至子宫破裂,危及产妇生命。

2.对胎儿的影响　头盆不相称容易发生胎膜早破、脐带脱垂,导致胎儿窘迫,甚至胎儿死亡;产程延长,胎头受压,缺血缺氧容易发生颅内出血;产道狭窄,手术助产概率增大,易发生新生儿产伤及感染。

五、治疗

1.骨产道异常　明确狭窄骨盆的类别和程度,了解胎位、胎儿大小、胎心、宫缩强弱、宫颈扩张程度、破膜与否,结合年龄、产次、既往分娩史,综合判断,选择合理的分娩方式。

(1)轻度头盆不称:在严密监护下可以试产,试产过程一般不用镇静、镇痛药,少肛查,禁灌肠。密切观察胎儿情况及产程进展。勤听胎心音,破膜后立即听胎心音,观察羊水性状,必要时行阴道检查,了解产程进展,有无脐带脱垂。若胎头未衔接,胎位异常已破膜的产妇应抬高床尾。试产 2~4 小时,胎头仍未入盆,并伴胎儿窘迫者,则应停止试产,及时行剖宫产术结束分娩。

(2)中骨盆狭窄:主要影响胎头俯屈,使内旋转受阻,易发生持续性枕横位或枕后位。若宫口已开全,胎头双顶径达坐骨棘水平或更低,可用胎头吸引、产钳等阴道助产术,并做好抢救新生儿的准备;若胎头未达坐骨棘水平,或出现胎儿窘迫征象,应行剖宫产术结束分娩。

(3)骨盆出口狭窄:出口平面是产道最低部位,应在临产前对胎儿大小、头盆关系作充分估计,决定分娩方式,出口平面狭窄者不宜试产。若出口横径与后矢状径之和>15cm,多数可经阴道分娩;两者之和为 13~15cm 者,多数需阴道助产;两径之和<13cm,足月胎儿不易经阴道分娩,应行剖宫产术结束分娩。

(4)胎儿娩出:胎儿娩出后,及时注射宫缩药,使用抗生素预防产后出血和感染。

2.软产道异常　应根据局部组织的病变程度及对阴道分娩的影响,选择局部手术治疗处理,或行剖宫产术结束分娩。

第三节　胎位异常

胎位是影响分娩及决定分娩难易程度的重要因素之一。常见的胎位异常包括头先露、臀先露,还有肩先露和复合先露。

一、持续性枕后位、枕横位

在分娩过程中,胎头以枕后位或枕横位衔接,在下降过程中,胎头枕部因强有力的宫缩,绝大多数能向前转135°或90°,转成枕前位而自然分娩。若胎头枕骨持续不能转向前方,直至分娩后期仍然位于母体骨盆的后方或侧方,致使分娩发生困难者,称为持续性枕后位或持续性枕横位。临产早期15%的胎儿是枕后位,5%于分娩中仍然是枕后位。

1.原因

(1)骨盆异常:常发生于男型骨盆或类人猿型骨盆。这两类骨盆的特点是入口平面前半部较狭窄,不适合胎头枕部衔接,后半部较宽,胎头容易以枕后位或枕横位衔接。这类骨盆常伴有中骨盆狭窄,影响胎头在中骨盆平面向前旋转而成为持续性枕后位或持续性枕横位。此外,扁平骨盆和均小骨盆均可因骨盆径线短而使胎头枕横位嵌顿在中骨盆形成持续性枕横位。

(2)胎头俯屈不良:持续性枕后(横)位胎头俯屈不良,以较枕下前囟(9.5cm)增加1.8cm的枕额径(11.3cm)通过产道,影响胎头在骨盆腔内旋转。若以枕后位衔接,胎儿脊柱与母体脊柱接近,不利于胎头俯屈,胎头前囟成为胎头下降的最低部位,而最低点又常转向骨盆前方,当前囟转至前方或侧方时,胎头枕部转至后方或侧方,形成持续性枕后位或枕横位。

(3)子宫收缩乏力:影响胎头下降、俯屈及内旋转,容易造成持续性枕后位或枕横位。反过来,持续性枕后(横)位使胎头下降受阻,也容易导致宫缩乏力,两者互为因果关系。

(4)其他:前置胎盘、膀胱充盈、宫颈肌瘤、头盆不称、胎儿发育异常等均可影响胎头内旋转,形成持续性枕后(横)位。

2.分娩机制　在无头盆不称的情况下,多数枕后位及枕横位在强有力的宫缩作用下,可使胎头枕部向前旋转90°~135°成为枕前位。在分娩过程中,若不能转成枕前位时,其分娩机制如下。

(1)枕后位:内旋转时向后旋转45°,使矢状缝与骨盆前后径一致。胎儿枕部朝向骶骨呈正枕后位,其分娩机制如下。①胎头俯屈较好:前囟抵达耻骨联合下时,以前囟为支点,胎头继续俯屈,先娩出顶、枕部,随后仰伸,相继娩出额、鼻、口、颏;②胎头俯屈不良:当鼻根出现在耻骨联合下时,以鼻根为支点,胎头先俯屈,前囟、顶、枕部娩出后,胎头仰伸,相继娩出鼻、口、颏。

(2)枕横位:部分枕横位于下降过程中内旋转受阻,或枕后位的胎头枕部仅向前旋转45°成为持续性枕横位时,虽能经阴道分娩,多数需要用手或胎头吸引术将胎头转成枕前位娩出。

3.对母儿影响

(1)对产程的影响:持续性枕后(横)位容易导致第二产程延缓及胎头下降停滞,若未及时处理常导致第二产程延长,甚至滞产。

（2）对产妇的影响：胎头长时间压迫软产道，可发生缺血坏死脱落，形成生殖道瘘。胎位异常导致继发性宫缩乏力，使产程延长，常需手术助产，容易发生软产道损伤，增加产后出血及感染机会。

（3）对胎儿的影响：第二产程延长和手术助产机会增多，常出现胎儿窘迫和新生儿窒息，围生儿病死率增高。

4.临床表现　临产后胎头衔接较晚及俯屈不良，由于枕后位的胎先露部不易紧贴宫颈及子宫下段，常导致协调性子宫收缩乏力及宫颈扩张缓慢。因枕骨持续位于骨盆后方压迫直肠，产妇自觉肛门坠胀及排便感，致使宫口尚未开全时过早使用腹压，容易导致宫颈前唇水肿和产妇疲劳，影响产程进展。持续性枕后位常致第二产程延长。若在阴道口虽已见到胎发，但历经多次宫缩时屏气却不见胎头继续顺利下降时，应考虑到可能是持续性枕后位。

5.辅助检查

（1）腹部体征：胎背偏向母体后方或侧方，前腹壁容易触及胎儿肢体，且在胎儿肢体侧容易听及胎心。

（2）肛门检查或阴道检查：枕后位时感到盆腔后部空虚，胎头矢状缝位于骨盆左斜径上，前囟在骨盆右前方，后囟（枕部）在骨盆左后方则为枕左后位。查明胎头矢状缝位于骨盆横径上，后囟在骨盆左侧方，则为枕左横位。若出现胎头水肿、颅骨重叠、囟门触不清，需行阴道检查，借助胎儿耳郭、耳屏位置及方向判定胎位，若耳郭朝向骨盆后方，即可诊断为枕后位；反之则为枕横位。

（3）超声检查：根据胎头眼眶及枕部位置，能准确探清胎头位置。

6.处理　若骨盆无异常、胎儿不大时，可以试产。试产时严密观察产程，注意胎头下降、宫口扩张程度、宫缩强弱及胎心有无变化。

（1）第一产程

1）潜伏期：应保证产妇充分营养和休息。若情绪紧张、睡眠不好可给予哌替啶或地西泮。让产妇向胎儿肢体方向侧卧，以利胎头枕部转向前方。若宫缩欠佳，应尽早使用缩宫素。

2）活跃期：宫口开大 3~4cm 产程停滞，除外头盆不称可行人工破膜，使胎头下降，压迫宫颈，增强宫缩，推动胎头内旋转。若产力欠佳，静脉滴注缩宫素。若宫口开大速度>1cm/h，伴胎先露部下降，多能经阴道分娩。在试产过程中出现胎儿窘迫征象，应行剖宫产术。宫口开全之前，嘱产妇勿过早屏气用力，以免引起宫颈前唇水肿，影响产程进展。

（2）第二产程：若第二产程进展缓慢，初产妇已近 2 小时，经产妇已近 1 小时，应行阴道检查。当胎头双顶径已达坐骨棘平面或以下时，可徒手将胎头枕部转向前方，使矢状缝与骨盆出口前后径一致，或自然分娩，或阴道助产（低位产钳术或胎头吸引术）。若转成枕前位有困难时，也可向后转成正枕后位，再以产钳助产。若以枕后位娩出时，须做较大的会阴侧切，以免造成会阴裂伤。若胎头位置较高，疑有头盆不称，则须行剖宫产术，中位产钳不宜使用。

（3）第三产程：因产程延长，容易发生产后子宫收缩乏力，故胎盘娩出后应立即肌内注射子宫收缩剂，以防发生产后出血。有软产道裂伤者，应及时修补。新生儿应重点监护。凡行手术助产及有产道裂伤者，产后应给予抗生素预防感染。

二、胎头高直位

胎头呈不屈不仰姿势于骨盆入口，其矢状缝与骨盆入口平面前后径相一致，称胎头高直位。包括:①高直前位:胎头枕骨向前靠近耻骨联合,又称枕耻位;②高直后位:胎头枕骨向后靠近骶岬者,又称枕骶位。约占分娩总数的1.08%。

1.原因 胎头高直位的病因尚不清楚,可能与头盆不称、腹壁松弛、腹直肌分离及胎膜早破等有关。

2.处理 高直前位时,若骨盆正常、胎儿不大、产力强,应给予阴道试产机会。加强宫缩促使胎头俯屈,胎头转为枕前位可经阴道分娩或阴道助产。若试产失败再行剖宫产术结束分娩。高直后位一经确诊,应行剖宫产术。

三、面先露

胎头以颜面为先露时,称为面先露,多于临产后发现。常由额先露继续仰伸形成,以颏骨为指示点有颏左前、颏左横、颏左后、颏右前、颏右横、颏右后6种胎位,以颏左前、颏右后多见。

1.原因 包括骨盆狭窄、头盆不称、腹壁松弛、脐带过短或脐带绕颈、胎儿畸形等。

2.处理 面先露均在临产后发生。如出现产程延长及停滞时,应及时行阴道检查。颏前位时,若无头盆不称,产力良好,有可能经阴道自然分娩。若出现继发性宫缩乏力,第二产程延长,可用产钳助娩,但会阴后侧切要开足够大。若有头盆不称或出现胎儿窘迫征象,应行剖宫产术。持续性颏后位时难以经阴道分娩,应行剖宫产分娩。颏横位若能转为颏前位,可以经阴道分娩,持续性颏横位常出现产程延长和停滞,应行剖宫产术。

四、臀先露

臀先露是最常见的异常胎位,占妊娠足月分娩总数的3%~4%。臀先露的胎儿位于母体纵轴上,胎头在宫底部,先露部为胎儿的臀、足或膝。由于小而软的胎臀先娩出,大而硬的胎头后娩出,可能导致胎头娩出困难;小而不规则的胎臀(尤其是足先露)与子宫下段结合不紧密,易发生脐带脱垂,引起的围生儿病死率是枕先露的3~8倍。臀先露以骶骨为指示点,有骶左前、骶左横、骶左后、骶右前、骶右横、骶右后6种胎位。

1.原因

(1)胎儿在宫腔内活动范围过大:羊水过多、经产妇腹壁松弛及早产儿羊水相对偏多,胎儿易在宫腔内自由活动形成臀先露。

(2)胎儿在宫腔内活动范围受限:子宫畸形(如单角子宫、双角子宫等)、胎儿畸形(如无脑儿、脑积水等)、双胎妊娠及羊水过少等,容易发生臀先露。

(3)胎头衔接受阻:狭窄骨盆、前置胎盘、肿瘤阻碍骨盆腔及巨大胎儿等,也易发生臀先露。

2.分娩机制 以骶右前位为例加以阐述。

(1)胎臀娩出:临产后,胎臀以粗隆间径(9cm)衔接于骨盆入口的右斜径上(12cm),并不断下降,前髋下降稍快,先抵骨盆,在遇盆底阻力后,臀部向母体右前方做45°内旋转,使前髋位于耻骨联合后方,而粗隆间径与母体骨盆出口前后径一致。胎体为适应产道弯曲度而侧屈,后臀先从会阴前缘娩出,胎体稍伸直,使前臀从耻骨弓下娩出。继之双腿双足娩出。当胎臀及两下肢娩出后,胎体行外旋转,使胎背转向前方或右前方。

(2)胎肩娩出:胎臀及下肢娩出后,胎体发生外旋转,使胎儿背部转向前方或侧前方,胎体的旋转使双肩径进入骨盆横径或斜径上并逐渐下降至骨盆底,双肩径适应骨盆出口前后径，前肩向前内旋转45°或90°而位于耻骨弓下，胎体侧屈先娩出后肩及其上肢，继而前肩及其上肢娩出。

（3）胎头娩出：肩的内旋转和下降使胎儿矢状缝与骨盆横径或斜径相一致，进一步下降遇盆底阻力后胎头发生内旋转45°或90°，胎头矢状缝位于出口前后径上，枕骨转至耻骨联合下并以此为支点进行俯屈，使颏、面、额部相继自会阴前缘娩出，继而整个胎头娩出。臀位的后出胎头，因娩出迅速，未受到很大挤压变形而呈圆形，头娩出较胎肩、胎臀困难，是臀产分娩的关键部分。

3.对母儿影响

（1）对母体的影响：不规则的胎臀对前羊膜囊压力不均，易导致胎膜早破；胎臀不能紧贴子宫下段及宫颈内口，扩张宫颈和刺激宫旁神经丛的张力不如头先露，故容易发生产程延长、继发性子宫收缩乏力及产后出血。

（2）对胎儿的影响：脐带脱垂、胎儿窘迫、后出胎头牵出困难、新生儿窒息、臂丛神经损伤及颅内出血的风险均大大高于头先露。

4.临床分类

（1）单臀先露：胎儿双髋关节屈曲，双膝关节直伸，以臀部为先露，又称腿直臀先露。此类最多见。

（2）完全臀先露：胎儿双髋关节及膝关节均屈曲，犹如盘膝坐，以臀部和双足为先露，又称混合先露。较多见。

（3）不完全臀先露：以一足或双足、一膝或双膝或一足一膝为先露，膝先露是暂时的，产程开始后转为足先露。此类较少见。

5.临床表现　孕妇常感肋下有圆而硬的胎头。由于胎臀不能紧贴子宫下段及宫颈，常导致子宫收缩乏力，宫颈扩张缓慢，致使产程延长。

6.辅助检查

（1）通过产科四步触诊法及胎心听诊，多数可以确诊。子宫呈纵椭圆形，胎体纵轴与母体纵轴一致。在宫底部可触到圆而硬、按压有时有浮球感的胎头；在耻骨联合上方可触到不规则、软而宽的胎臀，胎心听诊位置较高，在脐左（或右）上方听得最清楚。

（2）阴道检查：宫口扩张2cm以上且胎膜已破时，可直接触到胎臀、外生殖器及肛门，此时应注意与颜面相鉴别。若为胎臀，可触及肛门与两坐骨结节呈一直线，手指放入肛门时有环状括约肌的收缩感，指尖上有胎粪。若为颜面，口与两颧骨呈一等边三角形，手指放入口内可触及齿龈，有吸吮动作。若触及胎足时，应与胎手相鉴别，胎足趾短而平齐且有足跟，胎手指长，指端不平齐。

（3）超声检查：超声应了解以下几项内容。①诊断胎头有无仰伸（即望星式）：胎头过度仰伸使胎头入盆的径线增加而下降受阻。经阴道分娩可致胎儿损伤，包括颈椎脱位和脊髓横断；②测量双顶径、胸腹围及股骨长度，估计胎儿大小；③了解胎儿有无畸形，在臀位中胎儿畸形的发生率是3%；④确定臀位类型；⑤有无脐带先露。

7.处理

（1）妊娠期

1）胸膝卧位：为最常用的方法，主要机制是使胎体受重力的影响产生移位、转动，或促使已入盆的胎儿肢体离开骨盆腔,减少转胎的障碍。在每天早晚空腹时进行,排空膀胱,松解裤带,取胸膝卧位的姿势。每天 2 次,每次 15 分钟,持续 7~10 天后若不能回转,可改用其他方法。胸膝卧位常因头低、胸部受压、面部充血而使孕妇不能坚持。

2)外倒转术:应用上述矫正方法无效者,于妊娠 32~34 周时可行外倒转术,因有发生胎盘早剥、脐带缠绕等严重并发症的可能,应用时要慎重。术前半小时口服利托君 10mg。行外倒转术时,最好在超声监测下进行。孕妇平卧,露出腹壁。查清胎位,听胎心率。步骤包括松动胎先露部(两手插入先露部下方向上提拉,使之松动),转胎(两手把握胎儿两端,一手将胎头沿胎儿腹侧轻轻向骨盆入口推移,另一手将胎臀上推,与推胎头动作配合,直至转为头先露)。动作应轻柔,间断进行。若术中或术后发现胎动频繁而剧烈、胎心率异常,应停止转动,退回原胎位并观察半小时。

(2)分娩期

1)选择性剖宫产的指征:狭窄骨盆、软产道异常、胎儿体重>3500g、胎儿窘迫、高龄初产、有难产史、不完全臀先露、超声见胎头过度仰伸、有脐带先露或膝先露、有其他妊娠合并疾病等,均应行剖宫产术结束分娩。

2)经阴道分娩的条件:孕龄≥36 周,单臀先露,胎儿体重为 2500~3500g,无胎头仰伸,骨盆大小正常,无其他剖宫产指征。

3)决定经阴道分娩的处理

第一产程:产妇应侧卧,不宜站立走动,尽量避免胎膜破裂。一旦破膜,应立即听胎心。若有脐带脱垂,胎心尚好,宫口未开全,为抢救胎儿,需立即行剖宫产术。宫缩乏力时可应用催产素。当宫口开大 4~5cm 时,胎足即可经宫口脱出至阴道。为了使宫颈和阴道充分扩张,消毒外阴之后使用“堵”外阴方法。当宫缩时用无菌巾以手掌堵住阴道口,让胎臀下降,避免胎足先下降,待宫口及阴道充分扩张后才让胎臀娩出。此法有利于后出胎头的顺利娩出。

第二产程:接产前,应导尿排空膀胱。初产妇应做会阴侧切术。有 3 种分娩方式。①自然臀位分娩:胎儿自然娩出,不作任何牵拉。极少见,仅见于经产妇、胎儿小、宫缩强、产道正常者;②臀位助产术:当胎臀自然娩出至脐部后,胎肩及后出胎头由接产者协助娩出。脐部娩出后,一般应在 2~3 分钟娩出胎头,最长不能超过 8 分钟。后出胎头娩出有主张用单叶产钳效果佳;③臀位牵引术:胎儿全部由接产者牵拉娩出,此种手术对胎儿损伤大,不宜采用。

第三产程:产程延长易并发子宫乏力性出血。胎盘娩出后,应肌内注射催产素,防止产后出血。行手术操作及有软产道损伤者应及时缝合,并给予抗生素预防感染。

五、复合先露

先露部除头或臀之外,尚有肢体手或足共同进入骨盆,称为复合先露。最常见的是头与手的复合先露,较少见的是头与单足或双足。发现复合先露时应首先查明发生的原因,须排除头盆不称。在确定无头盆不称的情况下,使产妇卧向脱出肢体的对侧等待脱出肢体自然还纳,严密观察胎心变化,根据产程进展和先露下降情况决定分娩方式。根据脱出肢体为上肢或下肢,先进部为臀或头,以及其肢体脱出的程度,分别进行适当的处理。

1.自然分娩　多数病例可等待自然分娩,侧卧后当宫底随本身重量稍向卧侧腹部移动时,脱出的肢体常可自然回纳。及时发现脐带脱出等异常情况。脱出肢体部分较小如仅手脱出,并未阻塞于盆腔尚可活动者,可因分娩推动胎体下降,使手自动缩回。如胎臂整个脱出至胎头前且部位较低难以还纳者,可等待自然分娩或行产钳助产。

2.剖宫产术　骨盆狭小及头盆不称,或者脐带脱出的足月儿,特别是初产妇,宜行剖宫产。

3.肢体还纳术　整个肢体脱出而胎头尚高者,可于全麻下行肢体还纳。还纳肢体后应下压并固定胎头,防止肢体再次脱出,然后根据进展情况,考虑剖宫产或经阴道分娩。

第六章　分娩并发症

分娩期是决定妊娠结局的关键时期，在分娩过程中可出现一些严重威胁母胎生命安全的并发症，如产后出血、羊水栓塞、子宫破裂等，是导致孕产妇死亡的主要原因。其中，产后出血长期居于我国孕产妇死亡原因的首位；羊水栓塞则是病情凶险而又难以预测的极严重并发症，病死率极高。因此，正确处理分娩并发症对母胎安全尤为重要。

第一节　产后出血

产后出血是指胎儿娩出后 24 小时内，阴道分娩产妇出血量≥500mL 或剖宫产分娩产妇出血量≥1000mL。产后出血是分娩期严重的并发症，是我国目前孕产妇死亡的首要原因。据文献报道其发病率为 5%～10%，但由于临床上估计产后出血量一般比实际出血量低 30%～50%，因此实际产后出血发病率可能更高。

一、病因

胎儿娩出后的出血主要来源于两个部位：胎盘剥离面的出血、软产道损伤所致血管破裂出血。胎盘剥离面出血与产后出血常见的病因子宫收缩乏力、胎盘因素及凝血功能障碍相关。软组织血管损伤主要与子宫下段、子宫颈、阴道、会阴体的血管破裂出血相关。但这几种原因既可合并存在，又可互为因果，如胎盘因素可影响子宫收缩，导致宫缩乏力，大量出血可消耗凝血因子，导致凝血功能障碍。

1.子宫收缩乏力　是产后出血最常见的原因，占产后出血总数的 50%～70%。妊娠足月时血流速度以平均 450～650mL/min 的速度通过胎盘，胎儿娩出后子宫肌纤维迅速收缩。子宫肌层从解剖结构上分为内、外、中 3 层，外层纵形排列，内层环形排列，中间层交叉排列，且血管穿插走行其中。子宫收缩和缩复能有效地压迫肌束间的血管，同时还能使胎盘剥离面积迅速缩小，其周围螺旋动脉得到生理性结扎，血窦关闭，出血控制。任何影响子宫肌正常收缩和缩复功能的因素都有可能导致子宫收缩乏力性产后出血，短时间就可能发生严重的失血甚至休克。常见高危因素包括：①全身因素：合并急慢性全身性疾病，体质虚弱、过度疲劳、恐惧分娩、高龄、肥胖，以及既往产后出血史；②子宫因素：包括子宫肌层损伤如剖宫产史，肌瘤挖除史，多胎多产；子宫畸形或子宫肌瘤；子宫肌纤维过度伸展如羊水过多、巨大胎儿、多胎妊娠等；③药物因素：临产后使用镇静药、麻醉药或子宫收缩抑制剂，以及缩宫素使用不当、药物催引产等；④产程因素：急产、产程延长或滞产、试产失败等；⑤其他产科因素：如妊娠合并疾病、妊娠并发症等。

2.胎盘因素　胎儿娩出后胎盘剥离，剥离面供应胎盘的动静脉随之开放，止血是由子宫肌纤维结构特点和血液凝固机制共同决定的。除子宫肌纤维收缩以外，内源性前列腺素作用下血小板大量聚集，释放血管活性物质加强血管收缩的同时形成血栓，形成的血凝块可有效堵塞胎盘剥离面暴露的血管，达到止血目的。任何影响胎盘自子宫剥离的因素均可导致产后出血，这些胎盘因素包括：①胎盘滞留：可影响胎盘剥离面血窦的关闭，引起产后出血。

常见的原因有膀胱过度充盈、胎盘嵌顿、胎盘剥离不全;②胎盘胎膜残留:部分胎盘小叶、副胎盘或部分胎膜残留在宫腔内,可干扰子宫收缩而导致产后出血;③胎盘粘连、胎盘植入:子宫蜕膜减少或缺如,胎盘与子宫之间蜕膜海绵层的生理性裂缝线消失,导致一个或多个胎盘母体也紧密粘连于蜕膜基底层甚至子宫肌层,临床上分为胎盘粘连、胎盘植入和胎盘穿透。常见原因包括多次宫腔手术操作史、子宫内膜炎、蜕膜发育不良、剖宫产史、前置胎盘、高龄产妇及多次分娩史等。

3.软产道裂伤　软产道裂伤包括会阴、阴道、宫颈裂伤,严重的裂伤可累及阴道穹窿、子宫下段,甚至盆壁,导致阔韧带内血肿、腹膜后血肿或子宫破裂。常见原因有:①会阴及阴道水肿、炎症、静脉曲张等导致组织弹性差,分娩时会阴扩张不充分,导致会阴裂伤出血;②巨大胎儿、胎先露异常、梗阻性难产、急产、产力过强;③阴道助产技术的使用,包括胎头吸引器、臀位助产、臀牵引术和产钳助产,尤其是产钳对产道的损伤较常见;④接产时会阴保护技术不规范。会阴切开指征及切开时机掌握不好,缝合时止血不彻底,宫颈或阴道穹窿的裂伤未及时发现;⑤子宫瘢痕部位发生子宫破裂出血。

4.凝血功能障碍　产妇凝血功能障碍导致的出血少见,但往往难以控制,任何原发或继发的凝血功能异常均有可能导致产后出血。常见于:①妊娠合并血液系统基础疾病:如血小板减少症、再生障碍性贫血、血友病等;②妊娠期或分娩期并发症导致凝血功能障碍或DIC:如羊水栓塞、妊娠急性脂肪肝、重症肝炎、子痫前期、子痫、胎盘早剥、死胎、严重的全身感染及不恰当的抗凝治疗。

二、临床分类

1.严重产后出血　胎儿娩出后24小时出血量≥1000mL的情况。

2.难治性产后出血　经过宫缩剂、持续性按摩或按压子宫、宫腔填塞等保守措施无法止血,需要介入治疗、外科手术甚至切除子宫的严重产后出血。

3.重症产后出血　指出血速度>150mL/min,或3小时出血量超过总血容量的50%,或24小时出血量超过全身总血容量。

三、临床表现

胎儿娩出后阴道流血是产后出血的主要表现。需要高度警惕的是,出血早期血压及心率不会有明显的改变,平时血压正常的孕妇早期可能会出现血压轻度升高,而高血压孕妇则会表现为血压正常。因此,产后出血造成的低血容量可能很晚才会被发现,从而耽误治疗,导致严重后果。产后出血根据不同的病因,表现也不尽相同。

1.子宫收缩乏力　常为分娩过程中宫缩乏力的延续。常发生产程延长、胎盘剥离缓慢,出血多为间歇性。按压宫底有大量血液或血凝块涌出。若出血速度快、量多,产妇可迅速出现休克表现诸如面色苍白、头晕心悸、大汗淋漓、血压下降等。检查或可发现子宫轮廓不清,子宫软。

2.胎盘因素　常发生在胎儿娩出后胎盘10分钟内不能自然剥离。手取胎盘可能发现胎盘与宫壁粘连紧密并伴有不同程度的阴道流血。

3.软产道裂伤　阴道分娩的出血发生在胎儿娩出后,持续不断,色鲜红且多能自凝。裂伤较深或涉及血管时出血往往较多。阴道血肿也可表现为阴道疼痛、触痛但出血量并不多。剖宫产时常因为胎儿先露过低,取胎困难导致下段撕裂而出血。

4.凝血功能障碍　孕前或妊娠期合并凝血系统障碍，已有易出血倾向。也可继发于分娩时羊水栓塞、胎盘早剥等。

四、诊断与鉴别诊断

诊断产后出血的关键在于准确地测量和估计出血量，错误低估将会丧失治疗和抢救的时机。诊断的同时明确产后出血的原因，尽早对因处理。突然大量的产后出血易得到重视和早期诊断，而缓慢的持续少量出血或血肿易被忽视。需要注意的是，估测的出血量往往都低于实际的失血量。如果产后阴道出血量不多，但产妇有低血容量的症状和体征时，需考虑到隐匿血肿或盆腹腔内出血，应仔细检查子宫收缩情况、软产道损伤情况及有无血肿形成。

1.准确估计出血量　方法包括目测法、称重法、容积法、面积法、休克指数及血红蛋白测定等。由于孕期血容量的增加使得产妇对失血的耐受性提高，从失血到发生失代偿性休克常无明显征兆，且失血性休克的临床表现往往滞后于出血量，容易导致诊断和处理不及时。估计出血量应多种方法综合评估，目测法估计产后出血量比实际出血量要低 30%～50%；称重法、容积法和面积法较为准确；而血红蛋白的测定在产后出血早期由于血液浓缩，血红蛋白值常不能准确反映实际出血量；休克指数可以粗略估算出血量（表 6-1），但产妇代偿能力较强，应注意产后出血可能迅速从代偿阶段发展为失代偿性休克。因此，失血速度也是反映产后出血病情轻重的重要指标，重症的情况包括：失血速度>150mL/min、3 小时出血量超过血容量的 50%、24 小时出血量超过全身血容量等。

表 6-1　休克指数与失血量关系［休克指数=心率/收缩压（mmHg）］

休克指数	估计失血量/mL	占血容量的比例/%
<0.9	<500	<20
1	1000	20
1.5	1500	30
2	≥2500	≥50

2.出血原因的诊断　根据阴道流血发生的时间、出血量，以及与胎儿、胎盘娩出之间的关系，可以初步判断产后出血的原因。但这些原因可合并存在或互为因果，如子宫收缩乏力可与软产道裂伤合并存在，胎盘因素可导致子宫收缩乏力，出血过多可继发凝血功能异常等。

（1）子宫收缩乏力：正常情况下胎盘娩出后，宫底平脐或位于脐下一横指，质硬、呈球形。如果扪及子宫体积大、质软或轮廓不清，结合阴道持续流血，使用强效宫缩剂增强宫缩后子宫变硬、出血减少，可做出诊断，但应排除其他原因导致的产后出血。

（2）胎盘因素：若胎儿娩出后 10～15 分钟胎盘仍未娩出，并出现阴道大量出血，颜色暗红，应考虑为胎盘因素所致，同时胎盘娩出后应仔细检查其完整性，若发现胎盘小叶、胎膜不完整或胎盘母面有残留的血管断端，应考虑胎盘组织残留或副胎盘的存在，须进行宫腔检查。徒手剥离胎盘时，若发现胎盘与宫壁粘连致密，难以剥离，牵拉脐带时子宫体随之移动，应怀疑胎盘植入，应立即停止剥离。

（3）软产道裂伤：如果在胎儿刚娩出后、胎盘尚未剥离时即发生持续的阴道流血，颜色鲜红，子宫收缩好，则应考虑软产道裂伤的可能，尤其是存在分娩巨大胎儿、手术助产、臀牵引等情况。若怀疑存在软产道裂伤,应立即仔细检查,包括是否存在会阴阴道裂伤、宫颈裂伤、阴道血肿、子宫内翻和子宫破裂等,尽早发现损伤的具体位置和损伤的程度,必要时应在麻醉条件下进行检查并及时处理。如有严重的会阴疼痛及突然出现张力大、有波动感、可扪及不同大小的肿物,应考虑阴道壁血肿。会阴裂伤按损伤程度分 4 度,Ⅰ度指会阴皮肤及阴道入口黏膜撕裂,未达肌层,一般出血不多;Ⅱ度是指裂伤已达会阴体筋膜层及肌层,累及阴道后壁黏膜,向阴道后壁两侧沟延伸并向上撕裂,裂伤多不规则,可使原解剖结构不易辨认,出血较多;Ⅲ度指裂伤向会阴深部扩展,累及肛门括约肌复合体,但肛门直肠黏膜尚完整;Ⅳ度指会阴裂伤累及肛门括约肌复合体及肛门直肠黏膜,组织损伤虽然严重,但出血量不一定多。

(4)凝血功能障碍:如原发性血小板减少、血友病等凝血功能障碍常在非孕期已诊断;妊娠并发症和合并疾病,如子痫前期、胎盘早剥、死胎、重症肝炎、妊娠急性脂肪肝等也可导致凝血功能障碍;失血过多也可引起继发性凝血功能障碍。如果产妇阴道持续流血,且血液不凝、止血困难,同时合并穿刺点渗血或全身其他部位出血,并排除因子宫收缩乏力、胎盘因素及软产道损伤引起的出血,应考虑到凝血功能障碍或 DIC 的形成,根据临床表现及血小板计数、凝血酶原时间、纤维蛋白原等实验室检查可做出诊断。

3.鉴别诊断　产后出血的鉴别诊断,主要是针对病因的鉴别。多种原因均可导致产后出血,需要注意辨别其中的关系,是并列存在或是因果关系。

五、处理

处理原则为针对原因,迅速止血;补充血容量,纠正休克;防止感染。

1.一般处理　在寻找出血原因的同时进行一般处理,包括:①求助上级产科医师、经验丰富的助产士、麻醉医师,通知血库和检验科做好准备;②建立双静脉通道,积极补充血容量;③进行呼吸管理,保持气道通畅,必要时给予吸氧;④准确监测出血量和生命体征,留置尿管,记录出入量;⑤交叉配血,合血备用;⑥进行基础的实验室检查(血常规、凝血功能、肝肾功能检查等)并动态监测;⑦足量广谱抗生素预防感染。

2.针对产后出血原因的处理　病因治疗是最根本的治疗,检查子宫收缩情况、胎盘、产道和凝血功能,针对出血原因进行积极处理,同时注意建立静脉通道(必要时多个通道),注意大量出血时的输血输液管理。

(1)子宫收缩乏力的处理:加强宫缩,排空膀胱后采用下列方法。

1)子宫按摩及按压:简单有效,可经腹按压子宫或经腹经阴道联合按压子宫,按压时间以子宫恢复正常收缩并能保持收缩状态为止。①经腹壁按摩宫底:胎盘娩出后,术者一手置于宫底部,拇指在前,其余 4 指在后,压迫宫底将宫腔积血排出,按摩子宫应均匀有节律;②经腹经阴道联合按压子宫:一手握拳置于阴道前穹窿,顶住子宫前壁,另一手自腹壁按压子宫后壁使宫体前屈,双手相对,紧压子宫并做按摩。按摩时应注意无菌操作。

剖宫产时可直视下使用腹部子宫按压的手法进行按压。按压子宫时建议积极配合使用强效宫缩剂。

2)应用宫缩剂:根据患者的具体情况采用适当的宫缩剂,如没有相应禁忌证,预防及治疗产后出血时尽可能采用强有力的宫缩剂。①缩宫素:为预防和治疗产后出血的一线药物,价格便宜且容易获得,应用方法为缩宫素 10U 肌内注射或子宫肌层注射或宫颈注射,以后

10～20U 加入 500mL 晶体液中静脉滴注，给药速度根据患者的反应调整，常规速度 100～150mL/h，24 小时总量应控制在 60U 内；②卡贝缩宫素：是一种合成的具有激动剂性质的长效缩宫素九肽类似物，常用于预防剖宫产产后出血。其半衰期长，起效快，给药简便，安全性与缩宫素相似；③麦角新碱：是预防和治疗产后出血的一线药物。对子宫平滑肌有高度选择性，直接作用于子宫平滑肌，是一种强有力的子宫收缩药物，小剂量应用即可引起显著的子宫收缩，压迫肌束中的血管止血。肌内注射后 2～3 分钟起效，作用持续近 3 小时；④前列腺素制剂：A.卡前列素氨丁三醇为前列腺素 $F_{2\alpha}$ 的衍生物，是强效子宫收缩药，可引起全子宫协调有力的收缩，是治疗产后出血的二线药物。起效快，可维持 2 小时；B.卡前列甲酯栓为前列腺素 $F_{2\alpha}$，0.5～1mg 阴道后穹窿、直肠或舌下含服，给药简便，但起效慢于前述几种宫缩剂；C.米索前列醇为前列腺素 E_1 的衍生物，200～600μg 舌下含服或顿服。但该药物不良反应较大，恶心、呕吐、腹泻、寒战、发热较常见。因价廉、易于保存而仅适用于无其他促宫缩药物的边远贫困地区。

3）抗纤溶药物：氨甲环酸具有抗纤溶作用，可常规用于治疗和预防产后出血。每次 1g 静脉滴注，一天不超过 2g。

（2）胎盘因素的处理

1）胎盘滞留的处理：怀疑胎盘滞留时，若胎盘已剥离未排出，膀胱过度膨胀应导尿排空膀胱，用手按摩使子宫收缩，另一手轻轻牵拉脐带协助胎盘娩出。胎盘滞留伴出血时，对胎盘未娩出伴活动性出血者可立即行人工剥离胎盘术，并加用强效宫缩剂。对于阴道分娩者术前可用镇静药，手法要正确轻柔，勿强行撕拉，防止胎盘残留、子宫损伤或子宫内翻。

2）胎盘、胎膜残留的处理：对胎盘、胎膜残留者，应用手或器械清理，可在超声监测下操作，动作要轻柔，避免子宫穿孔。

3）胎盘植入的处理：徒手剥离胎盘时发现胎盘与宫壁粘连紧密，难以剥离，牵拉脐带时子宫壁与胎盘一起内陷，可能为胎盘植入，应立即停止剥离。若为剖宫产，可先采用保守治疗方法如盆腔血管结扎、子宫局部楔形切除、介入治疗等；若为阴道分娩，应在输液和（或）输血的前提下，进行介入治疗或其他保守手术治疗。如果保守治疗方法不能有效止血，则应考虑及时开腹手术行子宫切除。

（3）软产道裂伤的处理：及时准确、按解剖层次修补缝合裂伤可有效止血。

1）宫颈裂伤：消毒并暴露宫颈，用两把卵圆钳并排钳夹宫颈前唇并向阴道口方向牵拉，顺时针方向逐步移动卵圆钳，直视下观察宫颈情况，有活动性出血则应缝合裂伤，第一针应超过裂口顶端 0.5cm 行“8”字缝合。若裂伤累及子宫下段，缝合时应避免损伤到膀胱和输尿管，必要时开腹行裂伤修补术。

2）阴道及会阴裂伤缝合：阴道裂伤缝合第一针时应超过裂伤顶端，按解剖结构缝合各层，缝合时应注意缝至裂伤底部，避免遗留无效腔，更要避免缝合时穿透直肠，缝合要达到组织对合好及止血的效果，缝合完毕需常规行肛查确认直肠内无缝线穿透。

（4）凝血功能障碍的处理：首先应排除子宫收缩乏力、胎盘因素、软产道裂伤等原因引起的出血，一旦确诊为凝血功能障碍，尤其是 DIC，应迅速补充相应的凝血因子，包括新鲜冷冻血浆、血小板、冷沉淀、纤维蛋白原等。

3.难治性产后出血的手术治疗

（1）宫腔填塞术：包括宫腔纱条填塞术和宫腔球囊填塞术，是控制产后出血简单和快速的手术方式。主要应用于宫缩乏力或前置胎盘引起的难治性产后出血。

1)宫腔填塞止血原理:①刺激子宫感受器,诱发子宫收缩;②填塞后使宫腔压力高于动脉压,动脉出血减少或停止;③压迫胎盘剥离面暂时止血,有利于创面血栓形成止血。

2)宫腔填塞注意事项:①纱条填塞应填塞牢固,不留无效腔,主要适用于剖宫产时;②球囊填塞应合理注水,适当填充,通常注入300~500mL生理盐水,阴道分娩和剖宫产均可使用;③在24~48小时取出填塞物,并同时配合强效宫缩剂。若压迫止血效果不佳,建议手术或其他方式止血。

(2)子宫缝合术:包括子宫压迫缝合(如B-Lynch缝合术)、局部缝扎止血(如“8”字缝合术)等。子宫压迫缝合术主要应用于子宫收缩乏力引起的难治性产后出血,局部缝扎止血主要用于前置胎盘、胎盘植入者创面出血的止血。

(3)血管结扎术:包括子宫动脉结扎术和髂内动脉结扎术。前者用于子宫收缩乏力、前置胎盘和胎盘植入导致的难治性产后出血;后者操作困难,较少用,主要用于宫颈或盆底渗血、子宫颈或阔韧带出血、腹膜后血肿等引起的难治性产后出血。术者应该根据自己所掌握的手术技术和经验来选择合理的手术方式。

(4)血管阻断术及经导管动脉栓塞术:血管阻断术通常指采用各种方法暂时性阻断供血动脉,为其他手术止血争取时间和减少术中出血,包括子宫下段捆绑术、动脉球囊阻断术、腹主动脉压迫术等。子宫下段捆绑术操作简便,止血效果明显,建议作为首选术式。动脉栓塞术是在数字减影血管造影设备引导下,利用导管和导丝等器械,选择性插管至子宫动脉或髂内动脉,行子宫动脉栓塞术或髂内动脉栓塞术控制出血,保留子宫和生育功能。

(5)子宫切除术:适用于保守治疗方法无效的难治性产后出血,包括宫缩乏力、胎盘植入、子宫破裂、严重子宫裂伤无法修补、胎盘早剥、羊水栓塞引起严重凝血功能障碍等。一般为子宫次全切除术,如前置胎盘或部分胎盘植入子宫颈时行子宫全切术。子宫切除术时,往往已经发生了非常严重的出血甚至是失血性休克、DIC等,应重视术中、术后的监护及治疗。

4.失血性休克的处理　根据出血量判断休克程度;积极止血的同时行抗休克治疗,包括建立多条静脉通道,快速补充血容量;监测生命体征,吸氧,纠正酸中毒,必要时需使用升压药物;注意预防感染,使用抗生素。

六、预防

产后出血的预防需从产前保健做起,分娩期的处理尤其是第三产程的积极干预是预防产后出血的关键。产后观察非常重要,产后2小时或有高危因素者产后4小时是出血发生的高峰时期。

第二节　羊水栓塞

羊水栓塞是产程中或产后短期内羊水及其有形成分进入母体血液循环而引起的肺动脉高压、过敏样反应、弥散性血管内凝血、低氧血症、休克及多器官衰竭等一系列严重症状的综合征。羊水栓塞是产科临床工作中罕见但又极其严重的分娩并发症,其发生率为(1.9~7.7)/10万,病死率为19%~86%。70%的羊水栓塞发生在产程中,11%发生在经阴道分娩后,19%发生于剖宫产术中及术后;通常在分娩过程中或产后立即发生,大多数发生在胎儿娩出前2小时及胎盘娩出后30分钟内。极少数发生在中期妊娠引产、羊膜腔穿刺术中和外伤时。

一、病因

一般认为羊水栓塞是由于羊水中的有形成分(胎儿毳毛、角化上皮、胎脂、胎粪等)进入母体血液循环引起的,羊膜腔内压力增高(子宫收缩过强)、胎膜破裂、宫颈或宫体损伤处有开放的血窦,是导致羊水栓塞发生的可能条件,其发病机制尚不明确。目前认为当母胎屏障被破坏时,羊水成分进入母体循环,母体对胎儿抗原和羊水发生免疫反应,当胎儿的异体抗原激活母体炎症介质时,发生免疫炎症级联反应,从而发生类似全身炎症反应综合征,引起肺动脉高压、肺水肿、严重低氧血症、呼吸衰竭、循环衰竭、心搏骤停及严重难以控制的产后出血、DIC、多器官衰竭等一系列表现。在这个过程中,补体系统的活化可能发挥着重要的作用。羊水栓塞发生的高危因素包括:①宫内压增高:包括宫缩过强、多胎妊娠、巨大胎儿、羊水过多等;②胎膜破裂:包括胎膜早破、自然破膜或人工破膜;③高龄产妇、经产妇;④过期妊娠;⑤死胎;⑥前置胎盘、子宫破裂、胎盘早剥;⑦手术操作:包括阴道助产、剖宫产术、羊膜腔穿刺术、妊娠中期钳刮术等。

二、临床表现及分类

羊水栓塞起病急骤,临床表现复杂是其特点。呼吸困难是最先出现的症状,但后来发现分娩前神志改变也是非常普遍的症状,还有其他不典型症状如凝血功能障碍、胎心异常等。

1.典型羊水栓塞　典型表现为羊水栓塞"三联征",即骤然出现的低氧血症、低血压(非失血导致的)和凝血功能障碍。临床经过可分3个阶段,但由于临床表现的个体差异性,并不是每个阶段都会出现,或3个阶段的出现顺序不一。①肺动脉高压、心肺衰竭和休克:一般发生在产程中,也可发生在胎儿即将娩出或胎儿娩出后短时间内。患者突发呛咳、气紧、寒战、胸闷、烦躁不安、恶心、呕吐等前驱症状,随后出现呼吸困难、发绀、抽搐、昏迷等症状,心率增快且进行性加重,面色苍白、四肢厥冷,血压下降。如有肺水肿,可咳粉红色泡沫痰,听诊肺部出现啰音。严重者发病急骤凶险,甚至没有前驱症状,血压迅速下降或消失,呼吸、心搏骤停,于数分钟内死亡;②凝血功能障碍:心肺衰竭或休克后,进入凝血功能障碍阶段,表现为以子宫出血为主的全身性出血倾向,持续不断出血且血液不凝固,出血难以控制。同时出血部位广泛,如子宫创面出血、切口渗血、针眼渗血、全身皮肤黏膜出血,甚至出现咯血、鼻出血、血尿、消化道大出血等。也有患者并无心肺衰竭的表现,仅表现为凝血功能障碍;③多器官功能障碍:由于器官灌注不足,全身脏器缺血、缺氧导致功能障碍,出现以少尿、无尿为主要症状的急性肾衰竭;中枢神经系统缺血缺氧可致抽搐或昏迷;肝功能障碍致黄疸等临床表现。

2.不典型羊水栓塞　症状隐匿,缺乏急性呼吸、循环系统症状或症状较轻;不典型病例可仅有阴道流血、凝血功能障碍或休克。有些患者破膜时突然一阵呛咳,之后缓解;阴道分娩后或剖宫产后出现不明原因的产后出血并有血液不凝固表现,伤口渗血、酱油色尿等,应考虑羊水栓塞的可能。钳刮术中出现的羊水栓塞常表现为一过性呼吸急促、胸闷。当其他原因不能解释时,应考虑羊水栓塞。

三、诊断与鉴别诊断

羊水栓塞应基于临床表现和诱发因素进行诊断,是临床诊断,同时也是排除性诊断。目前尚无国际统一的诊断标准和实验室诊断指标。常用的诊断依据如下。

1.临床表现　诊断羊水栓塞,须以下5条全部符合:①急性发生的低血压或心搏骤停;②急性低氧血症:呼吸困难、发绀或呼吸停止;③凝血功能障碍:有血管内凝血因子消耗或纤溶亢进的实验室检查证据,或临床上表现为严重的出血,但无法用其他原因解释;④上述症状发生在分娩、剖宫产术、刮宫术或产后短时间内(多数发生在胎盘娩出后30分钟内);⑤对于上述出现的症状和体征不能用其他疾病来解释。

2.其他原因不能解释的急性孕产妇心肺衰竭,并伴有以下1种或几种情况　低血压、心律失常、呼吸短促、抽搐、急性胎儿窘迫、心搏骤停、凝血功能障碍、孕产妇出血、前驱症状(乏力、麻木、烦躁、针刺感),可考虑为羊水栓塞。母体血液涂片或器官病理检查发现羊水有形成分已不再作为诊断羊水栓塞的必须依据;即使找到羊水成分,若临床表现不支持,也不能诊断羊水栓塞;若临床表现支持诊断,即使没有找到羊水成分的病理证据,也应诊断羊水栓塞。血常规、凝血功能、血气分析、心肌酶学、胸部影像学、心电图、超声心动图、血栓弹力图、血流动力学监测等用于辅助羊水栓塞的诊断及监测病情发展变化。

3.鉴别诊断　应逐个排除引起心力衰竭、呼吸循环衰竭的疾病,包括肺栓塞、空气栓塞、心律失常、心肌病、心脑血管意外、药物引发的过敏反应、输血反应、麻醉并发症、子宫破裂、胎盘早剥、子痫等。尤其注意与严重产后出血引发的凝血功能障碍、休克相鉴别,临床常见将严重失血导致的凝血功能障碍、失血性休克误诊为羊水栓塞。

四、处理

一旦怀疑羊水栓塞,应立即抢救。多学科协作是抢救成功的关键,组织抢救同时进行实验室检查,不可因等待检验结果而延误急救。处理原则:采取生命支持、对症治疗和保护器官功能,高质量的心肺复苏和纠正DIC至关重要。措施包括抗休克、抗过敏、纠正呼吸循环衰竭、改善低氧血症、预防DIC和肾衰竭的发生。

1.维持氧饱和度　保持呼吸道通畅,立即高浓度面罩吸氧,呼吸症状严重或昏迷者行气管插管、人工辅助呼吸。保证供氧,改善肺泡毛细血管缺氧状况,减轻肺水肿,改善重要器官缺氧状况。

2.抗休克　建立静脉多通道,羊水栓塞引起的休克比较复杂,与过敏、肺源性、心源性及DIC等多种因素相关,应综合考虑。①补充血容量:无论何种原因引起的休克都存在循环容量不足的问题,尽快补充血容量。除常规的晶体液、胶体液之外,更需要血液制品,包括红细胞悬液及新鲜冰冻血浆。须注意液体出入量管理,避免医源性左心衰竭和肺水肿;②升压:休克症状严重,血压不稳定者,可用多巴胺或去甲肾上腺素泵入;③纠正酸中毒:常用5%碳酸氢钠100~200mL静脉滴注,监测动脉血气分析决定是否重复使用;④纠正心力衰竭:多巴酚丁胺、磷酸二酯酶-3抑制剂兼具强心和扩张肺动脉的作用,是首选药物,用法:负荷量25~75μg/kg,5~10分钟静脉推注,然后1.2~3mg/h静脉泵入。

3.纠正肺动脉高压　解痉药物用于解除支气管平滑肌及血管平滑肌痉挛,改善肺血流灌注,缓解肺动脉高压,纠正机体缺氧,是改善缺氧,防止心脏、呼吸及全身周围循环衰竭的重要步骤。推荐使用磷酸二酯酶抑制剂、一氧化氮及内皮素受体拮抗剂等特异性舒张肺血管平滑肌的药物。具体用法包括:前列环素2mL加入0.9%氯化钠注射液10mL缓慢静脉推注;西地那非口服或管饲或鼻饲,每次20mg,每天3次。也可考虑给予罂粟碱、阿托品、氨茶碱、酚妥拉明等药物。

4.防治 DIC　及时补充新鲜冰冻血浆、纤维蛋白原、血小板等,在纤溶亢进期可给予抗纤溶药物,氨基已酸、氨甲苯酸、氨甲环酸等药物抑制纤溶激活酶,抑制纤维蛋白的溶解,同时补充凝血因子防止大量出血。

5.抗过敏　立即静脉缓慢推注地塞米松 20mg,之后再加 20mg 于 5%葡萄糖液中静脉滴注;也可用氢化可的松 100~200mg 静脉推注,以后静脉滴注维持,剂量可达 500~1000mg/d。

6.全面监测与器官支持　羊水栓塞应多科联合诊治,对患者出现的状况进行全面评估及治疗,其治疗主要在 ICU 进行。全面监测血压、呼吸、心率、血氧饱和度、心电图、中心静脉压、心排血量、动脉血气和凝血功能等。器官支持治疗包括保护神经系统,稳定血流动力学,维持血氧饱和度和血糖,维护胃肠道功能,适时应用肾脏、肝脏替代治疗等。

7.预防感染　应使用对肾脏毒性较小的足量广谱抗生素预防感染。

8.产科处理　纠正产妇呼吸循环功能及凝血功能障碍的同时,尽快终止妊娠,根据患者情况决定是否切除子宫。在第一产程发病应考虑紧急剖宫产。在第二产程发病者,分娩方式根据胎先露的高低而定。对一些无法控制的产后出血,即使在休克状态下也应在抢救休克的同时行子宫全切术。对于心搏骤停者,应先实施心肺复苏。

五、预防

羊水栓塞无法完全预防,但临床工作中应注意:于宫缩间歇期行人工破膜;人工破膜时不常规行剥膜术;掌握缩宫素、前列腺素制剂的使用指征及用法用量;掌握剖宫产的指征及技巧;避免产伤、子宫破裂等;严密观察前置胎盘、胎盘早剥患者的出凝血情况等。

第三节　子宫破裂

子宫破裂是指妊娠期或分娩期发生的子宫体部或子宫下段破裂,属于直接危及母胎生命的严重产科并发症。子宫破裂的发生率随剖宫产率增加有上升趋势。

一、病因

1.瘢痕子宫　是近年来导致子宫破裂的最常见原因。如剖宫产史、子宫肌瘤切除术史、宫角手术等,此次妊娠因宫腔内压力增高使子宫瘢痕破裂。

2.梗阻性难产、胎先露部下降受阻　如骨盆狭窄、头盆不称、胎位异常、胎儿异常(如脑积水、连体儿、巨大胎儿)、子宫畸形、软产道阻塞等,强烈宫缩使子宫下段伸展变薄导致子宫破裂。

3.子宫收缩剂使用不当　使用前列腺素类制剂不规范,未正确掌握缩宫素催产、引产的适应证或剂量,或子宫对缩宫素过于敏感,均可引起子宫收缩过强,在胎先露下降受阻时,可能引发子宫破裂。

4.创伤　多发生于困难的阴道助产手术或操作不规范(如宫口未开全行产钳术等),内倒转术、毁胎术或胎盘植入强行剥离可造成子宫破裂,第二产程不恰当的腹部加压也可造成子宫破裂。

5.其他　子宫发育异常,多次宫腔操作后子宫局部肌层菲薄,胎盘植入等。

二、临床分类

1.先兆子宫破裂 子宫强制性或痉挛性过强收缩,下段肌肉变薄拉长,即将发生破裂。

2.不完全性子宫破裂 子宫肌层部分或全层破裂,但浆膜层完整,宫腔未与腹腔相通,胎儿及其附属物仍在宫腔之内。

3.完全性子宫破裂 指子宫壁全层破裂,宫腔与腹腔相通。

三、临床表现

子宫破裂多数发生于分娩期,少数发生于妊娠中期和晚期,经产妇发生率高于初产妇,破裂可发生于子宫体部或子宫下段。一般分为先兆子宫破裂和子宫破裂两个阶段。有时先兆子宫破裂阶段很短,临床表现不明显,一经发现就是子宫破裂的表现。胎儿窘迫是子宫破裂常见的临床表现,大多数子宫破裂有胎心率异常。

1.先兆子宫破裂 常见于产程长、出现梗阻性难产的产妇。产妇自觉下腹疼痛剧烈,烦躁不安,呼吸、心率增快,要求尽快结束分娩,子宫收缩呈强直性或痉挛性。胎先露部下降受阻时,强有力的宫缩使子宫下段逐渐变薄拉长,而宫体增厚变短,两者间形成明显环状凹陷,称为病理性缩复环。随产程进展,此凹陷会逐渐上升至平脐甚至脐上。宫缩过强或过频使胎儿血供受阻,出现胎心率加快或减速,发生胎儿窘迫等。膀胱受压或损伤出现排尿困难,伴或不伴有血尿。

2.子宫破裂 ①完全性子宫破裂:患者突感腹部撕裂样剧痛,破裂后宫缩停止,产妇感觉腹痛骤减。但随着宫腔内容物进入腹腔,腹痛又呈持续性。患者迅速进入休克状态,查体有全腹压痛及反跳痛,在腹壁下扪及胎体、胎肢,胎心消失,阴道可能有鲜血流出,量可多可少。下降中的胎先露部消失(胎儿进入腹腔内),扩张的宫口可回缩。子宫前壁破裂时裂口可向前延伸导致膀胱破裂。穿透性胎盘植入发生子宫破裂时,可表现为持续性腹痛,并伴有失血性休克的表现、胎儿窘迫甚至胎死宫内;②不完全性子宫破裂:腹部检查在子宫不全破裂处可有明显压痛。若破口累及子宫两侧血管,可能形成阔韧带内血肿,此时在宫体一侧可扪及逐渐增大且有压痛的包块,多有胎心异常。子宫切口瘢痕部位有压痛者,应警惕不完全性子宫破裂。

四、诊断与鉴别诊断

1.诊断 典型的子宫破裂,根据病史、症状、体征,诊断并不困难。但不典型子宫破裂,如子宫切口瘢痕破裂或发生于子宫后壁的破裂,或无明显症状的不完全性子宫破裂,容易被忽略。少数瘢痕子宫病例在妊娠中晚期没有宫缩或诱因的情况也可发生自发性子宫破裂。B 超检查可协助诊断子宫肌层的连续性及胎儿与子宫的关系。

2.鉴别诊断

(1)胎盘早剥:常伴有胎盘早剥的高危因素,如妊娠期高血压或外伤史,胎盘早剥患者子宫张力高,胎位不清,阴道出血与贫血程度不成正比,血性羊水,B 超检查可能发现胎盘增厚或胎盘后血肿,且胎儿在子宫内。

(2)梗阻性分娩伴腹腔或宫腔感染:阴道检查时由于胎先露部仍高,子宫下段菲薄,双合诊时双手指相触犹如只隔腹壁,可能误诊为子宫破裂,但胎儿未进入腹腔。同时合并感染常有临床感染的证据,如体温升高,血常规检查白细胞及中性粒细胞计数升高等。超声提示胎儿位于宫腔内，子宫无缩小。

五、处理

1.先兆子宫破裂　应立即抑制宫缩，给予全身麻醉，建立液体通道并备血，同时应尽快行剖宫产术争取活婴，即使胎儿死亡也不宜经阴道分娩。

2.子宫破裂　抢救休克的同时，尽快剖腹探查，迅速止血，以抢救产妇生命。①子宫破裂时间短、裂口边缘整齐、无明显感染者，可缝合裂口修补子宫；②子宫裂口大、不规则且有感染者，可考虑行子宫次全切除术；裂口延伸超过宫颈口者，可考虑行子宫全切术；③手术探查时，除检查子宫外，还应仔细检查膀胱、输尿管、宫颈及阴道，如有损伤应及时处理；④围术期足量足疗程使用广谱抗生素预防、控制感染。失血性休克的治疗同产后出血。

六、预防

做好围生期保健，掌握瘢痕子宫阴道试产的指征，严格掌握缩宫素引产指征及前列腺素制剂使用的适应证及禁忌证。掌握助产术的指征及操作技巧，避免损伤较大的阴道助产及操作，如中高位产钳；人工剥离胎盘困难时切勿强行手取。

第二篇　妇科

第七章 妇科炎症及性传播疾病

妇科炎症包括下生殖道的外阴、阴道、宫颈及盆腔内的子宫、输卵管、卵巢、盆腔腹膜、子宫旁结缔组织所发生的炎症。根据炎症所在部位的不同而表现出不同的症状，其主要临床表现为外阴瘙痒、疼痛，甚至溃烂，以及阴道分泌物增多、宫颈充血、下腹部及腰骶部疼痛等症状。急性盆腔炎还可引起弥漫性腹膜炎、败血症、感染性休克，严重者可危及生命。

第一节 外阴及阴道炎症

外阴及阴道炎症是妇科最常见疾病，女性一生中各时期均可发病。外阴阴道毗邻于尿道、肛门，局部潮湿，易受尿液、粪便污染；生育年龄妇女性生活较频繁，同时外阴阴道为分娩、宫颈及宫腔操作的必经之路，易受损伤及外界致病菌感染；幼女及绝经后妇女雌激素水平低下，阴道上皮菲薄，局部抵抗力低，易受感染。

健康女性生殖道的解剖特点、生理生化特点及局部免疫系统，使阴道对病原体的入侵有自然防御功能。近年的研究认为，阴道微生态体系与女性生殖系统正常生理功能的维持和各种炎症的发生、发展及治疗转归均直接相关。生理情况下，阴道微生态系统处于生态平衡状态，当阴道的自然防御功能遭到破坏或机体免疫力下降，阴道微生态平衡受到破坏，则病原体易于侵入，导致阴道炎症。

外阴及阴道炎临床上以白带的性状发生改变及外阴瘙痒为主要临床特点，性交痛也较常见，感染累及尿道时，可有尿痛、尿急、尿频等症状。临床上分为单纯性外阴炎、毛囊炎、外阴脓疱病、外阴疖病、蜂窝组织炎及汗腺炎等。

一、单纯性外阴炎

1.病因　单纯性外阴炎也称非特异性外阴炎。一般由物理、化学等刺激因素引起。如当宫颈或阴道炎症时，阴道分泌物流出刺激外阴可致外阴炎；经常受到经血、阴道分泌物、尿液、粪便刺激，如不注意保持外阴皮肤清洁容易引起外阴炎；其次糖尿病患者尿糖刺激、粪瘘患者粪便刺激及尿瘘患者尿液长期浸渍，也易导致外阴炎。此外，不透气的尼龙内裤、经期使用卫生巾导致局部透气性差，局部潮湿，均可引起。

2.临床表现　炎症多发生在小阴唇内、外侧或大阴唇甚至整个外阴部。急性期主要表现外阴皮肤黏膜瘙痒、疼痛、烧灼感，在活动、性交、排尿、排便时加重。妇科检查可见外阴充血、肿胀、糜烂，常见抓痕，严重者可形成溃疡或湿疹。慢性炎症可使皮肤增厚、粗糙、皲裂，甚至苔藓样变。

3.治疗　治疗原则是保持外阴局部清洁、干燥；局部可使用抗生素；重视消除病因。

（1）急性期避免性交，停用引起外阴皮肤刺激的药物，保持外阴清洁、干燥。

（2）局部治疗：可应用0.1%聚维酮碘液或1∶5000高锰酸钾溶液坐浴，每天2次，每次15～30分钟。坐浴后局部涂抗生素软膏或紫草油。也可选用中药水煎熏洗外阴部，每天1～2次。

(3)病因治疗:积极治疗宫颈炎、阴道炎。如发现糖尿病、尿瘘、粪瘘应及时治疗。

二、外阴毛囊炎

1.病因　外阴毛囊炎为细菌侵犯毛囊及其所属皮脂腺引起的急性化脓性感染。常见致病菌为金黄色葡萄球菌、表皮葡萄球菌及白色葡萄球菌。搔抓、摩擦、高温、潮湿多汗为本病发生的诱因,手术前备皮损伤也可并发毛囊炎。

2.临床表现　外阴皮肤毛囊口周围红肿、疼痛,毛囊口可见白色脓头,中央有毛发通过。脓头逐渐增大呈锥状脓疮,相邻的多个小脓疮融合成大脓疮,严重者伴外阴充血、水肿及明显疼痛。数天后结节中央组织坏死变软,出现黄色小脓栓,再过数天脓栓脱落,脓液排出,炎症逐渐消退,但常反复发作,可变成疖病。

3.治疗

(1)保持外阴清洁、干燥,勤换内裤,勤洗外阴。

(2)局部治疗:病变早期可做局部热敷,也可用0.1%聚维酮碘液或1∶5000高锰酸钾溶液坐浴。已有脓包形成者,可消毒后针刺挑破,脓液流出,局部涂上金霉素等抗生素软膏。

(3)全身治疗:病变较广泛时,可口服头孢类或大环内酯类抗生素。

三、外阴疖病

外阴疖病是外阴皮肤毛囊及皮脂腺周围的急性多发性脓肿,可反复发作。

1.病因　主要由金黄色葡萄球菌,其次由白色葡萄球菌感染引起。潮湿多汗、外阴皮肤摩擦受损后容易发生。此外,贫血、糖尿病、慢性肾炎、长期应用糖皮质激素及免疫抑制剂、营养不良等患者易患本病。

2.临床表现　多发生在大阴唇的外侧面。开始时毛囊口周围皮肤轻度充血、肿痛、红点,逐渐形成增高于周围皮肤的紫红色硬结,皮肤表面紧张,有压痛,硬结边缘不清楚,常伴腹股沟淋巴结肿大,以后疖肿中央变软,表面皮肤变薄,并有波动感,继而中央顶端出现黄白色点,不久溃破,脓液排出后疼痛减轻,红肿消失,逐渐愈合。多发性外阴疖病可引起患处疼痛剧烈而影响日常生活。

3.治疗

(1)保持外阴清洁、干燥,勤换内裤,勤洗外阴。

(2)局部治疗:早期可用0.1%聚维酮碘液或1∶5000高锰酸钾溶液坐浴后局部涂上抗生素软膏,以促使炎症消散或局限化,也可红外线照射、50%乙醇湿敷减轻疼痛,促进炎症消散,促使疖肿软化。

(3)全身治疗:病变严重或有全身症状者应口服或肌内注射抗生素,必要时根据脓液培养及药敏选择药物。

(4)手术治疗:当疖肿变软,有波动感,已形成脓肿时应立即切开引流并局部换药,切口适当大以便脓液及坏死组织能流出,切忌挤压以免引起血行扩散。

四、外阴急性蜂窝组织炎

1.病因　外阴急性蜂窝组织炎为外阴皮下、筋膜下、肌间隙或深部蜂窝组织的一种急性弥漫性炎症。致病菌以A族B型溶血性链球菌为主,其次为金黄色葡萄球菌及厌氧菌。炎症多由于皮肤或软组织损伤,细菌入侵引起。少数也可由血行感染引起。

2.临床表现　发病较急剧，常有畏寒、发热、头痛等前驱症状。急性外阴蜂窝组织炎特点是病变不易局限化，迅速扩散，与正常组织无明显界限。浅表的急性蜂窝组织炎局部明显红肿、剧痛，并向四周扩大形成红斑，病变有时可出现水疱甚至坏疽。深部的蜂窝组织炎局部红肿不明显，只有局部水肿和深部压痛，疼痛较轻，但病情较严重，有高热、寒战、头痛、全身乏力、白细胞计数升高，双侧腹股沟淋巴结肿大、压痛。

3.治疗

（1）全身治疗：早期采用头孢类或青霉素类抗生素口服或静脉滴注，体温降至正常后仍需持续用药2周左右。如有过敏史者可使用红霉素类抗生素。

（2）局部治疗：可采用热敷或中药外敷，如不能控制应做广泛多处切开引流，切除坏死组织，伤口用3%过氧化氢溶液冲洗和湿敷。

五、前庭大腺炎

前庭大腺炎又称巴氏腺炎，是由多种细菌感染所致的前庭大腺炎症，生育年龄妇女多见。前庭大腺位于两侧大阴唇下1/3深部，其直径为0.5~1.0cm，它们的腺管长1.5~2.0cm，腺体开口位于小阴唇内侧近处女膜处。由于解剖位置的特殊性，在性交、分娩等情况下，病原体易侵入引起前庭大腺炎。

1.病因　主要致病菌有葡萄球菌、大肠埃希菌、链球菌、肠球菌、淋球菌及厌氧菌等，近年来，随着性传播疾病发病率增加，淋球菌、沙眼衣原体所致前庭大腺炎有明显增高趋势。常为混合感染。

2.临床表现　前庭大腺炎可分为三种类型：前庭大腺导管炎、前庭大腺脓肿和前庭大腺囊肿。炎症多为一侧。

（1）前庭大腺导管炎：初期感染阶段多为导管炎，表现为局部红肿、疼痛及性交痛、行走不便，检查可见患侧前庭大腺开口处呈白色小点，有明显触痛。

（2）前庭大腺脓肿：导管开口闭塞，脓性分泌物不能排出，细菌在腺体内大量繁殖，积聚于导管及腺体中，逐渐扩大形成前庭大腺脓肿。患侧外阴部肿胀，疼痛剧烈，偶伴有尿痛，行走困难。妇科检查患侧外阴红肿热痛，可扪及肿块；当形成脓肿，肿块有波动感，触痛明显，多为单侧，直径为3~6cm，表面皮肤变薄，脓肿继续增大，可自行破溃，症状随之减轻；若破口小，脓液引流不畅，症状可反复发作。部分患者伴随发热等全身症状，白细胞计数增高，患侧腹股沟淋巴结肿大等。

（3）前庭大腺囊肿：炎症急性期后，脓液被吸收，腺内液体被黏液代替，成为前庭大腺囊肿，治疗不彻底，可反复多次发作。分娩过程中，会阴侧切将前庭大腺腺管切断，腺内液体无法排出，长期积累也可引起前庭大腺囊肿。初始囊性肿物小，多无症状，肿物增大导致外阴患侧肿大。妇检外阴患侧肿大，可扪及囊性肿物，与皮肤粘连，患侧小阴唇展平，阴道口挤向健侧，囊肿较大时有局部肿胀感及性交不适，合并细菌感染时易引起前庭大腺脓肿。

3.诊断　大阴唇下1/3部位发生红、肿、硬结，触痛明显，行走不便，就应该考虑前庭大腺炎。一般为单侧，与外阴皮肤有粘连或无粘连，可自其开口部挤压出的分泌物做病原微生物检查及抗生素的敏感试验。根据肿块的部位、外形、有无急性炎症等特点，一般都可确诊。必要时可以穿刺进行诊断，脓肿抽出来的是脓液，而囊肿抽出来的是浆液。

4.治疗

(1)前庭大腺炎:早期可以使用全身性抗生素治疗。由于近年淋球菌所致的前庭大腺炎有增加的趋势,所以在用药前最好挤压尿道口,或者取宫颈管分泌物做细菌培养及药敏试验。在获得培养结果之前,可选择广谱抗生素。此外,使用局部热敷或理疗,促使炎症消退。同时应保持外阴局部清洁卫生。

一旦形成脓肿,应切开引流。手术时机以波动感明显为宜。一般在大阴唇内侧下方切开,切口不要过小,以便脓液全部排出,脓液排出后,可采用0.1%聚维酮碘液或1∶5000高锰酸钾溶液坐浴。

(2)前庭大腺囊肿:行囊肿造口术方法简单、损伤小,切口选择在囊肿下方,使囊液全部流出,放置引流条以防造口粘连,同时予0.1%聚维酮碘液或1∶5000高锰酸钾溶液坐浴。

六、外阴溃疡

1.病因　外阴溃疡常见于中、青年妇女,按其病程可分为急性外阴溃疡与慢性外阴溃疡两种。溃疡可单独存在,也可以使多个溃疡融合而成一大溃疡。外阴溃疡多为外阴炎症引起,如非特异性外阴炎、单纯疱疹病毒感染、白塞病、外阴结核、梅毒性淋巴肉芽肿,约有1/3外阴癌在早期表现为溃疡。

2.临床表现　外阴溃疡可见于外阴各个部位,以小阴唇和大阴唇内侧为多,其次为前庭黏膜及阴道口周围。

(1)急性外阴溃疡

1)非特异性外阴炎:溃疡多发生于搔抓后,可伴有低热及乏力等症状,局部疼痛严重。溃疡表浅,数目较少,周围有明显炎症。

2)疱疹病毒感染:起病急,接触单纯疱疹病毒传染源后一般有2~7天的潜伏期后出现发热等不适,伴有腹股沟淋巴结肿大和疱疹。溃疡大小不等,底部灰黄,周围边际稍隆起,并高度充血及水肿。初起为多个疱疹,疱疹破溃后呈浅表的多发性溃疡,有剧痛,溃疡多累及小阴唇,尤其在其内侧面。溃疡常在1~2周自然愈合,但易复发。

3)白塞病:急性外阴溃疡常见于白塞病,因口腔、外阴及虹膜睫状体同时发生溃疡,故又称眼-口-生殖器综合征。其病因不明确,病变主要为小动静脉炎。溃疡可广泛发生于外阴各部位,而以小阴唇内外侧及阴道前庭为多。起病急,常反复发作。临床上分为3型,可单独存在或混合发生,以坏疽型最严重。①坏疽型:多先有全身症状,如发热乏力等。病变部位红肿明显,溃疡边缘不整齐,有穿掘现象,局部疼痛重。溃疡表面附有多量脓液,或污黄至灰黑色的坏死假膜,除去后可见基底不平。病变发展迅速,可形成巨大蚕食性溃疡,造成小阴唇缺损,外表类似外阴癌,但边缘及基底柔软,无浸润;②下疳型:较常见。一般症状轻,病程缓慢。溃疡数目较多、较浅。溃疡周围红肿,边缘不整齐。常在数周内愈合,但常在旧病灶痊愈阶段,其附近又有新溃疡出现;③粟粒型:溃疡如针头至米粒大小,数目多,痊愈快,自觉症状轻微;④性病:如梅毒、软下疳及性病性淋巴肉芽肿均可引起外阴溃疡。

(2)慢性外阴溃疡

1)外阴结核:罕见,偶继发于严重的肺、胃肠道、内生殖器官、腹膜或骨结核。好发于阴唇或前庭黏膜。病变发展缓慢。初起常为一局限性小结节,不久即溃破为边缘软薄而穿掘的浅溃疡。溃疡形状不规则,基底凹凸不平,覆以干酪样结构。病变无痛,但受尿液刺激或摩擦后可有剧痛。溃疡经久不愈，并可向周围扩展。

2）外阴癌：外阴恶性肿瘤在早期可表现为丘疹、结节或小溃疡。病灶多位于大小阴唇、阴蒂和后联合等处，伴或不伴有外阴白色病变。癌性溃疡与结核性溃疡肉眼难以鉴别，需做活组织检查确诊。

对急性外阴溃疡的患者应注意检查全身皮肤、眼、口腔黏膜等处有无病变。诊断时要明确溃疡的大小、数目、形状、基底情况，有时溃疡表面覆以一些分泌物容易漏诊。故应细心认真查体，分泌物涂片培养、血清学检查或组织学病理有助于诊断。

3.治疗　因病因往往不是很明确，故治疗上主要以对症治疗为主。

（1）全身治疗：注意休息及营养，补充大量维生素 B、维生素 C；也可口服中药治疗。有继发感染时应考虑应用抗生素。

（2）局部治疗：应用 0.1%聚维酮碘液或 1∶5000 高锰酸钾溶液坐浴。局部抗生素软膏涂抹。急性期可给以皮质类固醇激素局部应用缓解症状。注意保持外阴清洁干燥，减少摩擦。

（3）病因治疗：尽早明确病因，针对不同病因进行治疗。

七、外阴前庭炎综合征

外阴前庭炎综合征（vulvar vestibulitis syndrome，VVS）好发于性生活活跃的妇女，多数既往有反复细菌或尖锐湿疣感染史。该综合征定义为：①触摸外阴前庭部，或将阴茎插入阴道，或将栓剂送入阴道时，患者即感严重疼痛；②压迫外阴前庭部时，局部有压痛；③前庭部呈现出不同程度的红斑。

其特征是患者主诉当阴道撑开时，发生插入疼痛、不适，触诊时局部有红斑，用棉签轻轻压迫处女膜环上的腺体开口或阴道后系带时有点状疼痛。性交时疼痛异常，甚至在性交后 24 小时内都感到外阴部灼热疼痛，严重者根本不能有正常的性生活。一般而言，凡病变 3 个月之内者属急性；超过 3 个月者属慢性。

1.病因　尚不清楚，可能为多因素的发病机制。

（1）继发于炎症的神经病变：普遍的理论是 VVS 是一种涉及异常疼痛感知的神经性紊乱，可能与阴道前庭神经纤维致敏作用和维持疼痛回路的建立相关。

（2）感染：生殖道感染史是 VVS 的一个危险因素。早期病因假设集中在流行病学对外阴阴道假丝酵母菌病和生殖器 HPV 感染。一项研究报道在 VVS 例中，80%有复发性念珠菌病史。最近的研究发现 VVS 风险与细菌性阴道病、念珠菌病史、盆腔炎、滴虫和外阴发育不良相关。

（3）物理因素：盆底肌功能障碍可能是 VVS 一个因素。

（4）饮食：基于尿中草酸盐排泄引起的烧灼感和尿道口瘙痒，饮食可作为一个辅助因素。

（5）性心理功能障碍：多项研究已检测性心理因素有潜在致病作用。据文献研究表明 VVS 妇女比健康妇女经历更大的心理困扰，性生活不满意。

2.临床表现　严重性交疼痛，持续 1~24 小时，导致性交畏惧感。妇检外阴前庭部发红，压痛明显，疼痛可局限在前庭大腺或尿道旁腺开口处，多数累及整个前庭，甚至尿道口与阴蒂间也有压痛。

3.治疗　干预措施包括缓解症状，生物反馈，公认的感染原因药物治疗，心理和支持疗法，手术切除受累的前庭组织。

（1）缓解症状：建议性交前10~15分钟，局部麻醉以缓解性交疼痛。

（2）生物反馈：是一种很好的保守首选治疗方法。治疗包括借助家庭程序生物反馈辅助，使用便携式设备，进行盆底肌肉康复锻炼。

（3）抗真菌及抗感染：主要针对原发性疾病进行抗感染治疗或抗真菌治疗，特异性外阴炎如白色念珠菌，应给予抗真菌药物治疗。

（4）支持和多模式治疗：VVS综合治疗应该包括某些形式的支持治疗。最佳治疗必须解决性心理和生理方面的疾病。综合治疗包括物理治疗方案（生物反馈）、疼痛管理及心理支持，作为干预的主要形式。

（5）前庭切除术：依据前庭组织切除术后疗效的文献综述表明，手术是一种有效的治疗形式，60%~90%患者症状得以缓解。当其他治疗方式失败时，受累及前庭部分切除可缓解症状，但慢性顽固性病例仍存在。对这种复杂性疾病，需要更多的研究来阐明病因机制和制订循证基础的有效治疗方式。

八、外阴接触性皮炎

1.病因　外阴接触性皮炎为外阴皮肤或黏膜直接接触刺激物或致敏物所引起的炎性反应。分为刺激性接触性皮炎和过敏性接触性皮炎。如接触了较强的酸碱类消毒剂、阴道冲洗剂，以及一些染色衣物、劣质卫生巾或过敏性药物等，均可引发外阴部的炎症。

2.临床表现　阴部接触一些刺激性物质后接触部位感觉灼热感、疼痛、瘙痒，检查见局部出现皮肤潮红、皮疹、水疱，重者可发生坏死及溃疡，过敏性皮炎发生在接触过敏物质的部位。

3.治疗　根据病史及临床表现诊断不难，须尽快除去病因，避免用劣质卫生巾及刺激性物质如肥皂，避免搔抓等。对过敏性皮炎症状严重者可口服开瑞坦、阿司咪唑或皮质类固醇激素，局部用生理盐水洗涤或用3%硼酸湿敷，其后擦炉甘石洗剂。如有继发感染可涂擦抗生素软膏如金霉素软膏或1%新霉素软膏等。

九、外阴结核

1.病因　外阴结核病在临床上非常少见，占1%~2%的生殖器官结核，多数经血行传播而得，极少由性接触感染而致。

2.临床表现　外阴结核好发于阴唇或前庭黏膜。分为溃疡及增生两型。病变发展较为缓慢，初期常为局限性小结节，不久溃破成浅表溃疡，形状不规则，溃疡基底部被干酪样物质覆盖。病变可扩散至会阴、尿道及肛门，并使阴唇变形。外阴及阴道结核均不引起疼痛，但遭受摩擦或尿液刺激则可发生剧痛。增生型外阴结核者外阴肥厚、肿大，似外阴象皮病，患者常主诉性交疼痛、小便困难。

3.诊断　在身体其他部位有结核者，外阴部又发现经久不愈的慢性溃疡，应怀疑外阴结核。除根据病史及溃疡的特征外，主要靠分泌物涂片找结核杆菌，动物接种或进行活组织检查。另外，PCR检测是皮肤结核诊断的有力工具，因为它是快速的，可靠性、敏感性高。少数结核性外阴溃疡病例，身体其他部位并无结核病灶，则须与一般性外阴溃疡、梅毒性溃疡、软性下疳、疱疹、坏疽性脓皮病、结节病、性病性淋巴肉芽肿、黑热病、深部真菌、外阴癌等相鉴别。

4.治疗 确诊后,应立即进行全身及局部抗结核治疗及支持疗法,以增强抵抗力。局部应保持干燥、清洁,并注意防治混合感染。

十、外阴阴道假丝酵母菌病

因假丝酵母菌性阴道炎症多合并外阴炎,现称为外阴阴道假丝酵母菌病(vulvovaginal candidiasis,VVC)。据统计,约75%妇女一生中曾患过此病,其中40%~50%的妇女经历第2次,有一小部分女性(6%~9%)遭受反复发作。

1.病因 假丝酵母菌有许多种,外阴阴道假丝酵母菌病中80%~90%病原体为白假丝酵母菌,10%~20%为光滑假丝酵母菌、近平滑假丝酵母菌、热带假丝酵母菌等,白假丝酵母菌为条件致病菌。白假丝酵母菌呈卵圆形,由芽生孢子及细胞发芽伸长形成假菌丝,假菌丝与孢子相连形成分支或链状。白假丝酵母菌由酵母相转为菌丝相,从而具有致病性。假丝酵母菌通常是一种腐败物寄生菌,可生活在正常人体的皮肤、黏膜、消化道或其他脏器中,经常在阴道中存在而无症状。白带增多的非孕妇女中,约有30%在阴道内有此菌寄生,当阴道糖原增加、酸度升高时,或在机体抵抗力降低的情况下,便可成为致病的原因,长期应用广谱抗生素和肾上腺皮质激素,可使假丝酵母菌感染率大为增加。因为上述两种药物可导致机体内菌群失调,改变了阴道内微生物之间的相互制约关系,抗感染的能力下降。此外,维生素缺乏(复合维生素B)、严重的传染性疾病,和其他消耗性疾病均可成为假丝酵母菌繁殖的有利条件。妊娠期阴道上皮细胞糖原含量增加,阴道酸性增强,加之孕妇的肾糖阈降低,常有营养性糖尿,小便中糖含量升高而促进假丝酵母菌的生长繁殖。

2.传染途径 虽然10%~20%的健康妇女阴道中就携带有假丝酵母菌,并且生活中有些特殊情况下可以诱发阴道假丝酵母菌感染,所以假丝酵母菌是一种条件致病菌。但很多时候也能够从外界感染而来。

3.临床分类 VVC分为单纯性VVC和复杂性VVC。单纯性VVC是指发生于正常非孕宿主,散发的、由白假丝酵母菌引起的轻度VVC。复杂性VVC包括复发性VVC(RVVC)、重度VVC和妊娠VVC、非白假丝酵母菌所致的VVC或宿主为未控制的糖尿病、免疫功能低下者。RVVC是指妇女患VVC经过治疗后临床症状和体征消失,真菌检查阴性后又出现症状,且经真菌学证实的VVC发作1年内有症状4次或以上。复发原因不明,可能与宿主具有不良因素如妊娠、糖尿病、大剂量抗生素应用、免疫抑制剂应用,治疗不彻底,性伴侣未治疗或直肠假丝酵母菌感染等有关。VVC的临床表现按VVC评分标准划分为轻度、中度、重度。评分≥7分为重度VVC,<7分为轻、中度VVC。

4.临床表现 最常见的症状是白带增多,外阴及阴道内有烧灼感,伴有严重的瘙痒,甚至影响工作和睡眠。部分患者可伴有尿频、尿急、尿痛及性交痛等症状。典型患者妇科检查时可见白带呈豆腐渣样或凝乳状,色白稠厚,略带异味,或白带夹有血丝,阴道黏膜充血、红肿,甚至溃疡形成。部分患者外阴因瘙痒或接触刺激出现抓痕,呈地图样红斑。约10%患者携带有假丝酵母菌,而无自觉症状。

5.诊断 典型病例诊断不困难,根据病史、诱发因素、症状、体征和实验室检查诊断较易。实验室取阴道分泌物涂片检查即可诊断。

(1)悬滴法:取阴道分泌物置于玻璃片上,加1滴生理盐水或10%氢氧化钾,显微镜下检查找到芽孢及真菌菌丝,阳性检出率30%~60%。如阴道分泌物pH>4.5,见多量白细胞,多为混合感染。

（2）染色法：取阴道分泌物用革兰染色，阳性检出率达80%。

（3）培养法：取分泌物接种于培养基上，查出真菌即可确诊，阳性率更高，但不常规应用。部分患者有典型的临床表现，而显微镜检查阴性或反复复发，如阴道分泌物 pH<4.5，未见大量白细胞、滴虫及线索细胞者，临床怀疑耐药菌株或非白假丝酵母菌感染时，采用培养法+药敏，可明显提高诊断准确性同时指导进一步敏感药物治疗。

6.治疗

（1）去除诱因：仔细询问病史了解存在的诱因并及时消除。如停用广谱抗生素、雌激素、口服避孕药等。合并糖尿病者则同时积极予以治疗。停用紧身化纤内裤，使用棉质内裤，确诊患者的毛巾、内裤等衣物要隔离洗涤，使用开水热烫，以避免传播。真菌培养阳性但无症状者无须治疗。

（2）改变阴道酸碱度：真菌在 pH 5.5~6.5 环境下最适宜生长繁殖，因此可以改变阴道酸碱度形成不适宜其生长的环境。使用碱性溶液擦洗阴道或坐浴，不推荐阴道内冲洗。

（3）药物治疗

1）咪唑类药物：①克霉唑：又称三苯甲咪唑，抗菌作用对白色念珠菌最敏感。普遍采用500mg 克霉唑的乳酸配方单剂量阴道给药，使用方便、疗效好，且孕妇也可使用。单纯性VVC 患者首选阴道用药，推荐使用单剂量 500mg 给药。另有克霉唑阴道栓 100mg/d，7 天为1 个疗程；200mg/d，3 天为 1 个疗程；②咪康唑：又称双氯苯咪唑。阴道栓剂 200mg/d，7 天为1 个疗程或 400mg/d，3 天 1 个疗程治疗单纯性 VVC。尚有 1.2g 阴道栓剂单次给药疗效与上述方案相近。也有霜剂可用于外阴、尿道口、男性生殖器涂抹，以减轻瘙痒症状及小便疼痛；③布康唑：阴道栓 5g/d，3 天为 1 个疗程。体外抑菌试验表明对非白假丝酵母菌如光滑假丝酵母菌等，其抑菌作用比其他咪唑类强；④益康唑：抗菌谱广，对深部、浅部真菌均有效。50mg 阴道栓每天连续 15 天或 150mg/d，3 天为 1 个疗程。其治疗时患者阴道烧灼感较明显；⑤酮康唑：口服的广谱抗真菌药，200mg 每天 1 次口服，5 天为 1 个疗程。疗效与克霉唑等阴道给药相近；⑥噻康唑：2%阴道软膏单次给药，使用方便、不良反应小、疗效显著。

2）三唑类药物：①伊曲康唑：抗真菌谱广，餐后口服生物利用度最高，吸收快，口服后 3~4 小时候血药浓度达峰值。单纯性 VVC 患者可 200mg 每天 2 次治疗 1 天或 200mg 每天 1 次口服治疗 3 天，药物治疗浓度可持续 3 天。对于复发性外阴阴道假丝酵母菌病患者，主张伊曲康唑胶囊口服治疗；②氟康唑：是唯一获得 FDA 许可的治疗假丝酵母菌感染的口服药物。药物口服胶囊生物利用度高，在阴道组织、阴道分泌物中浓度可维持 3 天。对于单纯性VVC，氟康唑 150mg 单剂量口服可获得满意治疗效果。无明显肝毒性，但需注意肾功能；③特康唑：只限于局部应用治疗，0.4%霜剂，5g/d 阴道内给药 7 天；0.8%霜剂，5g/d 阴道内给药 3 天；栓剂 80mg/d 阴道内给药 3 天。

3）多烯类：制霉菌素每枚 10 万 U，每天阴道用药 1 枚，连续 10~14 天治疗单纯性 VVC。药物疗程长、使用频繁，患者往往顺应性差。

（4）单纯性及重度 VVC

1）单纯性 VVC：首选阴道用药，短期局部用药（单次用药和 1~3 天的治疗方案）可有效治疗单纯性 VVC。局部用药唑类药物比制霉菌素更有效，完成唑类药物治疗方案的患者中，80%~90%的患者症状缓解且阴道分泌物真菌培养结果阴性。不推荐性伴侣接受治疗。

2)重度VVC:首选口服药物,症状严重者,局部应用低浓度糖皮质激素软膏或唑类霜剂。口服用药:伊曲康唑200mg,每天2次,共2天;氟康唑胶囊150mg,顿服,3天后重复1次;阴道用药,在治疗单纯性VVC方案基础上,延长疗程(局部使用唑类药物7~14天)。

7.随访　对VVC在治疗结束后7~14天和下次月经后进行随访,两次阴道分泌物真菌学检查阴性为治愈。对RVVC在治疗结束后7~14天、1个月、3个月、6个月各随访1次。

8.预防　对初次发生外阴阴道假丝酵母菌病者应彻底治疗;检查有无全身疾病如糖尿病等,及时发现并治疗;改善生活习惯如穿宽松、透气内裤,保持局部干燥及清洁;合理使用抗生素和激素类药物。可使用含乳杆菌活菌的阴道栓调节阴道内菌群平衡。

十一、滴虫性阴道炎

滴虫性阴道炎是由阴道毛滴虫引起的性传播疾病之一,常与其他性传播疾病同时存在,女性发病率为10%~25%。除了性交传播,经过公共卫生用具、浴室、衣物等可间接传染。

1.病因　滴虫性阴道炎是由阴道毛滴虫引起的常见阴道炎。阴道毛滴虫适宜在温度25~40℃、pH 5.2~6.6的潮湿环境中生长,在pH 5以下或7.5以上的环境中生长受抑制。滴虫生活史简单,只有滋养体而无包囊期,滋养体生命力较强,能在3~5℃生活21天,在46℃生存20~60分钟,在半干燥环境生存约10小时,在普通肥皂水中也能生存45~120分钟。月经前后阴道内pH发生变化,月经后接近中性,隐藏在腺体和阴道皱襞中的滴虫常得以繁殖而引起炎症发作。

2.临床表现　25%~50%患者感染初期无症状,称为带虫者。潜伏期为几天到4周。当滴虫消耗阴道细胞内糖原、改变阴道酸碱度、破坏其防御机制,在月经前后易引起阴道炎症。主要症状为阴道分泌物增多,多为稀薄、泡沫状,滴虫可无氧酵解碳水化合物,产生腐臭气味,故白带多有臭味,分泌物可为脓性或草绿色;可同时合并外阴瘙痒或疼痛、性交痛等。如合并尿路感染可有尿急、尿频、尿痛及血尿等症状。阴道检查可见阴道黏膜、宫颈阴道部明显充血,甚至宫颈有出血斑点,形成"草莓样"宫颈。阴道毛滴虫能吞噬精子,并阻碍乳酸生成,影响精子在阴道内存活而导致不孕。

3.诊断　根据病史、临床表现及分泌物观察可做出临床诊断。取阴道分泌物检查可确诊。取分泌物前24~48小时避免性交、阴道灌洗或局部用药;窥阴器不涂抹润滑剂;分泌物取出后应及时送检,冬天需注意保暖,以避免滴虫活动性下降后影响检查结果。

(1)悬滴法:取温生理盐水一滴于玻璃片上,在阴道后穹窿处取分泌物少许混于生理盐水玻片上,立即在低倍显微镜下观察寻找滴虫。镜下可见波状运动的滴虫和增多的白细胞。敏感性为60%~70%。

(2)涂片染色法:将分泌物涂在玻璃片上,待自然干燥后用不同染液染色,不仅能看见滴虫,还能看到并存的假丝酵母菌等。

(3)培养法:对可疑患者,多次阴道分泌物镜下检查未检出滴虫者,可采用培养法。

4.治疗　因滴虫阴道炎可同时合并尿道、尿道旁腺、前庭大腺滴虫感染,单纯局部用药不易彻底治愈,故需同时全身用药。

(1)全身用药:甲硝唑2g单次口服或替硝唑2g单次口服;或甲硝唑400mg,每天2次,连服7天。口服药物的治愈率为90%~95%。单次服药方便,但因剂量大,可出现不良反应如胃肠道反应、头痛、皮疹等。甲硝唑用药期间及停药24小时内、替硝唑用药期间及停药72

小时内禁止饮酒,哺乳期用药不宜哺乳。治疗失败者可采用甲硝唑2g/d口服,连服3~5天。

(2)阴道局部用药:阴道局部药物治疗可较快缓解症状,但不易彻底消灭滴虫,停药后易复发。因滴虫适宜环境为pH 5.2~6.6,阴道用药前先使用1%乳酸或0.5%醋酸等酸性洗液清洗阴道改变阴道内酸碱度,同时可减少阴道内恶臭分泌物,再使用甲硝唑栓(阴道泡腾片)或替硝唑栓(阴道泡腾片)200mg,每天1次,7天为1个疗程。

(3)性伴侣的治疗:滴虫性阴道炎主要通过性交传播,故患者性伴侣多有滴虫感染,但可无症状,为避免双方重复感染,故性伴侣应同时治疗。

(4)复发性滴虫性阴道炎:常在月经期后复发,可考虑下次月经干净后再巩固治疗1个疗程。治疗后应在每次月经干净后复查分泌物,经连续检查3次阴性后方为治愈。

(5)顽固性滴虫性阴道炎:治疗后多次复查分泌物仍提示滴虫感染的顽固病例,可加大甲硝唑剂量及应用时间,1g口服,每天2次,同时阴道内放置500mg,每天2次,连续7~14天。部分滴虫对甲硝唑有耐药者,可选择妇康栓,每天1枚塞阴道,7~10天为1个疗程;严重者,每天早晚1次阴道塞妇康栓,7天为1个疗程。

(6)妊娠合并滴虫性阴道炎:曾认为甲硝唑在妊娠3个月内禁用,因动物实验显示甲硝唑可能有致畸作用。但最近有国外研究显示人类妊娠期应用甲硝唑并未增加胎儿畸形率,妊娠期可应用。美国疾病控制中心推荐妊娠合并滴虫性阴道炎治疗为甲硝唑2g顿服。国内有学者提出治疗方案首选甲硝唑200mg,每天3次,共5~7天;甲硝唑400mg,每天2次,共5~7天。治疗失败者:甲硝唑400mg,每天3次,7天。性伴侣需同时治疗:甲硝唑或替硝唑2g顿服。应用甲硝唑时需与孕妇及其家属详细说明,知情同意后再使用。

5.预防　滴虫可通过性生活传播,且性伴侣多无症状。故应双方同时治疗,治疗期间禁止性生活。内衣裤、毛巾等应高温消毒或用消毒剂浸泡,避免重复感染。注意保持外阴清洁、干燥。注意消毒公共浴池、马桶、衣物等传播中介。

十二、细菌性阴道病

细菌性阴道病(bacterial vaginosis,BV)是育龄期妇女异常阴道分泌物最常见原因,它是一种混合感染。由于对病原体认识的差异,不同年代有不同的命名。1984年在瑞典召开的专题会上命名细菌性阴道病。

1.病因　细菌性阴道病是阴道内正常菌群失调所致。正常阴道内以产生过氧化氢的乳杆菌占优势,通过产生乳酸从而保持阴道内较低的酸碱度,维持正常菌群平衡。当细菌性阴道病时,乳杆菌减少,而阴道加德纳菌与厌氧菌及人型支原体大量繁殖。阴道加德纳菌生活最适pH 6.0~6.5,温度35~37℃。该菌可引起BV,但多与其他厌氧菌共同致病。临床及病理特征无炎症改变及白细胞浸润。其发病可能与妇科手术、多次妊娠、频繁性生活及阴道灌洗使阴道内pH偏碱有关。口服避孕药有支持乳酸杆菌占优势的阴道环境的作用,对BV有一定防护作用。

2.临床表现　多见于生育期妇女(15~44岁),10%~40%患者无临床症状,有症状者主要表现为阴道分泌物增多,有鱼腥味,尤其性交后加重,少数患者伴有轻度外阴瘙痒。分泌物呈鱼腥臭味,是由于厌氧菌大量繁殖的同时产生胺类物质所致。检查见阴道黏膜无充血、红肿的炎症表现,分泌物特点为有恶臭味,灰白色、灰黄色,均匀一致,稀薄,易从阴道壁拭去。BV常与滴虫性阴道炎、宫颈炎、盆腔炎同时发生。BV可引起盆腔炎、异位妊娠和不孕。

孕期合并 BV 可引起胎膜早破、早产、绒毛膜羊膜炎、产褥感染及新生儿感染。

3.诊断　下列四项中有三项阳性即可临床诊断为细菌性阴道病。

(1)均质、稀薄、白色阴道分泌物,常黏附于阴道壁上。

(2)线索细胞阳性:取少许阴道分泌物于玻片上,加一滴生理盐水混合,高倍显微镜下观察见线索细胞,白细胞极少。线索细胞即阴道脱落的表层细胞于细胞边缘贴附颗粒状物,即各种厌氧菌,尤其是加德纳菌,细胞边缘不清。

(3)阴道分泌物 pH>4.5。

(4)胺臭味试验阳性:取少许阴道分泌物于玻片上,加一滴 10%氢氧化钾溶液,产生烂鱼肉样腥臭气味,是因胺遇碱释放氨所致。

阴道分泌物性状取决于临床医师的分辨能力,因而特异性、敏感性不高。阴道 pH 是一个较敏感的指标,但正常妇女在性交后、月经期也可有阴道 pH 的升高,其特异性不高。氨试验的假阳性可发生在近期有性生活的妇女。线索细胞阳性是临床诊断标准中最具有敏感性和特异性。BV 为正常菌群失调,细菌定性培养在诊断中意义不大。

4.治疗　治疗原则:①无症状患者无须治疗;②性伴侣不必治疗;③妊娠期合并 BV 应积极治疗;④子宫内膜活检、宫腔镜、取放 IUD 术、子宫输卵管碘油造影、刮宫术等须行宫腔操作手术者术前发现 BV 应积极治疗。

(1)硝基咪唑类抗生素:甲硝唑为首选药物。甲硝唑抑制厌氧菌生长,不影响乳杆菌生长,是较理想的治疗药物。甲硝唑 500mg,每天 2 次,口服连续 7 天;或 400mg,每天 3 次,口服连续 7 天。甲硝唑 2g 顿服的治疗效果差,目前不再推荐应用。甲硝唑栓 200mg,每晚 1 次,连续 7~10 天。替硝唑 1g,每天 1 次口服连续 5 天;也可 2g 每天 1 次连续 2 天。

(2)克林霉素:300mg,每天 2 次,口服连续 7 天。治愈率约 97%,尤其适用于妊娠期患者(尤其孕早期)和对甲硝唑无法耐受、过敏或治疗失败者。另有含 2%克林霉素软膏阴道涂抹,每次 5g 连续 7 天。

(3)乳酸杆菌栓剂:阴道内用药补充乳酸杆菌,通过产生乳酸从而升高阴道内酸度,抑制加德纳菌及厌氧菌生长,使用后 BV 复发率较单纯使用甲硝唑治疗低,临床值得推广。

(4)其他药物:氨苄西林可杀灭加德纳菌等,但也有杀灭乳酸杆菌作用,治疗效果较甲硝唑差。

十三、萎缩性阴道炎

萎缩性阴道炎是因体内雌激素水平下降,阴道黏膜萎缩、变薄,上皮细胞内糖原减少,阴道内 pH 增高,乳杆菌不再为优势菌,局部抵抗力减低,当受到刺激或被损伤时,其他致病菌入侵、繁殖引起炎症。

1.病因　常见于绝经前后、药物或手术卵巢去势后妇女。常见病原体为需氧菌、厌氧菌二者的混合感染。

2.临床表现　主要为外阴瘙痒、灼热不适伴阴道分泌物增多,阴道分泌物多稀薄呈水样,感染病原菌不同,也可呈泡沫样、脓性或血性。部分患者有下腹坠胀感,伴有尿急、尿频、尿痛等泌尿系统症状。部分患者仅有泌尿系统症状,曾以尿路感染治疗而效果不佳。

阴道检查可见阴道皱襞减少、消失,黏膜萎缩、变薄并有充血或点状出血,有时可见浅表溃疡。分泌物多呈水样,部分呈脓性有异味,如治疗不及时,阴道内溃疡面相互粘连,甚至阴道闭锁,分泌物引流不畅者可继发阴道或宫腔积脓。

3.诊断　根据绝经、卵巢手术、药物性闭经或盆腔反射治疗病史及临床表现诊断不难,应取阴道分泌物检查以排除滴虫、假丝酵母菌阴道炎。妇科检查见阴道黏膜红肿、溃疡形成或血性分泌物,但必须排除子宫恶性肿瘤、阴道癌等,常规行宫颈细胞学检查,必要时活检或行分段诊刮术。

4.治疗　原则上为抑制细菌生长,应用雌激素,增强阴道抵抗力。

(1)保持外阴清洁、干燥:分泌物多时可用1%乳酸冲洗阴道。

(2)雌激素制剂全身给药:补佳乐每天0.5~1mg口服,每1~2个月用地屈孕酮10mg持续10天;克龄蒙每天1片(含戊酸雌二醇2mg,醋酸环丙孕酮1mg);诺更宁(含雌二醇2mg,醋酸炔诺酮1mg)每天1片。如有乳腺癌及子宫内膜癌者慎用雌激素制剂。

(3)雌激素制剂阴道局部给药:0.5%己烯雌酚软膏或倍美力阴道软膏局部涂抹,0.5g,每天1~2次,连用7天。

(4)抑制细菌生长:阴道局部给予抗生素如甲硝唑200mg或诺氟沙星100mg,每天1次,连续7~10天。

(5)注意营养:给予高蛋白食物,增加维生素B及维生素A含量,有助于阴道炎的消退。

十四、婴幼儿外阴阴道炎

婴幼儿阴道炎多见于1~5岁幼女,多合并外阴炎。

1.病因　因婴幼儿卵巢未发育,外阴发育差,阴道细长,阴道上皮内糖原少,阴道内pH 6.0~7.5,抵抗力差,阴道自然防御功能尚未形成,容易受到其他细菌感染。另外,卫生习惯差,年龄较大者可因阴道内误放异物而继发感染。病原菌常见大肠埃希菌、葡萄球菌、链球菌等。

2.临床表现　主要症状为阴道内分泌物增多,呈脓性,有异味。临床上多为母亲发现婴幼儿内裤有脓性分泌物而就诊。分泌物刺激可致外阴瘙痒,患儿多有哭闹、烦躁不安、用手搔抓外阴。检查可见外阴充血、水肿或破溃,有时可见脓性分泌物至阴道内流出。慢性外阴炎见小阴唇发生粘连甚至阴道闭锁。

3.诊断　根据病史、体征及临床表现诊断不难,同时需询问其母亲有无阴道炎病史。取阴道分泌物做细菌学检查或病菌培养。怀疑阴道内有异物、肿瘤和(或)不能耐受检查,可以在麻醉下进行。在反复和持续性的阴道炎情况下,应考虑到异物存在,可使用3mm宫腔镜检查阴道。

4.治疗　治疗原则:①便后清洗外阴,保持外阴清洁、干燥,减少摩擦;②针对病原体选择相应口服抗生素治疗,必要时使用吸管吸取抗生素溶液滴入阴道内;③对症处理:如有蛲虫者给予驱虫治疗;阴道内异物者,应及时取出;小阴唇粘连者可外涂雌激素软膏后多可松解,严重者应分离粘连后外用抗生素软膏。

第二节　宫颈炎症

宫颈炎是妇科常见疾病之一。在正常情况下,宫颈具有黏膜免疫、体液免疫及细胞免疫等多种防御功能,是阻止阴道内病原菌侵入上生殖道的重要防线。宫颈容易受到性生活、分娩、经宫腔操作损伤、阴道炎等多种因素诱发炎症。宫颈炎症包括宫颈阴道部炎症及宫颈管黏膜炎症。临床多见的宫颈炎症是急性宫颈管黏膜炎症，若急性炎症未经及时诊治或病原体持续存在，可导致慢性宫颈炎症或上生殖道感染。

一、急性宫颈炎

急性宫颈炎多发生于感染性流产、产褥感染、宫颈急性损伤或阴道内异物并发感染。

1.病因　急性宫颈炎多由性传播疾病的病原体如淋病奈瑟菌及沙眼衣原体感染所致，淋病奈瑟菌感染时约50%合并沙眼衣原体感染。葡萄球菌、链球菌、大肠埃希菌等较少见。此外也有病毒感染所致，如单纯疱疹病毒、人乳头瘤病毒、巨细胞病毒等。临床常见的急性宫颈炎为黏液脓性宫颈炎，其特点为宫颈管或宫颈管棉拭子标本上，肉眼可见脓性或黏液脓性分泌物；棉拭子擦拭宫颈管容易诱发宫颈管内出血。黏液脓性宫颈炎的病原体主要为淋病奈瑟菌及沙眼衣原体。但部分黏液脓性宫颈炎的病原体不清。沙眼衣原体及淋病奈瑟菌均感染宫颈管柱状上皮，沿黏膜面扩散引起浅层感染，病变以宫颈管明显。

2.病理　急性宫颈炎的病理变化可见宫颈红肿，宫颈管黏膜水肿，组织学表现见血管充血，宫颈黏膜及黏膜下组织、腺体周围见大量中性粒细胞浸润，腺腔内见脓性分泌物。

3.临床表现　白带增多是急性宫颈炎最常见的、有时是唯一的症状，常呈脓性甚至脓血性白带。分泌物增多刺激外阴而伴有外阴瘙痒、灼热感，以及阴道不规则出血、性交后出血等。由于急性宫颈炎常与尿道炎、膀胱炎或急性子宫内膜炎等并存，可不同程度出现下腹部不适、腰骶部坠痛及尿急、尿频、尿痛等膀胱刺激症状。急性淋菌性宫颈炎时，可有不同程度的体温升高和白细胞增多；炎症向上蔓延可导致上生殖道感染，如急性子宫内膜炎、盆腔结缔组织炎。

妇科检查可见宫颈充血、水肿、黏膜外翻，宫颈有触痛、触之容易出血，可见脓性分泌物从宫颈管内流出。淋病奈瑟菌感染的宫颈炎，尿道、尿道旁腺、前庭大腺可同时感染，而见充血、水肿甚至脓性分泌物。沙眼衣原体性宫颈炎可无症状，或仅表现为宫颈分泌物增多，点滴状出血。妇科检查可见宫颈外口流出黏液脓性分泌物。

4.诊断　根据病史、症状及妇科检查，诊断并不困难，但需明确病原体，应取宫颈管内分泌物做病原体检测，可选择革兰染色、分泌物培养+药物敏感试验、酶免疫法及核酸检测。革兰染色对检测沙眼衣原体敏感性不高；培养法是诊断淋病的金标准，但要求高且费时长，而衣原体培养其方法复杂，临床少用；酶免疫法及核酸检测对淋病奈瑟菌及衣原体感染的诊断敏感性及特异性高。

诊断黏液脓性宫颈炎：在擦去宫颈表面分泌物后，用小棉拭子插入宫颈管内取出，肉眼观察棉拭子上见白色或黄色黏液脓性分泌物，将分泌物涂片做革兰染色，如光镜下平均每个油镜中有10个以上或高倍视野有30个以上中性粒细胞，即可诊断黏液脓性宫颈炎。

诊断需注意是否合并上生殖道感染。

5.治疗　急性宫颈炎治疗以全身治疗为主，需针对病原体使用有效抗生素。未获得病原体检测结果可根据经验性给药，对于有性传播疾病高危因素的年轻妇女，可给予阿奇霉素1g单次口服或多西环素100mg，每天2次口服，连续7天。已知病原体者针对使用有效抗生素。

(1)急性淋病奈瑟菌性宫颈炎：原则是及时、足量、规范、彻底。常用药物：头孢曲松，

125mg 单次肌内注射;或头孢克肟,400mg 单次口服;大观霉素,4g 单次肌内注射。因淋病奈瑟菌感染半数合并沙眼衣原体感染,故在治疗同时需联合抗衣原体感染的药物。

(2)沙眼衣原体性宫颈炎:四环素类、红霉素类及喹诺酮类常用药物。多西环素,100mg 口服,每天 2 次,连用 7 天。阿奇霉素,1g 单次口服;红霉素,500mg,每天 4 次,连续 7 天(红霉素,250mg,每天 2 次,连续 14 天)。氧氟沙星,300mg 口服,每天 2 次,连用 7 天;左氧氟沙星,500mg,每天 1 次,连用 7 天。

(3)其他:一般化脓菌感染宫颈炎最好根据药敏试验进行抗生素治疗。合并有阴道炎者如细菌性阴道病者需同时治疗。疾病反复发作者其性伴侣也需治疗。

二、宫颈炎症相关性改变

1.宫颈柱状上皮异位　子宫颈上皮在女性一生中都在发生变化,青春期、妊娠期和绝经期尤为明显,并且受外源女性甾体激素的影响,受宫颈管和阴道内微环境及 pH 的影响。性生活特别是高危性行为女性中由原始柱状和早期或中期鳞状化生上皮构成的移行带的变化有相关性。随着循环中雌激素和孕激素水平升高,阴道微环境的酸性相对更强,造成宫颈外翻,暴露出宫颈管柱状上皮末端,导致翻转即原始柱状上皮暴露增加,此现象也称为"宫颈柱状上皮异位"。

(1)临床表现:常表现为白带增多,而分泌物增多可刺激外阴不适或瘙痒。若继发感染时白带可为黏稠的或脓性的,有时可带有血丝或少量血液,有时会出现接触性出血,也可出现下腹或腰背部下坠痛。

检查见宫颈表面呈红色黏膜状,是鳞状上皮脱落,为柱状上皮所代替,上皮下血管显露的结果。柱状上皮与鳞状上皮有清楚的界限,因非真正"糜烂",可自行消失。

临床常根据宫颈柱状上皮异位的面积将其分成轻度、中度、重度。凡异位面积小于子宫颈总面积 1/3 者为轻度,占 1/3~1/2 者为中度,超过 1/2 总面积者为重度。

(2)治疗:有症状的宫颈柱状上皮异位可行宫颈局部物理治疗。常用方法如下。

1)电凝(灼)法:适用于宫颈柱状上皮异位面较大者。将电灼器接触糜烂面,均匀电灼,范围略超过糜烂面。电熨深度约 0.2cm,过深可致出血,愈合较慢;过浅影响疗效。深入宫颈管内 0.5~1.0cm,过深易导致宫颈管狭窄、粘连。电熨后创面喷洒呋喃西林粉或涂以金霉素甘油。术后阴道出血可用纱布填塞止血,24 小时后取出。此法简便,治愈率达 90%。

2)冷冻疗法:是一种超低温治疗,利用制冷剂快速产生低温而使柱状上皮异位面冻结、坏死而脱落,创面修复而达到治疗目的。制冷源为液氮,快速降温为-196℃。治疗时根据糜烂情况选择适当探头。为提高疗效可采用冷冻疗法,即冷冻 1 分钟,复温 3 分钟,再冷冻 1 分钟。其优点是操作简单,治愈率约 80%。术后很少发生出血及颈管狭窄。缺点是术后阴道排液多。

3)激光治疗:是一种高温治疗,温度可达 700℃以上。主要使柱状上皮异位组织炭化、结痂,待痂脱落后,创面为新生的鳞状上皮覆盖达到修复治疗目的。一般采用二氧化碳激光器,波长为 10.6μm 的红外光。其优点除热效应外,还有压力、光化学及电磁场效应,因而在治疗上有消炎(刺激机体产生较强的防御免疫功能)、止痛(使组织水肿消退,减少对神经末梢的化学性与机械性刺激)及促进组织修复(增强上皮细胞的合成代谢作用,促进上皮增生,加速创面修复)的作用,故治疗时间短,治愈率高。

4)微波治疗:微波电极接触局部病变组织,快速产生高热效应,使得局部组织凝固、坏死,形成非炎性表浅溃疡,新生鳞状上皮覆盖溃疡面而达到治疗目的,且微波治疗可出现凝固性血栓形成而止血。此法出血少,治愈率约 90%。

(3)持续性与复发性宫颈炎的治疗:研究者发现,有部分宫颈炎患者接受了针对沙眼衣原体或淋病奈瑟菌等病原体的药物治疗后,仍表现为持续性宫颈炎或复发性宫颈炎,对于这类宫颈炎目前还没有明确的定义。美国疾病与预防控制中心指南认为:对持续性宫颈炎患者应再次评估,以确定是否重新感染性传播疾病。如果排除复发或再感染性传播疾病、患细菌性阴道病的可能性,且性伴侣已评估及治疗,则对持续性宫颈炎无肯定有效的治疗方法。对持续性宫颈炎进行重复或延长抗生素治疗是否有效,尚不清楚。因此,应进行随访,判断治疗效果,还应研究持续性宫颈炎病因,包括生殖道支原体的可能作用。

2.宫颈息肉　可能是因炎症的长期刺激导致宫颈管黏膜局部增生,由于子宫具有排异作用,使增生的黏膜逐渐往宫颈口突出,形成宫颈息肉。镜下宫颈息肉表面覆盖一层柱状上皮,中心为结缔组织,伴充血、水肿及炎性细胞浸润。宫颈息肉极易复发,恶变率低。

(1)临床表现:常表现为白带增多或白带中带有血丝或少量血液,有时会出现接触性出血。也可无任何症状。检查时见宫颈息肉为一个或多个,色红,呈舌状,直径一般 1cm,质软而脆,触之易出血,其蒂细长,多附于宫颈外口。

(2)治疗:宫颈息肉应行息肉摘除术,术后标本常规送病理检查。

3.宫颈腺囊肿　子宫颈鳞状上皮化生过程中,使柱状上皮的腺口阻塞,或其他原因致腺口阻塞,而导致腺体内的分泌物不能外流而潴留于内,致腺腔扩张,形成大小不等的囊形肿物。其包含的黏液常清澈透明,也可能由于合并感染而呈混浊脓性。腺囊肿一般小而分散,可突出于子宫颈表面。小的仅有小米粒大,大的可达玉米粒大,呈青白色,常见于表面光滑的子宫颈。

4.宫颈肥大　可能由于炎症的长期刺激,宫颈组织反复发生充血、水肿,炎性细胞浸润及结缔组织增生,致使子宫颈肥大,严重者可较正常子宫颈增大 1 倍以上。目前对于宫颈肥大尚无具体数值标准,且随绝经后宫颈萎缩变小,故无须治疗。

总之,应该加强专业知识的学习,树立正确观念,防止对宫颈炎的过度诊断与治疗。

第三节　盆腔炎性疾病

盆腔炎性疾病(pelvic inflammatory disease,PID)是病原体感染导致女性上生殖道及其周围组织(子宫、输卵管、卵巢、宫旁组织及腹膜)炎症的总称,包括子宫炎、输卵管炎、卵巢炎、输卵管卵巢炎、盆腔腹膜炎及盆腔结缔组织炎,其中以输卵管炎、输卵管卵巢炎最常见。PID 大多发生于性活跃期妇女;月经初潮前、绝经后或无性生活者很少发生 PID,若发生往往是邻近器官炎症的扩散。PID 可引起弥漫性腹膜炎、败血症、感染性休克,严重者可危及生命。既往 PID 被分为急性或慢性盆腔炎两类,但慢性盆腔炎实际为 PID 的后遗症,如盆腔粘连、输卵管阻塞,从而导致不孕、异位妊娠、慢性盆腔疼痛,目前已摒弃慢性盆腔炎的称呼。PID 严重影响妇女身体健康,增加家庭及社会经济负担。美国疾病控制中心的近年数据显示:与 20 世纪 70 至 80 年代每年 100 万例 PID 相比,近年发病率减少 22%,每年 PID 患者大约 78 万例。

一、输卵管卵巢炎、盆腔腹膜炎、盆腔结缔组织炎

在PID中以输卵管炎最常见,因此在临床上有时将急性输卵管炎等同于PID,代表内生殖器的急性感染。由于解剖结构邻近的关系,输卵管炎、卵巢炎及盆腔腹膜炎甚至结缔组织炎往往同时并存,相互影响。

1.发病机制

(1)病原体:PID的病原体可达20多种,主要有两个来源:①内源性病原体,99%的PID是由于阴道或宫颈的菌群上行性感染引起,包括需氧菌和厌氧菌,以两者混合感染多见。主要的需氧菌和兼性厌氧菌有溶血性链球菌、金黄色葡萄球菌、大肠埃希菌和厌氧菌。厌氧菌有脆弱类杆菌、消化球菌、消化链球菌。厌氧菌的感染容易引起盆腔脓肿;②外源性病原体,主要为性传播疾病的病原体,如淋病奈瑟菌、沙眼衣原体、支原体,前两者只感染柱状上皮及移行上皮,尤其衣原体感染常导致严重输卵管结构及功能破坏,并引起盆腔广泛粘连。在美国,40%~50%的PID是由淋病奈瑟菌引起,10%~40%的PID可分离出沙眼衣原体。在我国,淋病奈瑟菌或沙眼衣原体引起的PID明显增加,但目前缺乏大宗流行病学资料。性传播疾病可同时伴有需氧及厌氧菌感染,可能是淋病奈瑟菌或衣原体感染造成输卵管损伤后容易继发需氧菌和厌氧菌感染。其他病原体包括放线菌、结核杆菌、病毒(如巨细胞病毒、腮腺炎病毒)及寄生虫也可引起盆腔炎性疾病。

(2)感染途径

1)沿生殖道黏膜上行蔓延:病原体经宫颈、子宫内膜、输卵管黏膜上行蔓延至卵巢及腹腔,是非妊娠期、非产褥期PID的主要感染途径。淋病奈瑟菌、衣原体及葡萄球菌常沿此途径扩散。

2)经淋巴系统蔓延:病原体经外阴、阴道、宫颈及宫体创面的淋巴管侵入盆腔结缔组织及生殖器其他部分,是产褥感染、流产后感染及宫内节育器放置后感染的主要感染途径。链球菌、大肠埃希菌、厌氧菌多沿此途径蔓延。

3)经血循环传播:病原体先侵入人体的其他系统,再经血液循环感染生殖器,为结核菌感染的主要途径。

4)直接蔓延:腹腔其他脏器感染后,直接蔓延到内生殖器引起相应器官的感染,如阑尾炎可引起右侧输卵管炎。

2.病理

(1)急性输卵管炎、卵巢炎、输卵管卵巢脓肿:急性输卵管炎症因病原体传播途径不同而有不同的病变特点。炎症经子宫内膜向上蔓延时,首先为输卵管内膜炎,输卵管黏膜血管扩张、瘀血,黏膜肿胀,间质充血、水肿及大量中性多核白细胞浸润,黏膜血管极度充血时,可出现含大量红细胞的血性渗出液,称为出血性输卵管炎,炎症反应迅速蔓延至输卵管壁,最后至浆膜层。输卵管壁红肿、粗大,近伞端部分的直径可达数厘米。管腔内的炎性分泌物易经伞端外溢从而导致盆腔腹膜炎及卵巢周围炎。重者输卵管内膜上皮可有退行性变或成片脱落,引起输卵管管腔粘连闭塞或伞端闭塞,如有渗出物或脓液积聚,可形成输卵管积脓,肿大的输卵管可与卵巢紧密粘连而形成较大的包块,临床上称之为附件炎性包块。若病原体通过子宫颈的淋巴管播散至子宫颈旁的结缔组织,首先侵及输卵管浆膜层再到达肌层,输卵管内膜受侵较轻或不受累。病变以输卵管间质为主,由于输卵管管壁增粗,可压迫管腔变窄,

轻者管壁充血、肿胀，重者输卵管肿胀明显、弯曲，并有炎性渗出物，引起周围组织的粘连。

卵巢表面有白膜，很少单独发炎，卵巢多与输卵管伞端粘连，发生卵巢周围炎，也可形成卵巢脓肿，如脓肿壁与输卵管粘连穿通则形成输卵管卵巢脓肿。

（2）急性盆腔腹膜炎：盆腔腹膜的受累程度与急性输卵管炎的严重程度及其渗出物多少有关。盆腔腹膜受累后，充血明显，并可渗出含有纤维蛋白的浆液，而形成盆腔脏器的粘连，渗出物积聚在粘连的间隙内，可形成多个小的脓肿，或积聚于子宫直肠陷凹内形成盆腔脓肿。

3.临床表现　可因炎症轻重及范围大小而有不同的临床表现。衣原体感染引起 PID 常无明显临床表现。炎症轻者无症状或症状轻微。常见症状为阴道分泌物增多、下腹痛、不规则阴道流血、发热等；下腹痛为持续性，可于活动或性交后加重。若病情严重可有寒战、高热、头痛、食欲缺乏等症状。月经期发病可有经量增多、经期延长的表现。若有腹膜炎，则出现消化系统症状如恶心、呕吐、腹胀、腹泻。若有脓肿形成，可有下腹包块及局部压迫刺激症状；包块位于子宫前方可出现膀胱刺激症状如排尿困难、尿频，若引起膀胱肌炎，可出现尿痛等；若包块位于子宫后方可有直肠刺激症状；若在腹膜外可导致腹泻、里急后重和排便困难。若有输卵管炎的患者同时有右上腹部疼痛，应怀疑有肝周围炎存在。

PID 患者体征差异大，轻者无明显异常发现，或妇科检查仅发现宫颈举痛或宫体压痛或附件区压痛。严重病例呈急性病容，体温升高，心率增快，下腹有压痛、反跳痛及肌紧张，叩诊鼓音明显，肠鸣音减弱或消失。盆腔检查：阴道内可见脓性分泌物；宫颈充血、水肿，若见脓性分泌物从宫颈口流出，说明宫颈管黏膜或宫腔有急性炎症。穹窿触痛明显，须注意是否饱满；宫颈举痛；宫体稍大有压痛，活动受限；子宫两侧压痛明显，若为单纯输卵管炎，可触及增粗的输卵管，压痛明显；若为输卵管积脓或输卵管卵巢脓肿，可触及包块且压痛明显，不活动；宫旁结缔组织炎时，可扪及宫旁一侧或两侧片状增厚，宫旁两侧宫骶韧带高度水肿、增粗，压痛明显；若有盆腔脓肿形成且位置较低时，可扪及后穹窿或侧穹窿有肿块且有波动感，三合诊能协助进一步了解盆腔情况。

若有输卵管炎的症状及体征同时有右上腹部疼痛，考虑肝周围炎存在，即称为 Fitz-Hugh-Curtis 综合征。

4.实验室检查及辅助检查　外周血白细胞计数仅在 44%的患者中升高，为非特异性；炎症标志物如 CRP 及血沉的敏感性为 74%~93%，特异性为 25%~90%。

（1）阴道分泌物生理盐水涂片检查：每高倍视野中 3~4 个白细胞，对上生殖道感染高度敏感为 87%~91%，涂片中未见白细胞时，阴性预测值可达 94.5%。

（2）阴道超声：特异性为 97%~100%，但敏感性较低，为 32%~85%，但若是超声无异常发现，并不能因此就排除盆腔炎性疾病的诊断。

5.诊断　根据病史、临床症状、体征及实验室检查可做出初步诊断。但由于 PID 的临床表现差异大，临床诊断准确性不高。目前尚无单一的病史、体格检查或实验性检查对盆腔炎性疾病的诊断既高度敏感又特异性强。2015 年美国疾病与预防控制中心制定的盆腔炎性疾病临床诊断标准如下。

（1）最低标准：宫颈举痛或子宫压痛或附件区压痛。若以上三者均必须具备，则会导致诊断敏感度下降。存在下生殖道感染（阴道分泌物中白细胞增多、宫颈黏液呈脓性及宫颈脆性增加）增加诊断特异度。

因不正确诊治可能增加不必要的发病率,因此需要更精细的诊断。附加标准可增加诊断的特异度,支持 PID 的诊断。

(2)附加标准:体温[口表>101℉(38.3℃)];宫颈异常黏液脓性分泌物或宫颈脆性增加;阴道分泌物生理盐水湿片见大量白细胞;红细胞沉降率升高;血 C-反应蛋白升高;实验室证实宫颈淋病奈瑟球菌或衣原体阳性。

(3)特异标准:子宫内膜活检证实子宫内膜炎,阴道超声或磁共振检查显示充满液体的增粗输卵管,伴或不伴有盆腔积液、输卵管卵巢肿块,腹腔镜检查发现盆腔炎性疾病征象。

最低标准为诊断 PID 所必需的,附加诊断标准有利于提高 PID 诊断的特异性,特异标准基本可诊断 PID,但除超声外,均为有创检查或费用较高,特异标准仅适用于一些有选择的病例。腹腔镜被认为是诊断 PID 的金标准,具体包括:①输卵管表面明显充血;②输卵管壁水肿;③输卵管伞端或浆膜面有脓性渗出物。腹腔镜诊断输卵管炎的准确率高,并能直接采取感染部位的分泌物行细菌培养,但仅针对抗生素治疗无效及需要进一步明确诊断的患者,所以临床应用有一定的局限性。

PID 诊断明确后应进一步明确病原体。宫颈管分泌物及后穹窿穿刺液的涂片、培养及核酸扩增检测病原体,虽不及剖腹或腹腔镜直接采样行分泌物检测准确,但临床较实用。

6.鉴别诊断　需与急性阑尾炎、卵巢囊肿扭转、异位妊娠、盆腔子宫内膜异位症等鉴别。

(1)急性阑尾炎:右侧急性输卵管卵巢炎易与急性阑尾炎混淆。一般而言,急性阑尾炎起病前常有胃肠道症状,如恶心、呕吐、腹泻等,腹痛多初发于脐周围,然后逐渐转移并固定于右下腹。检查时急性阑尾炎仅麦氏点压痛,左下腹不痛,体温及白细胞增高的程度不如急性输卵管卵巢炎。急性输卵管卵巢炎的腹痛则起于下腹左右两侧。右侧急性输卵管卵巢炎常在麦氏点以下压痛明显,妇科检查宫颈举痛,双附件均有触痛。偶有急性阑尾炎和右侧急性输卵管卵巢炎两者同时存在。如诊断不确定,应尽早剖腹探查。

(2)卵巢肿瘤蒂扭转:卵巢囊肿蒂扭转可引起急性下腹痛伴恶心甚至呕吐。扭转后囊腔内常有出血或伴感染,则可有发热,故易与输卵管卵巢炎混淆。仔细询问病史及进行妇科检查,并借助 B 超可明确诊断。

(3)异位妊娠或卵巢黄体囊肿破裂:异位妊娠或卵巢黄体囊肿破裂均可发生急性下腹痛并可伴有低热,但异位妊娠常有停经史,有腹腔内出血,甚至出现休克,尿 hCG 阳性,而急性输卵管卵巢炎多无这些症状。卵巢黄体囊肿仅限于一侧,块物边界明显。

(4)盆腔子宫内膜异位症:患者在经期有剧烈下腹痛,多合并不孕病史,须与输卵管卵巢炎鉴别,妇科检查子宫可增大,盆腔有结节状包块,可通过 B 超及腹腔镜检查做出诊断。

7.治疗　治疗目的首先是减轻急性期症状,减少远期并发症;而保留生育能力是盆腔炎性疾病治疗中的另一个重要目标。治疗原则是选择广谱抗生素,联合抗厌氧菌药物治疗,根据药敏试验选择最有效的抗生素,疗程应持续 14 天。美国疾病与预防控制中心推荐对于符合 PID 基本诊断标准的性活跃期妇女应立即开始经验性治疗,兼顾杀灭淋病奈瑟菌或沙眼衣原体,同时对性伴侣进行积极治疗。2015 年美国疾病与预防控制中心推荐的 PID 治疗方案如下。

(1)肌内注射、口服药物治疗:轻、中度急性 PID 患者可肌内注射或口服给药。给药治疗 72 小时,如患者症状无改善,应对患者进行重新评估和诊断,改为静脉用药。

1)推荐方案:头孢曲松 250mg,肌内注射,单次给药;或头孢西丁 2g,肌内注射,加丙磺舒

1g,口服,均单次给药;或其他非口服的三代头孢菌素类药物(如头孢唑肟或头孢噻肟等)。加用多西环素100mg,口服,每天2次,共14天。可加或不加甲硝唑500mg,口服,每天2次,共14天。

2)替代方案:单一使用阿奇霉素(500mg,静脉滴注,每天1次或每天2次,随后250mg,口服,每天1次,连续12~14天)或与甲硝唑联合治疗PID,有一定的短期临床疗效。阿奇霉素每周口服1次,连用2周,联合头孢曲松250mg肌内注射,单次给药治疗PID也有效。但在应用以上方案时,应加用甲硝唑。

因耐喹诺酮类药物淋病奈瑟球菌株的出现,包括喹诺酮类药物的治疗方案不再被常规推荐用于治疗PID。如果头孢菌素过敏,对淋病奈瑟球菌的地区流行和个人危险因素低,随访方便,可考虑应用喹诺酮类药物(左氧氟沙星500mg,口服,每天1次,或氧氟沙星400mg,口服,每天2次,),加用甲硝唑(500mg,口服,每天2次,共14天)。或莫西沙星400mg,口服,每天1次,共14天。在应用喹诺酮类药物治疗PID前,必须进行淋病奈瑟球菌的检测。如果淋病奈瑟球菌培养阳性,应根据药敏结果选用抗生素。

(2)静脉药物治疗:许多临床随机试验已证实静脉给药治疗PID的疗效。根据临床经验,通常在临床症状改善24~48小时后,将静脉给药改为口服药物治疗。对于输卵管卵巢脓肿患者,至少在住院观察24小时后改为口服药物治疗。

1)推荐方案:头孢替坦2g,静脉滴注,每12小时1次+多西环素100mg,口服或静脉滴注,每12小时1次;或头孢西丁2g,静脉滴注,每6小时1次+多西环素100mg,口服或静脉滴注,每12小时1次;或克林霉素900mg,静脉滴注,每8小时1次+庆大霉素负荷剂量静脉滴注或肌内注射(肌内注射,2mg/kg),随之维持剂量(1.5mg/kg),每8小时1次。庆大霉素也可采用每天1次给药(3~5mg/kg)。

因静脉滴注多西环素易出现疼痛的不良反应,并且口服和静脉应用药物的生物利用度相似,所以建议尽量口服治疗。临床症状改善24~48小时后口服药物治疗,多西环素100mg,每12小时1次,连用14天。对输卵管卵巢脓肿者,通常在多西环素的基础上加用克林霉素(450mg,口服,每天4次)或甲硝唑(500mg,每天2次),从而更有效地对抗厌氧菌。

2)替代方案:氨苄西林/舒巴坦3g,静脉滴注,每6小时1次;加用多西环素100mg,口服或静脉滴注,每12小时1次。氨苄西林、舒巴坦加用多西环素对治疗输卵管卵巢脓肿的沙眼衣原体、淋病奈瑟球菌及厌氧菌感染有效。

(3)手术治疗:主要适用于抗生素治疗不满意的输卵管卵巢脓肿等有盆腔脓肿形成者。

(4)中药治疗:主要为活血化瘀、清热解毒。

根据美国疾病预防和控制中心推荐的治疗方案,临床治愈率达90%。若治疗失败,则可能因为依从性差,误诊或盆腔包块形成,需要进一步检查。对合并炎性包块的患者,如抗生素治疗无效,应立即考虑手术治疗。对放置宫内节育器的患者,抗生素治疗后建议将其取出。PID患者在治疗期间应被告知禁止性生活,所有近60天内有性接触的性伴侣都应进行衣原体及淋病奈瑟菌的检查,并进行经验性治疗。门诊治疗的患者应于48~72小时复诊以评估疗效及患者的依从性。

二、子宫内膜炎

子宫内膜炎虽常与输卵管炎同时存在,但子宫内膜炎具有某些独特的临床特征。

1.病因　子宫内膜炎多与妊娠有关,如产褥感染及感染性流产;与宫腔手术有关,如黏膜下肌瘤摘除、放置宫内节育器及剖宫产中胎盘人工剥离等。子宫内膜炎特殊的高危因素包括近30天内阴道冲洗、近期宫内节育器的放置等。病原体大多为寄生于阴道及宫颈的菌群,细菌突破宫颈的防御机制侵入子宫内膜而发生炎症。

若宫颈开放,引流通畅,可很快清除宫腔内的炎性分泌物。各种引起宫颈管狭窄的原因如绝经后宫颈萎缩、宫颈物理治疗、宫颈锥形切除等,可使炎症分泌物不能向外引流或引流不畅,而形成宫腔积脓。

2.临床表现　主要为轻度发热、下腹痛、白带增多,妇科检查子宫有轻微压痛。炎症若未及时治疗,则向深部蔓延而感染肌层,在其中形成小脓肿,可形成子宫肌炎、输卵管卵巢炎、盆腔腹膜炎等,甚至可导致败血症而有相应的临床表现。

3.诊断　子宫内膜炎的症状和体征比较轻微,容易被忽视。因此有时可能需要行子宫内膜活检来协助诊断。子宫内膜活检是诊断子宫内膜炎的金标准,组织学的诊断标准为120倍的视野下子宫内膜间质中至少有一个浆细胞,以及400倍视野下浅表子宫内膜上皮中有5个或更多的白细胞。

4.治疗　子宫内膜炎的治疗同输卵管炎患者的门诊治疗方案,持续14天。美国疾病预防和控制中心推荐的治疗方案如下:①氧氟沙星400mg,口服,每天2次,或左氧氟沙星500mg,口服,每天1次,连用14天;②头孢曲松钠250mg单次肌内注射,多西环素100mg,每天2次,连用14天。若患者有细菌性阴道病,加甲硝唑500mg,每天2次,连用14天。

若宫颈引流不畅,或宫腔积留炎性分泌物时,需在大剂量抗生素治疗的同时清除宫腔内残留物、分泌物或扩张宫颈使宫腔分泌物引流通畅。若怀疑有感染或坏死的子宫黏膜下肌瘤或息肉存在时,应摘除赘生物。

三、输卵管卵巢脓肿、盆腔脓肿

输卵管卵巢脓肿和盆腔脓肿是盆腔炎性疾病最严重的并发症。输卵管积脓、卵巢积脓、输卵管卵巢脓肿也属于盆腔脓肿,虽各有特点,也有相同之处。输卵管卵巢脓肿是输卵管、卵巢及其周围组织的化脓性包块。在需要住院治疗的PID患者中约1/3形成输卵管卵巢脓肿。盆腔脓肿多由急性盆腔结缔组织炎未及时治疗或治疗不彻底而化脓形成。这种脓肿可局限于子宫的一侧或双侧,脓液流入于盆腔深部,甚至可达直肠阴道隔中。

1.临床表现　患者多有高热及下腹痛,常以后者为主要症状。也有部分患者发病迟缓,缓慢形成脓肿,症状不明显,甚至无发热。研究发现50%的输卵管卵巢脓肿有寒战及发热,常常伴有恶心、阴道分泌物增多及不规则阴道流血;但值得注意的是约35%的输卵管卵巢脓肿患者无发热。妇科检查可在子宫一侧或两侧扪及包块,或在子宫后方子宫直肠陷凹处触及包块,并向后穹窿膨隆,有波动感,触痛明显。此外直肠受脓肿刺激可有排便困难、排便疼痛或便意频繁等。常伴外周血白细胞计数升高。但也有研究发现,23%的患者白细胞计数正常。

脓肿可自发破裂引起严重的急性腹膜炎甚至脓毒血症、败血症以致死亡。偶见盆腔脓肿自发穿破阴道后穹窿或直肠,此时患者症状可迅速缓解。

2.诊断　典型的临床表现为盆腔疼痛、包块形成,以及发热、白细胞计数增高。超声和CT是最常见的协助诊断输卵管卵巢脓肿的影像学检查手段。超声作为一种简便、无创的辅助检查手段能有效辨认输卵管卵巢脓肿，超声的影像图为一侧或双侧附件结构消失，可见囊性或多房分隔的包块，其中无法辨认输卵管或卵巢，斑点状液体与积聚在腹腔及子宫直肠陷凹的脓液有关。与超声（75%～82%）相比，CT 具有更好的敏感性（78%～100%），但价格相对昂贵。CT 中可见增厚、不规则及回声增强的脓肿壁，多房，囊内液稠厚，同时可发现输卵管系膜增厚，肠壁增厚。

3.治疗　盆腔脓肿建议住院治疗，警惕脓肿破裂的症状。输卵管卵巢脓肿以往多行经腹全子宫及双附件切除术，近 30 年来随着广谱抗生素的发展，初步治疗从手术治疗转变为抗生素治疗。抗生素的选择强调针对感染的病原体，应能渗透入脓腔，且疗程更长。大多数研究提示保守性药物治疗的成功率约 70%或更高，某些研究的结果为 16%～95%。药物治疗的成功率被认为与脓肿的大小有关，有学者在 119 例输卵管卵巢脓肿的研究中发现脓肿直径大于 10cm 者 60%以上需要进一步手术治疗，而脓肿直径在 4～6cm 时，约少于 20%的患者需要手术治疗。文献报道，老年输卵管卵巢脓肿患者对抗生素的敏感性差。

是否需要手术治疗除了需要评估抗生素的治疗效果外，还取决于临床症状和是否有脓肿破裂。约 25%的输卵管卵巢脓肿经药物保守治疗失败后采取手术治疗。手术治疗仅限于脓肿破裂者或抗生素治疗不敏感者，可行手术切除脓肿或脓肿切开引流，原则上以切除病灶为主。手术指征如下。

（1）药物治疗无效：盆腔脓肿或输卵管卵巢脓肿经药物治疗 48～72 小时，体温持续不降，患者中毒症状加重或包块增大者，白细胞计数持续升高，应及时手术。

（2）脓肿持续存在：经药物治疗病情有好转，继续控制炎症数天（2～3 周），包块未消失，但已局限，应手术切除。

（3）脓肿破裂：突然腹痛剧烈，寒战、高热、恶心、呕吐、腹胀，腹部拒按或有中毒性休克表现，考虑脓肿破裂，应立即剖腹探查。

多数学者认为对于抗生素治疗 48～72 小时无效者应积极手术切除脓肿，手术中注意操作轻柔，避免损伤肠管或使脓液溢入腹腔内。因输卵管卵巢脓肿常发生于年轻妇女，应努力保留生育功能，可行输卵管卵巢脓肿造口术；为防止复发，可行一侧附件切除术联合有效抗生素治疗，尽可能保留卵巢功能；对于无生育要求的年龄较大患者，应行全子宫及双附件切除术减少复发。

随着影像学检查技术的进步及引流技术的提高，盆腔脓肿的手术治疗发生了很大的改变。对复杂的盆腔脓肿可采取腹腔镜下脓肿抽吸引流，减少脓肿切除导致的周围组织的损伤。对位置已达盆底的脓肿常采用阴道后穹窿切开引流，可自阴道后穹窿穿刺，如能顺利吸出大量脓液则在局部切开排脓后插入引流管，如脓液明显减少可在 3 天后取出引流管。此种方法对盆腔结缔组织炎所致的脓肿，尤其是子宫切除术后所形成的脓肿效果好。一旦脓液全部引流，患者即可达到治愈。但如形成腹腔脓肿，即使也引流只能暂时缓解症状，常需进一步剖腹探查切除脓肿。据报道，在积极抗生素和手术治疗后因为盆腔脓肿破裂引起的病死率为 5%～10%。

目前对于穿刺引流后的不孕和异位妊娠发生率尚难以定论。有资料表明若脓肿未破裂，药物治疗联合 24 小时内腹腔镜下脓肿引流，日后妊娠率为 32%～63%，明显较脓肿行单纯药物治疗（4%～15%）或脓肿破裂后行保守性手术者（25%）增加，因此，腹腔镜下脓肿引流术术后恢复快，且缩短住院时间，可减少日后不孕的发生。

四、盆腔炎性疾病后遗症

约1/4的盆腔炎性疾病会发生一系列后遗症，即盆腔炎性疾病后遗症，主要因为组织的结构破坏、广泛粘连、增生及瘢痕形成，导致输卵管阻塞、积水，输卵管卵巢囊肿，盆腔结缔组织增生导致子宫主韧带和宫骶韧带增生、变厚，子宫固定，从而引起不孕、异位妊娠、慢性盆腔疼痛及盆腔炎性疾病的反复发作。有PID病史的患者日后异位妊娠的风险增加6~10倍，不孕的发生率为6%~60%，慢性盆腔痛的风险增加4倍。根据后遗症的不同选择不同的治疗方案。不孕患者则需辅助生育技术协助生育。但对慢性盆腔痛则无有效的治疗方法。对输卵管积水者可行手术治疗。

五、盆腔炎症性疾病的预防措施

国外关于PID的高危因素包括：患有性传播性疾病，年轻（15~24岁），既往PID病史，多个性伴侣，细菌性阴道病，宫腔手术史，以及月经期性生活、IUD、阴道冲洗、吸烟及吸毒史等。因此相关预防措施包括宣传安全的性行为，适当的避孕方法，以及卫生保健措施如月经期避免性生活。积极治疗下生殖道感染如细菌性阴道病，常规衣原体筛查可明显减少PID的发生。淋病奈瑟菌、衣原体感染的患者和阴道毛滴虫感染患者应同时行性传播性疾病的检查。但老年患者并不一定存在盆腔炎性疾病的高危因素，多与生殖道恶性肿瘤、糖尿病及伴随的消化道疾病如阑尾炎有关。

第四节　生殖器官结核

结核病是由结核分枝杆菌引起的慢性传染病，严重危害人民健康。全世界约1/3人口感染结核菌，每年约900万人口患结核病，发展中国家更常见。我国属世界上22个结核病高流行国家之一，全国有3亿以上人口受到结核杆菌感染的威胁。据统计，我国目前约有500万活动性结核病患者，其中传染性肺结核患者数达200余万人，每年新增113万新结核病患者。由于流动人口的增加、HIV感染、耐药性结核增多，使结核病的治疗遇到了巨大的挑战。女性生殖器官结核是全身结核的一种表现，常继发于肺结核、肠结核、腹膜结核等，约10%的肺结核伴有生殖器官结核。生殖器官结核的发病率在过去10年成倍增加，占肺外结核的11.9%，占盆腔炎性疾病的37%，占所有结核病患者的1.32%，占所有妇产科疾病的0.45%，占不孕症患者的4.2%~15%。80%~90%的患者为20~40岁生育年龄妇女。有报道显示，发病年龄有后延趋势。

一、发病机制

1.病原菌　结核杆菌属放线菌目分枝杆菌科分枝杆菌属。因涂片染色具有抗酸性，故称抗酸杆菌。对人类有致病力的结核杆菌有人型及牛型两种亚型；其中以人型结核杆菌为主要致病菌。人型结核杆菌首先感染肺部，牛型结核杆菌首先感染消化道，然后再传播至其他器官。由于对食用牛的严格检疫，目前人类的牛型结核杆菌感染已极少见。但近年来非典型分枝杆菌感染引起的结核样病变有增加趋势。

机体初次被结核菌感染后，随即产生两种形式的免疫反应，即细胞介导免疫反应和迟发超敏反应。结核菌的致病性、病变范围及发病时间常取决于人体免疫状态，尤其是过敏性与免疫力两者间的平衡。免疫力强,结核菌可被吞噬清除,免于发病或病变趋于局限。

结核菌也可长期潜伏于巨噬细胞内,待日后复苏时播散致病。若免疫力不足或入侵菌量大、毒力强,又因迟发超敏反应,则导致结核发病或病变扩散。目前多认为再次感染的结核菌几乎全部为初次感染灶内细胞经内源性播散所引起。

绝大多数生殖器官结核属继发性;感染主要来源于肺或腹膜结核。据文献报道,生殖器官结核合并肺部或胸膜结核者占20%~50%。部分患者发病时虽未见肺部或其他器官的结核病灶,但不排除原发结核病灶已消失的可能。是否有原发性生殖器官结核尚有争论。

2.传播途径　生殖器官结核的主要传播途径如下。

(1)血行传播:是主要的传播途径。结核菌首先侵入呼吸道,在肺部、胸膜或淋巴结等处形成病灶,随后在短期内进入血液循环,传播至体内其他器官。青春期正值生殖器官发育,血供丰富,结核杆菌多经血行传播累及内生殖器。但各个器官受感染的机会不等,这与器官的组织构造是否有利于结核杆菌的潜伏有关。输卵管黏膜的构造有利于结核杆菌潜伏,结核杆菌可在局部隐伏1~10年甚至更长,一旦机体免疫力低下,方才重新激活而发病。输卵管结核多为双侧性,双侧输卵管可能同时或先后受到感染。

(2)直接蔓延:结核性腹膜炎、肠道或肠系膜淋巴结结核的干酪样病灶破裂或与内生殖器官广泛粘连时,结核病变可直接蔓延至生殖器官表面。输卵管结核与腹膜结核也可通过直接蔓延而相互感染。生殖器官结核患者中约50%合并腹膜结核。

(3)淋巴传播:肠结核可能通过淋巴管逆行传播而感染内生殖器官,但较少见。

二、病理

女性生殖器官结核大多数首先感染输卵管,然后逐渐蔓延至子宫内膜、卵巢、宫颈等处。

1.输卵管结核　最多见。女性生殖器官结核中输卵管受累者占90%~100%。病变多为双侧性,两侧的严重程度不一定相同。血行播散者,首先累及输卵管内膜,黏膜充血肿胀,黏膜皱襞有肉芽肿反应及干酪样坏死,在镜下可见到典型的结核结节。直接蔓延者先侵犯输卵管浆膜,在浆膜面散布灰白色粟粒样小结节。随病情发展,可表现为两种类型。

(1)增生粘连型:较常见。输卵管增粗、僵直,伞端肿大、外翻,状如烟斗嘴,管腔狭窄或阻塞,黏膜及肌壁见干酪样结节样病变,浆膜表面散布大量黄白色粟粒样结节。病程迁延的慢性患者可能发生钙化。输卵管、卵巢、盆腔腹膜、肠曲及网膜等可有广泛紧密粘连,期间可有渗液积聚,形成包裹性积液。严重者可并发肠梗阻。

(2)渗出型:输卵管显著肿胀,黏膜破坏明显,伞端粘连闭锁,管壁有干酪样坏死,管腔内充满干酪样物质及渗出液,形成输卵管积脓,或波及卵巢形成输卵管卵巢脓肿。此时容易合并化脓性细菌感染。急性期输卵管浆膜面及盆腔腹膜散布粟粒结节,可有草黄色腹腔积液。

2.子宫结核　占女性生殖器官结核的50%~60%。多由输卵管结核蔓延而来。主要侵犯子宫内膜,常累积于内膜基底层。因此,即使部分结核病灶随着子宫内膜周期性脱落而排出,增生的功能层内膜仍会再度感染,致使病程迁延。

病程早期内膜充血水肿,仅散在少量肉芽肿性结节。随着病情进展,可出现干酪样坏死及表浅溃疡,进而大部分内膜层遭破坏,甚至侵及肌层。子宫腔内大量瘢痕形成,致使宫腔粘连、变形、挛缩。子宫内膜结核结节周围的腺体对性激素的反应不良,表现为持续性增生期或分泌不足状态。

3.卵巢结核　由于卵巢表面其感染率较低,卵巢结核在女性生殖器官结核中占20%~30%。一旦感染常双侧受累。可表现为两种类型:①卵巢周围炎:由输卵管结核蔓延而来,卵巢表面或皮质区有结核性肉芽肿,可见干酪样坏死;②卵巢炎:通常经血行感染。在卵巢深部间质中形成结核结节或干酪样脓肿。但少见。

4.宫颈结核　较少见,占5%~15%。大多数由子宫内膜结核直接蔓延,可表现为不规则的表浅溃疡,其边界清晰,基底呈灰黄色,高低不平,触之出血。也有呈乳头状或结节状增生,状如菜花。

5.外阴、阴道结核　少见,仅占1%~2%。由子宫及宫颈结核向下蔓延或由血行感染。病灶表现为单个或多个浅表溃疡,经久不愈,可能形成窦道,偶尔可见灰白色肉芽肿或灰黄色结节。

三、临床表现

生殖器官结核的临床表现同急性PID后遗症,依病情轻重而异。

1.症状

(1)不孕:生殖器官结核患者基本上均有原发或继发性不孕,尤其以原发不孕多见。国内的研究结果显示,在1878例原发性不孕症患者中发现女性生殖器官结核350例(18.64%);在继发不孕症患者1422例中发现女性生殖器官结核122例(8.58%),总体生殖器官结核性不孕的患病率为14.30%。以不孕为唯一症状者占生殖器官结核患者的40%~50%。不孕主要由于输卵管黏膜遭结核破坏,伞端或管腔粘连闭锁;或纤毛受损、管壁僵硬,周围粘连致蠕动输送功能障碍。子宫内膜受累,也是导致不孕的原因。

(2)月经异常:与病情严重程度及病程长短有关。早期因子宫内膜炎症充血及溃疡形成而有经量增多、经期延长或不规则子宫出血。随着内膜破坏逐渐加剧,渐次表现为经量减少,乃至闭经。据国内早期报道,闭经者占29.9%,然而国外报道及近年所见,则以经量增多、经期延长等早期症状多见,约占40%。

(3)下腹疼痛:由于盆腔炎症和粘连,约35%的患者有轻中度的下腹坠痛,经期腹痛加重,甚至可有较重的痛经。

(4)全身症状:结核病变活跃者,可有发热、盗汗、乏力、食欲缺乏、体重减轻等症状。发热多表现为午后低热,部分患者可有经期发热。

(5)其他症状:宫颈或阴道结核患者可有白带增多、血性白带或接触性出血等症状。外阴结核者则可因溃疡而伴有阴部疼痛。

2.体征　由于病变轻重程度及受累范围不同,体征差异颇大。约50%的患者可无异常发现。伴有腹膜结核存在时,腹部有压痛、柔韧感或腹腔积液征。形成包裹性积液时,可扪及不活动包块,包块多与肠管粘连,可有轻度触痛。若发育期即遭结核感染,子宫小于正常大小。随病情进展,可在附件区扪及呈索条状增粗的输卵管或大小不等、质地不均的肿块,与子宫粘连甚紧,固定而有触痛,其周围组织增厚,甚至质硬如板状。

四、辅助检查

1.病理组织学诊断

(1)诊断性刮宫、子宫内膜病理检查:是诊断子宫内膜结核可靠而常用的方法,有重要的诊断价值。在月经期前1~3天进行诊断性刮宫,注意刮取子宫两侧角部的内膜,将部分组织送结核杆菌培养并做动物接种,其余部分可进行病理组织学检查。但阴性结果也不能排除结核可能,必要时可重复刮宫2~3次。闭经时间长、内膜大部分破坏者可能刮不出内膜。为预防刮宫导致结核病变扩散,应在手术前后每天肌内注射链霉素0.75g各3天。

(2)宫颈、外阴及阴道结核均通过活检组织病理检查确诊。

2.影像学诊断

(1)B超检查:发现腹腔积液、包裹性积液、腹膜增厚、附件包块或子宫内膜受累等征象时,应警惕生殖器官结核的可能。

(2)X线检查

1)子宫输卵管碘油造影:有助于内生殖器官结核的诊断。实用价值较大。造影显示内生殖器官结核较典型的征象有:①子宫腔呈不同程度的狭窄或变形,边缘不规则呈锯齿状;②输卵管腔内有多处狭窄呈串珠状或管腔细小、僵直,远端阻塞;③造影剂进入子宫壁间质或宫旁淋巴管、血管;④卵巢钙化,呈环状钙化影或盆腔散在多个钙化阴影。

碘油造影检查前后肌内注射链霉素数天,防止病变扩散。有发热或附件炎性包块者不宜行子宫输卵管碘油造影检查。

2)盆腔X线片:发现多个散在的钙化阴影,即提示盆腔结核可能。但阴性不能排除结核。

3)胸部X线片:必要时行消化道或泌尿道造影检查。

(3)CT、MRI:有一定的参考价值,但无特异性。

3.腹腔镜和宫腔镜检查 对于根据病史和体格检查高度怀疑结核性不孕但细菌学或病理学检查阴性者,可考虑行腹腔镜检查,这对经常规方法诊断困难的、非活动期结核患者尤为适用。腹腔镜用于诊断盆腔疾病直观而又准确。对于除不孕外无其他明显症状、体征的早期结核病变,其诊断价值高于内膜活检。但腹腔镜检查属于有创伤性检查,有一定的风险性,特别是盆腔、腹腔广泛粘连时更有损伤脏器之虞。故应严格掌握指征,并由有经验的医师操作。宫腔镜检查已成为多数医院诊断结核性不孕的常规手段之一,可评价宫腔和内膜情况并进行定点活检,其诊断效能较盲目诊断性刮宫大为提高。采用低压膨宫技术一般不会导致结核播散。

4.实验室检查

(1)结核菌素试验:结核菌素试验阳性表明曾经有过结核感染,其诊断意义不大。若为强阳性,则提示有活动性病灶存在,但不表明病灶部位。阴性结果也不能排除结核病。

(2)血清学诊断:活动性结核病患者血清抗体水平明显升高,其升高的程度与病变活动程度成正比,且随病情好转而恢复。特异性强的DNA探针技术与灵敏性高的PCR技术结合,形成诊断结核病的新途径。但开发敏感性与特异性俱佳的方法仍旧是个棘手问题。

(3)结核菌培养与动物接种:可用月经血或刮宫所获的子宫内膜进行结核菌培养或动物接种。但阳性率不高,耗时长,临床很少采用。

(4)其他:白细胞计数一般不高,分类计数中淋巴细胞增多。结核活动期血沉可增快,但血沉正常也不能除外结核。

五、诊断与鉴别诊断

1.诊断 重症患者有典型症状、体征,诊断一般无困难。但生殖器官结核大多为慢性炎症,缺乏典型的结核中毒症状,腹胀、腹腔积液、盆腔包块易被误诊为卵巢肿瘤、子宫内膜异位症或盆腔炎性疾病，又因临床上相对不多见，认识不足，警惕性不够，因此早期诊断很困难，误诊率可达85%。应注意详细询问病史，拓宽诊断思路。若患者对抗生素治疗无效时应怀疑生殖器官结核可能。原发不孕患者伴有月经改变：经量增多、经期延长或月经稀少甚至闭经；盆腔炎久治不愈；未婚女青年有低热、盗汗、盆腔炎或腹腔积液，皆应高度怀疑生殖器官结核。既往曾患有肺结核、胸膜结核、肠结核或有结核接触史者应警惕。根据可能的病史、体征，进一步借助子宫内膜活检及子宫输卵管造影等辅助检查可明确诊断。经血和内膜组织的结核杆菌培养是诊断的"金标准"，但技术要求高、阳性率低、需时也较长。

2.鉴别诊断

(1)盆腔炎性疾病后遗症：既往多有急性PID病史，有宫腔手术史或流产史，月经量减少和闭经少见。诊断性刮宫、子宫输卵管碘油造影及腹腔镜检查有助于明确诊断。

(2)子宫内膜异位症：两者有很多相似之处。但子宫内膜异位症患者痛经更明显，妇科检查可在子宫后壁或骶韧带处扪及有触痛的小结节，输卵管大多通畅。

(3)卵巢肿瘤：结核性包裹性积液应与卵巢囊性肿瘤鉴别。卵巢囊性肿瘤大多表面光滑、活动，再结合病程、临床表现、B超特征等予以鉴别。卵巢恶性肿瘤伴盆、腹腔转移时，患者可有发热、消瘦，检查可发现与子宫粘连的不规则肿块，可有乳头状或结节样突起，伴腹腔积液。血清CA125值明显升高。此时与严重内生殖器官结核或合并腹膜结核者常难以区分。诊断困难时，应及早剖腹探查，以免延误治疗。

(4)宫颈癌：宫颈结核可有乳头状增生或溃疡，出血明显，肉眼观察与宫颈癌不易区分。通过宫颈活检即可明确诊断。

六、治疗

生殖器官结核一经明确诊断，不论病情轻重均应积极治疗，由于分枝杆菌的特性，对结核病的治疗应坚持长期用药。

1.一般治疗　适当休息，加强营养，增强机体抵抗力，提高免疫功能有利于恢复。急性期有发热或重症患者需卧床休息，住院治疗。

2.预防性治疗　结核菌素试验阳性而无临床症状阶段应给予预防性治疗，既可防止具有明显临床症状的活动性病例出现，又可阻止细菌的传播。可选择异烟肼每天300mg和维生素B_6每天50mg同服，持续服用3~6个月。已证实异烟肼预防活动性结核的有效率为60%~90%，甚至高达98%。

3.活动性结核的治疗　抗结核药物对绝大多数生殖器官结核有效，是最重要的首选治疗。抗结核药疗效好、不良反应少的药物有异烟肼、利福平、乙胺丁醇、吡嗪酰胺及链霉素等，多作为初治的首选药物，称为一线药。对氨基水杨酸钠、乙硫异烟肼、丙硫异烟肼和卡那霉素等为二线药物。异烟肼联合利福平可治愈85%的结核患者，但对耐多药结核病无效。近年研究表明，氟喹诺酮类药物具有抗分枝杆菌活性，疗效良好。某些品种(如环丙沙星、司帕沙星、氧氟沙星和左氧氟沙星)被作为二线抗TB药物，在治疗耐多药结核病及对耐受一线抗TB药物的患者使用中发挥着重要作用。

(1)常用抗结核药

1)异烟肼：对结核杆菌有选择性抗菌作用，对生长旺盛的结核菌有杀灭作用，能杀灭细胞内外的结核菌，但对静止期结核菌仅有抑制作用。其用量较小，疗效较好，毒性相对较低。

口服吸收快而完全，生物利用度为90%，服药后1~2小时血药浓度达峰值。通常每天300mg一次顿服，需要时可肌内注射或静脉注射。不良反应可有周围神经炎、肝损害等，多在大量或长期应用时发生。加服维生素 B_6 30mg/d 可预防神经炎。用药时注意监测肝功能。

2）利福平：为利福霉素的半合成衍生物，是对结核菌有明显杀菌作用的全效杀菌药。对增生期结核菌作用最强，浓度较高时对静止期结核菌也有杀菌作用。能渗入细胞内，对巨噬细胞内的结核菌也有杀灭作用。口服吸收迅速而完全，生物利用度90%~95%。每天0.45~0.60g空腹顿服。不良反应轻，可有胃肠道症状、药疹热、皮疹等，少数有肝损害、粒细胞和血小板减少等。

3）乙胺丁醇：对增生期结核菌有较强的抑制作用。口服吸收约80%，常用剂量15~25mg/（kg·d），一次顿服。不良反应较少，大剂量长时间用药偶可见视神经炎，用15mg/（kg·d）则很少发生。

4）吡嗪酰胺：对细胞内结核杆菌有杀灭作用，在酸性环境中杀菌作用更强。口服易吸收，每天剂量0.75~1.50g。不良反应少，可有高尿酸血症及肝毒性。

5）链霉素：对细胞外结核菌的杀灭作用大于对细胞内菌群的作用。其抗结核菌作用弱于异烟肼和利福平，口服不吸收，剂量0.75g肌内注射，疗程以2~3个月为宜，主要不良反应为听觉器官及前庭功能损害，偶见肾脏损害。

（2）氟喹诺酮类药物：氧氟沙星、左氟沙星、环丙沙星等为常用药物。该类药物主要通过抑制结核菌的DNA旋转酶（拓扑异构酶Ⅱ）A亚单位，从而抑制细菌DNA的复制和转录，达到抗菌目的。氟喹诺酮类药物对细胞内外的结核菌均有杀灭作用，且有在巨噬细胞内聚积的趋势。与其他抗结核药多呈协同或相加作用。氧氟沙星用量300~800mg/d，口服吸收迅速，生物利用度高，不良反应少。

（3）其他新型抗结核药：如利福霉素类药物中的利福喷汀、克拉霉素、阿奇霉素、罗红霉素，以及近年开发的5-硝基咪唑衍生物等均具有肯定的抗结核作用。

抗结核治疗应严格遵照“早期、联合、适量、规律、全程”的原则，制订合理的化疗方案。20世纪70年代以来，短疗程方案日益盛行，其用药时间短，剂量减少，患者经济负担减轻，疗效好。大多以异烟肼、利福平和吡嗪酰胺为基础，在开始2个月内可加用链霉素或乙胺丁醇，进行6~9个月的短程化疗。活动性结核病常用治疗方案如下。

1）2SHR2/4HRE，WHO提出的短程化疗方案即每天用链霉素（S）、异烟肼（H）、利福平（R）、吡嗪酰胺（2）2个月，以后用异烟肼（H）、利福平（R）、乙胺丁醇（E）4个月。在此基础上改良的服药方法有多种。

2）2HRS2/6H3R3E3，即每天用HRSZ 2个月后再改为HRE，每周3次，用6个月。

3）2SHR/2S2H2R2/5S2H2，每天用药SHR 2个月，每周用SHR 2次2个月，每周用SH 2次5个月。

4）2SHR2/4~6TH，每天给SHRZ治疗2个月，以后4~6个月给氨基硫脲（T）和异烟肼。

5）2SHRE/4H3R3，每天链霉素、利福平、异烟肼乙胺丁醇口服，连续应用2个月，然后每周3次给予异烟肼、利福平，连续应用4个月。

4.手术治疗　由于药物治疗可获得满意疗效，大多数生殖器官结核患者不需手术治疗。手术治疗主要适用于：①输卵管卵巢炎经药物治疗无效或治疗后又反复发作者；②多种药物耐药；③瘘管形成，药物治疗未能愈合；④怀疑有生殖道肿瘤并存。

手术范围依据患者的年龄及病灶范围而定。为求彻底治疗,一般以双附件及全子宫切除为宜,年轻患者应尽量保留卵巢功能。术前做好肠道准备,术时注意解剖关系,细心分离粘连,避免损伤邻近脏器。为了避免手术导致感染扩散,减少炎症反应所致手术操作困难,术前应给予抗结核药物1~2个月,术后视结核活动情况及手术是否彻底而决定是否继续抗结核治疗。若盆腔病灶已全部切除,又无其他器官结核并存者,术后再予抗结核药物治疗1~2个月即可。有生育要求的宫腔粘连患者可行宫腔镜下宫腔粘连松懈术。

七、预防

生殖器官结核多为继发性感染,原发病灶以肺结核为主,因此积极防治肺结核,对预防生殖器官结核有重要意义。加强防痨宣传,新生儿接种卡介苗,3个月以后的婴儿直至青春期少女结核菌素阴性者应行卡介苗接种。结核活动期应避免妊娠。此外,生殖器官结核患者其阴道分泌物及月经血内可能有结核菌存在,应加强隔离,避免传染。

第五节 性传播疾病

性传播疾病主要是指通过性行为为传染途径的一组疾病,或简称性病。

一、历史

经典性病主要有梅毒、淋病、软下疳、性病性淋巴肉芽肿,称为第一代性病,过去民间称“花柳病”。现代性传播疾病概念与既往性病有明显区别。性病传播方式由以性交为主要传播方式的疾病扩展为可由其他方式传染的疾病,由原来的4种扩展为20多种疾病,如尖锐湿疣、生殖器疱疹、白色念珠菌病、滴虫病、衣原体感染、艾滋病、肝炎、阴虱、疥疮等疾患,统称为性传播性疾患等,称为第二代性病。近年来,各种性传播疾患猛增,特别是病毒性感染等症,鉴于性病不能代替目前的性传播性疾病,1995年世界卫生组织(WHO)宣布对这类疾病均采用性传播疾病一词。目前性传播疾病可分为可治愈性性传播疾病和不可治愈性性传播疾病,前者指病原体为细菌、真菌、螺旋体、衣原体、支原体及寄生虫者,是目前能治愈的性传播疾病;后者指病毒感染类性传播疾病,主要指乙型肝炎、生殖器疱疹、尖锐湿疣和艾滋病,至今仍是不能治愈的,是一类需要特别做出预防努力的疾病。

性传播疾病在全球范围内蔓延与以下因素有密切的关系:①性观念,尤其是性行为改变:性行为年龄年轻化;婚姻关系不稳定;性自由与性滥交引起性关系紊乱;性伴数目增加;性行为多样化;同性恋趋向不断增加;②性成熟的平均年龄下降,性活跃年龄人口数量基数大;③避孕方法的普及减少了对性行为后果的顾虑,以及因避孕药及宫内节育器的应用减少了安全套使用,失去对感染因子的物理保护;④国际、国内及城乡间的人口流动增加;⑤伴随旅游业的发展而兴起色情业,在性传播疾病的流行中起有重要作用;⑥无症状性传播疾病的存在及耐药菌株的出现等。

二、类别

性传播疾病是通过性行为传播,病原体有细菌、真菌、螺旋体、衣原体、支原体、病毒、寄生虫等,在病原微生物的八大类中除了立克次体以外均可以引起性传播疾病,结合国内常见的性传播疾病,重点与妇科有关的病种归纳如表7-1,共20多种。

表 7-1　性传播疾病的病原体及病种

类别	病原体	病种
细菌	梅毒螺旋体	梅毒
	淋球菌	淋病
	杜克雷嗜血杆菌	软下疳
病毒	单纯疱疹病毒（Ⅰ型、Ⅱ型）	生殖器疱疹
	人乳头瘤病毒	尖锐湿疣
	传染性软疣病毒	传染性软疣
	巨细胞病毒	巨细胞病毒感染症
	EB 病毒	传染性单核细胞增多症
	A 型、B 型肝炎病毒	A 型、B 型病毒性肝炎
	艾滋病病毒	艾滋病
支原体	尿素分解支原体	非淋菌性尿道炎 宫颈炎
衣原体	沙眼衣原体（L1-L3 型）	性病性淋巴肉芽肿
	沙眼衣原体（D,K 型）	非淋菌性尿道炎、宫颈炎
真菌	白色念珠菌	外阴、阴道念珠菌病
原虫	溶组织阿米巴	
	滴虫	阿米巴痢疾
	阴道滴虫病	
寄生虫	虫疥	螨疥疮
	阴虱	阴虱病

三、传播途径

1.性行为或类似性行为的直接传播占性传播疾病患者的 95%～98%，其中性交是最主要的传播途径。此外，接吻、口交与肛交也是性传播的途径。

2.间接接触传播　通过接触患者病原体的分泌物的衣服、被褥和器具如水杯、浴盆、便器、浴池也可传播性传播疾病。

3.血液与血液制品的传播　梅毒、乙肝、淋病、艾滋病均可通过血液传播。血液途径传播快，感染重，全身症状重。

4.围生期母婴间传播

（1）宫内传播：梅毒、生殖器疱疹、巨细胞病毒、乙型肝炎病毒、艾滋病病毒都可通过胎盘血液循环或胎儿吸入感染病原体的羊水发生宫内垂直传播。

（2）分娩过程的感染：分娩时胎儿通过产道接触或吸入产道中的血液、黏液、羊水而造成新生儿感染。

（3）产后的感染：母乳喂养或母婴直接接触而传播。

5.医源性传播　医疗器械污染或防护不严引起交叉感染或医务工作者接触患者标本及

医疗器械引起的间接感染。

6.人工授精及器官移植　人工授精和器官移植可造成性传播疾病的传播，尤其是艾滋病的传播。

四、危害性

1.围生儿发病率及病死率增加　早期性传播疾病感染易引起流产及胎儿畸形；中、晚期妊娠感染者易造成宫内胎儿发育迟缓、早产和死产。孕妇患梅毒可发生先天梅毒儿，造成多个脏器的先天性异常；感染了艾滋病病毒的儿童，在 5 岁以内绝大部分将死亡。

2.并发症和后遗症　梅毒可引起全身脏器的损害，淋病可致关节炎、心内膜炎等多个系统疾病，艾滋病病毒因严重损害机体免疫功能引起条件致病性感染和恶性肿瘤。

3.不孕、异位妊娠　淋病、衣原体、支原体因容易造成盆腔炎性疾病，而引起不孕症和异位妊娠的发生率增高。尤其是衣原体和支原体的感染在近几年有明显的增高的趋势。

4.潜在的致癌因素　生殖器疱疹、人乳头瘤病毒、巨细胞病毒、乙肝病毒、人免疫缺陷病毒等与癌的发病机制的关系日益受到人们的关注。HSV-Ⅱ、HPV 在宫颈癌的发生中有重要作用，超过 90%的宫颈癌患者中可查出 HPV 感染。HIV 因细胞免疫功能低下也可引起恶性肿瘤的发生。

5.危害社会　性传播疾病属于社会性疾病，给个人、家庭、社会带来严重的经济冲击和压力，阻碍社会经济的发展，威胁着社会的安定。特别是艾滋病的流行和母婴传播对国家经济发展和民族兴旺产生了严重的消极影响。

五、诊断

首先是医师应严肃认真，态度和蔼，守密求实，询问病史，进行全面体格检查及必要的实验室检查，分析所得资料。由于性传播疾病为由多种病原体形成的疾患，临床表现也多种多样。如何抓住焦点，得到早期诊断至关重要。临床上做出鉴别诊断乃是诊断的关键，即从广泛的疾病中，缩小范围逐一鉴别，从症状、患病部位及患者主诉等方面，进行系统分析，以期达到早期确诊的目的。

1.询问病史　特别是有关发生性病可能的接触史，以尊重、同情和不加评判的态度对待患者，致力于消除性传播疾病患者心理的顾虑，取得患者的信任，询问与性病有关的接触史、接触时间、方式等。

(1)现病史：主要是来就诊的症状，最早出现症状的器官、时间及症状的演变过程，接受诊断治疗经过。

(2)既往史：主要与性传播疾病有关的既往史，注意采集有五个方面的关键信息即五个“P”：性伴侣(partners)、避孕(prevention of pregnancy)、性病防护(protection fromsexually transmitted disease)、性行为(practices)、性病史(past history of sexually transmitted disease)。

(3)生育史：有关流产、早产、死产史，子女发育生长情况，注意与性病有关的情况。

(4)家族史：父母性病史、配偶性病史及子女有无性病史。

2.体格检查　性病不只是生殖器官病变，常引起全身性病变，必须进行全面体检(同一般患者)。

(1)皮肤检查：对性传播疾病很重要，注意皮肤病变部位，是生殖器部位病变或生殖器外病变，疹型、大小和面积、颜色、边缘、表面状态、是否对称、数目、厚度和硬度、形状、分布和排列病变的演变等均是诊断的参考依据。

(2)心血管系统检查:发现心脏病变。

(3)神经系统检查:晚期神经梅毒和脑型艾滋病应通过神经系统检查进一步诊断。

(4)骨关节检查:梅毒、淋病、艾滋病均可侵犯骨关节,X线检查可准确地发现骨关节破坏影像。

(5)生殖器官检查:先检查外阴部有无红斑丘疹、结节等,然后依检查常规顺序检查,入窥器检查阴道壁、子宫颈口,阴道内分泌物性状、颜色、气味,有无泡沫及血液,取材实验室检查。

(6)非生殖器官检查:非生殖器官用于性活动器官,如口腔、唇、咽喉、肛门、股间、乳头等应行检查。

(7)淋巴结检查;注意淋巴结大小、硬度、压痛、表面状态,有无粘连和融合,是否发生了脓肿、溃疡窦道瘘管,各部位病变应检查与之相应部位的淋巴结。

3.实验室诊断　实验室诊断占着极其重要地位,检测目的是直接涂片检查病原体,通过培养、动物接种、鸡胚胎卵黄囊接种分离出病原体。以上三种方法寻找致病的病原体。用特异抗体证实病原体抗原感染。通过血清反应检出患者血液中的特异抗体。通过生化试验检出某些病原体的生化特性,皮肤超敏试验可确定某些病原体感染,如用Frei试验诊断性病性淋巴肉芽肿衣原体感染,对诊断治疗有重要的指导意义。

4.病理组织检查　在性传播疾病的诊断中有时必须依靠病理组织诊断,以便对某些疾病进行确诊。

六、治疗

近年来随着医学的进展,病原学、免疫学等检测手段的提高,药物学的进步,最突出的变化为对多种性病有特效药物,如能早期诊断,很多性传播性疾患能得到彻底治愈。

1.治疗原则　治疗性传播性疾病应遵循以下原则。

(1)未确定诊断之前不应随意治疗:初期生殖器官发生病变,往往不立即就医,企图悄悄治愈不被他人发现,自己随意治疗,常常由于药物选择不当,或剂量不足、不能彻底杀灭病原体、不能彻底治疗,反而由于干扰血清反应而妨碍诊断,影响疾病的诊疗。

(2)确诊后立即治疗,选择药物足量规则:确诊性病后应立即进行治疗,根据疾病种类选择病原体最敏感的药物,足量按规则治疗,以免病变转为隐性病期。

(3)夫妻同时治疗:夫妻或性伴侣之间同时接受治疗,治疗期间应避免性接触,防止通过性接触再感染。

(4)认真观察疗效,坚持彻底治愈:有的性病在治疗后症状很快消失,但未完全消灭病原体,未达到治愈,因此在治疗中只观察自觉症状的消失作为治愈的标准是不够的,应进行实验和检查,只有病原体消灭和转阴方能判愈。

(5)做好随诊工作,为了防止病情复发及再感染,应做好随诊工作。出院前应做好宣传教育工作,使患者认识到性病对个人家庭的危害,对社会的影响,认识随诊的重要意义,主动前来复查,未能前来复查者,必须认真随访。

2.治疗方法

(1)一般疗法:性病患者除了使用药物治疗外,也应注意全身情况,如高热,全身症状重要器官发生病变,或有其他合并疾病时应休息。有持续高热时应注意补充水分及电解质,发热疼痛时可对症治疗,可投以小剂量解热剂、镇痛剂。特别注意的是应禁止性交,实行性隔离,性交不但可使病情加重,同时能传染性伴侣。

(2)药物治疗:针对引起性病的病原体,选择抗病原体的药物治疗。有些性病呈现急性、慢性炎症,可选用青霉素、红霉素、先锋霉素、链霉素和磺胺类药物治疗。梅毒螺旋体对青霉素最敏感。淋病推荐使用头孢曲松治疗,耐药菌株感染可用阿奇霉素治疗,常用大环内酯类和四环素类药物治疗衣原体或支原体。抗真菌治疗可用抗生素类药物,如两性霉素 B、制霉菌素等,或唑类抗真菌药物,如克霉唑、氟康唑、酮康唑。病毒致病范围较广,而抗病毒药物又有较强的针对性,应根据疾病选择药物。又因为病毒感染与免疫技能有密切关系,应配合免疫疗法治疗。寄生虫治疗也有较严格的针对性,抗阴道毛滴虫主要用甲硝唑,杀灭阴虱主要用六六六、敌杀死、中药百部等,抗寄生虫治疗因病变部位不同分别采用外用或内服疗法。

(3)物理疗法:物理疗法是利用各种物理因子如光、电、冷、热、射线治疗疾病的方法,种类颇多,在性传播疾病中广泛应用。如利用平稳电压的直流电作用于皮肤组织,利用高频电流作用产生高热及电火花,破坏病变组织达到治疗的目的,主要用于治疗生殖器疣。还有激光冷冻等治疗。病变表面有糜烂、渗出等情况下,常用清洁剂冲洗。性病的生殖器病变也常使用外用药物治疗,选择敏感药物,有针对性的治疗,有外用消炎剂、栓剂、软膏等。

七、预防

性传播疾病的预防应从以下几方面着手,做好性传播疾病的综合治理,为防止及控制性传播疾病在我国的蔓延,除临床预防以外,还应采取社会性预防及综合治理一系列措施。

1.临床预防　对于性传播疾病的预防至关重要,主要通过以下几方面进行。

(1)对高危个体进行教育和咨询,避免在性行为过程中发生性病传播,可采取减少性伴侣数量、使用避孕套等措施。

(2)确定无症状感染者及有症状而不寻求诊疗服务的人员。

(3)有效诊断和治疗感染者。

(4)对性病患者的性伴侣进行评估、治疗和咨询,可在当地卫生部门的帮助下开展此项工作。

(5)对存在可预防接种的性病感染危险的个体进行暴露前免疫接种,如接种 HPV 疫苗等。

(6)暴露后预防,如医务人员职业暴露后口服抗 HIV 病毒药物预防 HIV 感染。

2.加强社会性预防,开展性病知识的宣传教育工作,使广大群众了解有关性病的知识和性病的危害,自觉抵制不洁性行为是预防性病发生和蔓延的重要环节。

3.大力开展性病专科门诊并建立健全各层次的性病防治机构,加强对专业人员的培训,积极开展科学研究和国际技术合作,提高性病防治的质量和水平。

4.消除传染源　治疗性传播疾病应该遵守男女双方同时治疗的原则,并尽可能彻底治愈。

5.对性传播疾病患者应加强管理,性隔离是阻止性病扩散最重要的措施,并要注意防止间接感染。有的病种应采取隔离治疗,如艾滋病、活动期乙型肝炎、二期梅毒等,防止通过各种方式传染给他人。

6.制定与完善防治性病的相关法规,并坚决执行。

第八章　外阴肿瘤

第一节　外阴上皮内瘤变

外阴上皮内瘤变(squamous vulval intraepithelial neoplasia,VIN)是目前外阴鳞状上皮细胞癌前病变的通俗用语。1981 年,VIN 被正式引入医学术语,并被世界卫生组织(WHO)、国际妇科病理学家学会、国际妇产科联盟(International Federation of Gynecology and Obstetrics,FIGO)和国际外阴疾病研究学会(the International Society for the Study Vulvar Diseases,ISSVD)采纳。VIN 一词源于宫颈上皮内瘤变(CIN),它们的发病机制和组织学相似,但 VIN 的自然病程与 CIN 不同,其发生率远低于 CIN,为(1.2~2.1)/10 万,而年轻女性 VIN 的发病近年呈上升趋势。中国医学科学院肿瘤医院 2019 年报道 35 例 VIN,占同期收治外阴恶性肿瘤的 10.8%(35/324)。

一、分型和分级

鲍温氏于 1912 年首次描述了鳞状上皮内瘤变,此后用过各种不同的术语:Queyrat´s 红斑、鲍文氏原位癌和单纯癌。1976 年 ISSVD 采用一个新的简化术语——外阴原位癌和非典型病变代替了过去所有的术语。1986 年 ISSVD 又用 VIN 取代以上的术语,将 VIN 参照 CIN 分为三级:VIN 1——相当于轻度不典型增生,细胞异型性轻、异常增生细胞仅限于上皮层的下 1/3;VIN 2——相当于中度不典型增生,细胞异型性明显、异常增生细胞限于上皮层的下 2/3;VIN 3——相当于重度不典型增生及原位癌,细胞异型性显著、异常增生细胞扩展到上皮层的 2/3 以上甚至全层。随着 VIN 临床病理资料的积累,研究发现 VIN 病理诊断的可重复性差,VIN 1 仅发生在尖锐湿疣,而将 VIN 2 和 VIN 3 综合为一组病变,则病理诊断的重复性好。因此,2004 年 ISSVD 再次修改 VIN 分类,取消了 VIN 的分级系统和 VIN 1,引入 2 级分类,将 VIN 分为:普通型 VIN(usual type VIN,uVIN)和分化型 VIN(differentiated type or simplex VIN,dVIN)。uVIN 又分为 3 种亚型:疣状、基底细胞样和混合型(疣状、基底细胞样)。这两种类型 VIN(uVIN 和 dVIN)的病因、临床特征及生物学行为明显不同。但 WHO 的 3 亚型分类:VIN 1、VIN 2 和 VIN 3 还在广泛应用。

二、病因

大多数(90%)VIN 是 uVIN,主要与高危型 HPV 持续感染有关。据文献报道 VIN 中 HPV 的检出率高达 72%~100%,主要是 HPV16 型。免疫抑制和吸烟(降低局部的免疫反应)也是 VIN 的重要危险因素,研究发现 HIV 阳性妇女发生 uVIN 的风险增加,其发病率达 0.5%~37%;移植术后接受免疫抑制剂治疗妇女患外阴癌的风险是免疫功能活跃者的 10~30 倍。宿主的免疫状态对 HPV 相关 VIN 的转归起关键作用。中国医学科学院肿瘤医院报道 35 例 VIN 患者中 HPV 的感染率达 62.8%(22/35)。

dVIN 的确切病因尚不清楚,但与 HPV 感染无关。dVIN 常与外阴的硬化苔藓和鳞状上皮增生相伴,推测硬化苔藓和鳞状上皮增生可能是 dVIN 的病因。

三、临床特征

1.uVIN　较多见,常发生于30~40岁的年轻女性。瘙痒是最常见的症状,60%的患者因瘙痒就诊。其他症状还有外阴疼痛、溃疡和尿痛。有22%的患者无任何症状,仅自检时发现外阴有异常区域。临床表现呈多样化,病变的关键特征:边界清楚、凸出皮肤表面的、不对称的白色或红色斑块,而某些病变表现为色素性(棕色或棕褐色)斑块。通常发生在大阴唇、小阴唇和后联合,较少累及的部位是阴蒂、阴阜、会阴和肛周。40%患者的病变呈多灶性。多中心发生的uVIN患者也较常见,占uVIN患者的25%~66%,多中心发生的病变常见于20~34岁的青年女性(59%),随着年龄的增长,其发生率降到10%;多中心病变的HPV感染较单灶性病变更常见。

2.dVIN　很少见,占所有VIN的2%~5%,通常发生于老年妇女。dVIN很少单独发生,常发生在硬化苔藓的基础上或外阴浸润性鳞癌的周边组织中。因此,常表现为外阴长期的持续性剧烈瘙痒和硬化苔藓相关的其他症状,包括外阴疼痛、烧灼感、尿痛、干燥、尿路刺激征、便秘、出血和起水疱等。临床上常表现为外阴表面粗糙的灰白色的颜色缺失区、溃疡性的红色病变、红斑样的红色病变或凸出皮面边界欠清的白斑。一般dVIN发生大块性病变较uVIN少。绝大多数患者的病变呈单灶性,有85.7%的dVIN患者曾经或同时或以后发生外阴浸润癌。

中国医学科学院肿瘤医院报道的35例VINⅢ患者未分型,74%的患者主诉外阴瘙痒,57%的患者因外阴肿物就诊;其中31例患者的病变发生在大阴唇和后联合,4例患者病变同时累及肛周皮肤;有80%患者的病变呈多灶性的、略高出皮肤表面的、边界清楚的色素斑块(褐色到黑色),直径为0.1~2.0cm,部分病变可融合成片状;仅7例患者的病变呈单发病性,直径1.5~4.0cm,呈浅溃疡、色素沉着斑或色素缺失、皮赘样改变;有40%的患者表现为多中心病变(主要合并CIN和子宫颈癌)。

四、诊断

VIN仍依据特征性的外阴可见病变及随机活检的组织病理诊断。uVIN具有典型的镜下组织学特征,易于识别,主要表现:表皮增厚,并伴有最浅表层细胞的过度角化和(或)角化不全;表面呈波浪状,角化细胞排列紊乱,核浓染,核浆比例增大,核分裂象易见。疣状uVIN有湿疣样的外观,而基底细胞型上皮增厚相对扁平,无乳头瘤样表面,上皮内可见大量相对一致的基底细胞样的未分化细胞,缺少疣状uVIN的角化细胞和角化珠。dVIN:细胞分化程度高,缺少广泛的结构排列紊乱、核多形性和弥散的核非典型性,非典型细胞仅局限于基底层和旁基底层,易误诊为良性皮肤病或表皮增生。

Ki-67和p53等分子标志物的免疫染色有助于dVIN的鉴别诊断。研究发现Ki-67和p53在dVIN的组织中表达呈强阳性,而在良性病变和正常皮肤组织中呈阴性。

年轻女性VIN患者常表现为多灶性和多中心性病变,所以诊断VIN的患者还应常规行宫颈细胞学检查,明确是否同时合并CIN或宫颈早期癌及VAIN;另外,对于病变广泛的多灶患者,也应常规阴道镜检查并在阴道镜直视下行病变多点活检,排除VIN中隐匿性的早期外阴癌。文献报道VIN患者外阴活检病理中隐匿癌的发生率为3.2%~18.8%,国外的研究结果显示VIN 2中隐匿癌的发生率3.8%,VIN 3中隐匿癌的发生率达11.9%。用甲苯胺蓝或5%的醋酸有助于确定活检部位。细胞学诊断VIN的敏感性低,目前不推荐细胞学检查作为

VIN 的常规诊断方法。

五、治疗

VIN 的自发消退率低，uVIN 的自发消退率仅为 1.2%，且几乎所有的患者均有症状。因此，VIN 一经确诊即需要治疗。治疗的目的就是控制症状和防止病变进展为外阴浸润癌。可供选择的治疗方法多种，包括：手术治疗（冷刀切除和激光消融）和非手术治疗（药物治疗、光动力学治疗和疫苗治疗），截至目前 VIN 尚无标准的治疗方案，但研究较多的还是手术治疗。也可根据 VIN 的类型、患者的年龄、病变范围、患者对保留外阴形态和功能的要求进行个体化治疗。

dVIN 的恶性潜能高（在 dVIN 之前或之后和与 dVIN 同时发生的外阴浸润性鳞癌比 uVIN 高 3 倍），病变多为单灶性，且多发生于绝经后的老年妇女，因此治疗 dVIN 倾向根治性手术切除，且术后最好在外阴疾病专科门诊随诊。

uVIN 的恶性潜能较低，多发生于年轻女性，治疗后易复发，常需多次治疗。对患者的性心理和性功能会产生不良影响。因此，需要探寻替代手术的其他治疗方法。

1.手术治疗　20 世纪 90 年代前 uVIN 的手术倾向广泛性切除，术式有单纯外阴切除、部分外阴切除和外阴肿物局部扩大切除术，但无论采用何种手术方式，切缘常常阳性，术后复发率高达 53.5%。虽然手术是治疗 VIN 的有效方法，但复发率高，术后外阴的解剖形态改变，可能影响患者的性心理和性功能，故近 10 年多采用切除肉眼可见病变的局部扩大切除术治疗 VIN。另外，手术切除病变获得准确的组织病理学诊断，可排除或发现隐匿性的早期外阴鳞癌。中国医学科学院肿瘤医院 2019 年报道的 35 例 VIN 3 患者中，34 例行手术切除（14 例肿物局部扩大切除；20 例单纯外阴切除，其中 4 例同时行肛周皮肤切除），2 例切缘阳性，术后中位随诊时间 66 个月，有 11.8%（4/34）的患者术后复发，无 1 例患者进展为外阴浸润癌。

2.激光治疗　也称 CO_2激光消融术，可以单用，也可以和冷刀手术结合用。主要用于治疗外阴无毛区病变，治疗 uVIN 的效果好，且不影响外阴的形态和性功能。患者症状的控制率可达 100%，病变的治愈率达 87%，而总的复发率仅为 20%。病变范围小的，一次可治愈，而病变广泛者，常需在局部麻醉下多次治疗。激光治疗的最大缺点是组织被破坏，无法进一步行组织病理学诊断，发现隐匿性的早期外阴浸润癌。因此，激光治疗前应尽可能进行充分活检，排除早期外阴浸润癌。

3.药物治疗　不仅具有保留外阴的解剖结构和性功能的优点，而且还具有使用方便（患者可自己直接用药）、易于监测疗效的优势。但药物治疗不能提供进一步的组织病理学诊断，有漏诊早期外阴浸润癌的风险。因此，治疗前获取准确的组织活检病理至关重要。

目前研究较多、疗效较肯定的治疗药物首选 5%的咪喹莫特软膏。咪喹莫特是一种免疫反应调节剂，表面用药既可以显著减轻患者的症状，又可以使组织学病变消退，同时还可清除 HPV 病毒感染。一般每周用药 2～3 次，直至病变消退。一项来自 17 个研究 210 例 VIN 患者的荟萃分析结果显示：用药时间 3～32 周，随诊 1～30 个月，病变的完全缓解率为 26%～100%，部分缓解率为 0～60%，复发率为 0～37%。另有 2 项前瞻性的随机、双盲、对照研究的结果也显示：5%咪喹莫特软膏治疗 uVIN 的有效率（CR+PR）达 81%，症状缓解率达 100%，而对照组（安慰剂组）为 0（$P<0.001$）。该药治疗引起的常见不良反应为外阴局部有刺激感

或烧灼感及疼痛,但绝大多数患者均能耐受。现在已有学者将其推荐为 uVIN 的一线治疗,但目前尚未见咪喹莫特软膏治疗 VIN 后远期随诊结果的报道。

其他过去使用的氟尿嘧啶软膏、干扰素和西多福韦等药物,均为小样本研究,而且疗效差,不良反应重,现已很少使用。

4.光动力治疗　是利用肿瘤定位的光敏剂与适当波长的可见光相互作用,产生氧分子诱导的细胞死亡。主要优点:组织破坏少,愈合时间短,不良反应少。光动力治疗 VIN 的有效率为 0~71%,对小病变及单发病灶的治疗效果好,但对多灶性、色素沉着性的高度病变可能无效。光动力治疗 VIN 的复发率为 48%,与手术和激光治疗无显著差异。

5.治疗性疫苗接种　目前还在研究中。已有部分的小样本研究发现接种抗 HPV 的治疗性疫苗——TA-HPV(一种重组的疫苗病毒)后,可刺激机体产生抗-HPVE6/E7 蛋白的特异性免疫反应,使 uVIN 病变至少减少 50%,少数患者的病变还可以完全消退。此外,国外还报道了 HPV 四价预防性疫苗(HPV-6、HPV-11、HPV-16、HPV-18)对于第一次接种时 HPV 阴性者 uVIN 的预防效果达 97%,而对接种时已感染 HPV 的 uVIN 预防效率也可达 71%。因此,预防性 HPV 疫苗不仅成功地阻止子宫颈癌和 CIN 的发生,可能也是预防 HPV 相关的 VIN 和 VaIN 的有效方法。

六、转归

有报道 VIN 治疗后进展为浸润性鳞癌的发生率高于 CIN(0.22%),主要与 VIN 的分型有关(dVIN 还是 uVIN)。dVIN 治疗后有 32.8%的患者进展为外阴鳞癌,进展为外阴癌的中位时间是 22.8 个月,而 uVIN 治疗后进展为外阴癌的发生率为 3.3%~5.7%,中位进展时间为 41.4 个月,未治 uVIN 进展率为 9%~15.8%,在 1~8 年的时间内发生,且基底细胞型 uVIN 的进展风险大于疣状型。高龄、病变凸出皮面、机体的免疫功能受损及放疗等因素可能与 uVIN 进展相关。

此外,uVIN 无论采用手术、药物还是其他方法治疗,都易复发,尤其年轻的、多灶性或多中心性病变的患者,需多次治疗。中国医学科学院肿瘤医院的经验是 VIN 初治后复发患者,经激光或体外放疗可再次有效控制病变,获得长时间的完全缓解。

第二节　外阴癌

外阴癌是一种少见的恶性肿瘤,占所有女性生殖道恶性肿瘤的 3%~5%,多发生于绝经后的老年妇女。肿瘤可发生于外阴的皮肤、黏膜及其附件组织,病理类型有鳞状细胞癌、腺癌、基底细胞癌、恶性黑色素瘤、肉瘤和转移性癌等,本节将重点介绍外阴鳞癌的临床表现、诊断、治疗和预后等。

一、流行病学

外阴癌的发生率呈上升趋势。英格兰的外阴癌病例从 2009 年的 739 例上升到 2021 年的 866 例,增长了 17%;美国也呈现增长趋势,从 2012—2018 年,外阴癌的发生率每年以 2.4%递增;2020 年,英国登记的外阴癌与子宫颈癌的比例由过去的 1∶(5~8),降为 1∶3,表明外阴癌病例增加,而子宫颈癌的病例减少。外阴癌的增加表现为两种趋向:一方面是 75 岁及以上老龄妇女外阴癌的发病增加,可能与外阴的硬化苔藓病变有关;另一方面是≤50 岁的外阴原位癌的发病率呈上升趋势，从过去的1.1/10万上升到2.1/10万。可能与人乳头瘤病毒（human papilloma virus，HPV）感染（尤其是年轻患者）有关。

二、临床表现

1.发病年龄　外阴癌的发病年龄范围较宽，21～101岁，但高峰年龄为60～70岁。

2.症状　最常见的症状为外阴长期的持续性瘙痒、疼痛或灼痛；其次是发现外阴皮肤有增厚、凸出皮面的红色或白色或黑色的斑块或丘疹；或发现外阴肿物、外阴肿胀。当肿瘤发生坏死形成溃疡时，可表现为阴道少量出血或排液，并有异臭味；肿瘤侵及尿道口或尿道时可出现排尿困难或排尿时灼痛；腹股沟淋巴结转移时可发现腹股沟区肿块。另外，少数早期癌和VIN患者常无任何症状。

3.体征　VIN和早期外阴癌患者的外阴皮肤或黏膜可见局限性或弥散的多灶性的黑褐色或棕褐色的斑丘疹，或局灶的黏膜粗糙、糜烂，或增厚的、伴有裂口的外阴硬化苔藓病变。而浸润性鳞状细胞癌的原发灶肿瘤多为单发的、局限性肿物或溃疡型肿物，边界较清楚；而多灶性生长的外阴鳞癌少见。肿瘤可发生在外阴的任何部位，以前半部多见。70%的肿瘤发生在阴唇，大阴唇最多见，其次为小阴唇、阴蒂和会阴。肿瘤晚期可侵及尿道和（或）膀胱、肛门和（或）直肠、阴道及耻骨或坐骨。腹股沟淋巴结转移时，可在单侧或双侧腹股沟区触及肿大淋巴结。当转移的淋巴结坏死或合并感染时，侵及腹股沟区的皮肤出现浸润性或炎症性反应，甚至破溃。当伴有盆腔淋巴结转移时，近盆壁或阴道旁可触及结节或包块等。

通常根据原发肿瘤的部位将外阴癌分为：①侧位型：指肿瘤位于大阴唇和小阴唇，距离中线应≥1cm；②中心型：指肿瘤发生在阴蒂、尿道口、阴道口、会阴后联合及会阴体。侧位型和中心型外阴癌的淋巴引流路径略有差异，影响早期外阴癌的手术治疗方式。

4.伴发癌　有15%～33%的外阴癌患者在诊断的同时或治疗前后伴发身体其他部位的原发癌，最常见的是子宫颈癌，多为原位癌和早期浸润癌。约30%外阴癌患者的癌旁组织存在VIN，而VIN患者中15%～22%有潜在的微小浸润癌。

三、转移途径

外阴癌生长缓慢，以局部浸润蔓延和区域淋巴结转移为主，血行转移少见。

1.局部浸润蔓延　外阴各部位的肿瘤逐步进展可累及周围的组织器官，如累及尿道口或部分尿道，甚至膀胱、肛门或部分直肠，向深部还可侵及盆底肌肉、耻骨等组织。

2.淋巴途径转移　外阴部位的组织中分布着极其丰富的淋巴管，且两侧之间有相互吻合的交通支，因此外阴癌早期即可发生淋巴结转移。外阴癌的淋巴结转移一般按照先转移到腹股沟浅组淋巴结→腹股沟深组淋巴结→盆腔淋巴结顺序。浅组淋巴结包括与腹股沟韧带平行的斜组和沿大隐静脉走行的垂直组，淋巴结较多、较大，8～10个。大多数学者认为腹股沟浅组淋巴结是外阴的初级淋巴结，可看作外阴癌的前哨淋巴结。腹股沟深组淋巴结是外阴癌淋巴结转移的第二站，位于卵圆窝的筛状筋膜下，淋巴结数较少，3～4个，其中最重要的一个淋巴结叫柯氏淋巴结，位于腹股沟深淋巴结的最上端，可能是外阴癌发生盆腔淋巴结转移的必经之路。侧位型外阴癌通常先转移到同侧的腹股沟淋巴结，而中心型外阴癌双侧腹股沟淋巴结转移的概率相同，因此外阴癌的淋巴结转移规律将影响治疗方案的制订，尤其对早期外阴癌的处理至关重要。

3.影响腹股沟淋巴结转移的因素　外阴癌腹股沟淋巴结转移的发生率为30%～46%，以单侧腹股沟淋巴结转移为主。盆腔淋巴结转移率为10%~30%,几乎均发生在腹股沟淋巴结转移者中。腹股沟淋巴结转移主要受下列因素影响:①肿瘤的分期:期别越高,腹股沟淋巴结转移的概率越大。有人总结了172例各期外阴鳞癌患者的腹股沟淋巴结转移:Ⅰ期14%,Ⅱ期23%,Ⅲ期72%,Ⅳ期则高达92%,且盆腔淋巴结转移患者均为Ⅲ期、Ⅳ期(Ⅲ期39%,Ⅳ期75%);②肿瘤的浸润深度:腹股沟淋巴结转移率随肿瘤浸润深度的增加而升高。肿瘤浸润深度≤1mm的腹股沟淋巴结转移率为0,2~3mm的淋巴结转移率为11.1%,>5mm的淋巴结转移率为47.1%($P<0.001$);③肿瘤的大小:外阴局部肿瘤的体积或最大直径与腹股沟淋巴结转移呈正相关。肿瘤直径≤2cm者的腹股沟淋巴结转移率为19%,2.1~3cm者为31%,>3cm者为40%~54%;④肿瘤细胞的分化程度:肿瘤细胞的分化程度越低,淋巴结转移的风险越大。

四、分期

外阴癌的分期由1970年国际妇产科联盟(FIGO)的临床分期修改为1988年的手术病理分期,随着临床研究的不断深入,至2009年再次修正手术病理分期(表8-1)。

表8-1 2009年FIGO手术病理分期

Ⅰ期	肿瘤局限于外阴,淋巴结未转移
ⅠA期	肿瘤局限于外阴或会阴,最大径线≤2cm,间质浸润≤1.0mm*,无淋巴结转移
ⅠB期	肿瘤最大径线>2cm或局限于外阴或会阴,间质浸润>1.0mm*,无淋巴结转移
Ⅱ期	任何大小的肿瘤,伴有肿瘤侵犯下列任何毗邻部位:下1/3尿道、下1/3阴道、肛门,无淋巴结转移
Ⅲ期	肿瘤有或无侵犯下列任何部位:下1/3尿道、下1/3阴道、肛门,有腹股沟-股淋巴结转移
ⅢA期	1个淋巴结转移(≥5mm),或1~2个淋巴结转移(<5mm)
ⅢB期	≥2个淋巴结转移(≥5mm),或≥3个淋巴结转移(<5mm)
ⅢC期	阳性淋巴结伴囊外扩散
Ⅳ期	肿瘤侵犯其他区域(上2/3尿道,上2/3阴道)或远处转移
ⅣA期	肿瘤侵犯下列任何部位:上尿道和(或)阴道黏膜、膀胱黏膜、直肠黏膜,或固定在骨盆壁,或腹股沟-股淋巴结出现固定或溃疡形成
ⅣB期	任何部位(包括盆腔淋巴结)的远处转移

注:*浸润深度是指肿瘤从表皮乳头上皮最深处至间质受累最深浸润点的距离。

五、诊断

1.询问病史　详细了解症状出现的时间、部位及持续时间,有无变化,是否有其他的伴随症状等。

2.体格检查　包括全身检查和妇科检查。全身检查:了解重要脏器的功能、有无并发症、体表淋巴结(尤其腹股沟淋巴结)有无转移等。妇科检查:明确肿物或病变的部位、大小、形态(丘疹或斑块、结节、菜花、溃疡等)、浸润的深度等,肿瘤是否累及尿道(口)、阴道、肛门和直肠等，评估肿瘤能否切净及手术的安全性。

3.细胞和(或)病理学检查　组织病理学检查目前仍是确诊外阴癌的金标准。对有多年外阴瘙痒史并伴有外阴白斑，或经久不愈的糜烂、外阴结节、乳头状瘤、尖锐湿疣及溃疡等可疑病变应及时取活检行组织病理学诊断；或先行细胞学检查，异常则在阴道镜检查下行病变定位活检，对 VIN 3 和早期外阴癌尤为重要。对于多灶性病变者每个病灶均应取活检除外有无浸润癌。治疗前应行宫颈或阴道细胞学检查，明确是否同时合并宫颈和(或)阴道病变；必要时行阴道镜检查及镜下活检除外 CIN(宫颈上皮内瘤变)或 VAIN(阴道上皮内瘤变)。

外阴癌的病理检查应包括明显的肿瘤、癌周皮肤和皮下组织。对肿瘤直径≤2cm 的早期外阴癌可在局部麻醉下行肿物完整的楔形切除活检，经连续病理切片检查，准确评价肿瘤的浸润深度，指导早期外阴癌的个体化治疗。

术后病理还应注意：肿瘤的病理类型、分级、浸润深度、有无淋巴脉管间隙受侵、手术切缘和肿瘤基底是否切净、淋巴结转移的部位、数目及是否扩散到包膜外等，确定肿瘤期别，并指导术后辅助治疗。

4.辅助检查

(1)常规检查治疗前应检查血、尿、便三大常规，肝、肾功能和血清肿瘤标志物(鳞癌：SCC)等各项指标。

(2)影像学检查胸部 X 线检查排除肺转移；CT 或 MRI 或 PET 或 PET-CT 等影像学检查有助于发现腹股沟和盆腔肿大淋巴结、肿瘤的远处转移及外阴肿瘤与周围脏器的关系等，但对排除淋巴结转移的诊断价值有限。目前有学者认为 B 超指引下细针穿刺活检是诊断腹股沟淋巴结转移的一种有发展前景的技术，其诊断的敏感性可达 93%。外阴癌术前淋巴显影和核素检查，发现并识别腹股沟前哨淋巴结，但通过切除前哨淋巴结评估腹股沟淋巴结转移的准确性和对预后的影响，还在研究阶段。

(3)对于晚期外阴癌患者，应行膀胱镜和(或)直肠镜检查，了解尿道、膀胱和直肠黏膜受侵情况。

虽然外阴癌发生在体表部位，诊断并不困难，但因患者有长期的外阴瘙痒或白斑病史而疏于检查，或老年妇女羞于检查外阴，常致诊断延误达 1 年以上。因此，当发现外阴长期或反复发作的瘙痒、疼痛或有斑块/结节/溃疡等及色素痣变化时，应及时就诊。

六、治疗

外阴癌治疗以手术为主。随着对外阴癌生物学行为的了解及治疗经验的总结，外阴癌的手术治疗发生了很大改变，尤其对早期外阴癌强调个体化、人性化的治疗，而局部晚期或晚期外阴癌则强调多种方法的综合治疗。

1.手术治疗　手术前肿瘤组织活检，明确病理类型和浸润深度。手术治疗包括外阴肿瘤切除术和腹股沟淋巴结切除术。外阴肿瘤切除分为广泛外阴切除术、改良广泛外阴切除术和外阴扩大切除术；腹股沟淋巴结切除术分为腹股沟淋巴结根治性切除术(腹股沟淋巴结清扫术)、腹股沟前哨淋巴结切除术和腹股沟淋巴结活检术。

(1)外阴手术

1)广泛外阴切除术：适用于ⅠB 期中心型外阴癌，肿瘤位于或累及小阴唇前段、所有Ⅱ期以上外阴癌。广泛外阴切除术指两侧外阴同时切除，其中癌旁切除的组织应≥2cm，内切缘至少 1cm,此术式为外阴毁损性手术,外阴的皮肤黏膜及皮下组织全部切除,创伤大。手术基底部需切至筋膜层,切缘缝合张力较大,部分肿瘤巨大者在手术中需行转移皮瓣手术,切口Ⅰ期愈合率较低。

2)改良广泛外阴切除术:适用于ⅠB 期和部分Ⅱ期非中心型外阴癌,术式是指手术切缘在肿瘤边缘外 1~2cm 处,较小的单侧肿瘤可保留对侧外阴,手术创伤和手术范围小于外阴根治性切除术。为保证切缘阴性,手术切缘距肿瘤边缘应≥1cm。

3)外阴扩大切除术:适用于外阴癌前病变、ⅠA 期外阴癌,切缘应于病变边缘外 0.5~1.0cm。对于术后病理报告手术切缘阳性的患者,可以再次手术切除,也可以直接补充放疗。

(2)腹股沟淋巴结切除术:除ⅠA 期外,其他各期均需要行腹股沟淋巴结切除。针对手术中探查的阳性淋巴结予以切除,可分为腹股沟浅淋巴结和深淋巴结切除,采取的手术方式要根据医师的经验采取不同的方法,一般采用开放性手术,允许有腹腔镜手术经验者采用腹腔镜下腹股沟淋巴结切除术。对于单侧外阴癌可考虑只做同侧腹股沟淋巴结切除,若发生转移需要做双侧淋巴结切除。外阴肿瘤为中线型或中线受侵应行双侧腹股沟淋巴结切除术。

1)腹股沟淋巴结清扫术:强调对区域淋巴结包括脂肪在内的整块切除,切口Ⅰ期愈合率低,下肢回流障碍、淋巴水肿等并发症发生率较高。

2)腹股沟前哨淋巴结切除术:根据肿瘤大小、部位选择不同手术方式,对于肿瘤<4cm 的单灶性病变、无腹股沟淋巴结转移证据的患者采用前哨淋巴结活检。于外阴癌灶旁注射示踪剂(亚甲蓝及 ^{99m}Tc 等示踪剂)显示前哨淋巴结,切除蓝染淋巴结(前哨)和(或)淋巴管快速病理检查,因冰冻切片导致的组织缺失可能会造成漏诊或微转移未能检出,可能与组织病理检查不符合,组织病理检查结果为阳性需采取补充治疗。前哨淋巴结阳性,则应进行患侧腹股沟淋巴结切除或清扫术或切除阳性前哨淋巴结随后给予同侧腹股沟区放疗。前哨淋巴结阴性,则不需再切除剩余的淋巴结;肿瘤累及中线时,必须进行双侧前哨淋巴结切除。如果仅在一侧检出前哨淋巴结阳性,对侧也应进行腹股沟淋巴结清扫。前哨淋巴结的病理学评估要求应至少每 200μm 一个层面进行连续切片,如 HE 染色阴性,应进行免疫组织化学染色。

3)腹股沟淋巴结活检术:针对腹股沟区出现明显肿大的淋巴结,为了明确其性质而采取此手术方法。如淋巴结没有融合、可活动,可以完整切除;如果已经融合固定,则只行部分组织切除术,得到病理学诊断,明确诊断后予以局部放疗。

4)腹股沟淋巴结穿刺活检术:对于已经固定的腹股沟病灶或患者体质不能耐受腹股沟肿大淋巴结切除活检者,可行穿刺活检,进行病理学诊断,明确诊断为阳性后予以局部放疗。

2.放射治疗　外阴组织潮湿,皮肤黏膜对放射线的耐受较差,易出现放疗反应,从而限制了外阴癌的照射剂量,难以达到鳞癌根治的放疗剂量。因此,外阴癌单纯放疗的疗效差,局部复发率高。放疗通常作为外阴癌的术前、术后辅助治疗或晚期外阴癌综合治疗的一部分,减小超广泛手术的创伤和改善外阴癌患者的预后。

(1)术前放疗:可缩小肿瘤体积,利于手术切除、保留器官功能并提高手术疗效。主要用于外阴肿瘤体积大、范围广、累及尿道,阴道和肛门手术切除困难,影响排尿、排便功能的患者。一般用直线加速器或 ^{60}Co 机对准外阴垂直照射或沿肿瘤基底切线照射,照射野的设计取决于肿瘤的大小和部位,但应避开肛门;肿瘤的照射剂量(D_T)可达 40Gy。若肿瘤侵犯阴道,可同时行阴道塞子腔内放疗。

(2)术后放疗:用于术后病理具有高危因素的患者,包括手术侧切缘或基底未净、肿瘤距切缘近(<1cm)、腹股沟淋巴结转移(尤其多个腹股沟淋巴结转移或肿瘤侵透淋巴结包膜者)。

术后放疗以体外照射为主,照射野有外阴区(手术切缘或基底未净和肿瘤距切缘近者)和腹股沟区(腹股沟淋巴结转移者)。外阴区根据肿瘤残存部位确定。腹股沟区有 2 种设野方式:①腹股沟野:以腹股沟韧带为中心,上、下界与腹股沟韧带平行,内侧界达耻骨结节,外侧界达髂前上棘内 1cm,大小为(8~12)cm×(12~14)cm;②腹股沟-阴阜野:用于病变较晚或阴阜部位皮下切除不够者。如果有腹股沟淋巴结或盆腔淋巴结转移者,应追加盆腔后野照射,补充盆腔淋巴结的照射剂量。镜下残存肿瘤或腹股沟淋巴结切除术后有微小转移者,放疗剂量至少达 50Gy;有多个淋巴结转移或淋巴结包膜外浸润者,剂量应达 60Gy。多采用高能 X 线和电子线相结合的照射技术(根据肿瘤的深度选择电子线的能量),每周照射 5 次,每次 D_T1.8~2.0Gy 的分割方式照射。如果腹股沟淋巴结明显肿大,可先连同周围组织大块切除肿大淋巴结,经病理确诊后行腹股沟区放疗,可减轻下肢水肿。

多数学者报道术后辅助放疗可明显降低肿瘤的复发率,并改善患者的生存。

(3)单纯放疗:主要用于病变范围广、侵及周围脏器、肿瘤固定无法切除的某些晚期肿瘤患者,或有严重并发症不能耐受手术及拒绝手术治疗的患者。照射方式和设野大小同术后放疗。

外阴癌因放疗剂量受限,因此单纯放疗的疗效较差,常需在根治量放疗后切除残存的肿瘤,提高肿瘤的控制率并改善生存。肿瘤的局部控制率与照射剂量呈正相关,但外阴受照剂量达 40Gy 时,保护不好即出现明显的放疗湿性反应、脱皮和溃疡等。出现严重的放疗反应时,中间可休息 1~2 周,待反应减轻或消退后再继续放疗。若外照射剂量达 40~50Gy 时,根据肿瘤的消退情况补加组织间插植放疗或缩野后追加照射剂量,可提高肿瘤的控制率。另外,外阴癌腹股沟淋巴结放疗的效果比手术差,其复发率明显高于手术切除的患者,但对腹股沟淋巴结阴性者两种治疗方法的疗效相仿。

外阴癌放疗剂量>60Gy,尤其合并近距离治疗时,常出现中重度并发症,如直肠狭窄、直肠-阴道瘘、骨或皮肤或阴道坏死等,严重时需手术处理。

3.化疗或同步放化疗　外阴癌单纯化疗的效果较差,常与放疗或手术联合或同步放化疗治疗晚期和复发性外阴癌,可避免盆腔脏器清除术,减少手术创伤和并发症,提高肿瘤的控制率和生存率,且同步放化疗治疗外阴癌的疗效优于单纯放疗。外阴癌的化疗目前尚无标准方案,文献报道的常用方案如下。

(1)PF 方案:DDP 50mg/m^2静脉滴注,化疗第 1 天;氟尿嘧啶 1g/m^2,24 小时,静脉持续滴注 96 小时。每 4 周重复化疗。

(2)MF 方案:MMC 10mg/m^2静脉滴注,化疗第 1 天;氟尿嘧啶 1g/m^2,24 小时,静脉持续滴注 96 小时。每 4 周重复化疗。

七、肿瘤复发

1.复发的定义　外阴癌复发的定义目前尚未统一。多数文献中将外阴癌初治后不管无瘤生存时间多长再发生外阴、腹股沟淋巴结的鳞癌和盆腔及远处转移者，定义为外阴癌复发。也有学者将外阴癌治疗后（包括外阴和腹股沟淋巴结）在外阴或腹股沟淋巴结又出现鳞癌，随诊 5 年内者定义为复发，而随诊 5 年以上者则定义为外阴癌再发。编者认为 Maggino 的定义较严格，即：外阴癌经根治性治疗并至少无瘤生存 6 个月后，在外阴、腹股沟、盆腔及远处等部位新出现肿瘤，确定为外阴癌复发。

2.外阴癌复发的部位和时间　外阴癌总的复发率为 12.6%～49.8%，多数学者报道的复发率在 30%左右。70%的复发发生在疗后 2 年内，以局部复发为主，但外阴癌的复发部位与初次治疗到复发的间隔时间和初治时腹股沟淋巴结状态有关。据报道早期复发（2 年内）多为初治时腹股沟淋巴结转移者，且复发多位于腹股沟或远处转移，而初治 2 年或 5 年后的复发多位于外阴局部。

3.复发的危险因素　预示外阴癌复发的高危因素很多，但主要的危险因素包括肿瘤期别、腹股沟淋巴结转移和淋巴脉管间隙受侵。外阴局部复发还与手术切缘状态、肿瘤的浸润深度有关。据报道切缘阳性或切缘距离肿瘤<1cm 者肿瘤局部复发的危险性是切缘阴性者的 3 倍。

4.复发肿瘤的治疗及预后　复发性外阴癌的治疗受肿瘤复发部位、初次治疗的方法、患者的一般状态等多种因素的制约。一般局部或孤立性的肿瘤复发采用手术治疗，术后辅以放疗和（或）化疗。不能耐受手术的局部复发者或复发肿瘤位于盆腔和外阴的多部位者也可采用放疗或放化疗联合。远处转移者仅适用化疗。

复发性外阴癌患者总的 5 年生存率仅为 20%。孤立性或单纯外阴复发患者的预后较好，经手术治疗后的 5 年生存率可达 40%～60%。单纯腹股沟淋巴结转移者的预后较差，其 5 年生存率约为 10%，中位生存时间 6 个月；外阴局部复发伴腹股沟淋巴结转移者的预后最差，几乎没有患者活过 5 年。肿瘤复发距初次治疗的间隔时间越长，预后越好。据报道 2 年内复发者的 1 年生存率 11%，明显低于 2 年后复发的 69.2%（$P<0.001$）。

5.外阴癌的远处转移　最常见的远处转移部位是肺、软组织和淋巴结及骨骼。据报道肺转移占远处转移的 53.3%，软组织和淋巴结转移占 26.6%，骨转移占 20%。远处转移多与原发肿瘤组织中的淋巴脉管间隙受侵有关。

八、预后

外阴癌总的预后较好，总的 5 年生存率高达 70%左右。外阴癌的预后与肿瘤分期、分级、腹股沟淋巴结转移、患者年龄、肿瘤大小、浸润深度和淋巴脉管间隙受侵等多种因素相关，其中肿瘤分期和腹股沟淋巴结转移数是最重要的预后影响因素。

第三节　外阴腺癌

原发性外阴腺癌很少见，主要发生在外阴的巴氏腺、汗腺、尿道旁腺、异位的乳腺组织、异位的子宫内膜组织、中肾管和泄殖腔残迹等。以外阴巴氏腺腺癌相对多见，其次为外阴汗腺癌、外阴乳腺癌和尿道旁腺癌（也叫 Skene´s 腺腺癌），而且不同来源腺癌的临床特征和生物学行为略有差异。

一、外阴巴氏腺癌

1.临床特征　外阴巴氏腺癌占所有外阴恶性肿瘤的0.1%~5%，其病因尚不清楚，可能与巴氏腺囊肿感染有关。腺癌占外阴巴氏腺癌的40%~60%，其他还有鳞癌、腺鳞癌、移行细胞癌、腺样囊性癌和小细胞癌等，其中腺样囊性癌是外阴巴氏腺癌中的一种特殊类型，生物学行为独特。发病年龄较外阴鳞癌年轻，中位年龄45~55岁。多数表现为外阴巴氏腺部位表面光滑的肿物，少数继发感染者肿瘤表面可溃烂，呈溃疡型，肿瘤大小为2~5cm。尤其存在多年的巴氏腺囊肿，近期持续增大者，应警惕巴氏腺癌可能。左、右两侧巴氏腺发生肿瘤的概率大致相同。少数患者表现为会阴疼痛。

2.诊断　确诊主要依据肿瘤的组织病理学和巴氏腺的特有解剖部位，可借助某些分子标志物的（如CEA、酸性和中性黏蛋白、PAS和P53等）免疫组织化学染色进一步鉴别诊断或排除转移性癌。治疗前应做腹盆腔CT或MRI检查，了解肿瘤与周围脏器（直肠、阴道等）的关系、有无盆腹腔及腹股沟淋巴结转移。

3.治疗　外阴巴氏腺癌的病例数少，目前治疗方案尚未统一，但文献推荐行根治性外阴切除及双侧腹股沟淋巴结切除术。文献报道有30%~40%的外阴巴氏腺癌初治患者发生腹股沟淋巴结转移，其中鳞癌腹股沟淋巴结转移较腺癌更常见，但两者间无显著性差异。巴氏腺位置深，少数患者可直接转移到盆腔淋巴结，据报道有18%发生盆腔淋巴结转移的患者均为腹股沟淋巴结阳性者，而腹股沟淋巴结阴性者无1例出现盆腔淋巴结转移。因此，不建议常规切除盆腔淋巴结，尤其是腹股沟淋巴结阴性或仅1个腹股沟淋巴结镜下转移者，无盆腔淋巴结转移的风险。

对于个别局部肿瘤广泛侵及周围脏器（如阴道壁、直肠前壁等），或有严重并发症无法耐受外阴根治性切除术的患者，可先放疗（D_T52Gy），放疗后再行肿瘤局部扩大切除。

术后辅助放疗或放化疗的效果尚不确定。

4.预后　外阴巴氏腺癌的预后与外阴鳞癌相近，5年生存率达60%~70%，腹股沟淋巴结转移是主要的预后影响因素。据报道腹股沟淋巴结阴性者的5年生存率为52%，显著高于阳性者的5年生存率（36%，$P=0.033$），尤其伴有2个及以上腹股沟淋巴结转移者的5年生存率仅为18%（$P=0.002$）。

有腹股沟淋巴结转移者术后易发生远处转移，常见的远处转移部位包括肺、肝和脊柱。

二、外阴巴氏腺的腺样囊性癌

1.临床特点　腺样囊性癌最常见的发生部位是大小唾液腺、泪腺、鼻咽、乳腺、皮肤和宫颈。外阴巴氏腺的腺样囊性癌很少见，占所有巴氏腺恶性肿瘤的5%~15%，占巴氏腺腺癌的1/3。诊断时年龄范围25~80岁，平均49岁。无特异性的临床症状和体征，表现为外阴灼痛、触及肿物、外阴瘙痒、排尿困难、出血和排液等。肿瘤生长缓慢，病程长。主要呈局部浸润，常沿神经周围和淋巴管浸润，腹股沟淋巴结转移少见，仅10%的患者有转移。

镜下可见巴氏腺腺样囊性癌由均匀一致的小细胞以索状或巢状排列，形成筛状，囊腔内充满双染性或嗜酸性染色的基膜样物质。

2.治疗和预后　外阴巴氏腺腺样囊性癌多为小样本回顾性研究，目前尚无最佳治疗方案。文献报道的手术范围多样,从局部切除到根治性外阴切除,伴或不伴部分到完全的区域淋巴结切除,取决于局部肿瘤的范围和腹股沟淋巴结转移的风险。肿瘤局限者建议行肿瘤局部扩大切除,有淋巴结转移的高危患者同时行同侧腹股沟淋巴结切除。

腺样囊性癌术后易局部复发,复发率高达50%,且与手术切缘状态无关。还可通过血管内的远期播散导致肺、肝、脑等脏器的远处转移。术后辅助放疗或化疗的疗效尚不确定。

预后好,生存时间长,即使肿瘤复发/转移也可以带瘤长期生存。总的 5 年生存率达 71%~100%,10 年生存率也达 59%~100%;而 5 年无瘤生存率达 47%~83%,10 年无瘤生存率为 33%~38%。

三、外阴汗腺癌

外阴汗腺癌是一种很少见的皮肤附属器恶性肿瘤,占所有外阴恶性肿瘤的 1.8%。诊断时的中位年龄为 41.5 岁,50%的患者在 40 岁以下。主要表现为外阴皮肤的无痛性丘疹或结节,肿瘤生长缓慢。部分患者可同时伴有外阴 Paget 病,这些患者可同时表现为外阴瘙痒。肿瘤多发生在大阴唇,少数在阴蒂或会阴。外阴汗腺癌的侵袭性较小,约 25%的初治患者有腹股沟淋巴结转移。

外阴汗腺癌多为个案或小样本病例报道,治疗方案和预后影响因素尚未统一。以手术治疗为主,原则与外阴鳞癌相同。对于不伴有 Paget 病、肿瘤小于 1cm 的外阴汗腺癌,建议行肿物局部扩大切除及同侧腹股沟淋巴结切除,除此之外的其他汗腺癌均应行根治性外阴切除+双侧腹股沟淋巴结切除。放疗和化疗对外阴汗腺癌的疗效还不肯定。

外阴汗腺癌总的预后较好,55%的患者(6/11)可活过 5 年,最长生存时间可达 403 个月。局部复发和远处转移(骨、肺和肝)的风险相似。肿瘤大小和腹股沟淋巴结转移可能是汗腺癌的主要预后影响因素。

四、尿道旁腺癌

原发女性尿道旁腺癌非常罕见,占女性所有泌尿生殖道恶性肿瘤的 0.003%,仅占所有原发尿道癌的 10%。在胚胎学上类似男性的前列腺癌,组织学上分成 2 种亚型:柱状/黏液型和透明细胞型。柱状/黏液型起源于尿道旁腺导管的近端,CEA 免疫染色阳性;而透明细胞型发生在导管的远端,可能 PSA 免疫染色阳性。临床上可表现为肉眼血尿、排尿淋漓和尿道旁肿物。随肿瘤进展,肿物沿尿道前后壁和阴道壁生长,侵达尿道口、外阴前庭等,可转移到腹股沟和盆腔淋巴结。

治疗同尿道癌,早期可手术切除,中晚期放疗。

五、外阴原发乳腺癌

外阴原发乳腺癌起源于外阴的异位乳腺组织。Greene 报道了首例外阴原发乳腺癌,至 2021 年文献共报道 12 例。诊断外阴原发乳腺癌须满足以下几条标准:①肿瘤符合原发乳腺癌的组织形态;②证实外阴存在非肿瘤性的异位乳腺组织或乳腺原位癌;③雌、孕激素受体和乳腺常见分子标志物 GCDFP-15(大囊肿囊液蛋白-15)、CU-18、c-Erb-B2 等的免疫组织化学染色支持乳腺来源;④排除正常部位乳腺和其他器官的相同组织类型的癌;⑤排除原发外阴前庭大腺或皮肤附属器来源的癌。

外阴原发乳腺癌的病例数极少，目前对它的发生率、恶性程度、适宜治疗方案及预后等还不清楚。但文献复习发现此类患者具有以下临床特点：诊断时的平均年龄60岁，常表现为外阴结节/肿块、溃疡或排液，肿瘤直径1.5～20cm，发生在右侧外阴多于左侧，组织学类型以浸润性导管癌为主，文献报道的12例患者雌孕激素受体均阳性。12例患者诊断时，5例已有转移（4例淋巴结转移，1例肝转移）。据此，建议对这类患者按照原发外阴鳞癌的治疗原则处理。

第九章　阴道肿瘤

第一节　阴道上皮内瘤变

20世纪60年代末，上皮内瘤变的概念首先用于宫颈，将以往宫颈浸润癌发生前的鳞状上皮的病理变化过程，如间变、不典型增生到原位癌统称为上皮内瘤变，均属于癌前病变。后来，发现阴道病变的病理形态与之相似，因而上皮内瘤变的概念也用到阴道中来。阴道上皮内瘤变(vaginal intraepithelial neoplasia，VAIN)是包括阴道鳞状上皮不典型增生和原位癌的一组病变。

阴道上皮内瘤变发病率低，仅为宫颈上皮内瘤变(cervical intraepithelial neoplasia，CIN)的0.6%~1%，远较宫颈、外阴等部位的上皮内瘤变少见，并常和这些部位的病变同时存在。这可能是由于阴道鳞状上皮经常脱落，而且缺乏脆弱的宫颈鳞状-柱状上皮交界，故抵抗感染及损伤的能力强。VAIN在病理学诊断上也分为三级：Ⅰ级为轻度不典型增生，Ⅱ级为中度不典型增生，Ⅲ级为重度不典型增生及原位癌。VAIN的自然病史尚不明确，目前认为VAINⅢ具有癌变的倾向。近年来，VAIN发病有增加趋势，应引起重视。

一、发病与病因机制

VAIN的发病率呈上升趋势，这可能与HPV感染增加、脱落细胞学和阴道镜的推广应用及人们对VAIN认识的提高等因素有关。

1.人乳头状瘤病毒(human papilloma virus，HPV)感染　HPV在下生殖道上皮内瘤变的发病中具有重要作用，多主要集中在CIN的研究上。20世纪80年代HPV与子宫颈癌的关系确定后，发现VAIN也与HPV感染密切相关，HPV感染有可能是VAIN的主要病因。有人检测了33例VAIN的HPV感染的情况和分型，结果显示76%VAINⅡ和94%VAINⅢ存在高危型HPV感染；进一步研究，HPV型别在VAIN低度病变和高度病变中少有重复，其中HPV16型分别占6%和50%，从而推测VAINⅠ一般并不进展为VAINⅢ，只有感染HPV16的低度病变具有进展为高度病变的潜能。北京大学第三医院采用杂交捕获第二代(HC-Ⅱ)方法同时检测13种高危型HPV，在VAINⅠ和VAINⅢ中的检出率分别为87%和100%。目前，HPV疫苗已经显示能较好地预防子宫颈癌的发生，将来也可能会对VAIN有一定预防作用。

2.其他高危因素　与VAIN发病相关的其他高危因素有：CIN和子宫颈癌病史、异常脱落细胞学、全子宫切除史、湿疣、阴道放射治疗史、免疫抑制剂等。VAIN病变可来自CIN病变的延续，也可单独存在。研究发现68%~93%的VAIN曾患或合并CIN。随着CIN病变的加重，VAIN级别有增加趋势。在子宫颈癌中，VAIN的检出率更高。子宫颈癌在放疗后也可以有阴道癌及VAIN的发生。有人前瞻性地随访了485例异常脱落细胞学的妇女，1.6%发生VAIN。有70%的VAIN是在全子宫切除术后发现的，而在这些切除子宫的患者中，有87%是因CIN病变而切除子宫的。如果只考虑有子宫切除史的妇女，那么VAIN的发病率与子宫切除术的指征有关。在行子宫切除的妇女中，VAIN病变出现的时间多在术后1~9年。

由此，建议在对 CIN 患者进行阴道镜检查时应注意检查阴道。另外，如因 CIN 切除子宫的患者术后应长期随访阴道细胞学。

二、临床表现

国外报道 VAIN 的平均发病年龄为 35~58 岁，北京大学第三医院 VAIN 患者平均发病年龄为 43.9 岁。VAIN 的发病年龄大于 CIN，这可能是由于部分 VAIN 病变来自宫颈病变的延续。目前，有报道随着年龄的增加，VAIN 的分级也增加。在编者的研究中，有 42.9%是绝经期妇女，VAINⅡ~Ⅲ在≤40 岁组和>40 岁组中分别为 39%和 54%，但在统计学上没有显著性差异，这可能与样本量较少有关。

VAIN 患者多无症状，少数患者有性交困难、阴道排液。无症状的 VAIN 患者就诊时，仔细全面的临床检查十分重要。窥器之下的阴道壁病变常被漏诊，所以妇科检查时应注意旋转窥器，以便于看清整个阴道黏膜。肉眼观察阴道黏膜可正常，也可见湿疣、糜烂、红斑或白斑等病灶。VAIN 的好发部位为阴道上 1/3，以阴道侧壁多见，病灶多表现为多灶性。

三、诊断

VAIN 的诊断需要依靠辅助检查，病理学检查是确诊的主要依据。VAIN 常常由于细胞学筛查异常，进而行阴道镜检查及活检而确诊。因而，宫颈病变诊断的“三阶梯式”程序（即遵循细胞学、阴道镜及组织学的步骤）也可适用于 VAIN。

由于阴道解剖部位的特殊性，宫颈刮片有漏诊的可能。在进行脱落细胞取材时要注意到阴道部位，可提高 VAIN 的诊断率。高危型 HPV 检测对于宫颈细胞学异常的患者有辅助诊断 CIN 病变的作用。北京大学第三医院曾有 1 例液基薄片正常的患者，因高危型 HPVDNA 阳性而行阴道镜检查，最终确诊为 VAIN。可见，联合阴道脱落细胞学和 HPV 检测，有可能增加 VAIN 的检出率。然而，HPV 检测在 VAIN 辅助诊断中的作用尚有待进一步研究证实。

在阴道镜下观察，病变部位出现醋白上皮，有的可伴血管异常如镶嵌、点状血管等。因阴道壁皱褶较多，VAIN 在阴道镜下的表现不如 CIN 病变容易观察。正常阴道鳞状上皮含糖原丰富，被碘溶液染为棕色或深赤褐色。VAIN 上皮不含糖原，故不染色，因而碘试验对明确病灶及其范围十分重要，并可决定治疗的界限，在碘试验阴性处活检可提高诊断率。由于上皮内瘤变具有多中心发生的特性，在对宫颈、外阴等部位的病变进行阴道镜检查时应同时全面检查整个阴道壁。

四、治疗

阴道癌前病变在生物学上从 VAINⅠ→VAINⅡ→VAINⅢ的连续性并未得到证实。VAINⅠ常常自然消退，一般不需治疗，可密切随访。VAINⅢ是公认的癌前病变，如不予治疗，20%在 3 年内可进展为阴道癌。所以一旦诊断高度病变 VAIN，应及时处理。在下生殖道上皮内瘤变中，由于阴道解剖位置特殊，VAIN 的治疗最为困难，尤其对于性活跃的年轻妇女，应考虑到有可能对生理方面产生的影响，要避免过度治疗，同时又不遗漏病变。

手术治疗可有组织送病理，便于及时发现浸润癌。北京大学第三医院对 VAINⅡ~Ⅲ采用的主要治疗方法是手术切除，尤其是合并 CINⅡ~Ⅲ时，可同时治疗宫颈病变。如阴道病变范围局限可行病灶切除或部分阴道切除。值得注意的是合并 CIN 病变的 3 例患者在仅行宫颈锥切术后出现了病变的逆转，这可能是由于宫颈锥切清除了大部分病灶，同时激发了机体局部的免疫反应所致。LEEP 也开始用于 VAIN 的病灶切除。然而，如果手术切除范围广，可导致阴道缩短、变窄，年轻妇女不易接受。

对于病变广泛的老年患者可行腔内放疗。腔内放疗可能引起阴道纤维化、缩窄和卵巢早衰等不良反应，适用于老年患者或其他治疗方法无效的患者。但是，如果腔内放疗剂量掌握适当，腔内放射源离卵巢远，那么对卵巢的功能影响较小，同时放疗后阴道狭窄也会明显减轻。

国外报道激光治疗 VAIN 病变的并发症少，手术时间短，而且可同时治疗宫颈和外阴病变，并逐渐成为治疗 VAIN 的主要方式。激光治疗能直视下控制治疗范围的广度和深度，CO_2激光的有效率可达 50%~100%。由于 VAIN 存在多灶的特性，以及阴道黏膜皱褶较多，会增加激光破坏病变的难度，有学者建议采用全麻来提高激光治疗的效果。

其他的治疗方法还有阴道局部涂抹 50%三氯乙酸或者氟尿嘧啶，对于多灶病变较为理想，并能重复使用，但可引起疼痛、瘙痒和溃疡等严重不良反应，降低了患者的依从性。北京大学第三医院的经验是采用分次给药、辅助阴道栓剂防止粘连等方法能较好地防止严重不良反应的发生。由于阴道与直肠和膀胱邻近，治疗深度不易控制，电烙术和冷冻未被广泛采纳。

总之，VAIN 的治疗方式的选择需结合患者年龄、病变程度和范围、是否合并 CIN 及患者的意愿等决定。

五、转归及随访

VAIN 的生物学特点及发展过程尚不明确。多灶性、高级别 VAIN、高危型 HPV 持续感染是 VAIN 治疗后病变持续存在和复发的高危因素。手术、放疗和氟尿嘧啶等治疗 VAIN 高度病变后发展为浸润癌的概率分别为 5.3%~8.3%、7.1%和 6.7%。因而，VAIN 治疗后需定期随访。其随访可参照 CIN 的随诊原则，每 4~6 个月复查液基薄片和 HPV，如果异常需行阴道镜检查和活检。对已切除子宫的患者，因阴道残端瘢痕可掩盖鳞状上皮的病灶，病灶位置难以确定。建议 CIN 患者在全子宫切除术前，应在阴道镜下仔细检查阴道壁以除外 VAIN 病变的存在。

第二节　原发性阴道癌

阴道癌分为原发性和继发性两种，以继发性阴道癌较多见。继发性阴道癌通常由子宫颈癌、子宫内膜癌、卵巢癌、绒癌、膀胱癌和直结肠癌等直接浸润和（或）转移，少数可来自乳腺癌、肺癌等。其治疗和预后主要与原发肿瘤有关，但单纯的或孤立性的阴道转移癌的处理，可参照原发性阴道癌的治疗原则。本节着重阐述原发性阴道癌的临床特点、诊断与治疗。

一、发病情况

原发性阴道癌（primary vaginal carcinoma，PVC）是一种少见的妇科恶性肿瘤，占女性生殖道恶性肿瘤的 1%~2%，国内学者报道多在 1%左右。有人报道 114 例原发性阴道癌，占同期收治妇科恶性肿瘤的 0.83%，还有人报道了 70 例原发阴道癌，占同期收治妇科恶性肿瘤的 1.1%。

二、病因

原发阴道癌的确切病因目前尚未肯定。文献报道阴道癌的发生可能与下列因素有关。

1.可能与阴道壁受到长期的机械性刺激或慢性炎症刺激有关,如子宫或阴道壁脱垂使用子宫托及性传播性疾病等与阴道癌有关。

2.子宫切除史可能是发生阴道癌的一个高危因素。尤其 40 岁前切除子宫的妇女患阴道癌的概率较高,有 9%~63%原发阴道癌患者因良性病变或子宫颈癌前病变行子宫切除史。多数报道在 40%左右,而其中的 20%~30%因子宫颈癌前病变切除子宫。因此,推测阴道癌的病因可能与子宫颈癌相同。

3.HPV 感染,尤其是高危型 HPV 持续感染可能是阴道癌发生的高危因素。近代研究发现高危型 HPV 感染在女性下生殖道上皮内瘤变的发病机制中起重要作用。文献报道 90%以上的 VAINⅢ病变中可检测到高危型 HPV,且 VAINⅢ中有 12%的隐匿性阴道癌,还有 5%~10%的 VAINⅢ治疗后进展为阴道癌,以及部分阴道癌与子宫颈癌同时发现或发生在 CIN 或子宫颈癌治疗后。由此可见,阴道癌的发生与高危型 HPV 感染密切相关。

4.妇科和非妇科恶性肿瘤史可能是诱发阴道癌的另一个危险因素。文献报道的 PVC 患者以前有其他器官恶性肿瘤的比例为:宫颈上皮内瘤变 11.3%,子宫颈癌 5.3%,宫体癌 5.0%,直,乙状结肠癌 3.8%,乳腺癌 3.8%,卵巢癌 1.5%,皮肤癌 1.5%和肾脂肪肉瘤 1.9%等。

5.其他因素 产次≥4 次和不孕、性伴侣不稳定、吸烟、社会经济状态低下及盆腔放疗史等因素可能也与阴道癌的发生有关。国外学者分析的 341 例阴道癌中,有盆腔放疗史的占 14%,且发现阴道癌的病因可能与年龄有关,年轻患者主要与宫颈病变和 HPV 感染有关,而老年性阴道癌可能与激素和创伤刺激有关。

三、病理

1.大体病理类型 阴道癌常见的临床大体病理类型有以下几种。

(1)菜花型或结节型:肿瘤主要向阴道腔内生长,形成菜花样或结节样肿块。肿瘤较大,质脆、触之易出血。属于外生型肿瘤,为阴道癌最常见的病理类型。

(2)溃疡型:肿瘤中心呈明显的坏死组织,形成深浅不一、不规则的凹陷,肿瘤边缘隆起。肿瘤常向阴道黏膜下或阴道旁组织浸润生长,易转移。属于内生型肿瘤,仅次于菜花结节型。

(3)浅表糜烂型:此型最少见,多为早期肿瘤。主要表现为阴道黏膜局部充血,呈糜烂状或肿瘤略高于阴道黏膜表面。

2.组织学类型 原发阴道的恶性肿瘤与其他器官的恶性肿瘤一样,可发生于上皮组织、间叶组织和肌肉组织等,以上皮性肿瘤为主。

(1)鳞癌:与宫颈和外阴的鳞状上皮细胞癌高度相似,大部分癌细胞为角化不全的鳞状细胞,角化珠较少见。是阴道癌中最常见的组织学类型,占全部阴道恶性肿瘤的 66%~92%,大多数文献报道约为 85%。

(2)腺癌:阴道黏膜无腺上皮,主要来源于中肾管或副中肾管残留,或异位的子宫内膜癌变。仅次于鳞癌,占阴道癌的 5%~10%。但国内报道的阴道腺癌比例较高,约占阴道癌的 22.9%。国外报道腺癌约占阴道癌的 16%。

阴道透明细胞癌，是一种特殊类型的腺癌，占阴道癌的 1%~5%，易早期出现淋巴结转移。有文献报道Ⅰ期患者的淋巴结转移率为 16%，Ⅱ期达 30%。

(3)恶性黑色素瘤：来源于阴道上皮中的黑色素细胞，肿瘤细胞可有色素或无色素。是一种较罕见的阴道恶性肿瘤，恶性程度高，预后差，占所有阴道恶性肿瘤的 3%~4%。但国外报道较高，占阴道恶性肿瘤的 11%。病变可单发或多发，多位于阴道的下 1/3，前壁常见。

此外，还有某些更少见的原发阴道恶性肿瘤，包括阴道肉瘤（平滑肌肉瘤、横纹肌肉瘤、纤维肉瘤等）、阴道小细胞神经内分泌癌等。

四、转移途径

阴道癌的播散转移途径主要是局部的直接蔓延浸润和淋巴途径转移，血行转移较少。

1.直接浸润　由于阴道壁较薄，周围的组织疏松，血运丰富，肿瘤生长较快，易向周围的组织器官浸润蔓延。向上侵犯子宫颈、宫体等，向下侵犯外阴，向前侵犯膀胱和尿道，向后侵犯直肠，向两侧侵犯阴道旁和宫旁组织，甚至累及双侧附件等。

2.淋巴转移　在阴道黏膜和黏膜下有丰富的毛细淋巴管网，在阴道两侧形成复杂的淋巴引流干。因此，阴道癌的淋巴转移途径较复杂，与瘤灶的位置和范围有关。通常阴道上段肿瘤的转移途径与子宫颈癌相似，主要向盆腔淋巴结转移（髂内、髂外和髂总淋巴结）；阴道下段肿瘤的转移途径与外阴癌相似，主要向腹股沟淋巴结转移；阴道中段肿瘤可经上述两种途径转移。

3.血行转移　阴道癌较少发生血行转移，见于肿瘤晚期和复发的患者及个别行多次组织间插植治疗的患者，可经血行途径转移到肺、骨和皮下组织等部位。

五、临床表现

1.年龄　阴道癌的发病年龄为 35~90 岁，鳞癌多发生于绝经后的老年女性，70%发生在 60 岁以上，发病的高峰年龄为 70 岁左右。腺癌则多发生于年轻女性，尤其阴道透明细胞癌多发生在 30 岁以下，较鳞癌早 30~40 年。

2.症状　阴道癌的临床症状类似于子宫颈癌，主要与肿瘤的生长部位、大小及肿瘤是否侵及周围的组织脏器有关。阴道不规则出血或绝经后出血为最常见的临床症状，约 60%的患者表现出该症状；其次为阴道排液或分泌物增多，约占临床症状的 20%；此外，有 6%~15%的患者表现为阴道痛或性交痛及盆腔痛。少数患者出现排尿困难，主要是肿瘤位于阴道前壁或浸润膀胱和（或）尿道所致。若肿瘤位于阴道后壁或浸润直肠壁则可出现相应的排便异常或直肠刺激症状。另约有 15%的患者无任何症状，通过常规细胞学检查或体检发现。晚期肿瘤患者可出现不同部位的转移并表现出相应的临床症状，如肺转移时出现胸闷和咳嗽等。

3.体征　早期阴道癌仅在检查时发现阴道的局部黏膜粗糙、充血，呈糜烂或浅表溃疡状，组织的弹性较差。中晚期阴道癌在阴道内形成大小不等结节、菜花或溃疡性肿块，且 80%以上肿块的直径>2cm。若肿瘤伴有盆腔或腹股沟淋巴结转移时，可在盆腔和腹股沟区触及结节或肿块。晚期肿瘤常合并坏死、感染和不同程度的贫血等。

4.发生的部位和范围　原发阴道癌常呈多中心发生，有多灶性病变，但以阴道后壁上 1/3或中上段最常见，尤其有子宫切除史或宫颈病变史的阴道癌患者，75%以上的阴道癌发生在阴道上段。文献报道阴道腺癌的发生部位以阴道上段前壁多见。

六、分期

常用的阴道癌分期系统有两个，一个为 FIGO 分期，另一个为美国癌症联合委员会（American Joint Commission on Cancer，AJCC）分期，目前原发性阴道癌多采用 FIGO 临床分期。根据 FIGO 分期，肿瘤若累及子宫颈或外阴时应当分别归类于原发性子宫颈癌或外阴癌，故在诊断阴道癌时需同时仔细检查子宫颈及外阴情况，必要时行细胞学检查或活检。下列检查可用于 FIGO 分期评价：精确的双合诊及三合诊检查、膀胱镜、直肠镜及静脉肾盂造影，但仅凭这些检查想区分出病灶是局限于黏膜还是黏膜下，即便是经验丰富者也相当困难。盆腔 CT、MRI 及 PET 对判断病灶浸润、淋巴结受累情况及精确的放疗计划制订均有帮助，但不作为临床分期依据。有人建议将 FIGO 分期中的Ⅱ期再分为ⅡA 期及ⅡB 期，但大多数研究者并不赞成这一变动，表 9-1 中仍将ⅡA 期及ⅡB 期列出，以供参考。

表 9-1　阴道癌临床分期（FIGO，2012）

Ⅰ期	肿瘤局限于阴道壁
Ⅱ期	肿瘤侵及阴道旁组织，但未达骨盆壁
Ⅲ期	肿瘤扩展至骨盆壁
Ⅳ期	肿瘤范围超出真骨盆腔，或侵犯膀胱黏膜和（或）直肠黏膜，但黏膜沟状水肿不列入此期
ⅣA 期	肿瘤侵犯膀胱和（或）直肠黏膜，和（或）直接蔓延超出真骨盆
ⅣB 期	远处器官转移

七、诊断

阴道癌的诊断并不困难，80%的患者出现症状后就诊，通过全面的体检和阴道检查，可发现阴道局部的结节或肿块，应在病灶最明显处咬取组织活检并送病理检查确诊。少数无症状的患者通过常规细胞学筛查发现异常细胞，经阴道镜及镜下多点组织活检病理检查而确诊。这种情况多见于因妇科良性或恶性疾病行子宫切除的妇女，通过定期的常规检查，可发现早期阴道癌并获治愈。国外学者报道了细胞学筛查可发现 17%的Ⅰ期阴道癌，并特别强调了细胞学在阴道鳞癌筛查中的重要作用。

在诊断原发性阴道癌前，首先要排除阴道转移癌的可能，尤其是诊断为阴道腺癌者。应常规做胸部 X 线片、腹盆腔 B 超和 CT 或 MRI 检查，了解或除外肺部、腹盆腔脏器的肿瘤，同时进一步了解腹膜后淋巴结或其他器官的转移情况。可根据瘤灶的位置选择膀胱镜、静脉肾盂造影及结肠镜或钡灌肠检查，排除膀胱和肠道肿瘤，或了解肿瘤是否侵及膀胱或直肠。

确诊原发性阴道癌应符合下列原则。

1.肿瘤原发灶位于阴道，并排除生殖器或生殖器以外的肿瘤转移。

2.肿瘤累及子宫颈阴道部，达宫颈外口者应归为子宫颈癌。

3.肿瘤累及尿道的，应归为尿道癌。

4.肿瘤同时累及阴道和外阴的，应归位外阴癌。

5.以往，国外很多学者认为有生殖道或生殖道外器官恶性肿瘤史的患者，在诊断阴道癌时已无瘤生存 5 年以上，或阴道癌的病理类型与原有恶性肿瘤的病理类型不同，应归为原发阴道癌。因肿瘤复发多发生在 5 年内。但这一概念现已有所松动。

八、治疗

阴道前与膀胱,后与直肠相比邻,其间仅隔 0.3~0.5cm 的组织间隔,这种特殊的解剖关系,使阴道癌的治疗非常棘手。阴道癌的治疗也无外乎手术、放疗、化疗和多种方法联合的综合治疗,到目前为止尚未见有关阴道癌治疗的大样本、前瞻性随机研究报道,尚无标准治疗方案。阴道癌的治疗应根据肿瘤的期别、大小、厚度、部位和范围,患者的年龄、一般状况,以及对保留阴道功能的要求,所具备的医疗技术和设备等进行个体化、人性化的治疗。国内外大多数肿瘤中心是以放疗为主。

1.手术治疗　主要适用于阴道原位癌(0 期)、Ⅰ期阴道癌、少数的局部晚期阴道癌和部分放疗后局部未控及局部复发阴道癌的补救治疗。阴道癌手术通常根据肿瘤的分期、位置、范围、患者的年龄和一般状态等采用个体化的术式处理。

(1)原位癌:美国国家癌症数据库(NCBD)的资料分析显示,阴道原位癌占所有阴道癌的 25%,且 80%患者的年龄<20 岁。年轻患者手术治疗可避免放疗引起的阴道狭窄,并保留卵巢功能。阴道原位癌采用单纯手术治疗,无须术后放疗和化疗。根据病灶的部位和范围可行局部切除或部分阴道切除(病变未累及宫颈和外阴的)、全子宫+部分阴道切除(病变位于阴道上 1/3 并累及或可疑累及宫颈的);部分外阴+部分阴道切除(病变累及或可疑累及外阴的);全阴道切除+阴道再造术(病灶呈多中心或范围较广泛者)。

(2)Ⅰ期:对于病变较小、表浅的Ⅰ期阴道癌可行局部或部分阴道切除术,但术后常规辅助放疗。国外报道的 5 例Ⅰ期阴道癌局部切除术后均行辅助放疗。对于病变位于阴道上 1/3者,应行广泛子宫切除+部分阴道切除+盆腔淋巴结清扫术;病变位于阴道下 1/3 者,则行广泛外阴切除+部分阴道切除+同侧或双侧腹股沟淋巴结清扫术;而病变位于阴道中 1/3 者,因需更广泛的手术,创伤大,患者难以接受,故多数患者首选放射治疗。

(3)对于Ⅱ期、Ⅲ期、Ⅳ期的局部晚期阴道癌,应首选放疗或放化疗,手术仅用于少数患者或部分放疗后肿瘤局部未控或复发的患者,以及Ⅳ期有膀胱和(或)直肠-阴道瘘但肿瘤未侵达盆壁者,可行前盆腔(肿瘤侵及膀胱者)或后盆腔(肿瘤侵及直肠者)或全盆腔脏器廓清术,并同时切除部分或全部阴道;根据肿瘤的部位确定淋巴结清扫的范围。

2.放射治疗　是大多数阴道癌的治疗方法,适用于各期阴道癌,无绝对的禁忌证。按照治疗目的不同,阴道癌的放射治疗可分为根治性放疗、姑息性放疗、综合治疗。

(1)根治性放疗:通过放疗可将阴道局部肿瘤完全消除,多需体外照射与腔内照射相结合。靶区应包括已被临床证实的肿瘤区和可能存在肿瘤播散的亚临床肿瘤区。

1)体外照射:绝大多数的阴道浸润癌均需体外照射,设野应包括阴道的全部病灶,阴道旁和子宫旁组织,淋巴引流区域。目前体外照射多采用直线加速器,但仍有少数治疗中心使用^{60}Co 机进行体外照射。

盆腔照射常采用前后对穿野或盆腔四野照射,有的治疗中心也采用前后对穿野+两侧野照射。野上界一般设在 L_5~S_1,下界依肿瘤的位置而定,有学者将下界定在肿瘤最低点下 2~3cm或包括整个阴道,两侧界位于真骨盆骨性标志外 1~1.5cm。肿瘤位于或累及阴道下 1/3 者,设野还应包括双侧腹股沟淋巴结区。盆腔照射的剂量通常为 40~50Gy。腹股沟淋巴结若病理证实为阳性者,肿瘤量(D_T)应达 60Gy。常采用每周 5 次,每次 D_T 1.8~2.0Gy 的分割照射方式。

阴道癌单纯体外照射的治疗效果较差,5 年生存率低。中国医学科学院肿瘤医院曾报道阴道癌单纯体外照射的 5 年生存率仅为 16.7%,而体外与腔内联合放疗者的疗效明显提高,5 年生存率达 66.0%。

2)腔内放疗:主要针对阴道局部的肿瘤,可使肿瘤靶区达到相对高的总剂量,提高肿瘤的局部控制率。常用的腔内放疗容器有阴道塞子、阴道盒(或阴道卵圆体)、宫腔管及组织间插植治疗针等。病变位于阴道上 1/3 者,应参照子宫颈癌的放疗方案,采用宫腔管和阴道盒治疗,同时配合阴道塞子治疗。病变位于阴道中下段者,以徒手组织间插植治疗为主,并配合用阴道塞子治疗,既可以提高肿瘤的局部控制,又可避免整个阴道黏膜受到高剂量的照射。组织间插植治疗一般要求肿瘤的厚度应>0.5cm。腔内放疗的剂量参考点通常选阴道黏膜表面或黏膜下 0.5cm 处,也可选择肿瘤基底。

阴道癌的治疗应重视局部肿瘤的控制,而肿瘤的局部控制率与放疗剂量有关。一般阴道黏膜表面的总剂量应达 60~70Gy(包括体外照射和腔内放疗)。放疗剂量只是评估肿瘤局部控制和发生近期及远期放疗并发症的一个参考指标,但在阴道癌放疗中特别强调剂量与临床相结合和个别对待的原则。单凭放疗剂量学判断肿瘤的疗效,未必能获得满意的疗效。所以,阴道癌治疗不应只关注肿瘤局部的照射剂量,还应重视治疗医师的经验。

早期的浅表肿瘤可行单纯腔内放疗,有学者报道增加体外放疗并不提高患者的 5 年生存率和肿瘤的控制率。一项研究报道Ⅰ期阴道癌腔内与体外放疗联合不提高肿瘤的局部控制(体外+腔内放疗：单纯腔内放疗=78%~92%：80%~100%)。还有研究报道早期阴道癌患者接受单纯腔内放疗的 5 年生存率为 50%,与腔内联合体外放疗者的 5 年生存率(59%)无显著差异。但单纯腔内放疗者盆腔复发的可能性增加。有学者分析了 21 例Ⅰ期阴道癌,单纯腔内放疗的 9 例,其中 3 例盆腔复发;而 11 例体外+腔内放疗者,无复发。因此,国内外目前均主张采用体外照射与腔内放疗相结合治疗浸润性阴道癌,但阴道放疗后的不良反应增加。据报道 80%的患者放疗后发生阴道狭窄和放射性阴道炎等。

近年,有文献报道高剂量率腔内放疗与传统低剂量率腔内放疗比较疗效相同,且治疗的并发症略低于低剂量率腔内放疗。因此,高剂量率腔内放疗是一种比较安全、可靠的方法。

(2)姑息性放疗:主要针对某些一般情况较差、已有远处或区域转移、无法根治的晚期肿瘤及不能耐受根治性放疗剂量的患者,只能给予较低的照射剂量抑制肿瘤的生长或使肿瘤缩小,减轻症状,改善患者的生活质量。可采用单纯体外照射或腔内放疗,也可体外与腔内放疗联合。

(3)综合治疗:放疗常作为阴道癌综合治疗的一部分,与手术、化疗联合。

1)术后放疗:主要用于局部或部分阴道切除的Ⅰ期患者及阴道癌术后病理为切缘阳性和淋巴结转移者。多采用体外照射,少部分患者需补充腔内放疗。

2)术前放疗:仅用于少数局部肿瘤较大的患者。术前放疗使肿瘤缩小,降低肿瘤细胞的活性,有利于手术切除。

3)放疗+化疗或放疗+手术+化疗联合:用于晚期肿瘤患者,提高放疗的效果,改善患者的生存。

3.化学治疗　阴道癌单纯化疗的效果较差,常与放疗或手术+放疗联合用于晚期或特殊病理类型阴道癌的治疗。目前尚无标准的化疗方案。阴道癌化疗有效的药物有博来霉素(BLM)、顺铂(DDP)或卡铂(CBP)、丝裂霉素(MMC)、氟尿嘧啶、阿霉素(ADM)、紫杉醇

(TAXOL)等。可行新辅助化疗,也可同步放化疗,提高肿瘤的局部控制率,延长患者生存。上海曾报道11例晚期阴道癌经动脉介入新辅助化疗后,再行手术+放疗综合治疗,有效率达100%,且11例患者均获长期生存。国外学者报道9例阴道癌(Ⅱ期2例、Ⅲ期3例、Ⅳa期4例)接受同步放化疗,平均随诊129个月,除2例盆腔复发死亡外,余均获长期生存。国内有人比较分析中晚期阴道癌53例(Ⅱ期25例+Ⅲ期27例+Ⅳ期1例)同步放化疗与51例单纯放疗(Ⅱ期28例+Ⅲ期23例)的效果:肿瘤局部控制率同步放化疗组的(CR:完全缓解率)72%明显高于单纯放疗组的(CR)42%,远处转移率同步放化疗组(4%)明显低于单纯放疗组(14%),5年生存率同步放化疗组63.5%高于单纯放疗组45.1%($P_{均}<0.05\%$)。

九、并发症

阴道癌以放疗为主,在此着重阐述放疗引起的并发症。由于不同学者报道的放疗严重并发症的定义不同,所以不同文献报道的严重并发症的发生率差异较大,为2%~34%,但多数在10%~15%的范围。其发生主要与肿瘤的分期、放射治疗的类型(体外、腔内及联合放疗)和肿瘤局部的照射剂量有关。放疗的严重并发症有放射性直肠炎、直肠阴道瘘、肠梗阻、直肠狭窄、直肠溃疡、输尿管狭窄、膀胱-阴道瘘、放射性膀胱炎和阴道狭窄等。国内曾报道阴道癌放疗后便血的发生率为14.6%,尿血的发生率为8.2%,直肠-阴道瘘仅1例;另一项研究报道的高剂量率腔内放疗合并6~8MV直线加速器体外放疗所致的并发症的发生率为:放射性直肠炎11.8%,放射性膀胱炎2%,直肠-阴道瘘仅2例。美国的M.D Anderson癌症中心最近报道193例阴道鳞癌放疗后的5年和10年主要并发症的累积发生率为10%和17%,且经单因素分析发现肿瘤的FIGO分期和吸烟史与治疗并发症的发生率显著相关,其中Ⅰ期为4%,Ⅱ期为9%,Ⅲ期或Ⅳa期为21%($P<0.01$);吸烟者为25%,放疗前已戒烟6个月以上者为18%,而无吸烟史者仅为6%($P<0.01$)。

十、预后及其影响因素

阴道癌的放疗效果较好,盆腔和阴道局部肿瘤的控制率可达80%,早期肿瘤的控制率高达90%以上,且局部肿瘤<4.0cm者的肿瘤控制率明显高于>4.0cm者($P=0.015$)。

阴道癌总的5年生存率在35%~74%,多数报道的结果在50%~60%,高于阴道癌国际年报报道的结果,影响其预后的因素包括肿瘤分期、病理类型、肿瘤的组织学分级、肿瘤的部位及范围或肿瘤大小、治疗方法、放疗剂量、淋巴结转移、发病年龄和有无临床症状等因素,但目前较肯定的预后影响因素是肿瘤分期和病理类型,其他因素对预后的影响尚有争议。阴道腺癌的预后明显比鳞癌差。据报道阴道腺癌的5年生存率22%,显著低于鳞癌的68%($P<0.01$),且低分化癌的5年生存率40%,也明显低于高中分化癌的69%($P<0.05$)。还有人报道了212例原发阴道癌患者的10年生存率,Ⅰ期可达80%,而Ⅱ期48%,Ⅲ期仅为38%。

十一、复发和转移

阴道癌的复发、转移率为25%~73%,以盆腔和阴道局部复发为主,约占复发转移病例的80%。平均复发时间为疗后12个月。阴道癌的复发转移随肿瘤分期的升高而增加。国外学者报道了各期阴道癌治疗后的盆腔复发率为:Ⅰ期14%,Ⅱa期34%,Ⅱb期44%,Ⅲ期35%和Ⅳ期73%;远处转移率为:Ⅰ期13%,Ⅱa期30%,Ⅱb期52%,Ⅲ期50%和Ⅳ期47%。

远处转移部位依次为：肺、腹主动脉旁淋巴结、骨骼、皮肤及腹股沟淋巴结等。复发转移者治疗困难，预后差，有学者报道复发转移患者的3年生存率仅为14%。据报道早期阴道癌放疗后的盆腔复发率：Ⅰ期37.5%、Ⅱ期43.3%，其复发后的5年生存率为29%，中位生存时间仅12个月。因此，阴道癌患者放疗后应密切随诊，及早发现肿瘤复发转移，给予积极的补救治疗，以便改善患者的生存。

第三节　阴道腺癌

阴道腺癌多数是转移性的，原发性阴道腺癌罕见，占原发性阴道癌的5.0%～14%，本节着重介绍原发性阴道腺癌。

一、病因

多数文献报道原发性阴道腺癌（尤其是透明细胞癌）的发生可能与胎儿期在孕母子宫内的己烯雌酚暴露史有关。近年也有文献报道与己烯雌酚无关的原发性阴道腺癌，可能来源于中肾管残迹或囊肿恶变、异位的子宫内膜或宫颈管内膜癌变及阴道腺病等。但有个别文献报道阴道腺病的发生可能与三苯氧胺、激光和氟尿嘧啶治疗阴道湿疣的接触史有关。

二、病理

1.大体类型　阴道腺癌的大体上多表现为外生型，如菜花样或结节肿块型、乳头型、息肉型等，个别来自Gartner囊肿恶变的患者表现为阴道内的囊实性肿物。而结节溃疡和弥散浸润的内生型腺癌相对较少。

2.组织学类型　①腺癌：非特指；②透明细胞腺癌：是阴道腺癌中最常见的类型，主要的细胞类型是透明细胞和图钉状细胞。90%以上透明细胞癌的癌旁组织中都存在腺病，通常将阴道腺病看成透明细胞癌的癌前病变；③子宫内膜样腺癌：组织学表现类似子宫的子宫内膜样腺癌，仅有少数报道，发生在子宫内膜异位症的基础上；④黏液性腺癌：原发阴道黏液性腺癌罕见，分为颈管型和肠型；⑤中肾管型腺癌：少数发生于中肾管残迹的阴道腺癌，与透明细胞癌不同，不含有透明细胞和图钉样细胞。

三、临床表现

原发性阴道腺癌的临床表现与鳞癌相似。对于某些特殊来源的病例还可能表现为性交困难或性交痛、阴道疼痛等，如来源大的中肾管囊肿和（或）异位的子宫内膜或颈管内膜癌变者。但腺癌的发病年龄较鳞癌年轻，中位年龄30～49岁。肿瘤多发生于阴道上段和前壁，而肿瘤发生的部位可能与组织来源有关，如来源异位的子宫内膜或宫颈管内膜癌变者多位于阴道后壁或阴道直肠膈。

四、诊断

原发性阴道腺癌少见，诊断较困难。早期无任何症状，偶在宫颈细胞学检查时发现异型腺细胞或不典型腺细胞，经阴道镜进一步检查，组织活检病理证实。诊断原发性阴道腺癌前需全面检查临近和远处的器官，排除其他脏器的腺癌转移到阴道，尤其是子宫颈、子宫体、输卵管、卵巢和胃肠道的相关检查，如宫颈细胞学检查、盆腹腔B超、宫腔镜、胃镜、钡剂灌肠、纤维结肠镜、膀胱镜，以及胸部X线片和肝肾功能、血常规、尿常规及大便常规等检查。还可借助 CK7、CK20、CAM5.2、HID(高铁二胺染色)和 CEA 等免疫组织化学染色法,在组织病理学上对原发性与继发性阴道腺癌进行鉴别诊断,原发阴道腺癌 CK7 和 CAM5.2 常表现为强阳性。

原发性阴道腺癌治疗前还应做腹盆腔 CT 或 MRI 或 PET-CT 检查,了解肿瘤的范围、与周围脏器的关系、有无淋巴结转移及远处转移等,尤其采用现代 MRI 检查技术可以清晰显示肿瘤的部位、与周围组织结构的关系等,为制订治疗方案提供依据。

五、治疗和预后

有关原发性阴道腺癌的治疗目前尚缺乏大宗病例报道,总的治疗原则同阴道鳞癌,但更强调个体化和综合治疗。对于年轻、要求保留卵巢和阴道功能的早期患者可行肿瘤切除(局部或根治性切除)+卵巢移位和(或)阴道重建手术,部分患者术后需辅助放疗(如肿瘤切缘不净、浸润深层组织或有淋巴结转移者)。对于中晚期和肿瘤较大的患者,行放疗或同步放化疗(放疗方案同阴道鳞癌),但肿瘤的照射剂量高于鳞癌。国外报道 26 例原发阴道腺癌放疗的肿瘤表面的中位照射剂量高达 93Gy,肿瘤体积的中位剂量 80Gy。个别患者采用新辅助化疗(紫杉醇+卡铂联合化疗)后再放疗,延长患者的无复发生存。

原发性阴道腺癌的预后较鳞癌差,5 年总生存率 34%,低于鳞癌的 54%~58%;肿瘤的局部控制率 31%,低于鳞癌的 81%;远处转移率 39%,高于鳞癌的 15%。预后与肿瘤分期、肿瘤累及的范围和年龄等多种因素有关,但分期是主要预后影响因素。

中国医学科学院肿瘤医院治疗原发阴道腺癌的经验仍然是采用放射治疗——体外照射与腔内放疗相结合,治疗 24 例原发阴道腺癌的 3 年生存率为 47.6%。5 年生存率 34.2%,中位生存时间 26.5 个月,远远低于鳞癌放疗后的 5 年生存率(51.8%),且治疗后局部复发率高达 57.1%。因此,为进一步提高原发阴道腺癌的疗效,还需探索新的治疗方案,累积更多的放疗经验。

第十章　子宫肿瘤

第一节　宫颈癌

子宫颈癌发病率位列女性恶性肿瘤第2位。根据世界卫生组织(WHO)的数据,每年有新增病例57万,约31.1万女性因宫颈癌死亡,其中发展中国家女性因宫颈癌死亡人数占全球女性因宫颈癌死亡人数的80%。在西方发达国家,由于HPV疫苗的使用和子宫颈癌筛查的普及,子宫颈癌发病率缓慢下降;在中国,每年新增宫颈癌病例约14万,死亡约3.7万人。

一、病因

现代医学认为宫颈癌主要与下列因素相关。

1.行为危险因素　绝大多数宫颈癌患者为已婚妇女,在未婚女子,特别是修女中极少见。首次性生活过早及性伴侣过多均与宫颈癌关系密切。根据流行病学调查,患宫颈癌的未产妇仅占10%。初产年龄早,宫颈癌发病率高。

2.生物学因素　多种病原体与宫颈癌关系密切,尤其是人乳头状病毒(HPV)、单纯疱疹病毒Ⅱ型、人巨细胞病毒、衣原体及EB病毒。HPV与宫颈癌的关系研究较多。HPV感染是一种通过性生活传播的疾病,通常没有症状,感染的高峰年龄在18~28岁,一般在感染后8~10个月消失,10%~15%的35岁以上的妇女因持续感染增高了患宫颈癌的风险。多宗流行病学研究结果显示HPV感染与宫颈癌有明显的相关性,99.7%的宫颈癌患者HPV阳性,97%子宫颈上皮内瘤变(CIN)Ⅱ/Ⅲ阳性,61.4%CINⅠ阳性。

3.其他因素　HPV感染能否发展为宫颈癌除病毒因素外,宿主因素和环境因素的协同作用也很重要,最重要的宿主因素是免疫功能。环境协同因子如阴茎包皮垢、宫颈阴道慢性炎症、吸烟、口服避孕药等为宫颈癌的发生创造了条件。

二、病理

1.宫颈上皮内瘤变　指宫颈鳞状上皮内部分细胞表现不同程度的异型性,相当于以前通用的不典型增生和原位癌。

2.宫颈微灶型浸润癌　指宫颈原位癌灶突破基膜,向间质浸润深度≤5mm,宽度≤7mm。

3.子宫颈鳞状细胞浸润癌　子宫颈浸润癌可发生于宫颈外口之外或颈管内,但多起源于宫颈鳞-柱状上皮交界处。宫颈浸润癌主要的病理类型为鳞状细胞癌(90%)、腺癌(5%~7%)、腺鳞癌(2%~5%)。

4.子宫颈腺癌　分为宫颈原位腺癌、宫颈微浸润腺癌和宫颈浸润性腺癌。宫颈原位腺癌是指局限于颈管黏膜表面及其以下腺体内的上皮肿瘤。宫颈微浸润腺癌是指宫颈腺癌的早期浸润期,作为存在于宫颈原位腺癌和真性浸润癌之间的一种疾病。宫颈浸润性腺癌是当肿瘤浸润间质超出微浸润腺癌标准时,即为宫颈浸润性腺癌。

5.宫颈腺鳞癌　是宫颈癌的一个病理类型,是由宫颈柱状细胞腺癌和鳞状细胞癌混合形成,具有较高的侵袭性,与人乳头状瘤病毒(HPV)感染有关,且HPV18型感染关系最为密切。宫颈腺鳞癌起源于宫颈柱状上皮下的储备细胞，分为原位腺鳞癌和腺鳞癌两种类型。原位腺鳞癌包括鳞状细胞原位癌合并原位腺癌和原位鳞癌中存在产生黏液的印戒样细胞。腺鳞癌中包括 3 种类型，成熟型、印戒样细胞型、毛玻璃样细胞癌。

三、转移途径

宫颈上皮内因缺乏淋巴管和血管，而且基膜又是组织学屏障，可以阻止癌细胞的浸润，因此宫颈原位癌一般不易发生转移。一旦癌细胞突破基膜侵入间质，病程即是不可逆，癌细胞可到处转移。宫颈癌的转移途径主要是直接蔓延和淋巴转移，少数经血循环转移。

1.直接蔓延　是最常见的转移途径，通过局部浸润或循淋巴管浸润而侵犯邻近的组织和器官。向下可侵犯阴道穹窿及阴道壁，因前穹窿较浅，所以前穹窿常常较后穹窿受侵早。癌细胞也可通过阴道壁黏膜下淋巴组织播散，而在离宫颈较远处出现孤立的病灶。向上可由颈管侵犯宫腔。癌灶向两侧可蔓延至宫旁和盆壁组织，由于宫旁组织疏松、淋巴管丰富，癌细胞一旦穿破宫颈，即可沿宫旁迅速蔓延，累及主韧带、骶韧带，甚至盆壁组织。当输尿管受到侵犯或压迫可造成梗阻，并引起肾盂、输尿管积水。晚期患者癌细胞可向前、后蔓延分别侵犯膀胱或直肠，形成癌性膀胱阴道瘘或直肠阴道瘘。

2.淋巴转移　是宫颈癌最重要的转移途径。一般沿宫颈旁淋巴管先转移至闭孔、髂内及髂外等区域淋巴结，后再转移至髂总、骶前和腹主动脉旁淋巴结。晚期患者可远处转移至锁骨上及深、浅腹股沟淋巴结。宫颈癌淋巴结转移率与其临床期别有关，研究表明Ⅰ期患者淋巴结转移率为 15%～20%、Ⅱ期为 25%～40%和Ⅲ期 50%以上。20 世纪 40 年代末 Henriksen 对宫颈癌淋巴结转移进行详细的研究，其将宫颈癌的淋巴结转移根据转移时间的先后分为一级组和二级组。

（1）一级组淋巴结：①宫旁淋巴结：横跨宫旁组织的一组小淋巴结；②宫颈旁或输尿管旁淋巴结：位于输尿管周围横跨子宫动脉段附近淋巴结；③闭孔或髂内淋巴结：围绕闭孔血管及神经的淋巴结；④髂内淋巴结：沿髂内静脉近髂外静脉处淋巴结；⑤髂外淋巴结：位于髂外动、静脉周围的 6～8 个淋巴结；⑥骶前淋巴结。

（2）二级组淋巴结：①髂总淋巴结；②腹主动脉旁淋巴结。

3.血行转移　宫颈癌血行转移比较少见，大多发生在晚期患者，可转移至肺、肝、心、脑和皮肤。

四、临床表现

1.症状　宫颈癌早期可无症状，随着病变的进展，可表现出不规则阴道流血、分泌物增多和疼痛等。这些症状的轻重与病变的早晚、肿瘤生长方式、组织病理类型及患者的全身状况有关。

（1）早期宫颈癌：常无症状或仅有少量接触性出血，与慢性宫颈炎无明显区别。

（2）阴道流血：表现为性交后或妇科检查后接触性出血及阴道不规则流血，病灶较大，侵蚀大血管时，可出现致命性大出血。年老患者常表现为绝经后阴道流血，一般外生型癌出血较早，血量多；内生型癌则出血较晚。

（3）阴道排液：阴道排液增多，白色或血性，稀薄如水样或米泔样，有腥臭味。晚期患者由于癌组织坏死或伴感染，可有大量米汤样或脓性恶臭白带。

（4）晚期症状：根据病灶侵犯的范围而出现继发性症状。病灶波及盆腔结缔组织、骨盆壁，压迫输尿管或直肠时，患者诉尿频、尿急、肛门坠胀、大便秘结、里急后重等，严重者可发生膀胱-阴道瘘或阴道-直肠瘘。如果癌瘤沿宫旁组织侵犯骨盆壁，压迫坐骨神经，可表现为坐骨神经痛或一侧骶、髂部的持续性的疼痛。到了疾病末期，患者表现为消瘦、发热、恶病质等全身衰竭症状。

2.体征　原位癌和镜下早期浸润癌宫颈可光滑或仅为柱状上皮异位表现。随着病情的发展，外生型宫颈癌可见宫颈有息肉状、乳头状、菜花状赘生物，质脆，触之易出血，可合并感染；内生型可见宫颈质硬，肥大，膨大如桶。晚期癌组织坏死脱落可形成溃疡或空洞。癌灶累及阴道壁时可见阴道壁变硬。如向宫旁组织浸润，双合诊和三合诊可扪及子宫两侧增厚、呈结节状，若浸润达盆壁，可形成“冰冻骨盆”。

五、诊断

根据病史、临床表现、全身检查和妇科三合诊检查并行宫颈活检可确诊。下列辅助检查可协助早期诊断和临床分期。

1.宫颈细胞学检查　宫颈细胞学检查是发现早期宫颈癌最简便、有效的检查方法，在宫颈转化区取材，普遍用于防癌普查。如发现癌细胞或核异质细胞（LSIL、HSIL），应做宫颈活检。大多数国际和国内指南推荐宫颈细胞学检查联合 HPV 筛查为首选的筛查方案。

2.宫颈碘试验　将碘溶液涂在宫颈和阴道上，正常宫颈和阴道鳞状上皮富含糖原，被染为棕色或深赤褐色，不染色说明该处上皮缺乏糖原，为危险区，应在该区取材活检，以提高确诊率。

3.阴道镜检查　阴道镜在强光源下用双目立体放大镜直接观察子宫颈、阴道的病变，是早期诊断子宫颈癌及癌前病变的重要辅助方法之一。对细胞学检查异常或临床可疑者需行阴道镜检查。该检查可发现肉眼未发现的亚临床病灶，并在可疑部位活检，提高活检的阳性率及准确性。

4.宫颈和宫颈管活检　活检是确诊宫颈癌和癌前病变最可靠和必不可少的方法。宫颈有明显病灶，可直接在病灶处取材。若无明显病变，应在转化区的 3 点、6 点、9 点、12 点等处取材。在碘试验或阴道镜指导下行活组织检查可提高取材的准确性。所取组织应包括间质及邻近正常组织。宫颈细胞学阳性而宫颈外观光滑或宫颈活组织检查阴性，应用小刮匙搔刮宫颈管。应注意晚期患者行活组织检查时，钳夹组织不宜过大过深，以防大出血；但又不宜过浅过少，以防仅取表层腐烂组织不能确诊。

5.宫颈锥切术　当多次宫颈细胞学检查结果阳性而宫颈活组织检查结果阴性，或活组织检查为原位癌，而临床不能排除浸润癌时，可考虑做宫颈锥切术。切除标本应做连续病理切片检查。传统的锥切术并发症多，目前临床上少用。宫颈环行电切术或冷凝电刀切除，可减少出血，一般也不影响病理检查。

6.影像学和内镜检查　B 超、CT、MRI、淋巴管造影、膀胱镜、结肠镜、静脉肾盂造影等，对确定病变的范围，进行临床分期，选择恰当的治疗方法，提高治疗率，判断预后是很必要的。

六、临床分期

子宫颈癌分期规则采用国际上统一使用的 FIGO 2018 分期，其他分期规则作为参考。

Ⅰ期：严格局限于宫颈（扩散至宫体，应不考虑）。

ⅠA 期：只是在显微镜下诊断，所测量的最大浸润深度<5.0mm 的浸润癌。

ⅠA1 期:所测量间质浸润深度<3.0mm。

ⅠA2 期:所测量间质浸润深度≥3.0mm 而<5.0mm。

ⅠB 期:所测量的最大浸润深度≥5.0mm 的浸润癌(病变范围比ⅠA 期大),病变局限在子宫颈。

ⅠB1 期:间质浸润深度≥5.0mm 而最大径线<2.0cm 的浸润癌。

ⅠB2 期:最大径线≥2.0cm 而<4.0cm 的浸润癌。

ⅠB3 期:最大径线≥4.0cm 的浸润癌。

Ⅱ期:宫颈癌侵犯超出子宫,但未扩散到阴道下 1/3 或骨盆壁。

ⅡA 期:累及阴道上 2/3,无宫旁浸润。

ⅡA1 期:浸润癌最大径线<4.0cm。

ⅡA2 期:浸润癌最大径线≥4.0cm。

ⅡB 期:宫旁浸润,但未达骨盆壁。

Ⅲ期:癌累及阴道下 1/3,和(或)扩散到骨盆壁,和(或)导致肾积水或无功能肾,和(或)累及盆腔和(或)腹主动脉旁淋巴结。

ⅢA 期:癌累及阴道下 1/3,未扩散到骨盆壁。

ⅢB 期:扩散到骨盆壁和(或)肾积水或无功能肾(明确排除其他原因所致)。

ⅢC 期:盆腔和(或)腹主动脉旁淋巴结受累,不论肿瘤的大小与范围(采用 r 与 p 标记)。

ⅢC1 期:只有盆腔淋巴结转移。

ⅢC2 期:腹主动脉旁淋巴结转移。

Ⅳ期:癌已扩散超出真骨盆或已累及膀胱或直肠黏膜(活检证实,因此,出现泡状水肿并不足以将 1 个病例归为Ⅳ期)。

Ⅳ1 期:扩散至邻近的盆腔器官。

Ⅳ2 期:转移至远处器官。

由于淋巴结受累导致其预后更差,所有有淋巴结转移的病例划为ⅢC 期,若仅有盆腔淋巴结阳性,则为ⅢC1 期;若腹主动脉旁淋巴结也受累,则为ⅢC2 期。分期规则还指出,必须添加符号以标明是影像学的评估(r)还是已获得病理学的确诊(p)。因此,FIGO 2018 宫颈癌分期规则为临床结合影像及病理诊断结果的分期,需注意以下 4 点:①需 2 名以上高年资医师共同查体明确分期,有条件时最好在麻醉状态下行盆腔检查;②分期有分歧时以分期较早的为准;③允许影像学和病理学结果用于分期;④微小浸润癌诊断必须根据宫颈锥切标本由有经验的病理医师做出诊断;⑤诊断ⅠA 期,只考虑瘤变浸润深度,不再计算浸润宽度。

七、鉴别诊断

本病需与子宫颈糜烂、子宫颈外翻、宫颈湿疣、子宫内膜癌、子宫黏膜下骨瘤或内膜息肉、原发性输卵管癌、老年性子宫内膜炎合并宫腔积脓和功能失调性子宫出血等相鉴别。

1.子宫颈糜烂　可有月经间期出血,或接触性出血,阴道分泌物增多,检查时宫颈外口周围有鲜红色小颗粒,擦拭后也可以出血,故难以与早期宫颈癌鉴别。

2.子宫颈外翻　外翻的黏膜过度增生,表现也可呈现高低不平,容易出血。但外翻的宫颈黏膜弹性好,边缘较整齐。阴道脱落细胞学检查或活检可鉴别。

3.宫颈湿疣　现为宫颈赘生物,表面多凹凸不平,有时融合成菜花状。

4.子宫内膜癌　有阴道不规则出血,阴道分泌物增多。确诊需做分段刮宫送病理检查。

5.子宫黏膜下骨瘤或内膜息肉　多表现月经过多或经期延长,或出血同时可伴有阴道排液或血性分泌物,通过探宫腔,分段刮宫,子宫碘油造影,或宫腔镜检查可做出鉴别诊断。

6.原发性输卵管癌　阴道排液、阴道流血和下腹痛,阴道涂片可能找到癌细胞。可通过腹腔镜检查确诊。

7.老年性子宫内膜炎合并宫腔积脓　表现阴道排液增多,浆液性、脓性或脓血性。子宫正常大或增大变软,扩张宫颈管及诊刮即可明确诊断。

8.功能失调性子宫出血　更年期常发生月经紊乱,尤其子宫出血较频发者,不论子宫大小是否正常,必须首先做诊刮,明确性质后再进行治疗。

以上疾病通常有类似宫颈癌的症状,如阴道流液、阴道不规则出血等,可通过活体组织检验、宫颈细胞涂片与宫颈癌鉴别。

八、治疗

(一)手术治疗

1.手术适应证　手术仅适用于ⅠA 期、ⅠB1 期和ⅡA1 期患者。由于子宫颈癌的年轻化、腺癌比例的增加及卵巢保留的要求,也有学者建议对中青年局部晚期、大癌灶(ⅠB2 期、ⅡA2 期、ⅡB 期)患者给予新辅助化疗后手术治疗。新辅助化疗是指对此期患者先行数个疗程化疗,若有反应,肿瘤有缩小趋势则行手术治疗,以增加手术满意率,但这种治疗方式仍存在争议。经新辅助化疗缩小病灶后手术可以保留卵巢和阴道功能,对于阴道切除>3cm 时可酌情做阴道延长术(腹膜返折阴道延长术、乙状结肠阴道延长术)。由于子宫颈腺癌对放疗欠敏感,因此只要患者能耐受手术且估计病灶尚能切除者,无论期别如何,均应尽量争取手术。鉴于肿瘤体积增大时盆腔淋巴结受累率也增加(肿瘤直径<2cm 淋巴结转移率约 6%,>4cm 为 36%),ⅠB2~ⅡA2 期患者初始手术治疗后有 50%~80%需要辅助放疗或放化疗,因此对于肿瘤直径>4cm 的患者不推荐手术治疗,以避免手术后放疗并发症增加的风险。

2.手术范围　子宫颈癌的临床分期是以子宫颈原发癌灶对宫旁主韧带、骶韧带和阴道的侵犯而确定的,因此子宫颈癌广泛手术是以切除宫旁主韧带、骶韧带和阴道的宽度来确定的。手术范围包括子宫、子宫颈及骶韧带、主韧带、部分阴道和盆腔淋巴结,一般不包括输卵管和卵巢。盆腔淋巴结清扫范围包括双侧髂总、髂外、髂内、深腹股沟、闭孔深、浅组淋巴结,如果髂总淋巴结阳性,应取样甚至清扫到腹主动脉旁淋巴结。ⅡB~ⅣA 期患者,推荐采用腹膜外或腹腔镜切除盆腹腔淋巴结后(手术分期)再行放化疗。放疗后中心性复发患者推荐行Ⅳ型根治术。中心性复发特别是有生殖道瘘的患者,则建议行Ⅴ型根治术。

3.手术类型 Piver Rutledge 将广泛子宫切除术术式分为 5 种类型。

Ⅰ型:筋膜外子宫切除术。

Ⅱ型:改良根治性子宫切除术即次广泛子宫切除术,切除 1/2 骶韧带、主韧带和部分阴道。

Ⅲ型:根治性子宫切除术即广泛性子宫切除术,靠盆壁起切除骶韧带、主韧带和上 1/3 阴道。

Ⅳ型:扩大根治性子宫切除术,从骶韧带、主韧带的盆壁部切除全部骶韧带、主韧带和阴道 1/2~2/3。

Ⅴ型:盆腔脏器去除术,可分为前盆、后盆、全盆去脏术。

2016 年起 NCCN 指南又新增了新的手术分型,即 QM 分型(表 10-1)。

表 10-1　子宫颈癌初始治疗手术切除范围(QM 分型)

	子宫切除术类型			子宫颈切除术类型	
	单纯子宫切除(A 型)	次广泛子宫切除(B 型)	保留神经的广泛子宫切除(C 型)	单纯子宫颈切除	广泛子宫颈切除
适应证	ⅠA1 期	ⅠA1 期伴脉管浸润和ⅠA2 期	ⅠB1~2 期和选择性ⅡA 期	HSIL 和ⅠA1 期	ⅠA2 期和ⅠB1 期鳞癌病灶直径 <2cm
目的	治疗微小浸润	治疗小病灶	治疗大病灶	治疗微小浸润并保留生育功能	治疗选择性ⅠB1 和ⅠA2 期并保留生育功能
子宫体	切除	切除	切除	保留	保留
卵巢	选择性切除	选择性切除	选择性切除	保留	保留
子宫颈	切除	切除	切除	切除	切除
阴道切除	不切除	切除 1~2cm	切除阴道上 1/4~1/3	不切除	切除阴道上 1/4~1/3
输尿管	未涉及	通过阔韧带打隧道	通过阔韧带打隧道	未涉及	通过阔韧带打隧道
主韧带	贴近子宫及子宫颈旁切断	输尿管进入阔韧带处切断	骨盆壁处切断	子宫颈旁切断	骨盆壁处切断
宫骶韧带	子宫颈旁切断	部分切除	紧贴骶骨切断	子宫颈旁切断	紧贴骶骨切断
膀胱	分离至子宫颈外口	分离至阴道上段	分离至阴道中断	分离至腹膜反折	分离至腹膜反折
直肠	未涉及	分离至子宫颈下	分离至阴道中段下	分离至腹膜反折	分离至腹膜反折上方
手术途径	开腹或腹腔镜	开腹、腹腔镜或机器人腹腔镜	开腹、腹腔镜或机器人腹腔镜	经阴道	经阴道、开腹、腹腔镜或机器人腹腔镜

4.手术方式

(1)经腹子宫颈癌根治术:由 Werthiem 奠定,为经典术式,是早期子宫颈癌的主要手术方式。

(2)经阴道广泛全子宫切除术和经腹膜外盆腔淋巴结切除术:经阴道广泛全子宫切除术为 Schauta 创立,可避免进腹腔对胃肠道的干扰,术后恢复快。但经阴道手术的视野小,暴露困难,遇到子宫颈癌灶较大时,切除主韧带和宫骶韧带的宽度受限,且还需改变体位行腹膜外盆腔淋巴切除，手术时间长，故仅建议在<2cm 病灶患者中应用。

(3)腹腔镜及机器人辅助下子宫颈癌根治术：腹腔镜及机器人手术的优势为：①与经腹子宫颈癌根治术相比，创伤小、腹腔干扰少、术后恢复快；②在微创的前提下可准确评估区域淋巴结状况，帮助决定治疗方案；③一旦需要补充术后放疗时，由于手术性肠粘连率低，相应的放疗肠并发症率也低。

(4)保留神经功能的根治性子宫切除术：传统的根治性子宫切除术中因盆底支配膀胱、直肠的自主神经受损，影响其器官功能，术后可出现尿潴留、排便困难等。近年来，保留神经功能的子宫颈癌根治术受到重视，手术时保留盆腔内脏神经、盆腔神经丛及膀胱背侧神经支，可改善术后膀胱、直肠功能。日本的小林隆最早在子宫颈癌开腹手术中保留膀胱神经，减少了术后尿潴留的发生，主要方法是在切除主韧带时推开盆腔交感神经，此后他又提出了保护盆腔内脏神经丛的手术步骤，这种保留神经的术式称为“东京术式”。在未保留神经的患者中，37%术后 1 个月有尿潴留；而保留了一侧或双侧神经的患者，尿潴留率降为 10%。德国学者 Hockel 等提出子宫颈癌广泛子宫切除术中利用吸脂术保护神经的建议。虽然手术中保留膀胱神经有许多优点，但对保留神经与广泛手术之间是否存在矛盾，是否同时保留了较多的宫旁组织而增加子宫颈癌的复发概率等尚存在争议。

(5)根治性子宫颈切除术：该手术是为有生育要求的患者设计的，是近年来兴起的一种新型术式。1987 年 Dangent 首次进行了经阴道切除子宫颈和宫旁组织(经阴道根治性子宫颈切除术，VRT)及上段阴道切除，在子宫颈子宫结合处放置环扎带，以及腹腔镜下盆腔淋巴结切除术(LPL)，此后该手术不断完善，并可经腹、经阴道、经腹腔镜完成，经腹进行此手术与经阴道手术比较可切除更宽的宫旁组织。2009 年的 NCCN 指南曾将此手术的适应证扩大至病灶直径≤4cm 的ⅠB1～ⅡA1 期患者，但近年的实践证实，肿瘤体积过大时往往肌层浸润深，淋巴转移的风险高，且肿瘤过大时子宫颈旁、阴道旁组织难以切净，也易侵犯子宫下段，增加了复发的风险。

2014 年后的 NCCN 指南又将此手术限用于临床分期为ⅠA2 期或ⅠB1 期、病灶直径≤2cm者，2～4cm 者应做 MRI 充分了解病灶与子宫颈内口的距离后慎重选择手术为妥。可采用腹腔镜完成淋巴结切除或 SLN(ⅡB 类推荐)及根治性子宫颈切除，但不推荐用于子宫颈神经内分泌肿瘤或腺癌、偏微腺癌患者，因为目前尚缺乏相关安全性证据。经阴道的根治性子宫颈切除术适用于病灶≤2cm 者，对病灶为 2～4cm 的ⅠB1 期患者，处理上可由有经验的手术医师酌情决定，可经腹或腹腔镜、机器人手术完成。国外报道了 72 例应用 VRT+LPL 治疗的患者，中位年龄 32 岁，74%未产，术后 31 例妇女共妊娠 50 次，早期和中期流产率为 16%和 40%，72%的妊娠达到了晚期，整体早产率为 16%～19%，总体复发率为 4%。还有人将病灶<2cm 的患者分别行 VRT+LPL 与根治性经阴道子宫切除术+LPL 进行比较，结果显示术中并发症(2.5%和 5.8%)、术后并发症(21.2%和 19.4%)、复发率相似(5.2%和 8.5%)。

该术式的术前评估包括：①复核病理切片，明确浸润深度、宽度、组织类型及细胞分化程度；②进行 CT 和 MRI 检查，充分估计子宫颈管长度，确定子宫颈内口至病变的距离，除外宫旁、宫体浸润或扩散及淋巴结转移；③应在手术前麻醉下再次进行认真窥视及三合诊，进行临床分期核对，了解阴道长度、宽度及暴露情况，为手术实施提供依据。

手术步骤分为四步：①腹腔镜下盆腔淋巴结切除，并行第一次冷冻病理检查，淋巴结阴性则手术继续，若阳性则改为放疗或放化疗；②根治性子宫颈切除，上切缘距离病灶应

>5mm,并取子宫端切缘组织进行第二次冷冻病理检查,若>5mm 的切缘阴性,则进行阴道和子宫端切缘吻合及功能重建;若切缘和病灶距离<5mm 阳性,则应放弃子宫体,切除子宫;③子宫颈内口环扎,预防子宫颈过短或内口松弛造成的功能不全而致妊娠晚期流产及早产,并于子宫颈管内放置硅胶管支架预防吻合口粘连或狭窄;④缝接残余子宫和阴道黏膜,恢复完整生殖道。该手术的主要并发症为子宫颈内口松弛、子宫颈管狭窄、流产、早产等。

(6)盆腔和腹主动脉旁淋巴结切除术:对于盆腔淋巴结影像学检查、腹腔镜评估及冰冻切片(包括 SLN)均未显示累及的患者,在根治性手术时是否需要腹主动脉旁淋巴结切除仍有争议。若盆腔淋巴结阴性,腹主动脉旁淋巴结多为阴性,可不行腹主动脉旁淋巴结切除;如果在最初的腹腔镜分期中发现盆腔淋巴结受累,则应行腹主动脉旁淋巴结切除。淋巴结受累数目≤2 个,根治性手术是合理的选择;如果受累淋巴结数>2 个,应放弃根治性子宫切除术,改为同步放化疗,其是最好的选择。如果在最终病理学检查时才发现盆腔淋巴结累及(非最初的冰冻切片或假阴性的冰冻切片),二次手术时应行腹主动脉旁淋巴结切除。

5.手术后的辅助治疗　术后是否补充辅助治疗取决于手术中发现、术后病理及疾病的分期。对于根治性子宫切除术后无危险因素(高危因素:淋巴结+、切缘+、宫旁浸润;中危因素:大肿瘤、深层间质浸润、LVSI+)的ⅠA2 期、ⅠB1 期及ⅡA1 期患者,术后可不再治疗,仅定期随访即可;否则应给予术后盆腔放疗(Ⅰ类推荐)±顺铂为基础的同步化疗(ⅡB 类推荐)。

有报道,在ⅠB~ⅡA 期仅采用标准放疗的患者 5 年生存率ⅠB 期为 85%~90%,ⅡA 期为 65%~75%:而此期行根治性手术治疗后发现有宫旁累及、阴道切缘阳性和(或)淋巴结阳性需要术后补充放疗的比率ⅠB1 期为 54%(62/114)、ⅠB2 期为 84%(40/55)。尽管生存率无差异,但术后补充放疗组发生严重并发症率明显高于仅放疗组(28% vs. 12%, $P=0.0004$),其原因可能为手术容易造成盆腔小肠粘连,使固定于盆腔的部分小肠受到较大的放疗剂量引起肠壁纤维化、肠坏死甚至肠梗阻、肠瘘。因此有学者建议对ⅠB~ⅡA 期患者术前也需要仔细评估,对于术后极有可能补充放疗者最好放弃手术,选用一种方法(手术或放疗)治疗,而不是两种方法(手术+放疗)更好。术后有复发高危因素者采用同步放化疗可以改善生存率,化疗方案主要为氟尿嘧啶+顺铂或单用顺铂。髂总或腹主动脉旁淋巴结阳性者,应考虑扩大野放疗。对阴道切缘阳性者,术后可通过放置阴道模具实施腔内放疗,但此部位的近距离放疗因已无子宫颈遮挡,距离膀胱、直肠极近,剂量稍大即有发生瘘的风险,因此,许多机构并不采用。笔者的临床经验是,一旦遇此高危因素则再次经阴道手术,部分或全部切除残余阴道,从而避免了手术后的经阴道放疗。

辅助性术后盆腔放疗分为中危组(局部大肿瘤、间质浸润深、LVSI)与高危组(盆腔淋巴结阳性、切缘或近切缘阳性、宫旁浸润阳性)。回顾性和前瞻性分析显示,在完成根治性手术的中危组、高危组患者中,辅助性术后盆腔放疗明显改善局部控制率及无瘤生存率。在高风险的患者中加入同步化疗作用更明显。

(1)中危组(局部大肿瘤、间质浸润深、LVSI):荷兰的一项回顾性研究观察了 51 例淋巴结阴性的中危组肿瘤患者,34 例接受了放疗,17 例未接受放疗。结果放疗组 5 年无瘤生存率为 86%,对照组为 57%。GOG 92 对 277 例ⅠB 期子宫颈癌广泛术后淋巴结阴性的患者进行术后辅助盆腔放疗的比较,140 例未补充放疗,137 例根治性子宫切除术后存在间质浸润>1/3、LVSI(+)、肿瘤直径>4cm 三项中≥2 项的患者给予术后补充放疗,全盆外照 46~

50.4Gy,未使用近距离放疗,平均随访 5 年。结果显示加用放疗组复发率显著下降(15%和 28%),2 年无复发率为 88%和 79%,Cox 模型分析表明,放疗组的复发风险降低了 44%。在附加的随访和数据成熟后,从 GOG 92 中得出最后结论,与观察组相比,放疗组的复发危险性下降了 46%($P=0.007$),进展或死亡的风险也有所下降($P=0.009$)。尤其令人惊奇的是术后放疗对腺癌或腺鳞癌患者的作用,放疗组只有 8.8%的复发率,而对照组是 44%,12 年后的随访显示,补充放疗组的 PFS 明显延长,总生存也有改善趋势($P=0.074$),但未达到统计学意义。有严重或威胁生命的不良反应在补充放疗组高达 7%,对照组仅 2.1%。即便如此,术后放疗作为手术后的有效补救措施,权衡利弊,仍推荐有中危因素者补充放疗。

2015 年 NCCN 指南新增了 Sedlis 标准,明确了中危因素术后的放疗指征(表 10-2)。

表 10-2　Sedlis 标准中危因素术后放疗指征

LVSI	间质浸润	肿瘤大小(临床触诊)
+	深部 1/3	任何大小
+	中层 1/3	最大径≥2cm
+	浅层 1/3	最大径≥5cm
-	≥中层 1/3	最大径≥4cm

在 2016 年、2017 年 NCCN 指南中又新增角标:中危因素不限于 Sedlis 标准,如腺癌、肿瘤靠近切缘。

此观点主要是基于最近一项对 2158 例ⅠB~ⅡA 期子宫颈癌患者术后的队列研究提出的中危组“四因素模式”的复发预测指标而产生的,四因素包括肿瘤≥3cm、子宫颈深(外 1/3)间质浸润、LVSI(+)、组织学为腺癌或肿瘤靠近切缘≤0.5cm。该研究显示,在根治性手术后只要存在任何 2 项因素对预测复发均有意义。至于在中危组是否放疗同时给予同步化疗目前仍不清楚,GOG 263 正在进行Ⅲ期临床试验。

(2)高危组(盆腔淋巴结阳性、切缘靠近病灶或阳性、宫旁有浸润):盆腔淋巴结转移可能与病灶大小、间质深度侵犯、LVSI 相关,属于术后辅助盆腔放疗的指征。美国西南肿瘤协作组领导的一项 SWOG/GOG/RTOG 临床试验,对手术后有盆腔淋巴结转移、宫旁累及、切缘阳性的ⅠA2 期、ⅠB 期或ⅡA 期患者放疗同时加用或不加用同步放化疗进行了研究。127 例患者给予盆腔外照加氟尿嘧啶、顺铂同步化疗,116 例患者仅给予盆腔外照治疗,中位随访时间为 43 个月。结果显示,放疗加同步顺铂、氟尿嘧啶化疗组的 3 年生存率为 87%,而单独放疗组仅为 77%,差异有显著意义,PFS($P=0.003$),OS($P=0.007$)。化疗似乎可以减少盆腔和盆腔外的复发,但化疗组急性毒性反应更多见,权衡利弊,认为术后补充全盆照射+含铂的同步化疗±阴道近距离放疗可使患者获益更明显,因此 NCCN 指南将手术后存在任一高危因素的患者术后补充顺铂为主的同步放化疗作为Ⅰ类推荐,对阴道切缘阳性者,推荐阴道近距离放疗。有学者进一步分析了这项随机试验的数据,以评估患者在哪些分组的辅助治疗中更能获益,在中位随访 5.2 年时,化放疗与单纯放疗组的存活率分别为 80%和 66%。单因素分析显示,化疗疗效最为显著的是肿瘤直径>2cm 和 1 个以上淋巴结转移的患者。还有学者提供了一系列接受术后放疗患者的详尽分析数据发现,死亡和复发率随阳性淋巴结数目增加而增加,无阳性淋巴结者 5 年无瘤生存率为 89%,而有 1 个、2 个、≥3 个淋巴结阳性的患者生存率则分别降低至 85%、74%、56%。

约85%参与SWOG/GOG/RTOG分组研究的患者有盆腔淋巴结累及,但仅有5%的患者切缘阳性。手术切缘靠近病灶或切缘阳性、宫旁累及被认为是高危因素,应行辅助性放化疗,但对一些仅有接近或阳性切缘的患者,仅术后放疗可能就已足够。有学者对51例行根治性子宫切除但切缘距病灶≤5mm的患者进行了回顾性分析,23例患者淋巴结阴性但病灶离切缘≤5mm,虽然接受放疗的16例患者还有其他危险因素,但接受辅助盆腔放疗者复发率明显降低(12.5%)、5年生存率显著提高(81.3%)。还有学者分析了117例有宫旁浸润接受辅助性放疗的患者,51例淋巴结阴性患者中只有6例盆腔外复发,5年总生存率和无复发生存率分别为89%和83%,相比之下,淋巴结阳性患者的情况则欠佳。其他学者也发现,接受根治性子宫切除后,若无淋巴结转移和阴道侵犯仅宫旁阳性,给予辅助性放疗后预后很好,5年生存率为90%。因此,同为高危组患者,若无淋巴结阳性,可能仅补充放疗即可以,一旦出现淋巴结阳性,加入同步放化疗可能是明智的选择。

6.术中、术后并发症的预防及处理

(1)淋巴囊肿:笔者多年的临床经验提示,淋巴囊肿更容易发生在年轻、较瘦、有淋巴转移、淋巴管较粗及接受抗凝治疗的患者中。手术中对此类患者应高度重视,对各组淋巴结的断端应尽量双重电凝后切断或结扎,避免因求快而撕拉淋巴结。淋巴囊肿一旦发生,主要处理如下:①禁油性饮食;②酌情静脉补充白蛋白或给予静脉营养;③泵入或皮下注射生长抑素;④局部持续引流+无水乙醇冲洗囊腔;⑤经保守治疗无好转者可再次手术缝扎。

(2)膀胱、输尿管阴道瘘:多发生在应用能量器械的手术中,因能量器械热损伤而发生的膀胱、输尿管阴道瘘多见于手术后7~28天,此时被凝固的组织出现坏死脱落,尿液溢入盆腔,而此时阴道顶端的伤口尚未愈合,尿液则从阴道顶端漏出;若阴道顶端已愈合较好,尿液便积在盆腔内,引起尿液性腹膜炎,可出现腹痛、发热、盆腔积液。诊断尿瘘的方法不难,收集阴道流出液或盆腔积液送检,若尿素氮、肌酐数值远高于血中该数值即可诊断。亚甲蓝试验阳性可以诊断为膀胱瘘,输尿管镜检查可以确定哪一侧的输尿管瘘及瘘口大小,以确定是否可以保守治疗。避免此类情况发生最好的方法是预防在先。首先,术中对能量器械的掌控应格外注意,尤其是在游离输尿管下段及下推膀胱、分离膀胱角时,除应尽量保留输尿管鞘膜外,对鞘膜上的血管出血应尽量压迫或小针缝扎止血,不要用能量器械直接电凝;其次,手术中若可疑损伤了输尿管不要抱有侥幸心理期待,要术中直接置入双J管并保留2~3个月,若怀疑膀胱电凝过度,则留置导尿管4周后再酌情拔除。即便术后发生尿瘘,多数患者也可以通过置入双J管、导尿管而保守治疗成功,仅极少一部分患者需要手术修复。保守治疗期间,患者可能会因阴道大量溢尿而缺乏耐心,此时除心理疏导外,还可以将气囊导尿管置入阴道,将气囊膨胀至尿液基本不漏大小,再在阴道口处缝合固定一针,外接引流袋,这样处理后多数患者于1周后即可去除此装置。

(3)肠粘连、肠梗阻、肠瘘:子宫颈癌手术创面较大、位置低,盆底又为腹腔最低点,故手术后肠管粘连于盆底的概率较大。此种粘连若不发生肠梗阻则并无大碍,但若患者需要补充术后放疗时,此粘连则容易造成粘连处肠管接受的放射剂量相对较大,导致放疗性肠纤维化致肠狭窄,出现上段肠扩张、肠梗阻甚至肠瘘。为预防此类情况的发生,手术中可以在盆底创面应用防粘连膜屏障肠管。一旦出现放疗性肠梗阻,多数患者经过保守治疗能够缓解,不缓解者可考虑手术治疗。

（二）放射治疗

各期宫颈癌都适合放疗，包括各种病理类型，特殊原因不能手术的 CIN Ⅲ也可以选择单纯腔内放疗。但对于年轻的早期宫颈癌患者，考虑到对卵巢功能的保护，卵巢移位以后盆腔放疗。

1.宫颈癌放疗一般性原则　宫颈癌放疗包括远距离体外照射（体外照射）和近距离腔内放射治疗，两者针对的靶区不同，外照射主要针对宫颈癌原发灶和盆腔蔓延及淋巴转移区域，后装治疗主要照射宫颈癌的原发病灶区域。应有足够的剂量以保证疗效，与此同时也需要最大限度地保护邻近正常组织，提高患者生存质量。需要根据患者一般状况、肿瘤范围，以及治疗单位放疗设备条件、患者意愿来选择放疗方式。体外放疗可选择前后二野或四野照射的二维等中心照射，或精确放疗技术如三维适形放疗、调强放疗（包括螺旋断层放疗系统）。腔内照射可选择二维或三维技术。

宫颈癌的放疗剂量根据分期不同而有所差别。A 点总剂量为盆腔体外照射联合后装治疗换算后的总的生物等效剂量，对于早期（ⅠA 期及病灶小于 1cm 的ⅠB 期）宫颈局部肿瘤小的患者，也可以单独接受后装腔内治疗，特别是对外照射放疗有相对禁忌证者。A 点常常给予 60～65Gy 的等效剂量。对外照射放疗与 ICRT 联合方案也是这类患者的一种选择。局部肿瘤大或晚期患者 A 点总剂量≥85Gy。治疗剂量应根据治疗过程中的患者症状、盆腔检查及影像学检查等获得的肿瘤变化及时调整，采用个体化放疗方案。

体外照射不能替代后装治疗，体外照射与腔内放疗时间以不超过 50 天为宜。

2.体外照射　体外照射主要针对宫颈癌原发灶和盆腔蔓延及淋巴转移区域，要求在 5～6 周完成，尽量避免延长放射治疗时间。强调不能以任何体外照射方式替代后装放疗。

（1）体外照射靶区设定：宫颈癌放疗靶区的设定应根据妇科检查和影像学检查（如 CT、MRI、PET-CT）确认，应包括子宫、宫颈、宫旁和上 1/3 阴道（或距阴道受侵最低点下 2cm，ⅢA 期患者包括全部阴道），以及盆腔淋巴引流区，如闭孔、髂内、髂外、髂总、骶前；如果腹股沟区淋巴结、腹主动脉旁淋巴结转移，该区域应包括在照射野内。

（2）照射野设定：采用 X 线模拟定位机或 CT、MRI 模拟定位机定位。

1）盆腔等中心照射：包括下腹及盆腔，设前后野等中心垂直照射。上界在 L_4～L_5间隙，下界在闭孔下缘或肿瘤下界以下至少 2cm，侧界在真骨盆最宽处向外 1.5～2cm。同时，应用铅块（有条件者用多叶光栅技术）遮挡正常器官。每次盆腔中平面处方剂量为 1.8～2.0Gy，每周 4～5 次。盆腔等中心照射可分两阶段完成，第 1 阶段：全盆腔等中心照射，D_T量为 20～30Gy，2～3 周完成；第 2 阶段：建议复查影像，可根据影像结果重新定位，中间遮挡照射，全盆腔中间遮挡 4cm×（8～12）cm，以降低危及器官膀胱和直肠的受量，给后装治疗提供剂量空间，D_T量为 20～25Gy，2～3 周完成。

2）四野箱式照射，即盆腔前后两野照射加两个侧野照射，主要适用于特别肥胖的患者拟增加宫旁或淋巴引流区的剂量。上界在 L_4～L_5间隙，下界在闭孔下缘或肿瘤下界以下至少 2cm，侧界在真骨盆最宽处向外 1.5～2cm。两侧野前缘达耻骨联合（包括髂外淋巴引流区），后缘在 S_2～S_3骶椎交界水平（包括骶前淋巴引流区），如宫颈原发灶大，宫骶韧带受侵，后缘可达 S_3～S_4骶椎水平，应用铅块或多叶光栅技术遮挡正常器官。每天四野同时照射，一般给予 B 点 D_T量为 45～50Gy，4～5 周完成。

3）腹主动脉旁野（延伸野）照射：髂总或主动脉旁淋巴结转移时需行延伸野照射，照射野的宽度一般为6~8cm，长度依据淋巴结转移的范围给予个体化设计。建议D_T量为40~45Gy，4~5周，每天1次1.8~2.0Gy，照射时要注意保护肾脏和脊髓。对腹主动脉旁淋巴引流区的照射，建议采用适形或调强精确放疗技术。

（3）射线选择：根据采用的放疗技术、照射野数，以及医疗机构的设备、防护条件而选择射线。射线能量越高，其穿透能力越强，需要的防护条件越高，前后二野照射可选择10~15MV X线，多野照射可选择6~10MV X线。

（4）精确放疗：任何精确放疗技术的成功实施均基于靶区的精确定位，包括靶区准确定义、针对治疗中靶区变化和器官移动的应对、摆位及质量控制，其中合理的靶区勾画不仅是治疗成败的重要因素，也直接影响放疗并发症的发生与否。建议应用MRI或PET-CT以保证照射靶区覆盖受侵宫旁及转移淋巴结组织，同时最大限度保护直肠、小肠、膀胱等危及器官。宫颈癌的靶区包括大体肿瘤区（GTV）、临床靶区（CTV）和计划靶区（PTV）。

1）GTV：指临床可见的肿瘤灶，为一般的诊断手段（包括妇科检查和CT、MRI、PET-CT）能够确定的、具有一定形状和大小的病变范围，包括原发病灶、转移淋巴结和其他转移的病灶。理论上，宫颈癌行广泛性子宫切除术+淋巴清扫术后没有GTV。未行手术切除者，GTV包括宫颈和受累的阴道、宫体、宫旁、转移淋巴结及其他转移病灶。

2）CTV：包括肿瘤临床灶、亚临床灶及肿瘤可能侵犯的范围。宫颈癌临床靶区主要包括盆腔原发肿瘤区和淋巴引流区，可分阶段设定为CTV1、CTV2、CTV3。

盆腔原发肿瘤区对于未行子宫切除者包括肿瘤、全子宫（宫颈+宫体）、部分阴道、宫旁或阴道旁软组织；对于已行子宫切除者包括残存肿瘤、阴道残端、上段阴道（30~40mm）、阴道旁或瘤床软组织。

淋巴引流区包括闭孔、髂内、髂外、髂总±腹主动脉旁淋巴结引流区。对于宫颈影像学诊断宫颈间质受侵的患者，应包括骶前淋巴引流区；如果髂总淋巴结、腹主动脉旁淋巴结有转移则需行腹主动脉旁淋巴引流区照射，其靶区上界要求达肾血管水平；如果转移淋巴结超过肾血管水平，靶区应包括整个腹主动脉旁淋巴引流区；肿瘤侵及阴道下1/3时，靶区需包括全阴道及双腹股沟淋巴引流区。特别指出，应建立考虑膀胱体积变化的内靶区（ITV），若在制订计划时发现直肠过度扩张，应考虑再次行CT、MRI模拟定位。

3）PTV：确定计划靶区的目的是确保临床靶区得到规定的治疗剂量。计划靶区应包括临床靶区、照射中患者器官运动和由于日常摆位、治疗中靶位置和靶体积变化等因素引起的扩大照射的范围。宫颈癌体外照射由CTV外放一定距离形成PTV，目前没有统一标准。通常建议根据危及器官和单位误差将CTV外放5~40mm作为PTV。

3.近距离放射治疗　近距离放射治疗主要照射宫颈肿瘤区域，在宫颈癌治疗中占有重要地位。根据情况选择传统二维后装或图像引导的三维后装治疗。

（1）剂量率：根据后装治疗时放射源对A点剂量的贡献速率分为低剂量率、中剂量率和高剂量率。目前，国内多使用高剂量率后装治疗机。A点剂量是以传统剂量分割及低剂量率近距离治疗为依据。对于近距离放疗，设定为一个4~7Gy/h的低剂量率。应用高剂量率近距离放疗应当依据线性二次型方程定义高剂量率的A点剂量，即转化成生物等效低剂量率的A点剂量。如30Gy的高剂量率的A点剂量被分割为5次照射，普遍认为等同于采用低剂量率的A点的40Gy剂量。

（2）腔内放疗剂量：应与体外照射剂量结合考虑，采用二维高剂量率后装治疗，A 点剂量 40~45Gy，每次 5~6Gy，每周 1 次，腔内后装治疗当天不进行体外照射。体外照射联合腔内治疗 A 点的总剂量因期别而异，ⅠA2 期应达到 75~80Gy，ⅠB2 期和ⅡA1 期达到 80~85Gy，ⅠB3 期、ⅡA2 期和ⅡB~ⅣA 期≥85Gy，采用不同剂量率后装机治疗时，应进行生物剂量转换（腔内剂量以体外常规分割等效生物剂量换算），同时注意对膀胱及直肠剂量的监测，避免膀胱及直肠的过高受量。

（3）后装治疗时机：通常在外照射开始后、宫颈口便于暴露时进行，在宫颈条件允许原则下应尽早进行，最好与体外照射同步进行，以缩短总放疗时间，以保证放射总体时间不延长，提高放射生物效应。最常用的传统二维后装治疗采用剂量参数系统包括 A 点、B 点及膀胱和直肠点的剂量。

（4）三维后装治疗：三维后装系统计划时间及治疗时间较长，应重视施源器的固定，避免移位。目前的三维影像技术引导下的后装治疗寻求对肿瘤的最佳剂量覆盖，可减少对邻近的膀胱、直肠和小肠的受量。由于可造成肿瘤受量不足，通过影像技术引导下的后装治疗来改进剂量设定时需要谨慎。可采用欧洲妇科放射肿瘤协会推荐的三维后装治疗的 GTV、CTV 概念，应用 MRI 图像勾画靶区，以 T_2WI 序列所示的肿瘤范围为 GTV。将 CTV 按照肿瘤负荷和复发的危险程度分为 3 类：高危 CTV 指宫颈和肉眼可见的肿瘤侵犯的范围；中危 CTV 指明显的显微镜下肿瘤区，推荐包括外照射开始前的肿瘤范围；低危 CTV 指可能的显微镜下播散区，针对低危 CTV 一般用手术或外照射处理。根据肿瘤消退定义中危 CTV，如肿瘤完全消退或消退直径>10mm，则中危 CTV 应包括高危 CTV 和最初诊断时肉眼可见肿瘤区，不增设安全边缘；若肿瘤消退直径<10mm，则中危 CTV 应包括超过宫颈的残存病灶并向可能扩散的方向外放 10mm 的安全边界；如肿瘤无明显消退，则中危 CTV 应包括最初肿瘤范围加 10mm 的安全边界。建议以 D_{90}、D_{100}评估 GTV、高危 CTV 和中危 CTV 的剂量，以 V_{150}、V_{200}评估高剂量体积；以 D1cc、D2cc 评估危及器官受量。对传统剂量点是否可沿用，2009 年美国近距离治疗协会的调查显示，目前 A 点剂量常与剂量-体积直方图参数一起报告，便于与传统的二维近距离放疗相比较；传统的膀胱剂量点并不能代表膀胱的最高受量，通常膀胱接受最高剂量的点位于参考点上方 2cm 左右；直肠参考点剂量尚能基本代表直肠的最高受量，可以沿用。

（5）特殊情况后装治疗：对于子宫切除术后患者（尤其是阴道切缘阳性或肿瘤近切缘者），可采用阴道施源器后装治疗作为体外放疗的补充。以阴道表面或距阴道容器内放射源 5~10mm 处为参照点，高剂量率 ^{192}Ir 剂量为 20~24Gy。

对于宫颈外生型大肿瘤，特别是出血较多者，体外放疗前可先给予后装治疗消瘤止血，以源旁 1cm 为参考点，一般给予 10~20Gy，1~2 次。

4.危及器官的耐受剂量　宫颈癌放疗邻近器官的耐受剂量：宫颈癌放疗的危及器官包括膀胱、直肠、结肠、骨髓、皮肤、小肠、输尿管等，一般用 $TD_{5/5}$ 表示最小放射耐受量，表示在治疗后 5 年内，预计严重并发症发生率不超过 5%。

5.各期宫颈癌的放疗

（1）ⅠA1 期宫颈癌的放疗：以后装腔内治疗为主，如果宫颈锥切标本无淋巴脉管受侵，可单独行后装治疗，宫颈锥切标本有淋巴脉管受侵，后装治疗±盆腔外照射，参考点 A 点总剂量 60~65Gy。

(2) Ⅰ A2 期、Ⅰ B1 期、Ⅰ B2 期、Ⅱ A1 期宫颈癌的放疗：采用盆腔外照射+后装治疗，盆腔外照射 40～50Gy，后装治疗+外照射给予 A 点剂量 80～85Gy。

(3) Ⅰ B3 期、Ⅱ A2 期、Ⅱ B～Ⅳ A 期宫颈癌的放疗：放疗前必须进行盆腔及腹主动脉旁淋巴结情况的评估，建议采用影像评估或手术评估确定放射野，盆腔 40～50Gy 的体外放射剂量，局部病灶可以在图像引导下加量 5～10Gy。如腹主动脉旁淋巴引流区需加量，应在影像引导下给予 40～50Gy 照射，局部病灶可缩野加量 5～10Gy。对于宫颈局部病灶，后装治疗+外照射给予 A 点总剂量 85Gy 以上。放疗中应该有 2～3 次临床和影像疗效评估，必要时重新定位，以确定个体化治疗剂量。

(4) Ⅳ B 期宫颈癌的放疗：为姑息性治疗，剂量基本同Ⅳ A 期宫颈癌治疗剂量，但由于有直肠或膀胱侵犯，应尽量采用个体化治疗。

6.术前放疗　术前放疗通常在术前 3～4 周采用：①后装治疗：剂量一般为全程腔内放疗剂量的 1/3～1/2；②全程后装治疗：术前后装治疗可以缩小局部病灶，提高手术切除率，但对盆腔淋巴转移无显著改善。

7.术中放疗　术中放疗是指在开放性手术过程中，针对高危瘤床或孤立无法切除残余病灶给予单次、精确定位的放疗技术，尤其适用于在既往放疗体积内发生复发病灶的患者。在术中放疗过程中，可以把所覆盖的正常组织（如肠或其他器官）人工移离风险区域。术中放疗通常通过不同尺寸（匹配手术确定的风险区）的限光筒引入的电子束完成，以避开周围正常组织器官。

8.术后放疗　术后放疗主要针对有术后高危或中危因素的患者。但由于术后粘连，术后肠管的活动度变差，容易导致肠道局部剂量过大，建议术后放疗在图像引导下进行，给予适形或调强等立体放疗技术，放射野的确定可根据术后病理确定。无腹主动脉旁淋巴结转移，行盆腔照射；有腹主动脉旁淋巴结转移，则需进一步检查有无远处转移，照射野需包括腹主动脉旁淋巴结，如采用调强等立体照射技术，盆腔剂量可以给予 45～55Gy，腹主动脉旁淋巴引流区也应给予（50±5）Gy。建议在术后 8 周内完成。

（三）化学治疗

宫颈癌化疗以铂类为基础的联合化疗或单用 DDP 化疗为主。目前主要适用于同步放化疗、姑息化疗和新辅助化疗。

宫颈癌初治病例首选紫杉醇+顺铂（TP 方案）或顺铂/卡铂单药方案，也可选用氟尿嘧啶+顺铂（FP 方案）、紫杉醇+卡铂（TC 方案）、拓扑替康+顺铂、博来霉素+长春新碱+顺铂（BVP 方案）（表 10-3）。

表 10-3　宫颈癌常见化疗方案

类型	化疗方案	周期及疗程
鳞状细胞癌	单药	
	顺铂/卡铂	每 3 周 & 单周重复
	联合化疗	
	氟尿嘧啶+顺铂	每 3 周重复,3~6 周期
	紫杉醇+顺铂	每 3 周重复,3~6 周期
	紫杉醇+卡铂	每 3 周重复,3~6 周期
腺癌	参考鳞癌方案,单药有效的化疗药物有顺铂、紫杉醇(脂质体)、异环磷酰胺和氟尿嘧啶等可选	
小细胞癌	推荐参照肺小细胞癌化疗方案进行联合化疗	
	依托泊苷+顺铂	每 3 周重复,3~6 周期
	伊立替康+顺铂	每 3 周重复,3~6 周期
	拓扑替康+顺铂	每 3 周重复,3~6 周期
	紫杉醇+卡铂	每 3 周重复,3~6 周期
	多西他赛+顺铂	每 3 周重复,3~6 周期
	多西他赛+卡铂	每 3 周重复,3~6 周期
	紫杉醇+洛铂	每 3 周重复,3~6 周期
	紫杉醇+顺铂	每 3 周重复,3~6 周期
其他类型	参照上述方案	

注:与放疗同步的化疗应与放疗同时进行,放疗结束是否继续化疗根据专家联合会诊决定。

复发性宫颈癌既往未化疗者首选 TP 方案(表 10-4);曾使用过顺铂者首选 TC 或拓扑替康+顺铂方案,以上联合方案中的单药也是复发性宫颈癌的选择方案。宫颈癌的靶向治疗可采用联合贝伐单抗,用于初期同步放化疗患者及复发转移患者。体外化疗药物敏感实验和基因检测药物仅用于研究和临床试验。

表 10-4　复发性宫颈癌的化疗(联合化疗或单药化疗)

一线治疗推荐	二线治疗推荐
顺铂+紫杉醇+贝伐珠单抗	派姆单抗(PD-L1 表达阳性,dMMR,MSI-H)
顺铂+紫杉醇	贝伐珠单抗
拓扑替康+紫杉醇+贝伐珠单抗	白蛋白紫杉醇
卡铂+紫杉醇	多西他赛
卡铂+紫杉醇+贝伐珠单抗	氟尿嘧啶
卡铂+拓扑替康	吉西他滨

（续表）

一线治疗推荐	二线治疗推荐
拓扑替康+紫杉醇	异环磷酰胺
顺铂+异环磷酰胺	伊立替康
顺铂+拓扑替康	丝裂霉素
紫杉醇	培美曲塞
顺铂	拓扑替康
卡铂	长春瑞滨

宫颈癌新辅助化疗主要用于ⅠB3 期或ⅡA2 期,仅适用于在放疗设备缺乏的地区,即肿瘤直径≥4cm 的局部晚期宫颈癌术前化疗,一般 2~3 个疗程。宫颈癌的新辅助化疗可以提高局部控制率和手术切净率,但不能改善宫颈癌的预后,且术后病理中高危因素易被掩盖,原则上建议设计临床研究。

(四)各期宫颈癌的治疗选择

1. ⅠA1 期宫颈癌治疗　应根据患者是否有生育要求选择治疗方法。

(1)有生育要求者可采用宫颈锥切术,宫颈锥切标本无脉管浸润,切缘达 3mm 阴性距离为适应证;有脉管浸润时,采用广泛性宫颈切除术+盆腔淋巴结切除术,手术先行盆腔淋巴结切除,送冰冻检查或快速石蜡切片。有转移者,改行改良广泛性子宫切除术(Ⅱ型子宫切除术)±腹主动脉旁淋巴结取样;无转移者,行广泛性宫颈切除术。

(2)无生育要求者行筋膜外全子宫切除术。如果患者伴有淋巴血管受侵,行改良广泛性子宫切除术(Ⅱ型子宫切除术)+盆腔淋巴结切除术。

(3)有手术禁忌者行后装腔内放疗,剂量参考点选择 A 点剂量 60~65Gy。

2. ⅠA2 期宫颈癌治疗　仍可以按照是否有生育要求选择。

(1)有生育要求者行广泛性宫颈切除术+盆腔淋巴结切除术±腹主动脉旁淋巴结取样。手术先行盆腔淋巴结切除,送冰冻或快速石蜡切片检查,有转移者,改行广泛性子宫切除术(Ⅲ型)±腹主动脉旁淋巴结取样(当髂总淋巴结阳性或疑有腹主动脉旁淋巴结转移者);无转移者,再行广泛性宫颈切除术。

(2)无生育要求者行广泛性子宫切除术(Ⅲ型子宫切除术)+盆腔淋巴结切除术,年龄小于 45 岁者可切除输卵管、保留双侧卵巢。

(3)有手术禁忌、无生育要求者可选择根治性放疗。近距离放疗±盆腔放疗 A 点总剂量 60~65Gy,B 点剂量 40Gy,放疗前可根据需要行卵巢移位术,并用银夹标记。

3. ⅠB1 期、ⅠB2 期及ⅡA1 期宫颈癌

(1)有生育要求者可行广泛性宫颈切除术,肿瘤直径小于 2cm 者可经阴道联合腹腔镜进行。肿瘤直径为 2~4cm 者,采用经腹或腹腔镜手术。术中先行盆腔淋巴结切除,送冰冻检查,如有转移,改行广泛性子宫切除术(Ⅲ型)+盆腔淋巴结切除术;如无转移,再行广泛性宫颈切除术+盆腔淋巴结切除术±腹主动脉旁淋巴结切除(当髂总淋巴结阳性或疑有腹主动脉旁淋巴结转移者)。

(2)无生育要求者行广泛性子宫切除术(Ⅲ型子宫切除术)+盆腔淋巴结切除术±主动脉

旁淋巴结切除(当髂总淋巴结阳性或疑有腹主动脉旁淋巴结转移者)。

(3)有手术禁忌者采用根治性放疗,对于阴道明显侵犯的患者,加用阴道塞或阴道膜,黏膜下 0.5cm 处给予 20~30Gy。

4. Ⅰ B3 期及Ⅱ A2 期宫颈癌

(1)盆腔放疗+铂类为主的同步化疗+近距离放疗(A 点总剂量≥85Gy,B 点剂量 40~50Gy)。对于阴道侵犯明显的患者,必要时可给予加用阴道塞进行后装腔内放疗,黏膜下 0.5cm处给予 20~30Gy,需根据病情适当调整(首选)。

(2)广泛性子宫切除术(Ⅲ型)+盆腔淋巴结切除+腹主动脉旁淋巴结取样,术前可行以铂类为基础的新辅助化疗,术后根据病理高危因素选择放疗或同步放化疗。

(3)根治性放疗后宫颈病灶残存,可行辅助性全子宫切除术。

5. Ⅱ B~ⅣA 期宫颈癌　采用铂类为基础的同步放化疗,可选择 1 周化疗或 3 周化疗。常规放疗剂量:肿瘤直径≥4cm,A 点剂量应达到 85Gy 及以上,ⅢB 期患者 B 点剂量应达 45~50Gy。对于盆壁受侵明显的患者,必要时可高适形缩野局部盆腔加量 5~10Gy。对于阴道侵犯明显的患者,必要时可加用阴道塞进行后装腔内放疗阴道补量。治疗剂量一般采用黏膜下 0.5cm 处给予 20~30Gy,需根据病情进行个体化调整。

6.ⅣB 期宫颈癌　在进行盆腔局部放疗同时,应加强以铂类为基础的联合化疗,并针对转移灶进行个体化治疗,加强对症治疗、营养治疗、止痛治疗,控制病情进展,改善生存质量。

九、预防

1.30 岁以上妇女定期检查,在性生活开始之前不检查盆腔,对 13~15 岁年轻女子要估计性生活能力,并要了解性生活史,最好开始性生活 3 年后筛查,如果确未性交,普查可推迟,但最高年龄不应超过 21 岁,高危人群更要注意,一般要求每年一次查 TCT、HPV,如两次(-),则间隔 1 年查 1 次,一两次仍(-),则改为间隔 3 年查 1 次,两次(-)后可以停止筛查。无高危因素妇女 65 岁以上可停止筛查。CIN Ⅱ ~ Ⅲ做子宫全切除术后如 3 次(-)可停止筛查。

2.发现宫颈疾病,及时治疗。

3.保持外阴清洁,避免感染。

4.健康、和谐的性生活、避免多性伴,丈夫有同样责任。

5.保持开朗、乐观的心态,良好的生活习惯,有利于保持免疫力,预防癌症和疾病。

十、HPV 疫苗接种

研究表明抗体与病毒结合防止宿主细胞感染 HPV,从而避免发生宫颈 CIN。HPV 感染后机体产生的自然抗体反应是否有预防作用?研究发现 50%妇女在 HPV 感染后可产生一些很微量不可测出的抗体反应,即使可以测出抗体,水平也很低,低水平的 HPV 抗体不可能保护再感染或起反应作用,但通过 HPV 接种在宫颈的抗体能起到保护作用。

1.疫苗接种的发展　HPV 接种发展集中于产生高浓度并能维持高水平的血浆中和抗体以防止病毒感染,血液中的高浓度抗体也就是在感染部位的高浓度抗体,二价 HPV 是由 HPV16 和 HPV18 接种抗原构成,佐剂用 ASO_4[比 Al(OH)好],四价 HPV 疫苗是由 HPV16、HPV18、HPV6 和 HPV11 接种抗原构成,佐剂 AAHS。ASO_4和 AAHS 两种佐剂很好的耐受性且无毒性。

2.疫苗接种效果

(1)二价HPV疫前接种显示:100%可防止由HPV16/18导致的CIN1+和CIN2+的发生,长达6.4年。98%可防止由HPV16/18导致的CIN2+和100%由HPV16/18导致的CIN3+的发生,长达6.4年。

(2)四价HPV疫苗接种的效果:96%可防止由HPV6/11/16/18引起的CIN长达3.7年;98%可防止由HPV16/18引起的CIN2/3;91%防止HPV感染(≥6个月)并防止由HPV 16/18/6/11感染引起的病变,老年妇女可达24~45年。

3.疫苗接种的安全性　二价和四价HPV疫苗接种和其他疫苗接种同样的耐受和可接受的安全标准。

4.交叉保护作用

(1)二价HPV疫苗的交叉保护作用:高效率防止未接种HPV型别的交叉保护,如对HPV31、HPV33、HPV45引起的病变,100%交叉保护对于由HPV31/45引起的CIN2+能防止对那些未接种HPV型别所引起的CIN2+和CIN3+。

(2)四价HPV疫苗接种的交叉保护作用:交叉保护防止CIN或原位腺癌。26.0%交叉保护防止HPV31;28.1%交叉保护防止HPV58;37.6%交叉保护防止HPV59;可达14种高危型HPV交叉保护防止CIN2+或原位癌。

总的可防止42.7%未包括的HPV类型所导致的CIN2+和82.8%的生殖道疣。

女性开始性生活与HPV接触3~5年后可发生宫颈病变,HPV可由同性性接触和未插入阴道的接触也可传染,所以任何性接触后3年均应普查。在HPV疫苗接种之前宫颈癌筛查是主要预防宫颈癌的方法,尽管筛查但宫颈癌死亡仍经常发生,预防性HPV接种已发展到可诱导产生HPV特异性免疫抗体防止HPV感染,由于HPV疫苗可产生抑制HPV16和HPV18型高水平、持续性的血浆抗体,这些抗体要比自然抗体高好多倍,而且可持续直到10年以上,而且HPV疫苗还可提供交叉保护免疫抑制由HPV31和HPV45型引起的CIN2+ HPV接种很好耐受,无不良反应,因此HPV疫苗接种是一种新的从根本上预防宫颈癌的方法。

第二节　宫颈癌复发

一、宫颈癌复发的处理原则

宫颈复发癌的治疗极为困难,其原因主要有:①术后或放疗后由于解剖变异、组织粘连、纤维化或已造成的放射损伤等,不仅给再治疗增加难度,且易发生更严重的并发症;②广泛性放疗后复发(或未控)的再放疗,无论腔内还是体外照射,盆腔组织对放疗的耐受量明显降低,合理适中的放射剂量难以掌握,因此大多皆为姑息性治疗;③评估既往所致的放射损伤、周围正常组织的耐受程度及预测放射敏感性等,目前尚无有效办法;④手术瘢痕、放疗纤维化及机体免疫功能低下,影响瘤床的化疗药物浓度、机体对化疗的耐受程度及化疗效果均较差。

复发癌的治疗有上述特殊性及复杂性,因此,高度个别对待及综合治疗是十分重要的,应根据复发部位和时间、肿瘤范围及程度、初治方法、首次放疗剂量及全身状况等因素选择不同的治疗方案。尽管如此,复发转移癌的治疗仍是临床面临的一大难题。综合国内外治疗经验原则如下。

1.凡术后盆腔复发者首选同期放化疗,应争取再次手术的机会,若有手术切除可能时可行剖腹探查。对较大的复发灶可采用化疗与放疗综合。

(1)术后阴道残端复发:可手术切除、体外照射与腔内放疗结合化疗的治疗方法。

(2)阴道中下1/3复发:如只是阴道复发可再手术,不宜手术者给以腔内放疗,辅以化疗和体外照射。

(3)术后盆腔复发:手术后复发癌的患者,由于大多数子宫颈癌复发癌以盆腔内局限性居多,因此能够手术再次切除者以此法为上策。切除后视病理组织学检查结果,再考虑同期放疗、化疗。

2.放疗后中心性复发者以盆腔廓清手术治疗为主,不宜手术者可再考虑同期放化疗,但必须告诉患者并发症比较严重,如果患者是没有做过放疗的中心性复发,此类患者手术后生存率可以达到50%,单纯的、孤立的腹主动脉旁淋巴的复发也可用放化疗,可以取得好的疗效或手术切除也可以达到很好的效果。

放疗(放化疗)后复发限于宫颈、病灶小且静脉肾盂造影正常的中心性复发者,适用于Ⅱ型广泛性子宫切除术。可免行盆腔脏器切除而受益,但尿瘘的发生率仍很高。

有报道5年生存率为62%和72%,直肠或膀胱阴道瘘发生率为47.6%和28%。手术病死率为9.5%,术后并发症率为42%。

3.放疗后盆腔复发达盆壁或盆底者,宜行以化疗为主、辅以姑息性放疗的综合治疗。有条件的可选择扩大的盆腔廓清术或CORT手术治疗。

4.远处转移多需综合治疗,可采取相应部位的放疗、手术或以化疗为主的综合治疗。

复发癌治疗前强调对既往治疗史、现病史作详细询问,评估以前所致的损伤及了解肿瘤与周围器官的关系,因此需全面检查,除有关的辅助检查外,还应做钡灌肠、全消化道造影、膀胱镜、乙状结肠镜、CT、MRI或PET-CT等,重视这些检查的结果,以考虑再治疗方案的可行性。

二、宫颈癌复发的盆腔廓清术治疗

原则上盆腔中心性复发宜手术者尽可能行盆腔廓清术切除,但在放疗区域内手术,难度较大,并发症较多,故须严格选择患者。

凡无手术禁忌证的中心性复发者,皆适于手术治疗。但也有相当一部分病例不宜手术,如:①中心性复发伴临床难以判断的宫旁复发已达盆壁或盆底;②术中探查发现盆腔外转移或固定于盆壁的肿块;③肥胖、老年患者;④单侧下肢水肿、坐骨神经痛和输尿管梗阻,提示已达盆壁,压迫症状明显。

晚期中央复发癌侵犯膀胱多于侵犯直肠。由于病灶仍局限在骨盆腔中央,如果没有远处或淋巴转移,可以考虑将复发病灶邻近器官如膀胱或直肠切除,并做腹壁结肠造瘘和代膀胱,即盆腔脏器廓清术。目前手术的病死率是0~1%,5年存活率可达40%~60%。

如果是手术后孤立的复发或中心性复发,可以再做手术治疗或放化疗,而不是单独放疗。手术切除包括肺的转移是一个对姑息性治疗的转变,需要非常慎重地选择。这种病例一定是孤立性的肺转移而无其他任何转移灶患者,可以做局部切除。

如果对宫颈癌复发患者准备进行手术治疗时，一定要有复发局部活检的证实，而且必须通过检查或者是 CT、PET-CT 证明患者是盆腔局部复发而绝对没有远处的转移。如果患者之前做过放疗，且是复发病灶小于 2cm 的孤立中心性复发，那么单纯广泛手术即可，如果是比较大或更广泛的中心性复发，而患者曾经做过广泛手术，或者也接受过治疗剂量的放疗，患者全身情况和其他条件允许，那么盆腔廓清术就是一个可选择的机会。

盆腔脏器廓清术是一个超广泛的外科手术，包括完整切除所有女性生殖器官、膀胱或部分直肠和乙状结肠。尽管只有少数患者可能接受这种手术，但却给那些宫颈癌复发，不能用一般广泛手术切除，而又不能再做放疗的已经完全面临死亡的患者提供了一个 5 年生存率 40%~60%的治愈和生存的唯一最后可以治愈的希望。如果癌变确实是局限在盆腔，这种手术可治愈的机会大约 50%。

自 Brunschwig 首先用于宫颈复发癌的治疗以来，经过 60 多年的经验累积和相关学科的发展，盆腔廓清术至今已成为少数晚期及放疗后中心性复发（或未控）宫颈癌的一种可行的挽救性治疗方法。20 世纪末 M.Hockel 报道甚至对复发侵犯盆壁、盆地的病例用扩大的盆腔廓清术和 CORT 超级盆腔廓清术同样可以达到 5 年生存率 50%。

1.盆腔廓清术的种类　盆腔廓清术按照手术的前后范围可以分为全盆、前盆和后盆三种。全盆廓清术指的是切除子宫、输卵管、卵巢、全宫旁、膀胱、直肠或部分直肠、阴道、尿道和部分肛提肌，有时还包括会阴部的切除（肛门、尿道和部分外阴切除）。前盆廓清术不包括直肠的切除，后盆廓清术不包括膀胱和尿道的切除。按照手术切除的上下结构又可以分为三型（表 10-5），Ⅰ型：肛提肌上切除；Ⅱ型：肛提肌下不包括外阴切除；Ⅲ型：肛提肌下同时切除外阴。因为手术的复杂性，没有常规的手术方式，手术范围的选择都应该根据癌灶的部位、范围、以往治疗方法和患者对于手术目标及期望等综合制订。

表 10-5　盆腔廓清术分型及切除范围

切除范围	盆腔廓清术的Ⅰ~Ⅲ型		
盆腔结构	Ⅰ型	Ⅱ型	Ⅲ型
肛提肌水平	肛提肌上	肛提肌下	肛提肌下
肛提肌切除	不切除	部分切除	全部切除
泌尿生殖膈	不切除	部分切除	全部切除
外阴会阴组织	不切除	不切除	全部切除

2.盆腔廓清术适应证　主要用于宫颈癌经过手术或放化疗后局部复发，癌灶累及膀胱或直肠但尚未达盆壁的中心性复发者。手术指征为中心性复发的患者若能完全切除肿瘤，手术切缘阴性，则可能达到治愈，因此如果病变已经侵犯达到盆壁或盆底，这就很少有治愈的机会。这种手术仅仅用于那些治疗失败或是晚期的病例。

凡未经放射治疗的晚期复发患者均应首先给以放化疗。如晚期、复发患者已因肿瘤侵犯形成膀胱阴道瘘或直肠阴道瘘或膀胱直肠瘘者，无论是否放疗过均应直接选择盆腔廓清术。盆腔廓清术最终的目标是治愈患者，即要求癌灶的完整切除和充足的无瘤边缘。

（1）宫颈癌的盆腔廓清术：对妇科恶性肿瘤，21 项系统的盆腔廓清术的研究发现，有 1/3~1/2 的患者已经不可能手术切除，能手术者 75%~97%手术切缘无癌，手术的病死率 0~1%，根据这种标准能手术者 50%治愈，其余的仍然死于复发，虽然治愈的是少数，但是对那些面临必然死亡的患者也是一个再生存的机会。由于手术太大和各种手术并发症的诸多危险，这种手术不能作为姑息性治疗。

对这些复发患者仔细评估后只有约 1/4 患者属于中心性复发，其余的患者已有远处转移或已达盆壁不再适合做盆腔廓清术。只有那些成功进行了盆腔廓清术的患者（阴性手术切缘和无远处转移病灶的）有大约 50%治愈的可能，其余的另一半还是会死于手术的并发症或癌症复发，但这仍是患者面临死亡唯一可能生存的机会。

（2）盆腔廓清术同样可用于卵巢癌、外阴癌、阴道癌、横纹肌肉瘤及其他一些罕见的肿瘤患者放化疗后的盆腔内中心性复发。

（3）姑息治疗：一般不可作为姑息治疗的方法，只有对放疗后出现盆腔器官坏死或形成瘘管患者可采取的一种姑息治疗方法，有助改善患者生活质量但不能延长生存时间，因此很少施行。

3.禁忌证

（1）绝对禁忌证：①存在盆腔以外转移病灶，如盆腔外的淋巴结转移、腹腔脏器转移及肺或骨等远处转移；②严重的内科合并疾病不适合手术者。

（2）相对禁忌证：①侵犯盆底肌肉或有盆侧壁转移者；②患者的年龄、全身情况和精神状况考虑：如超过 60 岁、全身体质差、贫血体弱、不愿意接受假肛和代膀胱的患者。

盆腔廓清术的选择：我国在 20 世纪 70 年代开始施行，病例不多。选择宫颈癌（放射）治疗后中心性复发，没有盆腔外扩散的患者。复发癌累及膀胱和（或）直肠时，如果要准备施行盆腔廓清术，需要十分慎重地对患者的年龄、全身情况、思想、精神因素进行全面考虑。最好年龄在 50 岁以下，全身状况良好，能接受腹部假肛门和尿道造口术，而且有一定的经济能力。

4.术前准备

（1）患者的心理准备：首先患者要接受身体在手术后巨大的变化，还要有家庭的理解和支持，患者的精神应该是正常的，另外患者和曾经做过这种廓清术的患者交谈也很有帮助，护士对患者谈话时应有充分的信心和真诚，互相理解的态度，并对可能发生的并发症，必须要给以详细的说明。患者还必须了解她需要经历 10 小时左右的手术，手术有 0~1%的病死率，而且要在重危病房（ICU）待上好几天，住院的时间可能长达好几周，也要了解可能开腹探查以后，发现不适合手术而中途停止手术的这种可能性。另外手术后性功能可能发生改变，还要面对在腹壁有一个到两个的造口手术，她需要熟练地护理 1~2 个造瘘口，接受性功能的改变。也要告诉她们这种巨大的手术只是治愈的一个机会及大约 50%还会再次复发的可能，她必须认真、仔细、透彻地考虑是否接受。医师与患者的交谈，关于手术方面应由有经验的医师来进行，要诚实地回答患者提出的所有问题，要告诉患者最后的结果是手术后才能知道，她必须要了解和接受即使这样也只可能做到 50%治愈。

（2）医学的评估：患者一般情况应该能耐受 8~10 小时手术，同时能接受大量的输液、输血和营养支持，也可能手术中发现严重的其他情况而停止手术，年龄大于 65 岁者会增加手术的病死率。但是生理年龄要比实际年龄更重要。手术医师必须要仔细了解患者的全部情况，包括病史、身体检查、实验室检查和影像学检查发现是否有不能手术的证据，否则不能手术。例如，单腿肿胀、单侧或者双侧的坐骨神经痛，这些都反映了可能是转移到盆腔侧壁或者后壁，不能够进行手术，但应该在手术探查后确定。体检主要是看全身情况、锁骨上淋巴或者是腹股沟淋巴结是否肿大,肝脏或者腹内有没有包块,可以扪及的浅表淋巴结。应该做活检以帮助确诊。盆腔检查是不准确的,用来估计能否手术是不够的,因为不能判断是否有放疗后的纤维化,或者是癌症引起的炎症固定在盆壁,所以应开腹探查后确定。

(3)实验室检查和影像学检查:慢性肝炎或者是 HIV(+),绝对不能手术。转氨酶升高要排除是否有肝转移。血液、血小板、血糖、电解质、尿常规、尿培养、肾功能检查都是必需的。患者贫血必须在手术前纠正,任何感染必须控制。PET-CT 在手术前检查的敏感度为 100%,特异度为 73%,对盆壁的转移准确性很高,多数医师把 PET-CT 腹腔、盆腔和胸部 X 线片都作为术前确定是否有转移的方法,如果肝脏或腹膜后有可疑的病灶,可以用穿刺针抽取活检,阳性则排除手术,超过盆腔上缘的病灶也不能手术,任何腹腔液体都需要做细胞学检查,对于是否采用腹腔镜常规做淋巴结活检、腹腔细胞学并不推荐,但是对选择某些患者是否手术会有一定帮助。

CT 或者是 MRI 都不能确定阴道旁或肛提肌的受侵犯,因为放射治疗后的纤维化、慢性炎症、异物反应都和癌症的复发难以区别。输尿管的梗阻在膀胱输尿管的交界处是可以切除的,但是一个大的或者是盆腔的淋巴结能不能切除?同样输尿管的梗阻并不影响手术抉择,关键是梗阻的原因必须清楚,是否要做骨扫描,根据患者是否有骨痛的症状来决定。

膀胱镜或者结肠镜的检查并不常规需要,除非手术准备要保留膀胱或者直肠,如果准备保留就必须检查,没有任何转移和侵犯才能保留,经过放射治疗的患者,膀胱通常都是要被切除的,因为留下膀胱可能增加复发和输尿管梗阻或者是输尿管漏的危险。

(4)手术前的准备:患者一般情况应该良好,如果有营养不良,应该在术前给予补充纠正,预防性的抗生素使用应该在手术前半小时开始。如果要做造口,需要在手术前确定它的位置,要避免皮肤的皱褶、瘢痕,避开腰带的位置,要至少准备六个单位的血细胞,手术前纠正贫血给以铁剂,必要时用促红细胞生成素提高血红蛋白,达到 11g/dL 以上才能手术。

肠道准备和静脉输液同时进行避免脱水。如果患者存在严重的营养不良,全胃肠外营养在术前就可以开始。术前监测肺功能,预防性应用广谱抗生素。术前尽量纠正贫血,如口服铁剂、静脉补铁或用促红细胞生成素使血红蛋白升到 11g/dL。手术当天准备至少六个单位的压缩红细胞,适当的血浆、纤维蛋白甚至血小板。在手术当天早晨标定造口位置,并在患者坐、站和躺下的时候分别检查。应小心避免皮肤皱襞、瘢痕,并且避免位置选在患者平时系腰带的地方。准备放置中心静脉管或 PICC 管。

5.手术的技术　一般采用开腹手术,是否腹腔镜或机器人做这种手术还需要观察。

麻醉采用全身麻醉,正中的切口便于探查横隔膜、肝脏、胆囊、胃、脾和大网膜所有的肠管,同时也探查盆腔、腹膜检查有没有转移病灶或者继发病灶。盆腔检查用肉眼来检查和触摸发现是否有转移灶,腹膜后和腹主动脉旁的区域应该仔细检查,任何可疑发现都要做活检和冷冻检查,决定是否可进行手术。如果术前淋巴结没有切除,应做冷冻活检,结果阴性可以手术,尽管只有盆腔阳性,其治愈率就只能够是 10%~15%。

术中发现有小肠粘连,必须把它分开,有时一段小肠粘连得非常紧密,而且这种粘连跟子宫不易分开,就需要把这一段肠管切除掉,做吻合,出现这种情况,生存率会下降,如果在分离肠管的时候破裂,粪便溢出,必须很好地冲洗腹腔,用革兰阴性的抗生素。

如果对盆腔淋巴结有怀疑,可以做淋巴结活检,但是不需要做淋巴清扫,有些医师发现淋巴结阳性就终止手术不恰当。如只是限制在盆腔淋巴结阳性,手术还是可以进行,如果术前没有做过放射治疗,淋巴清扫是合适的。

如果术前发现有肾盂积水,说明输尿管有梗阻,应该在梗阻部位取活检。即使梗阻是由于转移而发生,也不是手术的禁忌证,可以继续手术,松解输尿管。然后把输尿管和肠管吻合,输尿管必须有相当的松解长度,必须距离癌症有一个清楚的边缘,重要的是要仔细地检查在放射治疗以后的病例,这种癌症是否侵犯了盆壁、直肠侧窝,应该很清楚地分离一直到直肠的侧面和后面,应该指出的是直肠的前面是由肛提肌支撑,直肠侧窝和直肠一直要下到骶骨凹,这里通常都不需要做血管的分离,肿瘤的两侧通常都有癌侵犯到宫旁组织,应该一直分离到侧壁,注意分离髂内、外动静脉,还要分离子宫动脉、膀胱动脉和闭孔血管,保留腹下动脉让它完整,因为它要负责臀上和臀下血管的供应,并且对膀胱和低位直肠的血循环是很重要的,如果需要做直肠吻合,闭孔动脉也需要尽可能保留,因为它对壁部的肌肉和用皮瓣形成新的阴道都很重要。

主韧带分离到侧壁后有一个很宽的辅佐点,从直肠到底部都需要分离,阴道的顶端也附着于这个部位,它引导的动静脉在主韧带的两侧边缘,现在所有的部分都已经游离,就可以彻底分离直肠和阴道,从尾骨、髂骨、肌肉向下分离,一个联合腹部和盆腔的检查就可以进行,任何边缘有癌症的怀疑都需要做活检。

(1)术中活检:任何盆腔外可疑部位的活检是决定是否手术的关键。而在廓清术进行中对所切除组织的活检是确定切除边缘是否干净,所以应该从要保留侧的组织取,以确保切缘阴性。在活检前的对所切除组织界限的彻底分离。在前外侧和后外侧区域,肿瘤可以通过筋膜或肛提肌的肌纤维扩散到盆侧壁,往往取活检很困难,可以用活检钳,如果活检证明盆壁已有转移灶,一般来说则应该终止手术。如果所有的活检是阴性,盆腔廓清术可以继续进行。

当取活检来决定是否可以手术,取活检的部位应该在手术范围之内,如果活检不能够切除,这个手术就应该停止进行,在前面和后面的区域肿瘤也可能到侧壁,沿着肛提肌的间隙,取活检特别困难,而且有时候会遇到出血,可用压迫或者是缝合止血,如果活检是阳性手术就停止,这时必须和患者家属谈话,告诉手术不能进行。如果所有的活检阴性,手术就继续进行。输尿管游离而且切断,所以麻醉师要注意此时测验尿液就不准确而且会有血液。

(2)前盆腔廓清术:前盆腔廓清术适合于病变局限在宫颈和阴道的前上部分,目的是切除膀胱、尿道和前部分阴道,但是保留阴道后部分和直肠,在做三合诊检查时,能够明确感觉到是否可以做前盆腔清扫,如果子宫颈后面没有肿瘤,从直肠窝分离,从阴道的上段切开,至少距离肿瘤离开 4cm 的边缘,保留直肠和阴道后壁,并要取冷冻活检,了解是否有肿瘤的存在,会阴的切口包括尿道和尿道周围组织,但是可以保留阴蒂和阴唇。

最后用两把钳子从耻骨弓下面分离阴道,在三点和九点的部位把整个的阴道旁组织钳夹切断,用大的缝合来止血。阴道后面从直肠上分开,整个标本就从会阴切口拿走,然后用温热的湿纱布垫通过腹腔来压迫创面,通常用电凝或者是缝合止血,标本要用缝线来做标记,让病理科专家能够识别标本的位置,很多的手术医师都希望和病理科医师一块检查手术标本,如果任何时候廓清术的进行遇到困难,在直肠或者阴道后壁遇到困难,必要时候切掉一部分直肠,保证边沿是合适的。阴道的再建如果没有需要那就不做,如果需要阴道重建。可以把大网膜从肝脏区域游离,留下 3~4cm 的血管根蒂后拉下来,形成新的阴道同时把盆腔的创面覆盖。会阴的切口很快缝合关闭,如果不需要再造阴道,手术 72 小时后就开始冲洗会阴创面,同时就做尿道分流手术。

(3)尿路分流:标准的尿路分流是把输尿管吻合在未经放射的回肠上,放在右侧下腹部的造口。目前大家同意尿分流术用远侧的回肠或者是升结肠,甚至部分的横结肠。回肠分离 10~12cm,距离回盲瓣有 10~12cm,横结肠就分离到骶中动脉的远端,这个肠管折叠成一个"U"字形,把边缘关闭,这种方法能够更好地控制尿路的高压,克服不能自动排尿的困难。把输尿管吻合到肠管,将 14 号的导管一端放在回肠,另一端放在双侧输尿管然后把肠管的末端带出来做一个造口,在手术两周以后去掉导管,这个结果非常鼓舞多数的妇女,可以很好地控制排尿,还可以自己用导尿管通过这个瘘口几小时放尿 1 次。

手术后的并发症,包括狭窄尿瘘感染,这些问题的发生率都可能高达 50%,特别是放疗以后的患者,但是多数的并发症,都能够很容易处理,而且不需要再次手术。已经放射治疗的病例最好采用乙状结肠段代膀胱,从而避免小肠吻合口瘘的严重合并疾病。

(4)后盆壁的盆腔廓清术是很少做的,除非原来就是ⅣA 期的患者侵犯了直肠,在手术之前计划后盆腔廓清术的时候,应该要很好地考虑放射治疗,如果一个妇女在放疗后复发,那么全盆腔的廓清术和低位直肠吻合是首选,但是在放疗以后的宫颈癌复发,而且癌灶局限在阴道后壁和直肠,就应该选择后盆腔廓清术。

与前面的手术区别的是,后盆腔廓清术要保留膀胱、阴道前壁和输尿管。后盆腔廓清术的患者会有明显的膀胱功能障碍,主要是因为广泛地切除了腹下神经丛,膀胱的支配神经受到影响,造成患者可能长期使用导尿管或者自行导尿。

后盆腔廓清术也不同于低位前壁切除直肠、乙状结肠,因为没有切除子宫和主韧带,因此输尿管和膀胱没有受到影响。因为输尿管和膀胱没有受到影响。所以,在分离圆韧带和膀胱直肠侧窝之后,就像一般的广泛手术一样,在膀胱和子宫间的腹膜,输尿管应该被分离、解剖一直到疏松的组织附着处。子宫动脉从起点处被分离,尽可能地保留髂内动脉的分支,主韧带从侧壁分开,输尿管一直分离到膀胱和阴道前壁,乙状结肠和直肠在后面被游离,宫旁组织从中间分离,而且一直下到肛提肌。

(5)全盆腔廓清术(Ⅲ型肛提肌下):如果准备进行全盆腔廓清术,那么乙状结肠和降结肠都要游离,把乙状结肠在盆腔上口边缘的部位切掉,然后把断端作为造瘘口。会阴的伤口足够可以把尿道、整个阴道包括肛门用电刀全部切除,为了直肠周围皮下组织要切开,同时尿道和阴道前壁也要包括在内,就像前盆腔切除手术一样。另外,在耻骨、髂骨、肌肉附着的地方,把髂尾肌韧带切断然后缝合,标本从会阴部切除,然后用缝合或者是电刀止血,留下的一个巨大的盆腔缺损,最好是用带血管的肌肉来充填,或者是一个大网膜的皮瓣。来盖住整个盆腔,作为一个新的盆底,然后再继续做结肠造瘘和膀胱造瘘。

肛提肌上的全盆廓清术,同时做低位的直肠吻合,对那些宫颈癌扩散到阴道、会阴或者是直肠壁患者适合。在膀胱输尿管和阴道前壁都充分游离之后,像前面所说的,在阴道后壁也要在肿瘤下 4cm 处做一个切口,然后把阴道后壁游离。最后留下肛门和一个直肠的残端,这个残端的长度应该距离肛门括约肌远端 6cm 或者更多一点,这样才能够保证吻合成功和保持功能,在充分游离乙状结肠距肿瘤 3cm 断离的低位标本之后乙状结肠然后就做成假肛,如果在手术中发现乙状结肠的血液循环不好,必须放松直到看见有血液流出才能够继续进行,可以用吻合器来吻合直肠,在吻合之后用大网膜来覆盖整个的盆腔缺损。

是否需要做一个新的阴道,取决于手术剩下的需要充填的空间和妇女的解剖情况。

(6)新阴道:根据患者要求可做阴道成型。阴道类型的选择依据需要被填充的空间的大小和患者的解剖决定。可以用股薄肌、腹直肌或者用大网膜，把网膜卷成一个模子下方缝到外阴的皮肤上，上方关闭。

6.廓清术成功要点 严格手术指针，充分术前准备，一组配合良好的高水平手术队伍，熟悉盆、腹腔解剖，精细、熟练的手术技巧、高水平的术后处理和护理。

7.手术并发症种类及预防

(1)并发症种类：在一个大宗病例研究中报道的并发症包括感染病率(86%)、肠梗阻(33%)、瘘(23%)。围术期死亡的发生率小于5%，其中超过65岁的患者有很高的危险性。脓毒血症、急性呼吸窘迫综合征、心力衰竭、肺栓塞和多脏器衰竭等是常见的死亡因素。

(2)术中并发症及预防：术中的并发症主要是出血和与盆腔重建所引起的。

1)术中出血：平均出血>1200mL。预防出血可以结扎双侧髂内动脉和必要时阻断腹主动脉(肠系膜上动脉以下)，最长可达2小时，开放15分钟后可以再次阻断。在腹主动脉断流过程中预防血栓的形成，阻断前给予全身抗凝处理；注意手术技巧，减少大血管损伤出血；适当的采用电凝止血和血管闭合器械，减少手术野的渗血，合理使用具有止血效果的凝血物质。术中及时监测凝血状况及血红蛋白量，及时补充血细胞及凝血因子等。迟发性出血主要发生在有盆腔创面感染的患者，预防和控制感染及充分引流是很重要的防范手段。

2)胃肠道并发症：发生胃肠道并发症主要是由于患者大多接受过放疗，放疗后的肠吻合往往容易出现吻合口的肠瘘，小肠吻合瘘是严重的并发症，病死率达20%~50%，其中放疗后的回肠-回肠患者肠瘘的发生在10%~32%，横结肠代膀胱和盆底重建可以减少小肠瘘的风险。在前盆腔廓清术中，为了保留直肠而进行的困难的延长剥离经常会引发肠瘘，在这种情况下，首选全盆廓清或低位直肠吻合术。或通过结肠造瘘避免了放射治疗后的肠道吻合，从而减少了吻合口瘘。

3)泌尿道并发症：过去常见的回肠末端代膀胱是标准的尿道改道手术，但是由于大量的并发症的出现，现在多改为横结肠代膀胱，明显减少了肠吻合瘘的发生，而输尿管结肠吻合口瘘的发生也很罕见。可以通过放置输尿管支架及静脉营养起到预防的作用。

4)迟发的并发症：包括肠梗阻、肠或输尿管瘘，由于输尿管梗阻、造口狭窄、肾盂肾炎等导致的肾脏功能减退或衰竭。同时一定要时常考虑癌症复发的问题。

8.手术并发症的处理

(1)术中出血的预防处理：如果手术前探查决定手术并估计出血可能较多时，可以手术开始则结扎双侧髂内动脉及必要时阻断腹主动脉(肠系膜上动脉以下)。因为双侧髂内动脉的结扎可以减弱85%的血管压力，减少50%以上的出血。而腹主动脉阻断可减少70%出血。

1)双侧髂内动脉结扎术：在髂内外分叉处，用直角钳分离动脉避免损伤下方髂外静脉。用7号丝线双重结扎动脉，远端结扎紧，近端可稍松，可避免动脉瘤形成。

2)腹主动脉阻断：在结扎髂内动脉近端做一小切口将12号导尿管插入髂内动脉向上至髂总动脉分叉以上腹主动脉3~4cm处肠系膜动脉处，用加压推入生理盐水15~20mL，以水囊阻断腹主动脉血流可持续2小时放松15分钟再次阻断。经过腹主动脉阻断和髂内动脉结扎盆腔出血可以减少80%。

3)术中快速止血：快速辨认出血的血管和止血，辨识解剖位置及输尿管等避免盲目在血池中钳夹，会造成更严重的出血和损伤。多数盆腔血管可以结扎；只有髂外和髂总血管不可以钳夹。因为需要维持下肢的血供。尽管血管夹或电凝可以对小血管有效，对大血管却不行，反而会扩大血管的损伤，放很多的血管夹还会使出血部位的辨别困难。遇到紧急大出血时，特别是盆底静脉出血很难止血，除非非常明确是哪根血管出血并能很容易的应用电凝或血管钳夹止血，其他情况下最快捷的做法是：①立即用一个手指压迫止血；②然后调整手术灯光，并通知麻醉师遇到出血，通知护士准备止血的器械和缝合针线，拉钩暴露手术野在出血点周围做3~4个"8"字缝合，再稍加压迫即可止血；③有时候为了止血方便甚至需要先分离输尿管或肠管或分开髂外动脉，使出血部位容易暴露和止血。

4）盆腔填塞：有时即使压迫止血30分钟后移动纱布再次出血，即保留所压长纱条（2m长）持续压迫，压迫时一定要尽可能地防止输尿管或膀胱肠管受压。如同时结扎髂内和腹主动脉阻断出血即可控制，留置纱布可由腹部伤口或阴道引出，然后快速连续缝合，关腹。此时要注意患者的输液、输血、抗感染、紧密监测水电解质、心、肺、肾功能，并在ICU监护48~72小时平稳后再到手术室谨慎、有序地抽取出填塞物，术中观察无出血后关腹。要动作轻柔，避免再次大出血的发生。有时候，腹腔内的填塞可以经阴道取出或者从腹壁小切口局麻下取出。

（2）胃肠道并发症：发生肠瘘后，要禁食和持续全胃肠外营养，对于排出物少、远端没有梗阻的小肠瘘偶尔可能愈合。如果出现肠梗阻，可以行胃肠减压、禁食、补液等保守处理。再次探查和外科修补有很高的并发症和病死率，因此需要非常慎重。

（3）泌尿道并发症：输尿管吻合口瘘发生时，要注意保持引流通畅和输尿管支架的正常位置，同时给予积极的预防感染和静脉高营养。严重时，经皮肾造瘘比试图再次手术重建更可取。

（4）迟发的并发症：对于肠梗阻、肠或输尿管瘘等，尝试保守治疗而不是手术探查永远是明智的选择。如果再次癌症复发，要考虑对症处理和临终关怀问题。

三、其他类型手术治疗

手术后或放、化疗后盆腔复发已达盆壁或盆底者，而不能行盆腔廓清术，但是仍然可严格选择患者条件，考虑做扩大的盆腔廓清术或CORT手术并辅以放、化疗等综合治疗。

1.扩大的盆腔廓清术　德国M.Hockel报道56例，2例手术死亡（3%），5年存活率50%。

（1）手术指征：宫颈癌复发已到盆壁，病灶<5cm。其余同盆腔廓清术。

（2）手术步骤

1）手术除膀胱或直肠肛门切除外，还将已侵犯到盆壁的闭孔内肌、耻尾肌/髂尾肌/肛提肌等盆壁和盆底的肌肉切除，保证切缘阴性。

2）手术步骤：剖腹探查，解剖，游离，切断，结扎髂内动、静脉和闭孔动、静脉，解剖、游离、切断受累的闭孔内肌、耻尾肌、髂尾肌、肛提肌，完整切除复发肿瘤和受累盆腔器官。

3）其余同盆腔廓清术。

2.CORT术

（1）手术步骤：剖腹探查，切除受累器官和盆腔肌肉组织。在盆腔受累部位切除后安放后装金属导管支架和导管固定。术后10~14天开始给予后装放疗，6Gy每周2次，总量30~48Gy，完成后立即撤除后装装置。

（2）扩大的盆腔廓清术/CORT手术后：同盆腔廓清术，更长时间恢复和护理。

3.放疗后盆腔复发　盆腔内动脉灌注化疗药物和（或）姑息性放疗对不宜手术的中心性

复发是否予以再放疗,需根据复发时间、初次放疗的具体情况等决定再放疗的方式、剂量及分割,再次放疗的并发症会明显增加。多数对再放疗持否定态度,20 世纪 80 年代后虽有学者报道再放疗后的局部控制率达 62%~64%,但并发症仍达 15%~50%。

4.远处复发的治疗　以化疗为主的综合治疗。常有全身广泛扩散或合并盆腔内复发,故宜予以化疗为主的综合治疗。少数病例如肺、肝的单发转移灶可行手术切除,术后也需配合区域性化疗。锁骨上淋巴结转移及骨转移一般采用局部放疗和辅以化疗。宫颈复发瘤的治疗还包括近年开展的免疫治疗干细胞治疗等均有待深入研究。

今后期望:规范化治疗各期子宫致癌,减少治疗后复发并严格复查争取早期发现复发。如果确定复发病例,应将病例转诊到有治疗经验和条件的医疗中心会诊治疗全国组织专题组织晚期和复发性宫颈癌诊断和治疗的研讨会,互相交流,提高诊治水平。

四、宫颈癌复发的预后

宫颈复发癌的预后差,据报道如复发后未经治疗或姑息治疗 1 年存活率为 10%~15%,5 年存活率<5%。影响复发癌预后的主要因素有复发部位、病灶大小、复发间隔时间、初治方法及再治疗方案等。

1.复发部位及病灶大小二者均明显影响预后,中心性复发较宫旁及盆腔外复发预后好,有远处转移者预后更差,如骨转移。锁骨上淋巴结转移者平均生存均不到 10 个月。据报道局限于宫颈、小于 2cm 的复发病灶、静脉肾盂造影正常者与病灶大于 2cm 者比较,采用广泛性子宫切除术后其 5 年生存率有显著差异,分别为 90%和 64%,10 年生存率为 80%和 48%,中位生存 148 个月和 87 个月。

2.复发间隔时间越长,组织对再放疗的耐受相对增加,并由于血管修复和侧支再建,达到局部病灶的化疗药物浓度增加,因此有利于改善复发再治疗的效果,张晓春等报道 2 年后复发的预后明显好于 2 年内复发者,中位生存分别为 18 个月和 10 个月。

3.初始方法有放疗史者预后差,国外报道盆腔放疗区域内复发灶对化疗的反应率仅 15%~20%,盆腔外转移的化疗反应率为 50%。国内报道术后复发的预后明显好于手术+放疗及单纯放疗后复发,中位生存分别为 24 个月、12 个月和 10 个月。有学者应用联合化疗治疗晚期复发癌,结果提示有无放疗史的反应率明显不同(61% vs. 83%)。

4.再治疗方法与预后密切相关,经手术治疗的复发癌 5 年生存率高于其他手段治疗后的病例。综合文献报道盆腔廓清术后的 5 年存活率为 22%~58%。有人总结术后复发经放射治疗后中位生存 24 个月,而放疗后复发经再放疗和(或)化疗者预后差,中位生存仅 10~12 个月。

综上所述,宫颈复发癌的预后虽差,但经再治疗后仍有不少患者能获得治愈机会,故不应轻易放弃。

第三节　子宫肌瘤

子宫肌瘤由平滑肌和结缔组织所组成,又称为子宫平滑肌瘤,是女性生殖器官中最常见的良性肿瘤,也是导致子宫切除的主要原因之一。

一、危险因素

子宫肌瘤的危险因素除有潜在的遗传学倾向外,还与其他因素有关。

1.内源性激素　研究发现初潮早(<10 岁)发生子宫肌瘤的风险增加(RR=1.24),而初潮年龄>16 岁者风险降低(RR=0.68)。绝经后女性雌激素水平降低,手术切除的子宫标本病理检查发现肌瘤体积和数量明显减少,显微镜下肌瘤细胞的体积明显减小。

2.体重　多项研究表明肥胖与子宫肌瘤发病率增加相关。一项前瞻性的研究发现体重每增加 10kg,子宫肌瘤的发病风险增加 21%。肥胖与子宫肌瘤发病率相关的可能原因为脂肪过多增加外周雄激素向雌激素的转化,降低性激素结合球蛋白等相关。然而,也有少数研究认为 BMI 与子宫肌瘤的发病率并不明确。

3.饮食　有研究表明牛肉等肉类食品增加子宫肌瘤的发病,而绿色蔬菜饮食减低其风险,但此项研究并没有衡量热量及脂肪的摄入量。另一项研究发现黑人妇女的乳制品摄入量与子宫肌瘤的风险呈负相关。研究发现婴幼儿期食用植物雌激素、孕前母亲糖尿病者子宫肌瘤患病风险增加。食物中高血糖指数和高血糖负荷与增加子宫肌瘤发病风险相关(分别为 IRR=1.09;IRR=1.18)。而维生素、纤维蛋白、植物雌激素的摄入情况是否与子宫肌瘤发生有关,仍不清楚。

4.绝经后激素补充治疗　多数绝经后肌瘤患者,激素补充治疗一般并不促进肌瘤生长,但是与雌激素、孕激素的服用剂量有关。一项前瞻性研究绝经后肌瘤患者每天口服雌二醇 2mg,随机口服甲羟孕酮 2.5mg~5.0mg,1 年后通过超声检测肌瘤直径,研究发现口服 2.5mg 甲羟孕酮者,77%肌瘤大小无改变或减小,23%肌瘤轻度增加,而口服 5mg 甲羟孕酮者,50%肌瘤直径增加(平均直径增加 3.2cm)。

5.妊娠　多产减少子宫肌瘤的发生及数量。孕期肌瘤细胞同正常肌层细胞一样,产生细胞外基质,增加肽类、甾体激素受体表达。而到产后子宫肌层及肌瘤通过细胞凋亡和分化恢复至正常重量、血流、细胞体积,理论上肌瘤较产前减小或不变。

6.吸烟　美国一项流行病学研究表明吸烟并不增加子宫肌瘤的发病风险。可能的原因为吸烟可降低雌激素在靶器官的生物利用度,减少雄激素向雌激素的转化,增加性激素结合球蛋白水平等。

二、病因

每一个肌瘤都来源于单克隆的平滑肌细胞;在子宫肌层内由多型潜伏的细胞形成多源性单克隆肿瘤成为多发性子宫肌瘤;或由未成熟的平滑肌细胞增生形成。尽管子宫肌瘤的确切病因尚不明确,研究认为子宫肌瘤与遗传因素、激素作用、生长因子、酶代谢、分子生物学相关。研究显示子宫肌瘤细胞中约有 100 多种基因出现上调或下调,包括性激素相关的基因,如雌激素受体 α 和 β,孕激素受 α 和 β、生长激素受体、催乳素受体、细胞外基质基因,胶原基因。这些基因调控细胞生长、分化、增生和有丝分裂。

1.遗传因素与子宫肌瘤　子宫肌瘤的发病常有家族聚集现象。美国流行病学调查结果显示,母系家族有妇科肿瘤病史者可增加发生子宫肌瘤的危险,母系家族有妇科肿瘤病史者子宫肌瘤发生的 OR 值 2.85,提示子宫肌瘤存在家族遗传的可能性。近年来国内外对子宫肌瘤的研究表明,子宫肌瘤的发生有赖于遗传基因的改变。

遗传学分析认为子宫肌瘤具有染色体结构异常,子宫肌瘤组织中细胞染色体核型异常约占 40%。畸变涉及多条染色体易位、丢失和重排,在子宫肌瘤的发病机制中可能起重要作用。大量研究显示子宫肌瘤绝大部分核型为 46XX,但也有 46X inv(X)的报道,所涉及的染色体畸变常见者为 12 号、14 号、7 号,还有 2 号、3 号、6 号、8 号、13 号、15 号、20 号、22 号和 X 染色体,可为一条染色体或多条染色体同时畸变;最常见的染色体畸变为 t(12;14)(q14-15;q23-24),del(7)(q22q32),此外,较常见者还有涉及 6p21、10q 的重组;der(1)和 r(1)等。

t(12;14)是最常见的染色体易位,在核型异常肌瘤中的发生率约为 20%,具有较高的特异性。高度可移动簇(high mobility group,HMG)基因家族最初在胚胎发生时开始表达,在成人的组织中失活,但在由于基因重排所致的肿瘤发生过程中再次被激活,其编码产物 HMG 蛋白在子宫肌瘤中与间质细胞增生相关。HMGI-C 是 HMG 家族的成员,基因定位于 12q13-15,在人类各式各样的良性间充质肿瘤中,HMGI-C 基因作为基因融合的目标,是第一个被确认为此关键性基因的候选基因,通过 12 号染色体的畸变受到影响,已经被证实与 12q14-15 染色体重排有关。

在子宫肌瘤中较为常见的畸变,还有 7 号染色体 q22 q32 区带内部分的丢失,占异常核型肌瘤的 15%~17%。在子宫肌瘤中,7 号染色体长臂丢失与 q22 区带特异性重排之间的一致性高于其他实体瘤,有研究认为 del(7)(q22 q32)有可能是早发遗传学改变。Del(7)可与 t(12;14)同时发生,提示肌瘤的进展与 del(7)有关。在肌瘤中 7 号染色体除缺失外,尚包含 q22 的易位。在子宫肌瘤中,对 7q22 的特异序列进行分析,确认其是基因稠密的位点,包括与发育过程相关基因、胶原代谢基因、DNA 失调修复基因;编码乙酰胆碱酯酶、Ⅰ型纤溶酶原活性抑制因子的基因;编码甲状腺激素受体配子依赖的黏合部位的基因,可在细胞信号传导和肿瘤发生中起作用。尽管一些可能的候选基因被进行验证,但至今尚未有一个确切的候选基因,被证实在子宫肌瘤的病因中起到作用。

在肌瘤中 6p21 区带的重排,这种畸变的发生率不足 5%,包括 t(1;6)(q23;p21),t(6;14)(p21;q24)及 t(6;10)(p21;q21),尚有基因倒位和涉及其他染色体的易位。6p21 重排的遗传学改变的肌瘤,HMGI-Y 基因明显受到牵连。HMGI-Y 定位于 6p21 上,同属于 HMG 基因家族,它的高表达是快速分裂细胞的特征,在多种良性间充质肿瘤中,6p21.3 的重排多以 HMGI-Y 基因为靶目标。

在子宫肌瘤中存在着其他细胞学异常,但发生率较低。其中影响 X 染色体的,包括 del(x)(p11.2),t(x;12)(p22.3q15),t(x;5)(p11;p15),del(x)(q12),der(x)t(x,3)(p22.3q11.2),inv(x)(p22q13)等。X 染色体的 p 臂和 q 臂均有牵连,X p11-p22 优先被涉及,但至今尚无相关的候选基因。

值得一提的是,子宫肌瘤和平滑肌肉瘤在基因上的差异提示两者的起源不同,子宫平滑肌肉瘤并非由肌瘤恶变而来。肌瘤细胞仍保持分化,染色体重排与其他良性病变相似。而平滑肌肉瘤分化差,染色体重排复杂,常为非整倍体。一项研究显示子宫平滑肌肉瘤出现下调的 146 个基因中,在子宫肌瘤和肌层中并没有改变。

2.雌激素、孕激素及其受体与子宫肌瘤　目前认为雌激素是子宫肌瘤发生和生长的主要刺激因素之一,临床上青春期前极少发生肌瘤,自然绝经后肌瘤缩小。动物实验证明:当给予大量外源性雌激素后,正常的子宫可以发生子宫肌瘤,也可以使原有子宫肌瘤迅速增大;当给予抗雌激素药物肌瘤缩小。研究证实肌瘤组织中的雌激素浓度显著高于正常肌层组织,肌瘤中雌二醇向雌酮转化率低于正常肌组织;肌瘤中的芳香化酶细胞色素 P450 的表达高于邻近的肌组织,该酶可催化 C19 类固醇转化为雌激素。雌激素受体阻滞药可以使子宫肌瘤明显缩小。雌激素的致有丝分裂作用可能通过其他因子及其受体调节,雌激素刺激孕激素受体、上皮生长因子及胰岛素样生长因子而使肌瘤生长;雌激素对肌瘤细胞外基质如胶原蛋白也有调节作用。

研究表明孕激素在子宫肌瘤的发病中有同等重要的作用。临床发现子宫肌瘤的大小随月经周期的不同而变化,增生期较小,分泌期增大,妊娠期迅速增大,并且肌瘤组织中的细胞分裂相在分泌期明显高于增生期,孕激素拮抗药米非司酮可以抑制子宫肌瘤的生长;促性腺激素释放激素激动药进行治疗子宫肌瘤发现,治疗 12 周后肌瘤缩小,然后加入高剂量孕激素(10mg/d),肌瘤重新长大;黄体酮使肌瘤细胞的有丝分裂率、孕激素受体 mRNA 的表达、Ki-67 增生抗原,表皮生长因子明显增加。这些现象表明:孕激素在子宫肌瘤的发生、发展中也有重要作用。

雌激素、孕激素与其相应受体结合发挥生物学作用。子宫肌瘤患者血液中的雌激素、孕激素水平没有明显升高,肌瘤组织中雌激素、孕激素浓度,雌激素受体(estrogen receptor,ER) mRNA,孕激素受体(progesterone receptor,PR)mRNA 水平明显高于邻近的正常子宫平滑肌组织。RU486 显著减低肌瘤组织中的 ER、PR 表达,使肌瘤缩小,推测肌瘤组织中两种受体含量的增加,使雌激素、孕激素效应增加,可能是肌瘤发生、发展的原因之一。对雌激素、孕激素受体亚型进一步研究显示:子宫肌瘤组织中的 ERα 和 ERβ mRNA 含量显著高于正常子宫肌层;子宫肌瘤 hPR(A+B)、hPR A 呈现高表达,并且 hPR A 有周期性改变,分泌期高于增生期。

3.生长因子及其受体与子宫肌瘤　生长因子是一组多肽,通过与特异性质膜受体结合传递生物学信息,通过自分泌或旁分泌的形式调节肌瘤生长。雌激素、孕激素刺激子宫肌瘤的生长,可能由生长因子介导,与子宫肌瘤发病相关的生长因子主要有表皮生长因子(epidermal growth factor,EGF)、血管内皮生长因子(vascular endothelial growth factor,VEGF)、胰岛素样生长因子(insulin-like growth factor,IGF)、转化生长因子(transforming growth factor,TGF)、嗜碱性成纤维细胞生长因子(basic fibroblast growth factor,bFGF)、血小板源性生长因子(platelet derived growth factor,PDGF)和催乳素等。子宫肌瘤中许多生长因子有过度表达,促进平滑肌增生(TGF-β,bFGF),增加 DNA 合成(EGF、PDGF),促进细胞外基质合成(TGF-β),促进有丝分裂(TGF-β、EGF、IGF、催乳素)或血管生成(bFGF、VEGF)。

EGF 是一种由 53 个氨基酸组成的单链多肽物质,是一种强有力的促有丝分裂原和细胞分化因子,EGF 基因定位于 4 号染色体长臂上,在局部组织内以自分泌或旁分泌方式刺激多种组织细胞的分裂和增生,表皮生长因子受体(EGFR)是由 1186 个氨基酸组成的跨膜糖蛋白,有内源性蛋白激酶活性,EGF 和 EGFR 相结合后发挥生物学效应,促进细胞内酪氨酸残基磷酸化,逐步激活核转录因子,影响基因表达,调节细胞内的分裂和增生。研究发现子宫肌瘤组织内 EGF 和 EGFR 的含量明显高于正常子宫平滑肌内的含量,并且子宫肌瘤组织内的含量有周期性的改变,分泌期高于增生期,正常子宫平滑肌无此变化。EGF-EGFR 结合,不仅使子宫肌瘤细胞增生,同时也刺激邻近正常细胞向肌瘤细胞转化,雌激素、孕激素可以诱导子宫平滑肌内 EGF 和 EGFR 的合成增加,ER、PR 可以上调肌瘤内 EGFR 水平。

VEGF 是一种高度特异性的血管内皮细胞有丝分裂素,具有增加血管的通透性,促进大分子物质外渗为血管形成前的组织提供营养,诱导血管生成。研究发现,子宫肌瘤中 VEGF

水平明显升高,呈现周期性改变,分泌期水平明显高于增生期水平。

IGF 是一种多肽类激素,与胰岛素结构相似,对细胞的增生、生长、分化和代谢有重要作用,通过特异性膜受体介导发挥作用,IGF 可以促进平滑肌细胞的有丝分裂,介导平滑肌细胞增生。研究发现子宫肌瘤局部 IGF-Ⅰ及其受体水平高于正常子宫平滑肌。

TGF-β 在正常情况下对细胞生长有抑制作用,其生物功能主要由膜受体介导:TGF-β 膜受体的降表达或基因突变都可导致配体-受体复合物形成障碍,影响细信号传导,丧失对细胞生长的抑制作用。研究表明子宫肌瘤组织的 TGF-β 及其蛋白水平明显高于正常对照组,呈周期性的改变,黄体期增高明显。

4.酶异常与子宫肌瘤　近年来研究表明子宫肌瘤与一些酶的表达异常或其基因突变相关,主要有延胡索酸酶、DNA 甲基转移酶、儿茶酚邻位甲基转移酶,它们直接或间接导致了子宫肌瘤发病的易感性,并在子宫肌瘤的生长过程中发挥重要的作用。

延胡索酸酶在三羧酸循环中可以催化延胡索酸转变为羟基丁二酸盐。编码延胡索酸酶的基因突变可能是导致家族性子宫肌瘤发生的一个原因,延胡索酸酶的活性相当于肿瘤抑制因子,如果机体的延胡索酸酶缺乏或活性降低就容易患子宫肌瘤。在南美洲 35 个平滑肌瘤家族中发现 98%患有皮肤平滑肌瘤的女性同时患有子宫肌瘤,比一般人群子宫肌瘤发病率高,发病年龄较早;发现 31 个家族延胡索酸酶种系存在突变,共有 20 种不同突变,其中 18 种是异常的,这些变异导致了蛋白质的缺失或截短,或高度保守氨基酸易位或缺失,导致野生型等位基因缺失,以致子宫肌瘤发病危险性增加。延胡索酸酶缺陷促进肿瘤发生,机制可能关系到柠檬酸盐产物的改变,缺氧途径的激活或自由基的形成。

DNA 甲基转移酶(DNA methyl transferase,DNMT)催化 DNA 的甲基化,包括 DNMT1、3A、3B。甲基化可降低启动子的活性,异常甲基化导致相应肿瘤抑制基因失活,从而导致肿瘤的发生。研究发现,超过 74%病例与邻近肌层相比子宫肌瘤组织中 DNMT3A 和 3B 表达减少,提示子宫肌瘤中总体低甲基化和 DNMTs 表达失调与子宫肌瘤发生发展相关。

儿茶酚邻位甲基转移酶参与雌激素代谢中。PCR 和限制性酶切片段结合多态性分析发现 186 例子宫肌瘤患者和 142 例正常对照妇女,具有高活性儿茶酚邻位甲基转移酶 Val/Val 基因型的女性发生子宫肌瘤的危险性比其他基因型的女性高 2.5 倍,表达 Val/Val 基因型的子宫肌层细胞株在增生方面对雌激素的反应性明显增加。高活性儿茶酚邻位甲基转移酶 Val/Val 可能与子宫肌瘤发病的危险性增加相关。

目前对于子宫肌瘤在分子水平的发病机制尚未完全阐明,遗传学异常、雌激素、孕激素及局部生长因子、酶等相互作用,促进子宫肌瘤生长。

三、类型

子宫肌瘤可发生在子宫任何部位,按肌瘤所在部位不同可分为子宫体肌瘤和子宫颈肌瘤,前者占子宫肌瘤 90%~96%,后者仅占 2.2%~10%,宫颈和宫体同时存在肌瘤占 1.8%;子宫肌瘤开始时仅为肌壁内的单一瘤细胞所形成,以后随着肌瘤的增大逐渐从子宫肌壁内向不同的方向生长,根据其与子宫肌壁的关系将其分为三类(图 10-1)。

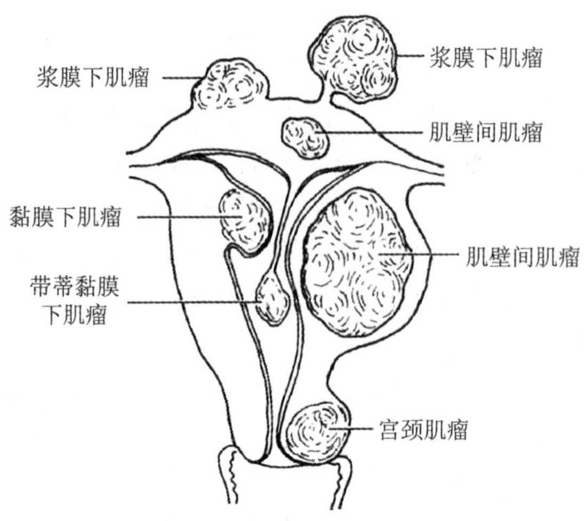

图 10-1　各类型子宫肌瘤

1.肌壁间肌瘤　又称子宫肌层内肌瘤。肌瘤位于子宫肌层内，周围有正常的肌层包绕，肌瘤与肌壁间界限清楚，常将围绕肌瘤被挤压的子宫肌壁称为假包膜。此类肌瘤最多见，占肌瘤总数的 60%~70%，肌瘤可为单个或多个，大小不一，小者如米粒或黄豆大小，不改变子宫形状；大者可使子宫增大或使子宫形状改变呈不规则突起，宫腔也往往随之变形。

2.浆膜下肌瘤　当子宫肌壁间肌瘤向子宫表面的浆膜层生长，以致肌瘤表面仅覆盖着少许肌壁及浆膜层时称为浆膜下肌瘤。当肌瘤继续向浆膜下生长，形成仅有一蒂与子宫壁相连时称为带蒂浆膜下肌瘤。肌瘤生长在子宫两侧壁并向两宫旁阔韧带内生长时称为阔韧带肌瘤，此类肌瘤常可压迫附近输尿管、膀胱及髂血管而引起相应症状和体征。带蒂浆膜下肌瘤可发生扭转，由于血运受阻，肌瘤蒂断裂并脱落于盆腹腔内，肿瘤发生坏死。若脱落肌瘤与邻近器官如大网膜、肠系膜等发生粘连，并从而获得血液供应而生长称为寄生性肌瘤或游走性肌瘤，浆膜下肌瘤占肌瘤总数的 20%~30%，由于肌瘤外突多使子宫增大，外形不规则，表面凹凸不平，呈结节状，带蒂浆膜下肌瘤则可在子宫外触及，为可活动的实性肿物，阔韧带肌瘤则于子宫旁触及，活动受限。

3.黏膜下肌瘤　贴近于宫腔的肌壁间肌瘤向宫腔方向生长，表面覆以子宫内膜称为黏膜下肌瘤。这种肌瘤突入宫腔，可以改变宫腔的形状，有些肌瘤仅以蒂与宫壁相连称为带蒂黏膜下肌瘤，这种肌瘤在宫腔内如异物引起反射性子宫收缩，由于重力关系，肌瘤逐渐下移至宫颈内口，最终蒂被拉长，肌瘤逐渐被推挤于宫颈外口或阴道口。此类肌瘤占总数的 10%左右。由于肌瘤位于宫腔内，子宫多为一致性增长。由于肌瘤的牵拉和肌瘤蒂的血液供应不足，可使子宫有轻度内翻及肌瘤表面内膜的出血、坏死、感染而引起阴道不规则出血及分泌物增多。

子宫肌瘤常为多个，上述肌瘤可 2 种甚至 3 种同时发生在同一子宫上，称为多发性子宫肌瘤。子宫颈肌瘤可生长在子宫颈前唇或后唇黏膜下，突向颈管内可形成带蒂宫颈肌瘤；宫颈肌壁间肌瘤，可随肌瘤逐渐长大，使宫颈拉长，或突向于阴道或嵌顿充满盆腔，此时正常大小的子宫体位于巨大的宫颈上，巨大宫颈可将子宫或膀胱上推至下腹部，使盆腔解剖关系发生变异，增加了手术的危险度和难度。

四、临床表现

1.症状　子宫肌瘤有无症状及其轻重，主要决定于肌瘤的部位、大小、数目及并发症。有的肌瘤小、生长缓慢、无症状，可以终生未被发现。近年由于B超检查的广泛应用，不少患者是因常规查体，经B超检查发现有子宫肌瘤，而其本人并无症状。就医者多数是因有症状而来。子宫肌瘤常见的症状有月经改变、不规则出血、腹部肿块、白带增多、压迫症状等。

(1)月经改变：是子宫肌瘤最常见的症状。临床可表现为经量增多及经期延长。月经周期规律，经量增多，往往伴有经期延长，此种类型月经改变最多见；月经频多，月经周期缩短，月经量增多；不规则出血，月经失去正常周期性，持续时间长，时多时少且淋漓不断，多见于黏膜下肌瘤。月经改变以黏膜下肌瘤及肌间肌瘤为多见，浆膜下肌瘤很少引起月经改变。根据文献报道黏膜下肌瘤、肌间肌瘤及浆膜下肌瘤的月经改变发生率分别为89.5%~100%、74%~77.7%、33.3%~36%。月经改变的原因有多种解释：①大的肌间肌瘤或多发性肌间肌瘤随着子宫的增大宫腔内膜面积也必然随之增加，行经时子宫内膜脱落面大，修复时间相应较长以致出血多，经期长；②由于肌壁间有肌瘤的存在妨碍子宫以有效的宫缩来控制出血，因而造成大量出血；③子宫肌瘤多发生于生育年龄的晚期，甚至更年期，有些患者肌瘤并不大而有月经过多，可能由于伴发功能失调性子宫出血而引起，经刮宫检查子宫内膜便可确定。此外，临床也见到一些患者肌间肌瘤并不大，诊刮的子宫内膜病理报告为分泌期子宫内膜，但有出血症状或者浆膜下子宫肌瘤，也有部分患者有子宫出血症状，这些以子宫内膜面积增大，宫缩不利，或功能失调性子宫出血均难以解释，目前被认为是子宫内膜静脉丛充血、扩张所致。子宫浆膜下、肌壁间、子宫内膜均有较丰富的血管分布，无论黏膜下、肌间或浆膜下生长的肌瘤均可能使肿瘤附近的静脉受挤压，导致子宫内膜静脉丛充血与扩张，从而引起月经过多。黏膜下子宫肌瘤临床最突出的症状是经量增多，其所以引起出血有认为是由于肌瘤表面溃疡所致，然而黏膜下肌瘤伴有溃疡者并不多见而临床发生异常出血者却是常见。因此，以子宫内膜静脉丛充血、扩张来解释更为有力。有时子宫黏膜下肌瘤表面怒张的静脉破裂出血可直接导致大出血。上述解释均有一定道理，并不矛盾，结合具体患者其子宫出血原因可能是以某一因素为主或者由几个因素协同作用的结果。近年，有认为子宫肌瘤及肌壁组织所产生的碱性成纤维细胞生长因子(bFGF)、血管内皮生长因子(VEGF)、表皮生长因子(EGF)等生长因子或其受体的调节障碍对血管功能及生成有直接影响，造成子宫血管结构异常，而导致月经过多。

(2)腹部肿块：子宫位于盆腔深部，肌瘤初起时腹部摸不到肿块。当子宫肌瘤逐渐增大，使子宫超过了3个月妊娠大小，或位于子宫底部的浆膜下肌瘤较易从腹部触及。肿块居下腹正中部位，实性、可活动但活动度不大、无压痛、生长缓慢，如果患者腹壁厚，子宫增大，或超出盆腔甚至达4~5个月妊娠大小，患者仍难以自己发现。因此，子宫肌瘤患者因腹部肿块就诊者少。巨大的黏膜下肌瘤脱出阴道外，患者可因外阴脱出肿物来就医，肿瘤多伴有感染坏死。

(3)白带增多：子宫黏膜下肌瘤或宫颈黏膜下肌瘤均可引起白带增多。一旦肿瘤感染可有大量脓样白带，若有溃烂、坏死、出血时可有血性或脓血性有恶臭的阴道分泌物。

(4)压迫症状：子宫肌瘤可产生周围器官的压迫症状。子宫前壁肌瘤贴近膀胱者可产生膀胱刺激症状，表现为尿频、尿急；宫颈肌瘤向前长大时也可以引起膀胱受压而导致耻骨上部不适、尿频、尿潴留或充溢性尿失禁;巨型宫颈前唇肌瘤充满阴道压迫尿道可以产生排尿困难,患者可因泌尿系统症状就诊。子宫后壁肌瘤特别是峡部或宫颈后唇巨型肌瘤充满阴道内,向后压迫直肠,可产生盆腔后部坠胀,大便不畅。阔韧带肌瘤或宫颈巨型肌瘤向侧方发展嵌入盆腔内,压迫输尿管,使上泌尿道受阻,形成输尿管扩张甚至发生肾盂积水。由于肌瘤压迫盆腔淋巴及静脉血流受阻产生下肢水肿者少见。

(5)疼痛:一般子宫肌瘤不产生疼痛症状,若出现疼痛症状多因肌瘤本身发生病理性改变或合并盆腔其他疾病所引起;少数黏膜下肌瘤可有痛经表现。

子宫肌瘤红色变性多见于妊娠期,表现为下腹急性腹痛,伴呕吐、发热及肿瘤局部压痛;浆膜下子宫肌瘤蒂扭转,或宫底部巨型浆膜下子宫肌瘤在个别情况下可引起子宫扭转均可发生急腹痛;子宫黏膜下肌瘤由宫腔向外排出时也可引起腹痛,但一般其排出的过程是缓慢渐进,而宫颈松软,由于肌瘤刺激引起子宫收缩可有阵发性下腹不适,很少引起急性腹痛;黏膜下子宫肌瘤感染坏死引起盆腔炎者可致腹痛,但少见;文献曾有 5 例报道,患有子宫肌瘤妇女因服避孕药发生肌瘤内灶性出血而引起剧烈腹痛。肌瘤经组织学检查有多灶性出血,而称为肌瘤卒中。

肌瘤合并盆腔其他疾病可导致腹部疼痛,最常见的是子宫腺肌病或子宫内膜异位症,其疼痛具有特点,为周期性,进行性逐渐加重的痛经,常伴有肛门坠、性交痛而非急性腹痛。

(6)不孕与流产:子宫肌瘤患者多数可以受孕,妊娠直到足月。然而有些育龄妇女不孕,除肌瘤外找不到其他原因,而行肌瘤切除术后即怀孕,说明不孕与肌瘤有一定关系。肌瘤的部位、大小、数目可能对受孕与妊娠结局有一定影响。宫颈肌瘤可能影响精子进入宫腔;黏膜下肌瘤可阻碍孕卵着床;巨型子宫肌瘤使宫腔变形特别是输卵管间质部被肌瘤挤压不通畅,妨碍精子通过;有人认为子宫肌瘤引起的肌壁、子宫内膜静脉充血及扩张,特别是子宫内膜静脉的充血扩张,其结果导致子宫内环境不利于孕卵着床或对胚胎发育供血不足而致流产。

(7)贫血:子宫肌瘤的主要症状为经量增多、经期延长。由于长期月经过多或不规则出血可导致失血性贫血。临床出现不同程度的贫血症状。重度贫血多见于黏膜下肌瘤。

(8)红细胞增多症:子宫肌瘤伴发红细胞增多症者罕见。患者多无症状,主要的诊断依据是血红蛋白与红细胞计数增高,除子宫肌瘤外找不到其他引起红细胞增多症的原因。肿瘤切除后血红蛋白与红细胞均降至正常。多年来对其病因学有种种解释,现已清楚子宫肌瘤伴发红细胞增多症是由平滑肌细胞自分泌产生的红细胞生成素所引起。红细胞生成素本由肾脏产生,平滑肌不产生红细胞生成素。此种由非内分泌组织的肿瘤产生或分泌激素或激素类物质并由此引起内分泌功能紊乱的临床症状称为异位激素综合征。除子宫肌瘤外已知有不少肿瘤如肝癌、肾上腺皮质癌、卵巢癌、乳腺癌、肺燕麦细胞癌等均可因肿瘤细胞产生红细胞生成素而临床出现红细胞增多症。

(9)低血糖症:子宫肌瘤伴发低血糖症也属罕见。主要表现为空腹血糖低,意识丧失以致休克,经葡萄糖注射后症状可以完全消失。肿瘤切除后低血糖症状即完全消失。子宫肌瘤发生低血糖也是异位激素综合征的一种,其发生机制还未完全清楚。近年文献报道非胰岛细胞肿瘤患者出现低血糖症,当低血糖发作时,血中胰岛素、胰岛素样生长因子-Ⅰ(IGF-Ⅰ)和生长激素的水平降低甚至测不到,而胰岛素样生长因子-Ⅱ(IGF-Ⅱ)浓度正常或轻度增高,肿瘤切除后低血糖发作消失,上述参数也恢复正常,而认为非胰岛素细胞肿瘤引起的低血糖与肿瘤细胞自分泌产生过多的 IGF-Ⅱ有关。非胰岛素细胞肿瘤患者发生低血糖症，多数肿瘤是来自间叶组织或纤维组织，肿瘤可以是良性，也可以是恶性，如纤维瘤、纤维肉瘤、平滑肌肉瘤等。肿瘤一般较大，通常见于胸腔、腹腔、腹膜后及盆腔。

2.体征

(1)腹部检查：小子宫肌瘤从腹部摸不到肿块，如子宫增大超过 3 个月妊娠大小或宫底部有肌瘤易于触及。于耻骨联合上方或下腹部正中触及肿物、实性，若为多发性子宫肌瘤则其外形不规则，肿物可活动、无压痛，若为阔韧带肌瘤则其活动受限。

(2)阴道检查：注意阴道是否通畅，有无肿物堵塞；宫颈大小、外观有无变形、肿物、有无移位，是否易于暴露，颈管有无变形；阴道穹窿是否饱满。子宫体部肌瘤则子宫呈不同程度增大，肌瘤局部向外突起，子宫表面凹凸不平，肿瘤硬度与子宫肌壁一致，若肌瘤含纤维组织成分较多者则触之较硬；若肌瘤有退行性变则变软甚至呈囊性；若肌瘤有钙化则触之坚硬如石。移动宫颈时肿瘤也随之移动。带蒂浆膜下肌瘤位于子宫表面，若蒂长，移动宫颈则肿瘤不随之移动，此时与卵巢肿瘤易混淆。子宫黏膜下肌瘤位于宫腔内者，子宫呈一致性增大，表面光滑，硬度正常而活动，若带蒂黏膜下肌瘤脱出于宫颈外口处，则张开窥器即可看到子宫颈口处有肿物，粉红色，表面光滑，宫颈四周边缘清楚，质软，肌瘤有时可缩回宫腔形成时隐时现；若肌瘤大，一旦脱出于宫颈外口即不易退缩回去，若时间长，肿瘤表面充血、水肿伴有感染，甚至形成溃疡、坏死而有脓性溢液排出。宫颈肌瘤则宫颈局部增大可触及圆形瘤核，若为带蒂黏膜下肌瘤脱出于宫颈口处，则与子宫黏膜下肌瘤外观相似，用探针探测蒂根位于颈管内则为宫颈黏膜下肌瘤。宫颈肌瘤多是单发的，若为巨型宫颈肌瘤，肌瘤可达 3~4 个月妊娠子宫大小，盆腔改变较复杂，宫颈有明显的移位及变形。肌瘤可来自前唇或后唇而以后唇为多见，后唇被增大的肿物所代替，前唇则被肿物扩张变薄，宛如临产后近开全的宫颈，而子宫则被推到肿物之上如高山上的小庙；有时位于宫颈上方近峡部的巨型肌瘤向子宫直肠陷凹处嵌入，宫颈向上移位于耻骨联合的后方，呈扁片状而无法暴露，子宫则被高举于肿瘤之上方。来自前唇的巨型肌瘤使宫颈口移到后下方，也难以暴露，前唇被巨大的肿瘤代替，子宫被高举于肿物之上。有时巨型宫颈肌瘤向下充满阴道，向上嵌入盆腔。由于肌瘤塞满阴道，宫颈几乎触不到，巨型肌瘤嵌入盆腔，宫体多触摸不清。有时宫颈肌瘤向侧方发展而形成阔韧带底部的肿瘤。三合诊可协助了解盆腔内的改变。

五、诊断与鉴别诊断

1.诊断　病史和一般妇科检查为诊断子宫肌瘤的基本方法，绝大多数子宫肌瘤可以以此得到正确诊断。现在有 B 超、宫腔镜和腹腔镜，使过去一些疑难病例一般可以迎刃而解，但临床诊断的基本功仍不容忽视，而且采用辅助诊断须有指征。

(1)病史及妇科检查：子宫肌瘤为妇科的常见病，多发生于中年妇女，以月经过多，不规则子宫出血及膀胱、直肠压迫症状为主诉，多伴发贫血、下腹部肿块或不孕等。对就诊的患者须问清病史，通过腹部、阴道检查结合病史进行分析一般即可做出正确诊断。检查患者时须注意一般情况及有无贫血貌，腹部检查若为大肌瘤可触及肿块，质硬，居下腹中部；若肌瘤刚超出盆腔可触及耻骨联合稍向上处实质性包块。妇科检查：子宫体部肌瘤子宫呈不同程度的增大，肌瘤所在部位表面隆起，肿物较硬，若为浆膜下肌瘤则子宫表面可触及结节状肿物与子宫关系密切。带蒂浆膜下肌瘤可有一定的活动度。子宫体部肌瘤往往为多发，肌壁间、浆膜下肌瘤混合存在,致使子宫外形不规则;若为阔韧带肌瘤,则肿瘤活动受限,而子宫被挤向对侧;若为黏膜下肌瘤则子宫均匀性增大,一般为 8~10 周妊娠大小。带蒂黏膜下肌瘤脱出于宫颈口外者触之肿物可以自由转动,宫颈口松,肿物表面为粉红色,若有感染可见脓苔、溃疡、坏死并有脓血性溢液;宫颈肌瘤多为单发的小型肌壁间肌瘤,宫颈增粗,若宫口松,一指进入颈管可触及瘤核,颈管弯曲有变形。宫颈黏膜下肌瘤若突出于宫颈口外,其外观与子宫黏膜下肌瘤相同,但其蒂根附着于颈管内。巨型宫颈肌瘤盆腔变异较大,肿瘤增大可充满盆腔,宫体被高举于肿瘤之上,阴道内触及巨型肿物,若肿瘤来自后唇,则前唇被撑薄呈一窄片,深居于穹窿部而难以暴露。若来自前唇则宫口移向后下方,巨型宫颈肌瘤常嵌入盆腔活动受限。根据病史及检查结果,综合分析判断,不难做出诊断,有疑问可进一步采用需要的辅助诊断方法。

(2)B 超检查:B 超检查无损伤、可重复,现已广泛应用于临床,成为子宫肌瘤的主要辅助诊断方法。协助鉴别盆腔肿物之来源如子宫肌瘤与卵巢实性肿瘤、巧克力囊肿及附件炎性肿块的鉴别;对增大的子宫不能肯定为肌瘤,需要排除妊娠或妊娠相关的疾病如葡萄胎或肌瘤合并妊娠;肌瘤切除术前明确肌瘤所在部位、大小及数目作为术中参考及术后随诊检查的依据;对突出宫颈口的较大黏膜下肌瘤,了解其根蒂部位及子宫其他部位有无肌瘤;肌瘤合并妊娠了解胎儿情况;肌瘤红色变性病情变化的随诊等。

(3)诊断性刮宫探查:了解宫腔情况,并刮取内膜做病理检查。行诊断性刮宫时探查宫腔深度、方向、有无变形及黏膜下肌瘤。协助阴道检查确定肌瘤位置及其对宫腔的影响。前壁肌瘤突向宫腔时子宫探条进入方向先偏后,反之若来自后壁的肌瘤则进入先向前,前进时有爬坡感,越过突起部分才能达到宫底部。刮宫时应体会宫壁是否平滑,宫底部有无突起及肿物滑动,但小的黏膜下肌瘤却易滑过而漏诊。巨型宫颈肌瘤宫颈部被拉长,可达 10cm 以上,子宫被高举,虽宫腔大小无改变,有时探条需进入 15cm 方可达宫底,这类子宫肌瘤探查宫腔不容易,需要有一定经验的医师来操作。诊断性刮宫还可了解子宫内膜病理性质。对年轻妇女的子宫内膜癌常是在常规诊断性刮宫后发现的。因此,子宫肌瘤术前应将诊断性刮宫列为常规。

(4)宫腔镜检查:通过宫腔镜可在直视下观察宫腔内病变性质,确定病变部位并能准确地取材活检,对小的黏膜下肌瘤也可同时切除。

(5)腹腔镜检查:子宫肌瘤临床可以检查清楚一般不需要做腹腔镜检查。有些盆腔肿块有手术指征者可直接剖腹探查。偶有子宫旁发现实性小肿块难以确定其来源与性质,尤其 B 超检查也难以确定时可做腹腔镜检查,明确诊断以便治疗,如小的浆膜下肌瘤、卵巢肿瘤、结核性附件包块等。腹腔镜应仔细观察盆腔肌瘤大小、位置及与周围脏器的关系。腹腔镜下也可同时通液了解输卵管的情况。

(6)其他影像学检查:子宫肌瘤通过上述手段一般可以明确诊断。一般很少采用其他影像学检查,如 X 线、CT 或 MRI,若有需要可用 CT 或 MRI 做进一步检查。MRI 可以对黏膜下、肌壁间或浆膜下肌瘤显示出边界清楚的肿瘤,并能确定其所在部位及数目,对小肌瘤(1cm)也可辨认清楚。子宫输卵管碘油造影对诊断子宫黏膜下肌瘤有一定的价值,可见到宫腔内有充盈缺损,尤其对年轻不育的患者可同时了解输卵管是否通畅。

2.鉴别诊断　子宫肌瘤的诊断一般不困难,有时因为病史不清楚或症状体征不典型,会给诊断带来一定困难。但有时也需与下列情况相鉴别。

(1)妊娠子宫:妊娠子宫与子宫肌瘤均有子宫增大,若闭经史清楚,妊娠症状明显,妊娠子宫和子宫肌瘤不难鉴别。前者患者有停经史、早孕反应,且子宫增大与停经月份一致,子宫质软,而子宫肌瘤虽有子宫增大但质地较硬,而且无停经及早孕反应,相反常有子宫出血病史。一般来说妊娠子宫软而子宫肌瘤硬,若肌瘤发生继发病变时,也可很软;妊娠子宫为球形增大,表面无隆起,子宫肌瘤则不规则生长,但较小的肌壁间肌瘤也可使子宫呈球形增大,相反早孕时胚胎着床于子宫底一侧,也可使子宫不规则增大,易于混淆。尤其当子宫肌瘤合并妊娠时,尿妊娠试验也可为阳性,诊断更为困难,常需观察病情发展,最后再做出确诊。妊娠试验和B超检查可资以鉴别。

(2)卵巢肿瘤:卵巢囊肿不易与子宫肌瘤混淆,因为两者硬度不同,前者为囊性而后者为实性,同时前者与子宫中间有分界,可与之分开,而子宫肌瘤则与子宫关系密切不能与之分开,移动宫颈则随之活动。诊断遇到困难较多的是卵巢实性肿瘤与浆膜下子宫肌瘤,两者均为实性肿瘤。如果肌瘤在子宫的一侧,尤其带蒂浆膜下肌瘤有时鉴别困难,需借助B超。卵巢恶性肿瘤也为实性肿块,与子宫牢固粘连在一起融为一个团块时,虽属子宫外肿块但与之不能分开,有时被误诊为子宫肌瘤,此时年龄很重要,肌瘤多见于中年妇女,有月经不调,而卵巢癌多见于老年妇女。若患者为绝经后妇女首先要考虑为卵巢恶性肿瘤,结合其他卵巢恶性肿瘤的体征如子宫直肠陷凹结节或肿块,子宫固定不动等均可鉴别。阔韧带内巨大子宫肌瘤触之为实性肿物,居子宫的一侧,有时被误诊为卵巢实性肿瘤,卵巢实性肿瘤若不是恶性一般活动度好,而阔韧带子宫肌瘤则活动受限。有时也会遇到巨大子宫肌瘤囊性变可被误诊为卵巢囊肿。阴道检查:若为大肌瘤囊性变,摸不清宫体,而卵巢囊肿,除囊肿外可触及子宫体。B超检查可协助诊断。

(3)子宫内膜异位症:卵巢巧克力囊肿张力大,与子宫紧密粘连。阴道检查:肿物与子宫关系密切,如增大的子宫呈局部突起,因而被误诊为子宫肌瘤。子宫内膜异位症常为宫骶韧带增粗或有结节,病史上有痛经、经期肛门坠痛、腹泻等症状有助于鉴别,子宫肌瘤有月经过多或经期紊乱,但无痛经。此外子宫肌瘤一般活动自如,而卵巢巧克力囊肿有盆腔粘连,活动受限。B超检查可协助鉴别。

(4)子宫腺肌病:表现为子宫增大,月经过多,好发于中年妇女。与子宫肌瘤在病史和阴道检查方面有类似之处,重要的鉴别点是子宫腺肌病的临床症状特点是进行性加重的痛经,并伴有肛门下坠感;阴道检查子宫呈均匀性增大,一般为10~12周妊娠大小,质地坚硬,有时经前及经后子宫大小可有变化。子宫肌瘤的子宫多呈不规则增大、质韧,虽有月经过多症状但无痛经。有时二者可以并存,子宫肌瘤合并子宫腺肌病,病史可以出现痛经症状。

(5)子宫内膜癌:常见症状是不规则阴道出血,并有子宫增大,从临床症状与体征均有相似之处。发病年龄不同,子宫内膜癌好发于老年妇女以绝经后出血为多见,同时有白带增多,而子宫肌瘤则多见于中年妇女。阴道检查均有子宫增大,子宫内膜癌的子宫为均匀性增大,质较软。对更年期妇女应警惕子宫肌瘤合并子宫内膜癌。因此子宫肌瘤患者术前常规做诊断性刮宫以排除子宫内膜癌。

(6)子宫颈癌:宫颈癌症状为不规则阴道出血,白带增多或流恶臭的阴道溢液,而子宫黏膜下肌瘤脱出于宫颈口或宫颈黏膜下肌瘤伴有感染均可产生同样的症状。阴道检查可见阴道内肿物表面有溃烂、坏死,外观似菜花状宫颈癌。宫颈癌宫颈增大、质硬,肿物表面脆,极易出血,穹窿部常被累及变硬;而黏膜下肌瘤表面光滑、不脆、不硬,宫颈质软,穹窿完整质软,带蒂黏膜下肌瘤可以转动。宫颈刮片及组织活检可确诊宫颈癌。

(7)盆腔炎性肿块:结核附件炎性肿块,触之实性较硬,与子宫紧密粘连,包块不活动,子宫边界不清,易与子宫肌瘤混淆。但两者的病史与症状均不同。结核包块患者有结核病,尤其是肠结核及腹膜炎史,不育史,月经量少甚至闭经,若为活动性结核则有低热、体弱、血沉快,而子宫肌瘤以月经过多为主诉。诊断性刮宫若为子宫内膜结核即可确诊为结核性包块,子宫肌瘤一般宫腔增大。B 超也可协助鉴别包块的来源。

(8)子宫内翻:下坠于宫颈口或阴道内的有蒂肌瘤和慢性子宫内翻有时也难以区别,因两者都有不规则出血及阴道血性分泌物。检查时均可见到宫颈扩大,肿物由宫颈脱出,表面均为黏膜所覆盖。慢性子宫内翻阴道内脱出肿物,其表面为子宫内膜,可误诊为黏膜下子宫肌瘤脱出于阴道。仔细检查于肿瘤下方两侧可见到外翻的输卵管内口,进一步双合诊检查盆腔内空虚,触不到宫体,而在子宫肌瘤时则仍可以扪及。也可用探条探测宫腔,子宫内翻时宫腔很浅,而子宫肌瘤则常和以往相似或稍深。再有用手指沿肿物上摸,在子宫肌瘤中,可摸到瘤蒂由宫壁伸出,而在子宫内翻则摸不到瘤蒂。但必须注意有时有蒂子宫肌瘤可牵拉宫顶向外翻出,两者同时存在,此时诊断则更困难。

(9)子宫肥大症或子宫纤维化:子宫肌壁组织平滑肌细胞肥大,肌层增厚,子宫均匀性增大。发生于育龄妇女,常伴有月经过多。一般子宫孕 8~10 周大小,多见于经产妇,B 超无瘤核,诊刮内膜无异常。

(10)子宫肉瘤:与子宫肌瘤均有子宫增大,阴道出血,有其相似之处。临床往往将子宫肉瘤误诊为子宫肌瘤。子宫肌瘤发生于育龄妇女,生长缓慢,绝经后逐渐萎缩为其特点,而子宫肉瘤好发于老年妇女,生长迅速,若子宫肿瘤增长迅速,特别是绝经后妇女子宫增大首先应考虑子宫肉瘤,并须注意是否有肿瘤侵犯周围组织出现腰腿痛等压迫症状。阴道检查肉瘤子宫增大、质软或硬,有时从宫口有息肉样赘生物脱出,暗红色,或粉色,质脆,触之易出血,诊刮可有帮助,若未侵及内膜则诊刮不易确诊。

六、治疗

子宫肌瘤的特点是性激素依赖性肿瘤,多见于中年妇女,于绝经后随着体内性激素的降低,多数肌瘤自然萎缩变小,少数甚至消失。其恶变率低,生长缓慢,无症状的肌瘤对月经、生育及健康均无影响。根据患者的年龄、有无症状、肌瘤的部位、大小、数目、婚姻、生育状况,以及患者的周身情况等全面考虑制订相应的治疗方案,使治疗个别化,更有针对性,达到既要解除患者的病痛,又能提高生活质量的目的。

(一)非手术治疗

1.期待疗法　为定期随诊观察,而不需要特殊处理。主要适用于无症状的子宫肌瘤,尤其是<10 周妊娠子宫大小者,若为近绝经妇女,期待绝经后肌瘤可以自然萎缩。此外临床常见一些经健康查体发现的无症状的小肌瘤,患者往往带着焦虑的心情来就医,这些患者经过仔细检查确诊为子宫肌瘤者,可采用期待疗法,无必要行手术治疗。每 3~6 个月复查 1 次,随诊期间注意有无症状出现,子宫是否增大。每次随诊需做妇科检查并辅以 B 超检查。随诊过程中若出现月经过多、压迫症状或肌瘤增大尤其速度较快者,应行手术治疗。

2.药物治疗　子宫肌瘤是性激素依赖性肿瘤,临床采用对抗性激素药物治疗,历时已逾半个世纪,曾试用过多种药物,但广泛治疗肌瘤的药物仍处于探索过程中。药物治疗对于短期内改善症状、纠正贫血、缩小肌瘤效果明显。

(1)促性腺激素释放激素类似物:促性腺激素释放激素(gonadotropin-releasing hormone, GnRH)是由下丘脑促垂体区肽能神经元脉冲式分泌的十肽激素,对垂体起双重调节作用。当GnRH少量脉冲式分泌时,促进腺垂体细胞合成、储存及释放促性腺激素FSH和LH,当垂体受到大量持续的GnRH作用时,垂体细胞上的受体被激素占满,出现降调节作用,不能再合成和释放FSH和LH,FSH和LH水平下降,从而抑制卵巢功能。GnRH类似物是在天然的GnRH分子结构进行修饰而合成的一系列肽类物质,包含GnRH激动剂(gonadotropin-releasing hormone agonists,GnRH-a)和GnRH拮抗剂(gonadotropin-releasing hormone antagonists, $GnRH_A$)两类。GnRH-a比GnRH活性高出5~50倍,主要在5、6、8位氨基酸进行取代,GnRH-a则通过改变GnRH的结构,使其与GnRH受体亲和力增强,但不具有GnRH刺激分泌促性腺素作用。GnRH-a通过竞争阻断GnRH受体,直接、快速抑制垂体性腺轴,给药后血浆卵泡刺激素FSH及LH水平数小时内降低,GnRH-a无类GnRH作用,无应用GnRH-a后最初的垂体刺激作用。目前临床上使用的GnRH类似物主要为激动剂,GnRH-a能竞争垂体细胞上GnRH受体,首次给药初期,GnRH-a短暂刺激FSH及LH升高,即反跳作用,使卵巢性激素短暂升高。持续应用后,垂体上的受体被全部占满和耗尽,对GnRH-a不再敏感,即垂体GnRH-a受体脱敏,使FSH和LH大幅下降,导致卵巢性激素水平大幅下降至绝经后水平。治疗子宫肌瘤是通过连续给GnRH-a使雌二醇抑制到绝经水平,造成假绝经状态或称药物性卵巢切除,借此抑制肌瘤生长并使其缩小。此药因能被胃多肽酶灭活,不能口服。常用的给药方式为鼻腔喷洒、皮下注射、肌内注射或植入。长效制剂可每月用药1次,方便患者。常用GnRH-a药品名称、剂量及给药方法见表10-6。

表10-6 常用GnRH-a药品名称、剂量、给药方法

药物名称	剂量	给药方法
亮丙瑞林	3.75mg	每4周1次,皮下或肌内注射
曲普瑞林	3.75mg	每4周1次,皮下或肌内注射
戈舍瑞林	3.6mg	每4周1次,皮下注射
布舍瑞林	200~400μg	每天1次,皮下注射
那法瑞林	50~500μg	每天1次,皮下注射
组氨瑞林	50~500μg	每天1次,皮下注射
丙氨瑞林	150μg	每天1次,皮下或肌内注射

20世纪80年代初期首次报道应用GnRH-a治疗子宫肌瘤获得成功。各种GnRH-a制剂的临床实验及综述均显示GnRH-a能明显缩小子宫及肌瘤的体积,明显改善肌瘤相关症状如月经过多等,并能提升血红蛋白水平,有些患者可诱发闭经。用药3~6个月,肌瘤体积可缩小50%~77%,有效率达87%,但完全消失者仅见于小的肌瘤。用药4~8周即可看出效果,12~16周效果最佳,继续用药效果却不再显著。子宫及肌瘤体积缩小的程度与体内雌激素下降水平有关。肥胖患者效果较差,可能与其皮下脂肪腺外转化的雌激素增多有关。然而有少数患者即使雌激素水平降至绝经水平,肌瘤缩小仍不明显,多见于年龄较大的妇女,原因不清。这些肌瘤可能是非雌激素依赖性;也有认为与肌瘤成分的异质性有关,肌瘤内的钙化或纤维组织对激素治疗反应差或无反应。报道中所用的GnRH-a药物有所不同,其疗

效基本一致。用药的时间不等，一般为12～24周，患者在GnRH-a治疗期间闭经，停药后4～10周月经恢复。随着月经的恢复肌瘤在不同的时间后又开始增大，在6个月内多数又重新恢复到原来的大小。在近绝经期的患者中，部分停药后继续闭经而过渡到绝经，肌瘤不再长大。

GnRH-a使肌瘤缩小的机制除降低血中雌激素水平外，还可能通过抑制局部成基本纤维细胞生长因子(basic fibroblast growth factor，bFGF)、血管内皮生长因子(vascular endothelial growth factor，VEGF)、血小板衍生生长因子(platelet derived growth factor，PDGF)表达，以及减少DNA合成、细胞增生及转化生长因子的产生抑制肌瘤生长，并通过减少子宫或肌瘤血管直径及血流参数而使肌瘤缩小。

子宫肌瘤采用GnRH-a治疗的适应证包括：①术前辅助治疗，这是目前应用最多的适应证，大肌瘤伴有严重子宫出血，术前用药使肌瘤缩小后手术，术中出血减少而且操作容易尤其是肌瘤切除术。严重贫血者用药后闭经，术前可纠正贫血，减少输血的可能。用药后由于肌瘤缩小，使原本不能行肌瘤剥除者可行剥除，避免子宫切除，同时可因肌瘤缩小增加腹腔镜下肌瘤剥除或子宫切除及阴式子宫切除、宫腔镜下子宫肌瘤切除的可能，减小对患者的创伤。但也有些肌瘤因术前应用GnRH-a而缩小，行肌瘤剥除术时难以发现而被遗漏，增加肌瘤切除术后“复发”的机会；②子宫肌瘤合并不孕患者，经药物治疗后肌瘤缩小，为受孕改善了条件，获得自然受孕的机会；③近绝经期患者采用GnRH-a治疗后，有些患者可以提前过渡到绝经，肌瘤随之自然萎缩；④子宫肌瘤患者有严重合并疾病暂不能接受手术者可以采用GnRH-a药物治疗，控制肌瘤生长，暂缓手术。

GnRH-a的不良反应主要是由于低雌激素水平所引起的绝经期综合征及骨质丢失。患者出现程度不同的潮热，燥汗，阴道干涩，情绪不稳定，最具威胁的不良反应是引起骨吸收，导致骨质疏松，尤其以腰椎及股骨近端最为明显。用药24周，骨质可丢失6%(4%～12%)，一般停药后可以恢复，但有些患者即使停药后有时也不可逆。为了避免由于长期使用GnRH-a造成低雌激素状态带来的不良反应，于20世纪80年代后期提出的反加添加疗法，即采用GnRH-a与性激素联合用药以期达到能减轻或制止潮热等绝经期症状及防止骨质丢失又能保持GnRH-a对子宫肌瘤的疗效，已得到临床肯定，先用GnRH-a 12周，收到子宫缩小的效果后，再加用相当于绝经后激素补充治疗所用的低剂量雌激素与孕激素，与之联合。用药选择因人而异。常用药物有替勃龙、雷洛昔芬、单孕激素及雌孕激素联合用药。方案有：①先用GnRH-a 3个月使肌瘤缩小后，再加用天然雌激素与孕激素序贯或联合应用；②从治疗开始即采用GnRH-a与替勃龙2.5mg每天1次联合应用；③GnRH-a治疗同时加用雷洛昔芬每天口服60mg。研究显示该方案治疗过程中及治疗后BMD和血清骨代谢标志物没有发生明显变化，而子宫和肌瘤的体积明显缩小。一般应用GnRH-a 12周的患者不需反加疗法。

过去一直主张GnRH-a治疗子宫肌瘤使用时间为3～6个月，有学者对不同用药时间进行比较发现用药2个月和6个月子宫体积较用药前均显著缩小，但2组间子宫体积的缩小量和术中出血量无显著差异。据报道，术前使用GnRH-a 2个月能够显著减少子宫及肌瘤的血流，治疗组的术中出血明显少于对照组。药物可通过使子宫动脉及肌瘤血管内血流量明显减少，抑制肌瘤生长。故对于术前用药后血红蛋白已升高到理想水平者无须延长用药，可避免或减轻GnRH-a治疗的不良反应。对于近绝经期采用GnRH-a治疗者可适当延长用药时间。

GnRH-a 阿巴瑞克、西曲瑞克及加尼瑞克已被美国 FDA 批准用于临床,目前 GnRH-a 主要用于辅助生殖技术及前列腺癌。由于其为短效制剂,目前尚未见治疗子宫肌瘤的随机对照研究报道,但在小样本的研究中显示出良好的疗效。国外学者报道 19 例绝经前有症状的子宫肌瘤患者每天使用加尼瑞克 2mg 皮下注射,使用 19 天时子宫及子宫肌瘤体积缩小最为明显,子宫及子宫肌瘤体积缩小分别为 42.7%和 46.6%。

(2)米非司酮:又称 RU486,是 19-去甲睾酮的衍生物,具抗孕激素、抗糖皮质激素的作用,前者的作用强于后者。能取代体内黄体酮与其受体相结合,抑制黄体酮活性,继而引起卵巢黄体溶解,致体内黄体酮和雌二醇水平下降。20 世纪 80 年代研制成功,最初临床主要用于抗生育,近年逐渐扩大了其应用范围。Murphy 等首次报道应用米非司酮治疗 10 例有症状的子宫肌瘤患者,使子宫肌瘤体积缩小。最初是每天服 50mg,连续服用 3 个月。其后又作了每天 25mg 及 5mg 不同剂量的观察,治疗 3 个月,25mg 组用药 3 个月,肌瘤缩小 49%,收到与 50mg 组同样的效果,5mg 组的疗效差。三组用药期间均出现闭经,部分患者出现轻度潮热。20 世纪 90 年代后期国内陆续有较多的米非司酮治疗子宫肌瘤的报道。用量为每天服 10~25mg 不等,连服 3 个月为 1 个疗程,均收到肌瘤缩小的效果,体积缩小 50%左右。有效率(缩小>20%)达 85%~90%,服药期间闭经。不良反应轻,少数患者出现轻度潮热,个别转氨酶轻度增高,停药后即恢复正常。停药后 15~40 天恢复月经,个别延迟。月经恢复后子宫肌瘤体积的变化也因人而异,有的患者停药后 3 个月内肌瘤未见增大,随后逐渐见增大。月经恢复后的经量也不尽相同,50 岁左右近绝经期患者可诱发绝经,停药后继续闭经,肌瘤持续缩小,此点与 GnRH-a 有相同作用。新近文献显示低剂量米非司酮(5mg 或 10mg)均可使子宫肌瘤明显缩小,达到闭经、改善贫血的目的。有学者对米非司酮治疗子宫肌瘤的文章进行综述显示米非司酮的使用剂量逐渐减小至 25mg/d、10mg/d,甚至达 5mg/d,使用 3 个月的有效率为 26%±20%,6 个月有效率为 48%,与 50mg/d 使用 3 个月疗效相当。多位学者均对小剂量米非司酮治疗子宫肌瘤的疗效进行研究,显示 5mg/d 与 10mg/d 子宫肌瘤缩小的效果相同,与对照组比较具有明显缩小子宫肌瘤的作用。长期使用米非司酮有子宫内膜增生的报道,上述研究显示使用 6 个月 10mg/d,13.9%~28%出现子宫内膜过度增生(无不典型增生),使用 12 个月发生率降低至 4.8%;5mg/d 组未发现子宫内膜增生。米非司酮与 GnRH-a 治疗子宫肌瘤比较,疗效相同,适应证基本同 GnRH-a。我国目前一般应用小剂量米非司酮 10mg/d,口服,连续 3 个月治疗子宫肌瘤。

(3)孕三烯酮:是合成的 19-去甲睾酮的衍生物,具有强抗孕激素、抗雌激素及中度抗促性腺激素及轻度雄激素作用。服用后患者血中 LH、FSH、E、P 均降低,英国学者报道 1 例 R-2323 治疗子宫肌瘤的病例,该患者在停药后生育。此后研究显示给予子宫肌瘤患者不同剂量(2.5~5.0mg)和途径(口服或者经阴道给药)的孕三烯酮,可使子宫肌瘤体积明显缩小,以服药最初 6 个月缩小最显著,6 个月后缩小速度减慢;而且 2.5mg 每周 3 次比 5mg 每周 2 次更有效,阴道用药较口服用药肌瘤缩小更明显。所有患者在治疗过程中出现闭经,肌瘤引起的症状在用药 1 个月后消失。用药半年的患者,89%在停药后 18 个月,子宫仍比治疗前小。不良反应主要包括体重增加、痤疮、皮质增多症和潮热等。肝功能异常较少见,对血脂血糖无明显影响,用药半年后骨密度无明显变化。停药后不良反应一般于 2 个月内消退。

(4)选择性雌激素受体调节剂:药理活性具有组织特异性,在中枢神经系统、骨骼、肝脏及心血管系统表现为雌激素受体激动剂,发挥雌激素保护心血管及代谢方面作用;在乳腺内表现为雌激素受体拮抗剂;在子宫则混合了拮抗剂和激动剂的作用。过去曾用他莫昔芬治疗子宫肌瘤,但由于它有刺激子宫内膜增生的作用现已不用。雷洛昔芬是目前使用最广泛的一种选择性雌激素受体调节剂,已被批准用于治疗和预防绝经后的骨质疏松。因其无刺激子宫内膜增生的不良反应,近年的临床研究显示选择性雌激素受体调节剂对子宫肌瘤有治疗作用。最初采用每天 60mg 雷洛昔芬治疗绝经后子宫肌瘤,可使肌瘤体积缩小,并可持续至停药后一年,而此剂量对绝经前子宫肌瘤患者作用不明显,增加剂量至 180mg/d 作用仍不明显;这可能是雷洛昔芬的抗雌激素作用只能抵消绝经后低雌激素而不能抵消绝经前较高的雌激素水平。而国外的一项随机对照实验,给予 25 例绝经前的子宫肌瘤患者口服雷洛昔芬 180mg/d 共 3 个月或不进行医疗干预,结果治疗组的肌瘤体积与对照组相比减少 22.2%,与基线相比减少 9.1%。有研究发现该药对肌瘤细胞有明显的抗增生及诱导凋亡的作用。国内尚无雷洛昔芬治疗子宫肌瘤的报道。

(5)选择性孕激素受体调节剂:是新近研发的一类合成的孕激素受体的配体,它们与受体结合表现出孕激素激动剂、拮抗剂、部分或者混合的激动剂与拮抗剂效应。

Asoprisnil 是其中的代表药物,具有混合的孕激素受体激动剂及拮抗剂的效应,动物试验显示其对子宫组织具有高选择性。国外进行的一项多中心、双盲、随机、安慰剂对照的临床实验,129 例符合标准的患者,口服不同剂量的 Asoprisnil(5mg、10mg、25mg)或安慰剂,每天一次共 12 周,结果实验组子宫及肌瘤体积明显缩小,其中 25mg 组平均肌瘤体积缩小 36%,压迫症状改善。由低到高不同剂量的 Asoprisnil 减少患者子宫出血量分别达 28%、64%及 83%;以上各项改善有明显的剂量依赖性。有学者对 33 例子宫肌瘤患者术前给予 Asoprisnil 10mg 或 25mg 或给予安慰剂共 12 周,用药前及手术前测定子宫动脉的血流阻抗,子宫及肌瘤的大小及记录患者的月经周期及月经量,结果显示 25mg 组明显增加子宫动脉的血流阻力,提示子宫动脉血流量减少,子宫肌瘤体积缩小的中位数为 25.8%;与安慰剂组比较,月经量明显减少,25mg 组 91%的患者闭经。目前尚无 Asoprisnil 治疗子宫肌瘤的大样本临床实验的结果,其适应证、禁忌证及不良反应有待进一步总结。

醋酸乌利司他也是一种选择性黄体酮受体调节剂。醋酸乌利司他是新的具抗孕激素和抗糖皮质激素活性的物质,结构与黄体酮和米非司酮相似。一项随机对照试验显示应用 10mg、20mg 醋酸乌利司他均能使子宫肌瘤体积明显缩小。新近报道醋酸乌利司他与安慰剂及醋酸亮丙瑞林治疗子宫肌瘤对比,使用醋酸乌利司他治疗 13 周可有效地控制子宫肌瘤导致的出血过多,并且可使肌瘤缩小;在控制子宫出血方面,每天 5mg 和 10mg 剂量的醋酸乌利司他并不劣于每月 1 次的醋酸亮丙瑞林,并且引起潮热的可能性显著减小。

(6)左炔诺孕酮宫内缓释系统(levonorgestrel releasing intrauterine system,LNG-IUS):是一种新型的避孕药具。每天释放 20μg 高效孕激素,使子宫内膜腺体萎缩,间质蜕膜样变,黏膜变薄,有效减少月经量。文献报道特发性月经过多患者使用左炔诺孕酮宫内缓释系统 3 个月可使月经量减少 94%,目前临床已用于特发性月经过多的治疗,并取得良好效果。基于此,左炔诺孕酮宫内缓释系统可用于治疗合并阴道出血过多的子宫肌瘤。一项前瞻性对照研究,54 例子宫肌瘤伴月经过多患者及 50 例特发性月经过多患者使用曼月乐治疗,采用失血量评分图判断月经期失血量,使用一个月失血量减少 86.8%,使用 3 个月、12 个月、24 个月、36 个月及 48 个月,经期失血量分别减少 92.1%、97.4%、97.4%、99.5%及 99.5%,与特发性月经过多的效果相似。两组的子宫体积均明显减小,子宫肌瘤组子宫体积减小更明显,但子宫肌瘤的体积无明显减小。另一项前瞻性研究中，102 例因子宫肌间肌瘤造成月经过多或月经频发者采用左炔诺孕酮宫内缓释系统治疗，使用 Higham 评分评估经期失血量，结果使用 12 个月平均失血量评分由 231.7 分降至 17.6 分，经期持续时间明显缩短，子宫平均体积由 145cm^{3}降至 129cm^3，子宫肌瘤的体积改变不明显。

(7)芳香化酶抑制剂：芳香化酶是雌激素合成的限速酶，是很好的、被选择性抑制的靶点。根据其作用机制不同，可分为 2 类：非甾体类制剂和甾体类制剂，目前临床上主要用于绝经后女性乳腺癌的治疗。芳香化酶抑制剂主要通过抑制组织中芳香化酶的活性，阻止绝经后女性体内雌激素的生成从而降低雌激素水平，还可通过抑制肿瘤细胞内芳香化酶活性，降低肿瘤组织内雌激素水平，从而达到抑制激素依赖性肿瘤细胞的生长目的。子宫肌瘤也是性激素依赖性肿瘤。以往研究结果显示，子宫肌瘤组织中芳香酶活性远远高于周围正常子宫肌组织。一项随机对照研究中，将 75 名受试者随机分为两组，一组口服来曲唑 2.5mg/d，共 12 周，另一组注射曲普瑞林 3.75mg/4w，共 12 周，结果显示来曲唑组子宫肌瘤体积缩小 46.5%，较曲普瑞林组(33.2%)效果明显，而循环雌激素水平降低不明显。与 GnRH-a 相比较具有起效快、不良反应小的特点，尤其适用于准备生育者短期使用。有学者给予 60 例有症状的子宫肌瘤患者来曲唑每天 5mg，共 3 个月，子宫及子宫肌瘤的体积平均缩小 21.67%及 46.72%，临床症状明显改善，而对骨量没有明显影响。

(三)手术治疗

子宫肌瘤的手术范围包括肌瘤切除、全子宫切除、次全子宫切除。手术途径可经腹、经阴道及宫腔镜或腹腔镜下手术。

1.肌瘤切除术

(1)经腹子宫肌瘤切除术：为经腹切开子宫肌层的肌瘤假包膜，从假包膜中剥除肌瘤，不切除子宫，可以保留生育功能的手术。适用于≤40 岁以下，有生育要求或虽无生育要求，但不愿切除子宫而要求保留子宫者。术前对肌瘤的部位、大小、数目须充分了解。通过阴道检查、B 超检查、诊断性刮宫，必要时做子宫输卵管造影或宫腔镜检查。术前掌握这些有关情况，对手术难易及术中可能遇到的困难有所估计，做到心中有数。

术后妊娠率：各报道不一，为 40%~70%，足月妊娠率为 43.7%~95.2%。术后妊娠与患者年龄有关，妊娠率随着年龄的增长而下降，<35 岁的妊娠率为 62%，≥35 岁的为 33%。与肌瘤的数目有关，单发肌瘤术后妊娠的机会约为多发肌瘤的 1 倍。

复发率：一般在 20%~30%。复发率与术后随访时间的长短有关，随访时间长其复发率也逐渐升高，与所用的检查方法也有关。对子宫肌瘤切除术后做阴道超声进行随诊，5 年累积的复发率逐年升高，到 5 年达 51%。多发性子宫肌瘤的术后复发率高于单发肌瘤，此外文献报道肌瘤切除术后有过妊娠分娩者的复发率(15%)低于术后未妊娠者(30%)。复发的原因有两个可能：手术时有小的肌瘤被漏掉，术后在卵巢性激素的作用下逐渐长大；另一可能是患者本身存在肌瘤致病的因素，若干年后又有新的肌瘤发生。

(2)经阴道肌瘤切除术：带蒂黏膜下肌瘤蒂根位置低，瘤蒂可与颈管内触及者，适于采用阴道肌瘤切除术，摘除肌瘤后即可解决由肌瘤产生的症状，而不需要做子宫切除。须注意的是术前须确定肌瘤是来自宫颈或来自宫腔。宫颈黏膜下肌瘤其蒂根可于颈管内探到。若来自宫腔的黏膜下肌瘤虽从颈管内可触及瘤蒂，但其蒂附着于宫壁，切除肌瘤向下拉瘤蒂时，须注意不可用力,以免造成子宫翻出;另一点是切蒂时,须贴近肌瘤侧而不要靠近瘤蒂根侧,以免误伤宫壁,甚至造成宫壁穿孔。

2.子宫切除术

(1)经腹子宫切除术

1)适应证:患者无生育要求,子宫≥12 周妊娠大小;月经过多伴失血性贫血;肌瘤生长较快;有膀胱或直肠压迫症状;保守治疗失败或肌瘤切除后复发。

2)术式选择:经腹子宫切除术有全子宫切除术及次全子宫切除术两种术式。全子宫切除术现已成为常规的子宫切除术式。它的优点是子宫切除的同时一并将宫颈切除,可免除将来发生宫颈残端癌的威胁。宫颈残端癌由于术后盆腔局部解剖的变异,盆腔粘连,无论行放射治疗或手术治疗均较有完整子宫者困难,而且效果也较差,尤其发现已晚的残端癌。因此,采用全子宫切除术多于次全子宫切除术。次全子宫切除术具有操作简单,手术时间短,手术损伤及并发症少的优点。适于患者一般情况危急需要争取时间抢救者;患者有严重内科合并疾病不能耐受时间较长的全子宫切除术者;盆腔严重粘连切除宫颈有困难者;40 岁以下年轻妇女自愿保留宫颈者,行次全切除术,保留宫颈和阴道的完整对其精神心理及劳动力更为妥当。术前须向患者解释清楚次全子宫切除的利弊及术后需要定期随诊的重要性。

3)术前准备:子宫切除术前除一般常规准备外,着重强调对宫颈及宫内膜检查的必要性。①无论做全子宫切除或次全子宫切除,均需常规做宫颈刮片,必要时做宫颈吸片,颈管刮取物病理化验,阴道镜下做宫颈活检以排除宫颈上皮内瘤样病变或早期宫颈浸润癌。若术前发现问题可以主动改变治疗计划,以免次全子宫切除术后,人为造成"残端癌",或全子宫切除术后病理标本发现浸润癌,造成治疗不足的严重后果;②子宫切除术前常规做分段诊刮术,以排除子宫内膜癌,对诊断某些子宫肉瘤有一定帮助。子宫肌瘤可以合并子宫内膜癌或子宫增大本身即为子宫内膜癌而被误诊为肌瘤。尤其年轻妇女的子宫内膜癌多数是因其他诊断行常规诊刮发现的。

4)次全子宫切除术后随访:①宫颈残端癌:宫颈残端癌的发生率国外文献报道为 0.4%~1.9%,国内为 0.24%~1.8%。次全子宫切除术后须定期做妇科检查,随诊时注意宫颈外观、大小,除做刮片外,必须做内触诊明确宫颈的硬度。细胞学发现早期腺癌较鳞癌困难。由于宫颈腺癌细胞改变不如鳞状细胞恶性征象显著,尤其分化良好的腺癌,因此以被漏诊。国内报道 16 例宫颈腺癌,其中 12 例有细胞学检查,其涂片阳性率仅为 25%,因此,如临床可疑,细胞学阴性,应在阴道镜指示下做宫颈活检;②宫颈残端肌瘤:宫颈残端肌瘤不多见。患者往往在次全子宫切除术后若干年,因压迫症状或腹内肿块就医。国内报道 6 例子宫颈残端平滑肌瘤,在 5~11 年前均因子宫肌瘤做过次全子宫切除术。该院因各种疾病行次全子宫切除术后宫颈残端平滑肌瘤发生率为 0.25%;③对残端宫颈发生的急、慢性炎症,均需给予积极处理。

(2)阴式子宫切除术:该术式有其优点,对患者创伤小,盆腔脏器刺激少,术后恢复快,且无腹部切口瘢痕。其缺点是不能探查腹腔。该术式成功与否,关键在于手术指征的选择是否恰当。

1)适应证:子宫小于 12 周妊娠大小,盆腔无粘连,无附件肿块;患者同时有膀胱或直肠膨出或合并子宫脱垂者手术时可同时予以修补;腹部过于肥胖者;个别患者不愿腹部留下手术瘢痕者。

2）手术方法：取膀胱截石位，常规消毒铺巾；导尿后在麻醉下做双合诊，再次明确子宫大小、位置及有无粘连；暴露手术野：将小阴唇固定于大阴唇外侧皮肤上；膀胱阴道间隙注入水垫；剪开阴道前壁：向下牵引子宫颈，暴露前阴道壁与子宫颈交界处，于膀胱宫颈附着的间隙处（界限不清时，可用金属导尿管插入膀胱内辨认），横形切开阴道壁0.5~1cm，用分离剪全层环形切开阴道壁；分离膀胱：提起阴道壁切口上缘，用金属导尿管探清膀胱附着下界，钝性分离膀胱宫颈间隙，用单叶阴道拉钩拉开膀胱，可显露两侧膀胱宫颈韧带，靠近宫颈分离、缝扎；剪开阴道后壁：于直肠宫颈交界的间隙处，钳夹、剪开，分离后阴道壁，使左右与前阴道壁切口相连通，整个阴道穹窿环形剪开；分离直肠：鼠齿钳提起阴道壁切缘，用血管钳紧靠宫颈后壁分离，找到疏松间隙；腹膜外暴露子宫颈主韧带和子宫骶韧带：推开膀胱、直肠，钝性分离宫颈旁上下阴道黏膜；切断、缝扎子宫骶韧带：用血管钳靠近宫颈钳夹、离断骶韧带，7号丝线缝扎；切断、缝扎宫颈主韧带和子宫血管：将子宫颈向下及一侧牵引，暴露宫颈主韧带，用血管钳贴近子宫颈钳夹，深达子宫峡水平（其中包含子宫动静脉），切断后断端用4号、7号丝线双重缝扎；剪开膀胱子宫返折腹膜：暴露返折腹膜皱襞，剪开，并在腹膜切缘中点缝一针丝线牵出作标志；切开子宫直肠窝腹膜：同法处理子宫直肠窝返折腹膜；处理宫旁组织：靠近宫体钳夹、切断，7号丝线缝扎；切断缝扎子宫附件及圆韧带：离子宫附着点1~2cm处钳夹、切断圆韧带，丝线缝扎，用血管钳与子宫角侧壁平行钳夹、切断输卵管和卵巢固有韧带，切除子宫，断端用4号、7号丝线双重缝扎，保留缝线，然后检查保留的卵巢是否正常；缝合盆腔腹膜：将前面保留的腹膜标记缝线提起，暴露腹膜切口边缘，连续缝合关闭盆腔；缝合阴道壁。

（3）子宫切除与卵巢保留：子宫肌瘤好发于中年妇女，子宫切除的同时是否要切除双侧卵巢，若保留卵巢，保留一侧或双侧，如何掌握卵巢去留的年龄，如何使保留的卵巢维持正常功能，都是临床关心的问题。过去主张切除子宫的同时一并将双侧卵巢切除的主要原因是为了预防卵巢癌，故又称为“预防性卵巢切除”。文献报道对10 504例子宫切除保留卵巢的患者随访结果，有20例发生卵巢癌，其发生率为1.4‰，年龄≥40岁发病率为0.44‰，低于一般人群中同龄妇女卵巢癌发病率9‰的文献报道数字。另有学者通过病例对照研究发现子宫切除保留卵巢的患者卵巢癌的风险低于对照组未行子宫切除术的妇女。收集国内9所院校1249例子宫切除保留卵巢的随访资料仅发现1例卵巢癌。从国内外文献报道来看子宫切除保留卵巢的患者，日后发生卵巢癌的风险不比一般人群高。相反切除双侧卵巢所产生的危害却是明显的。随着体内雌激素的降低，生殖系统、心血管系统及骨骼系统等发生一系列改变，出现绝经期综合征、骨质疏松，促进或加重心血管疾病（高血压、动脉硬化、冠心病等），严重威胁妇女的健康及生活质量，甚至缩短生命。由于人们寿命的延长，人工绝经带来的危害远比保留卵巢可能发生卵巢癌的风险要大。因此，良性疾病切除子宫时保留卵巢的主张已得到普遍的共识。综合国内报道资料表明保留卵巢组血清FSH、LH、E_2水平均与正常育龄妇女卵泡均值无明显变化，阴道细胞学显示有雌激素影响；对保留卵巢的排卵功能研究显示：保留双卵巢组（13例），全部有排卵，而保留单侧卵巢组（10例），有7例排卵，2例无排卵，1例卵巢功能低落；双卵巢切除组（12例）全部卵巢功能丧失。对子宫切除保留卵巢随访10年以上的患者结果说明保留的卵巢功能状态可以维持到自然绝经状态年龄。以上资料说明保留的卵巢仍具有正常功能，保留双侧卵巢的功能好于单侧者。因此，临床上处理卵巢时如果双侧卵巢均正常，应尽量予以保留，尤其对于年轻妇女。切除单侧，保留一侧并无根据地说可以减少卵巢癌发生的概率，而且对双侧正常的卵巢临床选择保留哪侧卵巢也无从根据,有时由于术者缺乏经验,反而将有月经黄体侧的正常卵巢切除。此外,手术时保留卵巢与否,保留双侧或单侧或哪侧卵巢均应告诉患者,以便患者术后随访或转地医疗,接诊的医师得以了解病情。保留的卵巢除可以发生良、恶性肿瘤外,还可以发生非器质性病变,如卵巢囊性增大、残余卵巢综合征。临床中也见到有的患者虽保留了卵巢,术后有程度不同的绝经期综合征出现。有学者认为手术操作本身可以影响术后卵巢功能,术时对单侧或双侧卵巢做了部分切除或切开缝合,可引起永久性无排卵或卵巢衰竭;也有认为子宫切除本身是否会影响保留卵巢的功能,这是值得临床进一步研究的问题。

(4)巨型宫颈、峡部及阔韧带肌瘤的手术:子宫切除术的难易不在于子宫大小,而在于宫颈及其周围的解剖关系是否正常。全子宫切除术之所以难于次全子宫切除术,就是涉及切除宫颈。宫颈的前方与膀胱贴近,其后方与直肠为邻,宫颈两侧 2cm 处有输尿管于子宫动脉下方通过,其四邻均为重要器官,而宫颈又位于盆腔深部,此处手术野暴露较差,因而增加了一定的困难。宫颈、峡部肌瘤尤其巨型肌瘤,可大如 3~4 个月妊娠子宫大小,从而使宫颈膨大、变宽、变长,使其与周围器官的正常解剖关系发生改变。若对正常的解剖关系不熟悉,术中操作无准则,易发生手术损伤。

子宫颈以阴道穹窿为界分为阴道部与阴道上部。宫颈阴道部露于阴道内,此部位的肌瘤若未向盆腔发展,则对盆底组织与器官无干扰,手术无困难。宫颈阴道上部及峡部基本位于盆腔腹膜外,前面有膀胱腹膜反褶,后方为子宫直肠陷窝处的后腹膜覆盖。因此,宫颈肌瘤若向阴道上部发展或起于阴道上部或峡部,随着肌瘤的增大,周围器官与组织的解剖关系便受影响,尤其输尿管。由于肌瘤的初始部位、大小及发展方向不同,输尿管可被肌瘤推移向盆侧壁,或被压于肿瘤的下方。巨大宫颈肌瘤向下可突向阴道穹窿,后唇深居阴道后穹窿顶端,可触及而不能暴露,宫体则被高举于瘤体之上,颈管后壁被拉长。若肌瘤来自后唇及颈管后壁被肿瘤代替,下端突向阴道,宫颈口移向前方,前唇被巨型肌瘤扩张成薄片。有时巨型宫颈肌瘤向下充满阴道,向上嵌入盆腔。由于肌瘤塞满阴道,宫颈前唇几乎触不到,巨大肌瘤嵌入盆腔,宫体多摸不清楚。宫颈肌瘤有时向侧方发展,对子宫血管及输尿管均可造成移位。峡部肌瘤有时可以成巨型浆膜下肌瘤突向子宫直肠陷窝内,宫颈阴道部仍保持原形,但被肌瘤拉向上,移位到耻骨联合的后方,位置很高。

阔韧带肌瘤为宫体部肌瘤长入阔韧带内,肌瘤居盆腔腹膜之外,对盆腔解剖影响较大,宫体上部肌瘤长入阔韧带内,右侧者可影响回盲部,长入左侧者可影响乙状结肠,使肠系膜向上移位,有时输尿管即位于肌瘤之上。宫体下部肌瘤向侧方发展,其影响与巨型宫颈肌瘤类似,可使直肠受压,膀胱移位,若输尿管下段受压重,其上段可见扩张。由于肌瘤造成解剖上的变异,给手术带来困难。

手术前根据阴道检查结合 B 超检查,对肿瘤的部位、手术可能遇到的困难做一初步估计。一般为盆腔内肿块以经腹部手术为主,个别肌瘤大部位于阴道内,上方有嵌顿于盆腔者则采用腹部及阴道联合方式进行手术。

3.内镜下的手术治疗　传统方式多经腹做子宫肌瘤切除术或子宫全切除术或子宫次全切除术。这些术式的最大缺点之一是腹部创伤大,对腹腔干扰多,术后恢复相对较慢。近十年来,随着微创伤外科的发展,子宫肌瘤在腹腔镜或宫腔镜下进行手术治疗,已成了现实,国内外都有许多成功的报道,目前已成为这一疾病的主要手术方式之一。

(1)腹腔镜下手术治疗:一般来说,无论浆膜下肌瘤或子宫肌壁间肌瘤,均可在腹腔镜下剜出肌瘤,也可在镜下做子宫切除。而实践中,肌瘤过大、过多,还是存在一定的困难,术中往往出血也多。因此,这类病例选择此种术式,宜慎重为好。

1)子宫浆膜下肌瘤切除术:若子宫浆膜下肌瘤有明显的根蒂,可用大爪钳或双齿活检钳直接抓住肌瘤,使之呈牵引状,然后用电凝刀或内凝刀或激光刀等,一边扭转切断瘤蒂,一边凝固止血。肌瘤切除后,若创面有出血,应再次使用以上切凝器止血。切除的肌瘤直径≤1cm 者,可直接通过 11mm 套管鞘(trocar)取出,若直径>1cm,可用组织碎块器或 Serrated Edged Macro Morcellator Set(SEMMSet)切割后取出。最后冲洗盆腔。若浆膜下肌瘤无蒂,基底较宽,切除方法与子宫肌壁间肌瘤切除术相类似。

2)子宫肌壁间肌瘤切除术:这一术式也适用于子宫阔韧带肌瘤。剜除方法:先在瘤体周围注射血管收缩剂,如垂体后叶素 5~10U 加入生理盐水 10~20mL 中稀释,或注射宫缩剂,借以减少术中出血。也可采用内缝结扎法暂时性阻断子宫动脉上行支,术毕后拆去结扎线。然后用切凝器切开肌瘤表面包膜,用爪钳抓住肌瘤,配合分离钳一边扭转,一边分离包膜,使之肌瘤逐渐被剜除。子宫创面先用凝结止血,然后再用 endo-suture 法缝合关闭创面,取下肌瘤用 SEMMSet 取出。最后冲洗盆腔。

3)子宫切除术:凡肌瘤较大(肌瘤或子宫大小,对这一术式的难易程度有影响。随着操作者经验和技术熟练程度的增加,难度会逐渐降低,初学者子宫大小最好控制在相当于 3 个月孕子宫体积),症状明显,经姑息性治疗无效,不需保留生育功能者,或疑有恶变,可选择这种术式。具体方法有三种。

①腹腔镜下协助阴道子宫切除术:先在腹腔镜下分离附件或盆腔粘连,切除或断扎双侧附件,并处理子宫各韧带及血管,然后将子宫从阴道切除,这就解决了以往经阴道切除子宫不能解决的问题。具体操作方法:若需要保留附件者,可用双重缝合结扎卵巢固有韧带、输卵管及子宫圆韧带,剪断后的附件残端,再用套圈加固结扎或凝固器固化;也可直接固化卵巢固有韧带、输卵管及圆韧带后切断。不需要保留附件者,先断扎骨盆漏斗韧带及圆韧带,方法同前。进而分离膀胱腹膜返折,使之推开膀胱。在子宫峡部两侧分离暴露子宫动脉,可用缝扎、钳夹或双极电凝固化后切断。此后,固化切断主韧带及骶韧带,并切断(有些学者主张经阴道处理子宫动脉及主、骶韧带更为安全)。此时改经阴道切开阴道穹窿,若需处理主、骶韧带及子宫血管者,阴道穹窿切开后,向上向外钝性分离阴道壁,暴露宫颈旁组织,断扎主、骶韧带及子宫血管。最后前开子宫前后陷凹腹膜,子宫即可从阴道取出。注意剪开腹膜前,应推开膀胱与直肠,辨别清楚盆腹膜后方能剪开,否则易损伤膀胱或直肠。子宫取出后先缝合腹膜,再缝合阴道穹窿,也可将盆腹膜与阴道穹窿同时缝合。镜下冲洗盆腔。

②经典筋膜内子宫次全切除术:由德国 Semm 教授创立。其优点是保留了阴道结构及完整性;将子宫颈癌好发区及子宫体病变完全切除,子宫颈血供仍然存在;不切断主韧带及骶韧带,保持了盆底功能;膀胱周围损伤小,减少了输尿管及神经丛损伤,因而术后泌尿道并发症少;术后患者恢复较快,性生活更接近正常妇女。其缺点是环套宫颈残端不易扎紧,宫颈残存管状内壁难以彻底止血。

操作法:a.固定子宫颈:助手用两把有齿组织钳抓住宫颈两旁,用 Curt-Set 从宫颈插入,穿刺棒进入子宫腔,穿透子宫肌层;b.镜下切除双侧圆韧带、输卵管及卵巢固有韧带,或切断骨盆漏斗韧带,方法同前;c.用水垫法打开膀胱子宫返折腹膜,推开膀胱至宫颈处;d.用 Curt-Set 旋转切除整个子宫颈黏膜及子宫内膜组织,直达子宫底浆膜层。随即用 Roeder-Loop(一种环套肠线）套扎子宫峡部，边收紧结扎线，边退出 Curt-Set 及切除组织筒。子宫颈峡部结扎应在不同平面结扎 3 次，以防结扎松脱。套扎紧后用剪刀或电刀距结扎线 0.5cm 以上处切除子宫体，使宫颈残端固化；e.处理各断端，用固化器固化宫颈残端后，并将子宫韧带断端缝合固定于子宫颈残端，内缝盆腹膜以包埋宫颈残端；f.取出子宫体：切下的子宫体用 SEMM-Set 切割，从转换成 20mm trocar 中取出，并送病理检查；g.冲洗盆腔；h.处理宫颈残端管状内壁：用固化器固化止血。

③腹腔镜协助下阴式筋膜内子宫切除术：是前两种术式的综合改良。吸取了经典筋膜内子宫次全切除术保留宫颈组织不破坏阴道及盆底结构等优点，采用了腹腔镜下协助阴道子宫切除术不扩大腹壁切口从阴道完整切除病变子宫的方式。具体操作不同点是：待子宫圆韧带及附件处理后，从阴道后穹窿切开子宫直肠陷凹，暴露子宫后壁，用抓钳逐渐向上抓住后壁向阴道倒转拖出子宫体，继而断扎双侧子宫血管。可不用 Curt-Set，而用手术刀边向下牵拉子宫体，边环行柱状切除子宫颈黏膜及纤维结缔组织。不需推开膀胱。宫颈管状残端用肠线缝合止血。最后关闭盆腔腹膜及阴道后穹窿。再在腹腔镜下冲洗盆腔。实践证明，此法更安全，还可缩短手术时间。

（2）宫腔镜下手术治疗：适应于子宫黏膜下肌瘤和子宫肌壁间肌瘤有部分突向宫腔者，以及宫颈肌瘤。

1）黏膜下肌瘤切除术：若为有蒂的子宫黏膜下肌瘤，直径<2cm 者，在镜下先用电切换切断根蒂，再用卵圆钳夹出瘤体；瘤体直径>2cm，再切割部分瘤体，待缩小体积后夹出。若年龄>40 岁，伴有子宫内膜增生过长者，可同时切除子宫内膜。若为无蒂的黏膜下肌瘤，需先用电切刀在肌瘤表面切开包膜，再用电切环将肌瘤切割呈碎片取出。深埋于子宫肌壁的瘤体部分在切割同时，注射宫缩剂，使肌瘤向宫腔凸出，以便完全切净肌瘤。若肌瘤难以切除干净，也可切至肌瘤与周围肌壁组织平行为止。

2）肌壁间肌瘤切除术：这一手术适应于肌壁间肌瘤凸向子宫腔者。方法是先在肌瘤突起部分“开窗”，同时注射宫缩剂，使肌瘤向宫腔突，逐渐将肌瘤切呈碎片取出，直至部分或全部切除肌瘤，肌壁间残存腔穴。可因子宫收缩而压闭并止血。

3）子宫颈肌瘤切除术：子宫颈肌瘤多数从宫颈向宫颈管内突起，并常有蒂，因而镜下切除较为容易并彻底。但应注意子宫颈组织结构以纤维结缔组织为主，肌肉组织较少，术后易于出血特别在脱痂时，有时出血较多，一旦发生，要及时恰当处理，可采用局部压迫或缝合止血。

4）注意事项：①术中检测有无子宫穿孔：子宫肌瘤镜下切除时，尤其是肌壁间肌瘤，在切除过程中，为了切净瘤体，易于切穿子宫肌壁，因而，最好在 B 超或腹腔镜监测下进行手术较为安全。一旦发生，应停止手术，妥善处理；②水中毒及心肾功能检测：初学者或肌瘤过大者，手术时间较长，往往造成膨宫液使用过多，负压量过大，结果引起水中毒，导致心肾功能障碍等。因此，术中、术后均应加强监测，以便及时防止和处理；③术后应继续观察有无子宫出血，若有出血，可再用止血药或宫缩剂。

4.子宫动脉栓塞治疗子宫肌瘤　自 1995 年法国学者 Ravina 等首次报道将子宫动脉栓塞术治疗症状性子宫肌瘤以来，作为子宫切除术和子宫肌瘤剔除术及药物治疗的替代治疗方法，因具有微创、高效、安全、恢复快、保留子宫、住院时间短、并发症少等优点，已在世界范围内越来越多地被采用。

(1)机制:子宫由双侧子宫动脉提供血液,子宫动脉具有丰富的侧支循环,子宫肌瘤多是富血管肿瘤,肌瘤血管粗细不均,分布紊乱并相互交织成网状。子宫动脉向肿瘤供血,螺旋状子宫动脉明显增粗迂曲,肿瘤血管丰富。子宫动脉栓塞治疗子宫肌瘤是栓塞肌瘤的供血动脉,肌瘤内血流缓慢、淤滞,受虹吸作用影响,大部分栓塞剂滞留瘤体,引起肌瘤的缺血缺氧,变形坏死发生早、程度重,导致肌瘤细胞总数减少,瘤体萎缩,从而缓解或消除一系列的临床症状。而正常子宫组织可通过丰富的侧支吻合血管网获得血供。药物治疗仅能抑制肌瘤细胞的体积而不能减少细胞数目因而导致停药后复发。

(2)介入方法:患者平卧位,常规消毒、铺巾、局麻,采用 Seldinger 技术穿刺股动脉成功后,置入导管鞘,在导丝的引导下将导管插入腹主动脉下段近髂总动脉分叉处做 DSA,了解子宫动脉走行及肌瘤的供血情况,再将子宫动脉导管分别超选择插入双侧子宫动脉(注意避开子宫动脉的卵巢支)或异常的肌瘤靶血管,必要时选用更小的微导管。插管成功后做 DSA 造影,评价肌瘤血供情况,在透视监控下,分别于双侧子宫动脉内缓慢注入乙烯醇颗粒,直至对比剂缓慢、滞留时停止栓塞,也可加用钢圈或吸收性明胶海绵条栓塞双侧子宫动脉主干。造影确认肌瘤染色消失再拔导管。术后加压包扎穿刺点,穿刺侧下肢伸直制动 6 小时,卧床 24 小时,必要时给予抗生素和对症处理。

(3)操作要点:①必须将导管超选择插至子宫动脉远端近肌瘤的供血动脉,以避免推注栓塞剂时反流引起误栓。子宫动脉行程长,走行迂曲,超选择插管时可能诱发子宫动脉痉挛,操作要轻柔,也可经导管推注 1%利多卡因 3~5mL 防止血管痉挛;②子宫肌瘤的血供来自左右两条子宫动脉,具有两组大小不同的血管网,外周血供来自扩张迂曲的动脉主干,中心血供来自外周血管网的小动脉,2 个血管网之间存在吻合支,且潜在的侧支循环非常丰富,当一侧子宫动脉栓塞时吻合支随即开放,故介入治疗中应栓塞双侧子宫动脉,只栓塞一侧子宫动脉不能起到良好治疗作用;③介入治疗中要求把握好栓塞程度,既要彻底封闭肌瘤的病理血管,否则治疗效果不佳,又要避免过量栓塞引起反流造成过度栓塞或误栓;④卵巢动脉仅参与少量供血,而且栓塞卵巢动脉会影响卵巢功能,可不考虑栓塞,但也有因未栓塞卵巢动脉而致失败的报道。

(4)不良反应及并发症:①盆腔疼痛:为子宫肌瘤严重变性坏死,局部组织乳酸堆积所致,栓塞后疼痛通常出现在术后 6~8 小时,可持续数天;②栓塞综合征:包括疼痛、发热、恶心、呕吐、阴道排液、不规则阴道出血、便秘、尿潴留等,通常还伴有白细胞升高等生化改变,主要与栓塞后肌瘤缺血引起变性、水肿、坏死和炎性渗出有关,还与栓塞剂的种类、用量、颗粒大小和栓塞程度有关,其发病率可达 40%;③坏死组织滞留排出,宫腔感染;④一过性或永久性闭经:是由于栓塞剂通过子宫和卵巢动脉的吻合支进入卵巢血管导致卵巢血供减少和早绝经。发生率为 1%~14%,少数患者是由于子宫内膜缺血导致,大多数的闭经是由于卵巢功能受到影响所致;⑤子宫动脉栓塞术后较肌瘤剔除术后产科并发症增多,尤其是早产、自然流产、胎盘异常及产后出血,因此对希望生育的患者应慎重选择;⑥罕见但致命的并发症:如肺栓塞、感染性休克等。

第四节　子宫内膜癌

子宫内膜癌是原发于子宫内膜的上皮性恶性肿瘤，由于原发于子宫体部故也称子宫体癌，为女性生殖器官常见的恶性肿瘤，子宫内膜癌在中国居女性生殖系统恶性肿瘤的第二位，在发达国家居首位。在我国，近年来发生率也显上升趋势。据2019年国家癌症中心统计，中国子宫内膜癌发病率为10.28/10万，死亡率为1.9/10万。子宫内膜癌的发生可自生殖年龄到绝经后，高峰发病年龄为50~69岁。与其他妇科恶性肿瘤相比，大多数子宫内膜癌的病程发展相对较缓慢，临床症状出现较早，容易早期发现，多数病例在确诊时病灶尚局限在子宫内，因而治疗效果较好，预后较佳。这些是子宫内膜癌的有利因素。但也有一些不利的因素，如某些特殊的组织学类型其恶性程度很高，容易较早扩散到子宫以外，且子宫内膜癌所表现的症状并无特异性，某些诊断手段如阴道细胞学涂片等其诊断价值不高等。这些不利因素是部分患者预后差的重要原因。所以，只有深入了解子宫内膜癌的发生、发展、病理及临床等特点，才能做到正确及时地诊断与合理地治疗，从而提高子宫内膜癌的治愈率。

一、发病情况

每年世界上约有15万新的子宫内膜癌病例，占女性恶性肿瘤的4.8%，居女性全身恶性肿瘤的第5位。中国每年新发生数约为15 900人，占女性恶性肿瘤的3%。

世界不同地区的发病率有很大差别。最高的地区是美国和加拿大，在欧洲则以瑞士及德国的发生率最高，发展中国家相对较低，最低的是印度和南亚。高发国家中子宫内膜癌约占女性恶性肿瘤的10%，而低发国家中仅占2%~4%。据世界18个地区的统计资料，城市人口的子宫内膜癌发生率高于农村人口，无论是高发地区还是低发地区，城市的子宫内膜癌发生率高出农村20%~40%。在种族差异上，白种人的发生率约为黑人的2倍。近年，我国东部部分发达地区子宫内膜癌的发病率上升的原因可能与经济、文化水平提高，妇女寿命延长有关。

二、危险因素

尽管子宫内膜癌发病的确切机制尚未明确，但根据流行病学资料分析与下述因素有一定关系。

1.年龄　子宫内膜癌以往多认为是老年妇女的疾病，高峰发病年龄是50~69岁，40岁以下较为少见。中国医学科学院肿瘤医院在2008—2016年收治子宫内膜癌572例，50~59岁年龄组占45%，60~69岁组占24.5%，40岁以下占8.3%。年轻子宫内膜癌患者常有明显月经不调及不孕史。

2.月经因素　子宫内膜癌患者常有月经来潮早、绝经晚的历史。有资料显示，月经初潮超过16岁者，危险性降低50%。52岁以后绝经者较49岁以前绝经妇女多4倍。无排卵月经或月经周期过长患本病的危险性增加。

3.妊娠和生育　从流行病学调查来看，不育是子宫内膜癌的高危因素。随着分娩次数增多，危险度下降。不孕者及未产妇与子宫内膜癌的发生关系更为密切。最近研究发现子宫内膜癌发生的危险与初产妇的年龄无关，但随着末次生产的年龄升高，危险性下降。

4.肥胖 肥胖是发生子宫内膜癌的重要危险因素。体重≥90kg 与<60kg 的妇女相比,其发生子宫内膜癌的相对危险度为 17.1。子宫内膜癌患者多数是较肥胖者,约有 80%超过正常平均体重的 10%。体重若超过正常体重的 15%,则患子宫内膜癌的危险度增加 3 倍。特别是在早年肥胖则更是一个危险因素。因为肥胖是内分泌不平衡的表现,机体大量的脂肪增加了雌激素的储存,并在相当长的时间内逐渐使雌激素释放出来,此外脂肪还有利于雄激素芳香化,使雄烯二酮转化为雌酮而增加血内雌激素的含量。此外,肥胖者血中性激素结合蛋白的浓度较低,这些均可导致子宫内膜增生甚至发生癌变。

5.一些相关疾患 糖尿病妇女患子宫内膜癌的危险性增加 2.8 倍,高血压者增高 1.8 倍。糖尿病、高血压患者多见于肥胖者。糖尿病、高血压、肥胖等可能是由于长期垂体功能异常所致。有人认为遗传性垂体功能异常是子宫内膜癌的重要病因。卵巢疾患如卵巢性索间质瘤、多囊卵巢综合征及非典型子宫内膜增生症都与雌激素过高有关,它们与子宫内膜癌的发生关系密切。此外,还有一些散在的报道认为关节炎、甲状腺功能亢进及胆囊疾病等,可能与子宫内膜癌相关,但均不能肯定其确切的关系。

6.外源性雌激素 外源性雌激素,是指服用雌激素类药物。美国在 1990—2010 年子宫内膜癌发病率稳定于 23.2/10 万水平,但在 2015 年时,发现子宫内膜癌的发病率增加为 33.2/10 万,增加了 43%。追踪其原因,在于美国妇女服用雌激素治疗更年期综合征,且未服用孕激素,此后对雌激素使用加强控制,并加用黄体酮,子宫内膜癌的发病率又降低为 23.4/10 万。一项前瞻性研究表明,使用雌激素 6 年以上,患子宫内膜癌的相对危险性增加 1.8 倍,且发病的危险性与使用期限、剂量及最后使用时间有关。停止使用雌激素后,发生的危险性还可持续数年。

7.长期服用他莫昔芬(TAM) 是一种合成的非类固醇类抗雌激素制剂,现已被广泛应用于乳腺癌患者的辅助治疗。但 TAM 尚具有弱的拟雌激素作用,长期服用 TAM,可使子宫内膜增生,增加子宫内膜癌的危险性,近年来陆续有报道,在应用 TAM 后发生子宫内膜癌,特别是持续用药达 2 年以上者,发生的危险性更高,应用 3~4 年则相对危险度增加 6.4 倍。

8.放射线 盆腔放疗后发生子宫内膜癌的病例早有报道。综合文献报道发生率为 0.27%,中国医学科学院肿瘤医院报告,子宫颈癌放疗后子宫内膜癌的发生率为 0.19%,认为可能与宫腔的低剂量区内残存的子宫内膜细胞基因改变有关。

9.癌基因和抑癌基因 近年来分子生物学研究显示,子宫内膜癌患者常有癌基因的激活和(或)抑癌基因的失活,而且在癌发生发展的不同阶段和不同病理类型表达也有不同。随着研究的深入,很可能在解释癌变机制上有所突破。

10.社会经济状况 从流行病学资料看,经济条件较好、社会阶层高及受教育较高的人群发生子宫内膜癌的危险性较高。这些是否是影响子宫内膜癌的危险因素目前还不能肯定,因在早年使用雌激素替代疗法者往往是社会阶层较高及受教育程度较高的人,当然其相对危险就会增加,因此这些因素可能是间接因素。

三、病理改变

1.大体形态 大部分可有程度不同的子宫增大,可为饱满子宫到 8~12 周妊娠大小子宫或更大,少数老年妇女患者子宫可正常大小,甚至比正常略小。子宫表面可光滑,或结节不平。子宫内膜癌的生长方式一般有两种。

（1）弥散型：癌组织累及大部分子宫内膜，常呈息肉样充满宫腔，受累内膜显著增厚，色灰白，质脆，易出血、坏死，组织脱落形成溃疡，并可向肌层及颈管浸润。晚期可浸透浆膜层并累及盆腔邻近器官。

（2）局限型：癌组织局限于宫腔内某一部分，肿瘤发展成菜花状或结节样，宫腔内尚有内膜组织可见，早期癌灶局限于内膜层，癌变可向肌层及宫外组织发展。

2.镜下表现　有普通腺癌、棘腺癌、腺鳞癌、透明细胞癌、乳头状腺癌、浆液性乳头状腺癌、黏液性腺癌、混合型腺癌及鳞癌。

（1）腺癌：为子宫内膜癌最主要的病理类型，腺体明显增多，形态大小不一，排列不规则，由单层或复层细胞组成，可有共壁现象。癌细胞呈柱状、方形或多角形，核大小不一，染色深，核分裂象多见。细胞分化程度可有高、中、低之分。间质明显减少，其间有少量淋巴细胞浸润，常可见出血和坏死。预后好。

（2）棘腺癌：腺癌组织中可见鳞状上皮成分或其团块，鳞状上皮可能来自细胞化生，无恶性表现，此类内膜癌恶性程度低，预后好。

（3）腺鳞癌：有腺癌及鳞癌两种恶性成分。腺癌和鳞癌可相邻排列，也可混合在一起，此类恶性程度较高，预后较差。近年来对2型、3型统称为伴有鳞状细胞分化的亚型，主要认为其预后与鳞状上皮分化关系不大。

（4）透明细胞癌：细胞可呈多边形、平顶、针状或扁平状，以乳头状、管状或囊状排列成实体团块，胞质透明，PAS染色可见红染阳性颗粒，预后差。

（5）乳头状腺癌：呈细头状突起，癌细胞较规则，呈柱形，复层少，有人把此型归为普通腺癌，也有学者认为其较腺癌恶性程度高。

（6）浆液性乳头状腺癌：乳头粗大，被覆不规则的复层浆液性细胞，核分裂象多，核仁大，类似卵巢浆液性乳头状腺癌。易向肌层浸润，并可较早发生盆腔、腹腔和远处转移，恶性度高，预后差。

（7）黏液性腺癌：肿瘤以胞质内含有黏液的腺癌细胞为主，预后较好。

（8）混合型腺癌：包括有上述亚型成分。

（9）鳞癌：少见，应仔细除外来自宫颈。

（10）其他：如移行细胞癌、小细胞癌等均罕见。

3.分子分型　2013年，癌症基因组图谱（The Cancer Genome Atlas，TCGA）根据全基因组测序基因特征（有无POLE基因超突变、MMR缺失、拷贝数变异等）将子宫内膜癌分为4种分子类型。此后基于TCGA分子分型，不同的组织机构制定了对这4种分型的命名和诊断流程，方法大同小异，对4种分子分型的命名整合如下：①POLE超突变型；②MSI-H型（微卫星不稳定型）或错配修复系统缺陷（mismatch repair-deficient，dMMR）型；③微卫星稳定（micro satellite stability，MSS）型或无特异性分子谱（no-specific molecular profile，NSMP）型或低拷贝型；④p53突变型或高拷贝型。子宫内膜癌分子分型有助于预测患者预后和指导治疗。其中POLE超突变型预后极好，这类患者如果手术分期为Ⅰ～Ⅱ期，术后可考虑随访，不做辅助治疗。MSI-H型预后中等，对免疫检查点抑制剂的治疗敏感，但目前的证据仅限于晚期和复发病例。MSS型预后中等，对激素治疗较敏感，年轻患者保育治疗效果较好。p53突变型预后最差,对化疗可能敏感。

子宫内膜癌分子分型在不依赖肿瘤形态学特征的前提下,通过分子特征进行分类,提升了子宫内膜癌诊断的准确性和可重复性。结合临床病理学特征和分子分型对子宫内膜癌进行风险分层和指导临床诊疗是今后子宫内膜癌诊疗的方向。

四、临床表现

1.症状 约90%的患者出现阴道流血或阴道排液症状。

(1)阴道出血:是子宫内膜癌的最主要症状,主要表现为绝经后阴道流血,量一般不多、尚未绝经者可表现为经量增多、经期延长或月经紊乱

(2)阴道排液:多为血性液体或浆液性分泌物,合并感染则有脓血性排液,恶臭。因异常阴道排液就诊者约占25%

(3)腹部肿块:当子宫增大超出盆腔或腹腔有较大转移灶时,患者可自行触及腹部包块。

(4)疼痛:一般并不严重,局限于下腹及腰骶部,严重疼痛则是由肿瘤晚期压迫神经所致,可为腰、腹及下肢疼痛,并可伴有下肢水肿。

(5)大小便障碍:为肿瘤压迫或刺激膀胱、直肠所致,可表现为尿频、排尿不畅,肛门坠胀不适、大便性状改变等。

(6)其他症状:晚期患者可出现肺、肝、骨等处转移的症状,出血多者则可出现贫血症状,少数患者可因宫腔或宫旁感染严重而以发热等为主要表现。

2.体征 体检可发现许多患者是肥胖者。早期患者妇科检查可无异常发现。晚期可有子宫增大,合并宫腔积脓时可有明显压痛,宫颈管内偶有癌组织脱出,触之易出血。癌灶浸润周围组织时,子宫固定或在宫旁扪及不规则结节状物。

五、分期

目前用的是国际妇产科联盟(FIGO)制定的子宫内膜癌手术-病理分期(表10-7)。

表10-7 子宫内膜癌手术-病理分期(FIGO,2009)

分期	描述
Ⅰ*△期	肿瘤局限于宫体
ⅠA*期	肿瘤浸润深度小于1/2肌层
ⅠB*期	肿瘤浸润深度大于1/2肌层
Ⅱ*期	肿瘤侵犯宫颈间质,但无宫体外蔓延
Ⅲ*期	肿瘤局部和(或)区域的扩散
ⅢA*期	肿瘤累及子宫浆膜层和(或)附件
ⅢB*期	肿瘤累及阴道和(或)宫旁受累
ⅢC*期	盆腔和(或)腹主动脉旁淋巴结转移
ⅢC1*期	盆腔淋巴结阳性
ⅢC2*期	腹主动脉旁淋巴结阳性和(或)盆腔淋巴结阳性
Ⅳ*期	肿瘤侵及膀胱和(或)直肠黏膜和(或)有远处转移

（续表）

分期	描述
ⅣA*期	肿瘤侵及膀胱和(或)直肠黏膜
ⅣB*期	有远处转移,包括腹腔内和(或)腹股沟淋巴结转移

注：* G1、G2、G3 任何一种。△仅有宫颈内膜腺体受累应当认为是Ⅰ期,而不再认为是Ⅱ期。细胞学检查阳性应单独报告,并不改变分期。

六、分级

子宫内膜癌按其结构及细胞分化程度分为三级,即 G1、G2、G3。

1.按肿瘤的结构特征分级

G1:高分化腺癌,非鳞状或非桑葚实体状生长形态<5%。

G2:中分化腺癌,非鳞状或非桑葚实体状生长形态在 6%~50%。

G3:低分化腺癌,非鳞状或非桑葚实体状生长形态在 50%以上。

2.按细胞核的异型性程度分级

G1:细胞核长圆形,染色质及核仁变化轻微,偶见核分裂。

G2:细胞核的异型性程度介于 G1 和 G3 之间。

G3:细胞核圆形,不规则增大,核仁明显,嗜酸型,核分裂多见。

3.有关病理分级的注意事项　①细胞核呈明显的非典型性,病理分级时应提高一级;②对浆液性腺癌,透明细胞腺癌和鳞状细胞癌细胞核的分级更重要;③伴有鳞状上皮化的腺癌,按腺体成分中细胞核的分级定级。

七、扩散与转移

多数子宫内膜癌生长缓慢,局限于内膜或在宫腔内时间较长,部分特殊病理类型(浆液性癌、透明细胞癌、癌肉瘤)和高级别(G3)内膜样病可发展很快,短期内出现转移。子宫内膜癌可通过直接蔓延、淋巴、血行转移及种植性方式侵犯邻近组织及器官或转移至远处器官。

1.直接蔓延　癌灶初期沿子宫内膜蔓延生长,向上可沿子宫角波及输卵管,向下可累及宫颈及阴道。若癌瘤向肌壁浸润,可穿透子宫肌层,累及子宫浆膜,种植于盆腹腔腹膜、直肠子宫陷凹及网膜等部位。

2.淋巴转移　为子宫内膜癌的主要转移途径。当肿瘤累及子宫深肌层、宫颈间质或为高级别时,易发生淋巴转移。转移途径与癌肿生长部位有关。子宫内膜癌淋巴转移主要有下述引流途径。

(1)子宫底部病灶→阔韧带上部→骨盆漏斗韧带→腹主动脉旁淋巴结。

(2)子宫角部、前壁上部病灶→子宫圆韧带→腹股沟淋巴结。

(3)子宫中、下段或已累及子宫颈管病灶→宫旁、闭孔、髂内、外淋巴结→髂总淋巴结→腹主动脉旁淋巴结。

(4)子宫后壁病灶→子宫骶骨韧带→直肠旁淋巴结。

由于子宫肌层淋巴管丰富,互相交汇,可同时出现多方向淋巴转移。

3.血行转移　晚期患者经血行转移至全身各器官，常见部位为肺、肝、骨等。

4.种植转移　手术中盆腹腔冲洗液内发现的癌细胞，通常被认为是癌细胞经由输卵管种植于盆腔、腹腔所致。有些阴道残端的转移灶，也被认为是癌细胞脱落、种植的结果。

八、诊断与鉴别诊断

子宫内膜癌的诊断需要对患者的病史、临床检查和病理检查进行全面的综合分析，采取正确检查方法，以免漏诊或误诊。

1.病史　对于绝经后阴道流血、绝经过渡期月经紊乱，均应排除子宫内膜癌后再按良性疾病处理。对于有上述症状，特别是具有高危因素的患者，应仔细进行有关检查。子宫内膜癌的高危因素包括：①初潮早；②绝经晚；③长期月经不调；④未婚或婚后不育；⑤肥胖；⑥糖尿病、高血压；⑦雌激素替代治疗；⑧长期服用他莫昔芬；⑨有盆腔放疗史；⑩肿瘤家族史等。

2.体格检查　应仔细进行妇科三合诊检查，同时注意子宫不大者，也有发生子宫内膜癌的可能。

3.辅助检查

(1)细胞学检查：子宫内膜细胞与子宫颈上皮不同，除行经期外，平时不易脱落，一旦脱落往往发生退化、变形、溶解等一系列变化而难以辨认。因此，子宫内膜脱落细胞学检查准确率较低。为提高阳性率，目前对取材工具和方法作了许多改进，如宫腔吸片、子宫内膜刷、宫腔喷水收集等，但均不够简便实用，结果也只具有辅助及参考价值，最后诊断仍需取内膜行病理组织学检查证实。

(2)病理组织学检查：疑有子宫内膜癌者应行组织学检查来确诊。诊断性刮宫是常用而有价值的诊断方法。常行分段诊刮可以同时了解宫腔和宫颈的情况。对病灶较小者，诊断性刮宫可能会漏诊。组织学检查是子宫内膜癌的确诊依据。

(3)宫腔镜检查：是直视下观察宫腔病变的方法，可直接观察宫腔及宫颈管内有无癌灶存在，癌灶大小及部位。直视下活检，对局灶型子宫内膜癌的诊断和评估宫颈是否受侵更为准确。检查时对可疑内膜组织直接取活检送病理确定病变性质，可以提高诊断准确率及避免颈管假阳性。但并不是所有内膜癌患者的诊断均需采用宫腔镜检查，宫腔肿瘤较大时做此检查易于出血，且检查时膨宫剂的使用，有可能促使癌细胞进入盆腔或发生远处转移。

(4)影像学检查：目前最常用的检查有超声检查、CT及磁共振(MRI)检查。经阴道超声检查可了解子宫大小、宫腔形状、宫腔内有无赘生物、子宫内膜厚度、肌层有无浸润及深度，可对异常阴道流血的原因做出初步判断，并为选择进一步检查提供参考。典型子宫内膜癌的超声图像有宫腔内不均回声区，或宫腔线消失、肌层内有不均回声区。彩色多普勒显像可显示丰富血流信号。其他影像学检查更多用于治疗前评估，磁共振成像对肌层浸润深度和宫颈间质浸润有较准确的判断，腹部CT可协助判断有无子宫外转移。

影像学检查均能提供盆、腹腔淋巴结有价值的信息，对确定病变范围及制订治疗方案有帮助。

4.鉴别诊断　绝经后或绝经过渡期阴道流血为子宫内膜癌最常见的症状，故应与引起阴道流血的各种疾病相鉴别。

(1)绝经过渡期阴道出血：首先应警惕是否为恶性肿瘤，以月经紊乱(经量增多，经期延长及不规则阴道流血)为主要表现，应详细行妇科检查，了解阴道、宫颈、宫体、附件有无异常情况存在，如无异常发现，除细胞学检查外，应分段诊刮活检明确诊断。

(2)老年性阴道炎和子宫内膜炎：主要表现为血性白带，老年性阴道炎患者阴道壁黏膜充血或黏膜下散在出血点，子宫内膜炎患者诊刮时无或极少量组织物刮出，宫腔镜检查见内膜薄，有点片状出血。两种情况可能并存，应在抗感染治疗的基础上行分段诊刮，以明确诊断。

(3)子宫黏膜下肌瘤或子宫内膜息肉：多表现为月经过多或经期延长，或出血同时可伴有阴道排液或血性分泌物，临床表现与子宫内膜癌十分相似。通过超声检查、宫腔镜检查、分段诊刮等可鉴别。

(4)宫颈癌、子宫肉瘤及输卵管癌：均可表现为阴道不规则流血或排液增多。宫颈癌可因癌灶位于宫颈管内使宫颈管扩大、变硬呈桶状；子宫肉瘤多因病灶在宫腔导致子宫明显增大，分段诊刮可鉴别；而输卵管癌主要表现为间歇性阴道排液、阴道流血、下腹隐痛，宫旁可触及肿物，超声检查等影像学检查有助于鉴别。

九、治疗

1.基本原则　子宫内膜癌治疗以手术为主，放疗和化疗是常用的辅助治疗方式。制订治疗方案应结合患者的年龄、病理学类型和分子分型、临床(影像)分期、体能状态等综合考虑决策。

(1)手术目的：一是进行手术-病理分期，确定病变范围及预后相关因素，二是切除病变子宫及其他可能存在的转移病灶。

(2)分期手术步骤：①留取腹腔积液或盆腔冲洗液，行细胞学检查；②全面探查盆腹腔，对可疑病变取样送病理检查；③切除子宫手术可采用开腹、经阴道、腹腔镜或机器人手术系统等方式。无论采取何种手术方式，均要坚持无瘤原则，子宫切除后应完整取出，禁止采用子宫粉碎术取标本。

肿瘤局限于子宫者(临床Ⅰ/Ⅱ期)应行全面分期手术，推荐术中取腹腔冲洗液送细胞病理学检查，并作记录。术中全面探查评估腹膜、膈肌及腹腔器官，并对可疑处取样活检。

对临床Ⅰ/Ⅱ期的子宫内膜癌，前哨淋巴结定位切除是系统性淋巴结清扫的可选择替代方案。但前哨淋巴结定位切除可能更适合于中低危患者(不存在任何高危因素或仅存在以下一个高危因素：深肌层浸润、G2或G3、Ⅰa期非内膜样癌无肌层浸润)。如果一侧盆腔未检出前哨淋巴结，则该侧需行系统性淋巴结切除术。推荐对前哨淋巴结进行病理超分期。

对年龄<45岁的低级别子宫内膜样癌、子宫肌层浸润<1/2、术前检查和术中评估无卵巢累及和子宫外转移证据的绝经前患者，可考虑保留卵巢，但应切除双侧输卵管。对有胚系BRCA突变、Lynch综合征或子宫内膜癌家族史的患者，不建议保留卵巢。

对有子宫外转移的晚期患者，经多学科协作团队(MDT)评估能完全切除病灶，且手术风险和对术后生活质量的影响可被接受者，可考虑行肿瘤细胞减灭术(包括切除肿大淋巴结)。如果基于影像学检查和手术探查发现有明显子宫外转移病灶，为了分期目的进行淋巴结切除是不必要的。

2.初始治疗

(1)Ⅰ期病灶局限于子宫体：按照手术分期原则进行全面分期手术。基本术式为全子宫切除术+双附件切除术±盆腔和腹主动脉旁淋巴结切除术，术中取腹腔冲洗液送细胞学检查。

可选择前哨淋巴结活检结合病理学超分期替代淋巴结系统切除。对诊刮病理学检查结果为子宫内膜浆液性癌、癌肉瘤及未分化癌的患者，应切除大网膜或进行大网膜活检。对先前接受了不完全分期手术的中高危或高危患者，应考虑进行再分期手术。对有手术禁忌证的患者，可选择盆腔外照射放疗±阴道近距离放疗。少数患者可考虑内分泌治疗。

（2）可疑Ⅱ期或Ⅱ期（子宫颈疑有/已有肿瘤浸润）：子宫颈活检、子宫颈管搔刮病理学检查结果为阳性，或盆腔 MRI 检查显示子宫颈间质受累者，可行全子宫切除或广泛全子宫切除为基础的分期手术。目前无证据显示广泛全子宫切除术较全子宫切除术能改善这些患者的预后。不适合手术者可先行盆腔外照射放疗+阴道近距离放疗±系统治疗，放疗后必要时可再考虑手术治疗。

（3）Ⅲ～Ⅳ期病变超出子宫：临床体检和影像学检查发现有子宫外病灶的患者，需充分评估是否适合行初始手术治疗。

1）病变已超出子宫，但仍局限于腹腔、盆腔内者，可行肿瘤细胞减灭术，包括全子宫切除+双附件切除±淋巴结切除（切除肿大的淋巴结）±腹盆腔内肿物切除±大网膜切除等，术后给予系统治疗。也可考虑新辅助化疗后再手术。

2）出现远处转移者，则以系统治疗为主，根据系统治疗的效果，再次评估是否可以手术治疗（姑息性子宫+双附件切除）和（或）盆腔放疗。

3）局部扩散但不适合手术者，也可先行盆腔外照射±阴道近距离放疗±系统治疗，然后再次评估是否可以手术治疗。

（4）术后辅助治疗：子宫内膜癌患者术后应根据病理学危险因素进行分级（表 10-8），以决定是否需要辅助治疗及其方法。

表 10-8　预后危险因素定义和分组（ESGO/ESTRO/ESP 2020 子宫内膜癌指南）

危险组别	分子分型未知	分子分型已知△
低危	ⅠA 期内膜样癌*+低级别+LVSI 无或局灶	Ⅰ～Ⅱ期，*POLE*mut 内膜癌，无残留病灶 ⅠA 期 MMRd/NSMP 内膜癌+低级别*+LVSI 无或局灶
中危	ⅠB 期内膜样癌*+低级别+LVSI 无或局灶 ⅠA 期内膜样癌*+高级别+LVSI 无或局灶 ⅠA 期非内膜样癌（浆液性癌、透明细胞癌、未分化癌、癌肉瘤、混合细胞癌）不伴肌层浸润	ⅠB 期 MMRd/NSMP 内膜样癌+低级别*+LVSI 无或局灶 ⅠA 期 MMRd/NSMP 内膜样癌+高级别*+LVSI 无或局灶 ⅠA 期 p53abn 型和（或）非子宫内膜样型内膜癌（浆液性、透明细胞性、未分化癌、癌肉瘤、混合性癌）+无肌层浸润
中-高危	Ⅰ期内膜样癌+弥散 LVSI，无论级别与浸润深度 ⅠB 期内膜样癌+高级别*，无论 LVSI 状态 Ⅱ期	Ⅰ期 MMRd 或 NSMP 内膜样癌+弥散 LVSI，无论级别与浸润深度 ⅠB 期 MMRd 或 NSMP 内膜样癌+高级别*，无论 LVSI 状态 Ⅱ期 MMRd 或 NSMP 内膜样癌

（续表）

危险组别	分子分型未知	分子分型已知[△]
高危	Ⅲ～ⅣA 期，无残留病灶 Ⅰ～ⅣA 期，非内膜样癌（浆液性癌、透明细胞癌、未分化癌、癌肉瘤、混合细胞癌）伴肌层浸润，无残留病灶	Ⅲ～ⅣA 期，MMRd 或 NSMP 内膜样癌，无残留病灶 Ⅰ～ⅣA 期，*p*53abn 型内膜癌伴肌层浸润，无残留病灶 Ⅰ～ⅣA 期，MMRd/NSMP 非内膜样癌（浆液性癌、未分化癌、癌肉瘤），伴肌层浸润，无残留病灶
晚期转移	Ⅲ～ⅣA 期伴残留病灶 ⅣB 期	Ⅲ～ⅣA 期，伴残留病灶，无论分子分型 ⅣB 期，无论分子分型

注：[△]对Ⅲ～ⅣA 期 *POLE*mut 内膜癌和Ⅰ～ⅣA 期 MMRd 或 NSMP 透明细胞癌伴肌层浸润者，没有充分的数据将这些患者分配到分子分型的预后危险组别中去。建议进行前瞻性登记；[*]根据 FIGO 分级两分级，G1 和 G2 定义为低级别，G3 为高级别

1）低危子宫内膜癌：包括Ⅰ/Ⅱ期 POLE 超突变型和ⅠA 期 dMMR/NSMP 内膜样癌+低级别+无或局灶淋巴脉管间隙浸润（lymphovascular space invasion，LVSI）的患者，不推荐进行辅助治疗。POLE 超突变型的Ⅲ/ⅣA 期患者是否属于低危子宫内膜癌，目前尚无定论，也缺乏不进行辅助治疗的证据，推荐患者参加前瞻性临床试验。

2）中危子宫内膜癌：近距离腔内放疗可以减少中危子宫内膜癌患者的复发风险，对中危患者也可不进行辅助治疗，尤其是 60 岁以下的患者。已知分子分型后，p53abn 内膜样癌局限于内膜层或不伴肌层浸润者，通常不建议辅助治疗。

3）高-中危子宫内膜癌：淋巴结分期为 pN0 患者，近距离放疗可减少高-中危子宫内膜癌的复发。弥漫 LVSI 和Ⅱ期患者可考虑辅助盆腔外照射，或考虑辅助化疗，特别是高级别和（或）弥漫 LVSI 的情况。患者如果能密切随访，也可以选择不进行辅助治疗。

未进行淋巴结分期手术（cN0/pNx）的高-中危患者，推荐术后进行盆腔外照射，尤其是弥漫 LVSI 和（或）Ⅱ期患者。除放疗外也可考虑增加辅助化疗，尤其是高级别和（或）弥漫 LVSI 时。对高级别不伴 LVSI 的患者及Ⅱ期内膜样癌 G1 患者可选择单纯阴道近距离放疗。

4）高危子宫内膜癌：推荐术后进行盆腔外照射联合化疗。单纯化疗可作为替代方案。癌肉瘤的术后治疗参照高危内膜癌治疗方案，而不是子宫肉瘤方案。

5）晚期子宫内膜癌有术后残留病灶的辅助治疗：接受手术治疗的Ⅲ/Ⅳ期子宫内膜癌患者，如果术后有残留的转移淋巴结病灶、术后切缘阳性（包括阴道切缘阳性、盆侧壁受累）或盆腔内病灶残留者，应经 MDT 讨论，采用化疗±放疗的个体化治疗方法。

（5）已行不完全分期手术患者的处理

1）观察：ⅠA 期+低级别+LVSI 阴性+年龄<60 岁，或ⅠA 期+高级别+LVSI 阴性+无肌层浸润+年龄<60 岁的患者，可考虑随访观察。

2）阴道近距离放疗：ⅠA 期+LVSI 阴性+高级别+年龄<60 岁，或ⅠB 期+低级别+LVSI 阴性+年龄<60 岁，应先行影像学检查，若影像学检查阴性，给予阴道近距离放疗。

3)补充分期手术:ⅠA 期+任何级别+LVSI 阳性,或ⅠB 期+低级别+LVSI 阳性,或ⅠB 期+高级别±LVSI,或Ⅱ期患者,可直接补充行手术进行全面分期。也可先行影像学检查,若影像学检查阴性,按照Ⅰ期或Ⅱ期给予相应的辅助治疗。若影像学检查可疑或阳性,应进行再次手术分期或对可疑病灶进行病理学检查确诊。

4)系统治疗±盆腔外照射±阴道近距离放疗:适用于初次手术已确定为ⅢA 期以上的患者。

(6)不完全手术分期患者的处理

1)观察:ⅠA 期+低级别+LVSI 阴性+年龄<60 岁,或ⅠA 期+高级别+LVSI 阴性+无肌层浸润+年龄<60 岁的患者,可考虑随访观察。

2)阴道近距离放疗:ⅠA 期+LVSI 阴性+高级别+年龄<60 岁,或ⅠB 期+低级别+LVSI 阴性+年龄<60 岁,应先行影像学检查,若影像学检查阴性,给予阴道近距离放疗。

3)补充分期手术:ⅠA 期+任何级别+LVSI 阳性,或ⅠB 期+低级别+LVSI 阳性,或ⅠB 期+高级别±LVSI,或Ⅱ期患者,可直接补充行手术进行全面分期。也可先行影像学检查,若影像学检查阴性,按照Ⅰ期或Ⅱ期给予相应的辅助治疗。若影像学检查可疑或阳性,应进行再次手术分期或对可疑病灶进行病理学检查确诊。

4)系统治疗±盆腔外照射±阴道近距离放疗:适用于初次手术已确定为ⅢA 期以上的患者

3.子宫内膜样腺癌要求保留生育功能患者的治疗及监测

(1)要求保留生育功能患者需满足的条件:要求保留生育功能的子宫内膜癌患者,必须同时满足以下条件。

1)分段诊刮的内膜组织标本,必须是专业病理科医师诊断,子宫内膜样腺癌,G1 分化。

2)MRI(首选)或者阴道超声检查病变局限在子宫内膜,任何影像学检查无其他可疑转移病灶,可疑患者建议宫腔镜取材病理评估肌层侵犯与否。

3)没有药物治疗或妊娠的禁忌。

4)告知患者保留生育功能是存在风险的治疗,而不是子宫内膜癌的标准治疗方案,患者知情同意。

(2)保留生育功能的具体方法

1)治疗前需要进行生育咨询,且排除妊娠。

2)子宫内膜癌组织需行 MMR 蛋白或 MSI 检测。以下情况应进行遗传咨询和进一步胚系基因检测:存在 MMR 异常或 MSI(排除 MLH-1 启动子甲基化);MMR 表达正常或 MSS,或未行 MMR 筛查,但有子宫内膜癌和(或)结直肠癌家族史者。

3)持续的以孕激素为基础的治疗:首选甲地孕酮 160~320mg/d、甲羟孕酮 500~1000mg/d,完全缓解后,孕激素减量维持治疗或左炔诺孕酮(曼月乐)治疗。

4)治疗期间,每 3~6 个月进行子宫内膜病理学检查评估,可采用诊断性刮宫或宫腔镜下子宫内膜活检,推荐宫腔镜检查评估子宫内膜。

5)治疗 6 个月后子宫内膜病理学检查证实完全缓解,鼓励妊娠(坚持每 3~6 个月持续监测);如暂时无生育要求,应予以孕激素保护子宫内膜。

6)完全缓解患者也应严密随访,每 6 个月进行 1 次子宫内膜活检。

7)建议患者完成生育后进行全子宫+双侧输卵管切除±卵巢切除±分期手术。根据术后的危险因素决定后续治疗。

8)如果激素治疗期间病情进展,或治疗6~12个月子宫内膜癌持续存在者,建议手术治疗(全子宫+双侧输卵管切除±卵巢切除±淋巴结切除)。根据患者年龄及基因检测结果,评估决定是否保留卵巢和是否需要后续治疗。

4.局部复发子宫内膜癌的治疗

(1)复发部位先期未放疗:复发部位外照射±近距离放疗,放疗剂量≥60Gy,或手术探查切除±术中放疗。

1)病变局限在阴道或者盆腔淋巴结,术后给予外照射±阴道近距离放疗±化疗。

2)腹主动脉旁淋巴结或者髂总淋巴结阳性,行外照射±化疗。

3)上腹部转移无肉眼残留病灶,化疗±外照射。

4)上腹部转移有肉眼残留病灶,参照广泛转移进行术后治疗。

(2)复发部位先期接受过放疗:先期仅行近距离放疗者,治疗原则同先期未放疗者。先期行盆腔外照射者,手术探查切除±术中放疗和(或)化疗±姑息放疗。

5.远处转移子宫内膜癌的治疗

(1)孤立病灶:考虑手术切除和(或)外照射或者消融治疗+化疗±激素治疗。如果局部治疗无效,参照广泛转移的治疗方式。

(2)广泛转移:低级别肿瘤或无症状或ER/PR阳性,可考虑激素治疗,病情进展建议化疗或姑息治疗。有症状,G2、G3,肿瘤较大,ER/PR阴性,建议化疗±姑息放疗。

6.放疗　放疗的靶区包括已知或疑似肿瘤侵犯的部位,可以行外照射放疗(EBRT)和(或)近距离治疗。在实施放疗前,需要通过影像学检查来评估局部区域的范围和排除远处转移。一般来说,外照射放疗的靶区包括盆腔±腹主动脉旁区域。

(1)近距离放疗适应证:①完整子宫的术前放疗或根治性放疗;②子宫切除术后阴道的照射。

(2)靶区:①盆腔放疗的靶区应包括肉眼可见的病灶、髂总下部、髂外、髂内、宫旁、阴道上部/阴道旁组织和骶前淋巴结(宫颈受侵的患者);②扩大照射野应包括盆腔区、整个髂总淋巴链和腹主动脉旁淋巴结区。扩大野的上界取决于临床状况,但至少应到达肾血管上方1~2cm;③在子宫切除术后,盆腔组织可因肠管和膀胱的充盈情况而有较大变化。在此情况下,包含器官运动和变形范围的综合靶区被视为临床靶区,应完全覆盖治疗区。

(3)外照射剂量:镜下病灶的外照射剂量应达到45~50Gy。为了保护周围正常组织,可考虑采用IMRT。如果术后残留肉眼可见的病灶,在周围正常组织可以耐受的前提下,可以推量照射至总剂量为60~70Gy。新辅助放疗通常采用45~50Gy的剂量,可以考虑在总剂量等效于75~80Gy的低剂量率照射的方案中插入1~2次高剂量率照射,以尽可能降低子宫切除术切缘阳性或近缘过近的风险。

(4)近距离治疗

1)一般原则:阴道切口一旦愈合即应开始行近距离放疗,首选在术后6~8周开始施行,一般近距离治疗开始的时间不应超过术后12周。行子宫切除术后,经阴道近距离放疗的靶区不应超过阴道上2/3;对于存在广泛淋巴脉管浸润或切缘阳性的病例,阴道照射的靶区应更广。

2）剂量：①术后单纯高剂量率经阴道近距离放疗，方案包括：6Gy×4F照射阴道表面，或7Gy×3F或5.5Gy×4F照射至阴道表面下方0.5cm；②当高剂量率经阴道近距离放疗用作外放疗推量照射时，常采用4～6Gy×2～3F照射阴道黏膜；③用于根治性治疗的近距离放射治疗剂量应基于临床情况个体化。如果条件许可，应使用图像引导下治疗。基于现有的最佳证据，如果单独使用近距离放射治疗，应将至少48Gy的EQD2 D90递送至子宫、宫颈和阴道上部1～2cm，如果联合使用“EBRT+近距离放疗”，剂量应增加至65Gy。如果MRI用作治疗计划的一部分，则GTV的靶区剂量将是≥80Gy的EQD2。

（5）多药联合方案

1）卡铂+紫杉醇：紫杉醇135～175mg/m^2，静脉滴注>3小时，第1天；卡铂AUC＝4～5，静脉滴注1小时，第1天；每3～4周重复。

2）顺铂+多柔比星：多柔比星30～40mg/m^2，静脉滴注，第1天；顺铂50～70mg/m^2，静脉滴注，第1天（第1天水化、利尿）；每3～4周重复。

3）顺铂+多柔比星+紫杉醇：紫杉醇135～175mg/m^2，静脉滴注>3小时，第1天；顺铂50mg/m^2，静脉滴注，第1天（化疗第1天水化、利尿）；多柔比星30～40mg/m^2，静脉滴注，第1天（在紫杉醇前用）；每3～4周重复。

4）卡铂+多西他赛：多西他赛60～75mg/m^2，静脉滴注，维持1小时，卡铂AUC＝4～5，静脉滴注，第1天，每3～4周重复。

5）异环磷酰胺+紫杉醇（癌肉瘤Ⅰ类证据）：紫杉醇135mg/m^2，静脉滴注，3小时，第1天；异环磷酰胺1.6g/m^2，静脉滴注，输注30～120分钟，第1～3天（同时用美司钠解毒）；每3～4周重复。

6）顺铂+异环磷酰胺（癌肉瘤）：异环磷酰胺1.5g/m^2，静脉滴注，第1～3天或第1～4天（同时用美司钠解毒）；顺铂20mg/m^2，静脉滴注，第1～4天；每3～4周重复。

（6）单药

1）顺铂50～70mg/m^2，静脉滴注，水化、利尿，第1天；每3～4周重复。

2）卡铂AUC＝4～5，静脉滴注，每3～4周重复。

3）多柔比星40～50mg/m^2，静脉滴注，每3～4周重复。

4）脂质体多柔比星30～40mg/m^2，静脉滴注，每3～4周重复。

5）紫杉醇150～175mg/m^2，静脉滴注，每3～4周重复。

6）贝伐单抗15mg/kg，每3周重复。

7）多西他赛60～75mg/m^2，静脉滴注1小时，每3～4周重复。

8）异环磷酰胺（用于癌肉瘤）2.0g/m^2，静脉滴注，化疗第1～3天，每3～4周重复（同时用美司钠解毒）。

9）白蛋白结合型紫杉醇。

10）拓扑替康。

（7）激素治疗及其他治疗：激素治疗一般用于G1、G2内膜样癌，不推荐用于G3内膜样癌和浆乳癌、透明细胞癌等特殊类型。

1）孕激素类：甲地孕酮160～320mg/d，醋酸甲羟孕酮250～500mg/d。

2）抗雌激素类：他莫昔芬20～40mg/d，托瑞米芬60mg/d。

3)芳香化酶抑制剂:来曲唑2.5mg/d,阿那曲唑每天1次。连续服用至少6个月。

4)依维莫司:mTOR抑制剂联合来曲唑,针对MSI-H/dMMR,推荐PD-1/PD-L1治疗。

十、随访

1.随访周期　2~3年,每3~6个月复查1次,之后每半年1次,5年后每年1次。

2.随访内容

(1)询问症状:有无阴道出血、血尿、血便、食欲减退、体重减轻、疼痛、咳嗽、呼吸困难、下肢水肿或腹胀等。

(2)体格检查:注意进行全身浅表淋巴结检查和妇科检查。

(3)对无症状患者,不推荐常规进行阴道细胞学检查,特别是短期内接受过近距离阴道放疗后的患者。

(4)常规CA125、HE4检测。

(5)影像学检查:可选择超声检查(腹部、盆部)、增强CT(胸部、腹部、盆部)或MRI检查,必要时行全身PET/CT检查。

3.健康教育　向患者宣传复发可能出现的症状,改善生活方式,适当运动、健康的性生活(包括阴道扩张器、润滑剂或保湿剂的使用)、营养咨询,治疗的远期不良反应处理等。

第十一章　输卵管肿瘤

第一节　输卵管良性肿瘤

输卵管、子宫及宫颈都是由胚胎期的副中肾管发育而成的。凡是子宫或宫颈发生的肿瘤，在输卵管也可发生。输卵管良性肿瘤的种类很多，根据副中肾管内皮细胞的类型可分为以下几种：①上皮细胞瘤、腺瘤、乳头状瘤、息肉；②内皮细胞瘤、血管瘤、淋巴管瘤、包涵囊肿；③间皮细胞瘤、平滑肌瘤、脂肪瘤、软骨瘤、骨瘤等；④混合性畸胎瘤样瘤、囊性畸胎瘤、生殖细胞残迹等，其中腺瘤样瘤、平滑肌瘤、乳头状瘤、畸胎瘤相对多见。

一、输卵管腺瘤样瘤

输卵管腺瘤样瘤是输卵管良性肿瘤中相对多见的一种。迄今文献报道近百例。该病有许多同义词，如腺纤维瘤、腺瘤、腺肌瘤、间皮瘤及网状内皮瘤等。可发生于不同年龄，但以生育期为多见。

1.病理　该瘤的组织来源有许多争论，有人认为是来自米勒管上皮残迹；也有认为是间叶组织来源；还有认为是由于炎症而来，依据为80%患者同时伴有输卵管炎，不管是淋菌性或结核性输卵管炎，在炎症愈合过程中输卵管组织纤维化而且腺上皮增生。

80%以上的输卵管腺瘤样瘤与子宫多发性平滑肌瘤合并发生。它是一种良性肿瘤，大体形态为实性，灰白或灰黄色，肿瘤体积小，直径为1～3cm。通常皆位于输卵管肌壁或浆膜下，肿瘤轮廓清楚，与周围组织界限分明，但无完整包膜。剖面呈均质的灰色或桃红色组织。镜下可见肿瘤由许多大小不等的腺管状腔隙所组成，内衬扁平、立方形或低柱形上皮，细胞内常有空泡，空泡内含有黏液、黏多糖，PAS染色阳性。间质为胶原或平滑肌。有时细胞形成实心条索或呈空泡状，腔隙间有纤维组织或肌组织相隔，极少核分裂。由于细胞呈腺管样排列，易与高分化腺瘤相混淆。

2.诊断　临床表现多不典型，多以疾病如不孕症、子宫肌瘤、慢性输卵管炎及输卵管周围炎的症状而就诊。

（1）妇科检查：子宫一侧可及体积不大的肿块，多小于3cm，多为实性，活动度尚可。

（2）特殊检查：B超检查可见相应声像反应。CT及MRI检查可明确肿瘤生长的部位、形状和大小。输卵管造影术对诊断有一定帮助，但不能判定良恶性。

3.鉴别诊断

（1）卵巢囊肿：可出现月经紊乱、下腹痛。瘤体较大，可移动，肿块边界清晰。B超、CT及MRI检查可明确诊断。

（2）原发性输卵管癌：好发于绝经期妇女，阵发性阴道排液，为黄色浆液性或血性，常伴阴道不规则出血及下腹痛。手术及病理检查可确诊。

4.治疗　切除患侧输卵管。

5.预后　本病预后良好，偶有切除术后复发，但尚无恶变病例报道。

二、输卵管平滑肌瘤

输卵管平滑肌瘤较少见。其发生来源同子宫肌瘤,虽然两处均为米勒管的衍生物,但可能由于输卵管的肌层对各种激素因素的敏感性降低,导致输卵管平滑肌瘤远较子宫平滑肌瘤少见。输卵管平滑肌瘤常无症状,在手术或解剖时意外发现,然而在某些情况下,它与输卵管慢性炎症的产生有关。

1.病理　输卵管平滑肌瘤常较小,偶见较大者。输卵管的任何部分均可为此瘤发生的部位,常为单发,也有多发者。目前尚未明确肿瘤是起源于输卵管肌层的外纵层,还是内环层。与子宫平滑肌瘤类似,输卵管平滑肌瘤也可分为黏膜下、肌层内及浆膜下三种类型。

肿瘤表面光滑或突起,质地坚韧,切面呈白色,显示有典型的漩涡状结构。镜检发现肿瘤由具有梭形胞核的纤维构成,无核分裂象。肿瘤有时由等量肌原纤维及结缔组织间质构成,在这些病例,肿瘤应正确地称之为肌纤维瘤。在某些情况下输卵管平滑肌瘤可有与子宫肌瘤相同的退行性变,如玻璃样变、囊性变、红色变性、钙化等。临床上也有有蒂输卵管平滑肌瘤发生扭转的报告。

2.诊断　小的输卵管平滑肌瘤多无临床症状,肿瘤可压迫输卵管管腔,因此引起不孕及输卵管妊娠。若肌瘤较大或发生扭转,则产生腹痛等急腹症的症状。术前难以确诊,往往是在施行盆腹腔手术时发现。

3.鉴别诊断

(1)卵巢囊肿:可出现月经紊乱、下腹痛。瘤体较大,可移动,肿块边界清晰。B 超、CT 及 MRI 检查可明确诊断。

(2)子宫肌瘤:单发或多发,常伴月经改变,白带过多,下腹部压迫症状等临床表现。B 超、CT、MRI 检查及手术可确诊。

4.治疗　行肿瘤切除术或患侧输卵管切除即可。

5.预后　本病预后良好。

三、输卵管乳头状瘤

输卵管乳头状瘤罕见,组织发生学仍然有些不明。多发生在生育年龄,常与输卵管炎及输卵管积水并存。

1.病理　输卵管乳头状瘤来源于输卵管上皮,通常肿瘤较小,1~2cm。患侧输卵管增粗、管腔扩大,剖面见肿瘤生长于输卵管黏膜向管腔内发展,管腔内充满疣状或乳头状突起,有时呈菜花状,常为多发性。镜下可见乳头状结构,乳头表面被覆单层柱状上皮,间质为含有丰富血管的结缔组织,常有较大的血管并可见炎性细胞浸润,间质为富含血管的结缔组织。乳头状瘤可恶变为乳头状癌。输卵管乳头状瘤的诊断仅在镜检下才能做出。在同黏膜息肉作鉴别诊断时,应考虑后者缺少结缔组织中心柱。

2.诊断　本病早期无症状,与输卵管积水并发率较高,偶尔也与输卵管结核或淋病并存。因患者常常合并输卵管周围炎,故患者可主诉不孕、腹痛及月经过多等症状。随着疾病发展可有阴道排液,一般为浆液,无臭味,合并感染时呈脓性,当较大量液体通过部分梗阻的输卵管向阴道排出时,可出现腹部绞痛。如输卵管仍保持通畅,液体可流入腹腔形成腹腔积液。

(1)妇科检查:可触及一侧附件肿块,多呈实性,一般不超过 2cm。术前确诊困难,常误认为输卵管炎症。往往手术中意外发现,经病理检查确诊。

(2)特殊检查:常借助B超检查,必要时可行CT、MRI检查,有条件时行腹腔镜或后穹窿镜检查。有条件时,输卵管造影术虽然对诊断有一定帮助,由于乳头状瘤可恶变为乳头状癌,此时行这种检查有引起扩散可能,因而宜慎用。

3.鉴别诊断　同输卵管腺瘤样瘤。

4.治疗　任何可疑的输卵管乳头状瘤均应行剖腹探查术。手术应切除患侧输卵管。手术中若疑为恶性,应行冰冻切片病理学检查。有恶变者参照原发性输卵管癌治疗。

5.预后　本病无恶变者预后良好。

四、输卵管畸胎瘤

输卵管畸胎瘤是比较罕见的肿瘤,迄今世界各地报道不过数十例。常伴有不孕史。目前报道提示输卵管良性实性畸胎瘤仅见于生育年龄的妇女,多数病例发生在经产妇。

1.病理　输卵管畸胎瘤的发生来源尚不十分清楚,大部分病理学者认为来自始基生殖细胞,当其移行至卵巢的过程中,绊住在输卵管区而形成,偶尔可合并卵巢的原发性良性囊性畸胎瘤。基本上均为成熟性畸胎瘤,未成熟性畸胎瘤较为罕见。一般为单侧病变,双侧较少见,大部分肿瘤生长在输卵管峡部或壶腹部的腔内,少数外突并带蒂,偶尔有在肌层内者,呈囊性病变,也有少数是实性病变。患侧输卵管肿胀,肿瘤大小不一,直径1~20cm。与卵巢畸胎瘤相似,内含毛发、骨、牙、皮肤、脑组织,以及外胚叶、内胚叶或中胚叶起源的其他成分。镜下三个胚层的衍生物皆可见。

2.诊断　本病无典型临床症状。多在手术时偶然被发现。常见症状为下腹部疼痛、痛经、月经不规则及绝经后出血。临床多误诊为卵巢囊肿。输卵管造影术、B超、CT、MRI检查对诊断有一定帮助,但难与卵巢畸胎瘤区别,确诊需经术后病理检查。

3.鉴别诊断　同输卵管腺瘤样瘤。

4.治疗　手术切除肿瘤或患侧输卵管。若恶变或为未成熟性畸胎瘤,可按照卵巢恶性肿瘤的处理原则进行处理。

5.预后　本病预后良好,但有报道其存在恶变可能。

第二节　原发性输卵管癌

原发性输卵管癌是少见的恶性肿瘤,1847年Renaud报道了首例输卵管腺癌,1886年Orthmann真正对该病进行了完整的描述。在西方国家,原发性输卵管癌占所有妇科恶性肿瘤的0.3%~1.6%,年发病率为(2.9~5.7)/10万,近年有略微升高趋势。通常是在剖腹探查或诊断为附件包块时偶然发现的。病因学和卵巢癌相似。没有可推荐的筛查方法。

一、病因

输卵管癌的病因尚不明确。以前一些学者认为输卵管慢性炎症刺激可能是诱因,但最近有研究显示衣原体或HPV感染并不增加发生输卵管癌的风险。肿瘤抑制基因p53和BRCA的变异可能与输卵管癌的发生有关。有报道在输卵管上皮内癌中超过一半的病例可查到p53基因突变。P53的过表达在输卵管癌或输卵管异型增生的上皮中常见,而在良性输卵管上皮中则罕见。在卵巢癌、乳腺癌或已知BRCA基因突变的高危人群中,不少病例其输卵管上皮都具有非典型的形态学改变(输卵管上皮异型增生)。有报道 26 例因 BRCA1,BRCA2 种系变异而进行预防性卵巢输卵管切除的妇女,组织学证实卵巢没有癌变,而 22 个 BRCA1 突变的妇女中,2 个为输卵管上皮原位癌,2 个为不典型增生。输卵管癌可能是遗传性乳腺癌,卵巢癌综合征的一部分,有和卵巢癌相似的基因异常,比如 cerbB-2、p53 和 k-ras 基因突变等。遗传因素可能在输卵管癌的病因中扮演着重要角色。

二、组织病理

绝大多数原发性输卵管癌是浆液性乳头状腺癌(占 90%以上),多为中分化或低分化。形态像卵巢浆液性癌时可找到砂粒体。其他还有透明细胞癌、子宫内膜样癌、黏液性癌、鳞癌、移行细胞癌等。少见的类型有肉瘤、生殖细胞肿瘤和淋巴瘤等。原发性输卵管癌的病理学诊断标准:①肿瘤来源于输卵管内膜;②组织学结构中可见输卵管黏膜上皮;③有良性上皮向恶性上皮转变的移行区;④卵巢和子宫内膜可以正常,也可以有肿瘤,但肿瘤体积必须小于输卵管肿瘤。

三、病因

原发性输卵管癌较少见,目前临床尚缺乏可靠的诊断方法,因此术前常被忽视或被误诊为卵巢肿瘤或其他疾病。大多数患者常常在手术后才得以确诊,术前诊断正确率为 0~10%。因而重视临床症状与体征,配合一些辅助检查手段,可以使诊断正确率提高。输卵管癌的确诊必须有组织病理学依据。

1.临床症状　好发于 40~60 岁的妇女,文献报道年龄跨度自 17~88 岁,60%以上的输卵管癌发生在绝经后的妇女。早期患者可无自觉症状或症状不典型,最常见的症状是异常阴道流血,阴道水样分泌物或下腹部隐痛不适、腹胀等。由于癌组织在输卵管内生长,渗出较多,加上输卵管伞端又常常阻塞封闭,因此液体向宫腔排溢,经阴道流出。这是输卵管癌的重要临床症状。输卵管癌高发于近绝经期及绝经后的妇女,故此阶段的阴道血性液体流出应引起高度警惕。50%以上的患者有阴道排液,排出的液体多为浆液性或浆液血性,量较多。Latzko 在 1915 年首先描述的外溢性输卵管积水,指患者在阵发性阴道排液后,痉挛性下腹疼痛减轻,或双合诊挤压盆腔包块时肿块缩小。此症状被认为是输卵管癌所特有,但临床并不多见,仅占 5%~10%。阴道流血、阴道流液、腹痛、盆腔包块是本病常见的"四联征"。但临床患者就诊时,同时出现"四联征"的概率较低。绝经后妇女如有阴道液体流出,即便时有时无也不要忽视就医。有时阴道流液是早期输卵管癌的报警信号。中晚期患者可出现排尿不畅、肠梗阻、消瘦、体重下降及恶病质表现等。

2.体格检查　体检时应进行全身体检及妇科三合诊检查,着重检查附件肿块情况,性质、大小、活动度及与周边脏器的关系等,特别要注意子宫直肠窝有无结节。此外,注意腹部膨胀、移动性浊音、全身浅表淋巴结情况,特别是锁骨上淋巴结及腹股沟淋巴结是否肿大等。

3.辅助检查

(1)细胞学检查:由于输卵管腔与子宫腔相通,理论上输卵管的脱落细胞可以经阴道排出。阴道细胞学检查有时可能找到癌细胞,但阳性率很低,在 10%~36%。国内曾报道 49 例,宫颈涂片异常仅 6 例(巴氏Ⅱ级 3 例,Ⅲ级 3 例),占 12.2%,且其中 2 例合并宫颈腺癌。国外报道 20 例,宫颈涂片阳性率 25%(5 例),而用聚乙烯吸管做宫腔吸片可提高阳性率至 50%。细胞学阳性者应进行诊刮,以排除子宫内膜癌。若细胞学阳性而诊刮阴性,则要考虑为输卵管癌的可能。

后穹窿穿刺或腹腔穿刺找脱落细胞可以帮助诊断，尤其是合并腹腔积液的患者。但应考虑穿刺可引起感染、穿破肿瘤囊壁造成囊内液外溢，以及穿刺部位的肿瘤种植等并发症。

（2）诊断性刮宫：诊断价值有限，诊刮阳性一般常考虑为子宫内膜癌或宫颈管癌，但若同时有附件包块，应想到输卵管癌可能。国外报道 103 例输卵管癌术前诊断性刮宫，32 例（31%）提示腺癌，6 例（6%）提示不典型增生。国内报道 38 例术前做诊刮，10 例（27.8%）发现异常。

（3）影像学检查：由于输卵管、卵巢及子宫的解剖位置很近，诸如阴道超声检查、计算机断层扫描（CT）、磁共振成像（MRI）等影像学检查尽管可能发现附件包块，但有时很难鉴别出是否为输卵管原发病灶，尤其是晚期患者。这些检查可以提示盆腔肿块，并可区分囊性或实性，是诊断输卵管癌必不可少的工具。临床常结合一些肿瘤标志物（如 CA125）来判断是否有卵巢或输卵管癌可能。影像学检查在患者的分期及治疗后的随访中价值也很大。

1）超声检查：经阴道超声主要采用 5.0~7.5MHz 高频探头，直接接近盆腔的宫颈及阴道部，图像更加清晰。输卵管癌的声像图特点为：附件区"腊肠状"的包块，可为囊性、囊实混合性或实性回声；但无法分辨附件区炎性包块及肿瘤。彩色多普勒超声则较二维超声提供了更加丰富的输卵管癌形态学和血流动力学信息，可提示肿瘤乳头内血流阻力指数（RI）降低；有时可以显示附件区卵巢形态完整，从而排除卵巢癌。国内报道 14 例输卵管癌，术前彩色多普勒超声 RI 值为 0.46±0.12，6 例（42.9%）术前超声诊断为输卵管癌。庄怡等报道 22 例，超声诊断符合率仅 27.2%（6 例）。而三维超声则精确度更高，尤其三维速度能量多普勒超声可重点描绘肿物的血管几何形态，如有无动静脉瘘、肿瘤血管湖、微动脉瘤，血管有无盲端和分支等。三维超声可以精确描述输卵管壁的不规则性，如输卵管的突起和假分隔；可以确定输卵管多层面的"腊肠样"结构，有无局部癌扩散及被膜浸润等。

2）CT 及 MRI 检查：CT 和 MRI 常常可以发现小的、实性的或分叶状的肿块。对判断肿瘤大小、性质、波及范围及提示盆腔或主动脉旁淋巴结是否增大有一定价值。国内报道 10 例原发性输卵管癌，术前 CT 诊断为输卵管癌 5 例，误诊为卵巢癌 4 例，子宫内膜癌 1 例。认为 CT 发现附件小的梭形、蛇形分叶状实性或管状、腊肠形囊实性肿块，是输卵管癌较具特征的征象，特别是伴有输卵管积水和（或）宫腔积液时。对晚期输卵管癌 CT 敏感性低。而输卵管癌在 MRI 上常表现为带有乳头状突起的囊实性复合物，在 T_1 加权像上显示低信号，在 T_2 加权像上则为均一的高信号，较 CT 更好地显示肿瘤侵犯膀胱、阴道、盆侧壁、骨盆脂肪及直肠等的情况。

3）肿瘤标志物 CA125：CA125 对诊断输卵管癌有一定参考价值，尤其是浆液性腺癌。原发性输卵管癌血清 CA125 升高的比例各家报道不一。有的报道为 47.8%（11/23 例）；有的为 65%（26/40 例）；还有的为 75%（14/20 例）。一般随着肿瘤分期增高而成比例上升，在第三组病例中，Ⅰ期、Ⅱ期、Ⅲ期和Ⅳ期患者 CA125 升高者分别占 20%、75%、89%和 100%。CA125 还可以作为疗效评估及随访监测的重要指标。

四、分期

输卵管癌 TNM 和 FIGO 分期系统见表 11-1。

表 11-1　输卵管癌 TNM 和 FIGO 分期

T 分期		
TNM	FIGO	
Tx		原发肿瘤无法评估
T0		无原发肿瘤证据
T1	Ⅰ	肿瘤局限于(单侧或双侧)输卵管
T1a	ⅠA	肿瘤局限于一侧输卵管,包膜完整,腹腔积液或腹腔冲洗液中无恶性细胞
T1b	ⅠB	肿瘤局限于一侧或两侧输卵管,包膜完整,输卵管表面无肿瘤,腹腔积液或腹腔冲洗液中无恶性细胞
T1c	ⅠC	肿瘤局限于一侧或两侧输卵管,有下列特征之一
T1c1	ⅠC1	术中包膜破裂
T1c2	ⅠC2	术前包膜破裂或者输卵管表面有肿瘤
T1c3	ⅠC3	腹腔积液或腹腔冲洗液中有恶性细胞
T2	Ⅱ	一侧或两侧输卵管,有盆腔浸润和(或)种植
T2a	ⅡA	直接浸润和(或)种植到子宫和(或)输卵管
T2b	ⅡB	直接浸润和(或)种植到盆腔其他组织
T3	Ⅲ	一侧或两侧输卵管,伴镜下证实的盆腔以外的腹膜转移,和(或)腹膜后[盆腔和(或)腹主动脉旁]淋巴结转移
T3a	ⅢA	镜下可见的盆腔外腹腔转移,伴或不伴有腹膜后淋巴结转移
T3b	ⅢB	肉眼可见的盆腔外腹腔转移,转移灶最大径小于或等于 2cm,伴或不伴腹膜后淋巴结转移
T3c	ⅢC	肉眼可见的盆腔外腹腔转移,转移灶最大径大于 2cm,伴或不伴腹膜后淋巴结转移
N 分期		
Nx		区域淋巴结无法评估
N0		无区域淋巴结转移
N0(i+)		区域淋巴结中发现的肿瘤细胞小于 0.2mm
N1	ⅢA1	有腹膜后淋巴结转移(组织学证实)
N1a	ⅢA1i	转移灶最大径达到 10mm
N1b	ⅢA1ii	转移灶最大径超过 10mm
M 分期		
M0		无远处转移
M1	Ⅳ	远处转移,包括胸腔积液细胞学阳性,肝脏、脾脏实质的转移,腹腔外器官的转移(包括腹股沟淋巴结及腹腔外淋巴结),肠壁受累
M1a	ⅣA	胸腔积液细胞学阳性
M1b	ⅣB	肝脏、脾脏实质的转移,腹腔外器官的转移(包括腹股沟淋巴结及腹腔外　淋巴结),肠壁受累

五、治疗

由于输卵管癌的发病率低，至今文献报道也仅数千例，缺乏大数列的前瞻性随机对照研究。相关的文献报道均为回顾性分析。近年来，随着 FIGO 分期的广泛应用，逐步明确输卵管癌的发病机制、组织学类型、预后相关因素等都与卵巢癌相似。因此，输卵管癌的处理原则基本可参照卵巢癌。

1.治疗方式

（1）手术治疗：手术是治疗输卵管癌的主要手段。由于输卵管癌的病例甚少，缺乏前瞻性研究，其手术方式及范围多是参照卵巢癌。根据患者的病变范围、分期、年龄及对生育的要求等因素综合考虑。早期患者应进行全面的手术分期，具体步骤如下：①采用足够长的腹正中切口；②详细评估整个盆、腹腔以了解肿瘤波及的范围；③腹盆腔冲洗并送脱落细胞进行病理活检；④经腹全子宫、双侧输卵管卵巢切除；⑤横结肠下大网膜切除；⑥盆腔、主动脉旁淋巴结取样；⑦盆腔和腹腔腹膜可疑之处均应取活检。

对于年轻、渴望生育的妇女，需仔细评估并谨慎决定。单侧的输卵管原位癌可以考虑保留生育功能，有人认为高分化的ⅠA 期患者也可采取保守性手术。

晚期患者，应施行最大限度的肿瘤细胞减灭术，为术后辅助化疗创造条件。由于术后残留灶大于 2cm 的患者预后较差，故对首次手术不能达到理想减灭的患者，有人提出可以在 3~4 个疗程化疗之后，实施再次肿瘤细胞减灭术。有资料显示，输卵管癌的腹膜后淋巴结转移率比卵巢癌高，尤其是腹主动脉旁淋巴结。据报道在实施常规淋巴结切除的患者，42%~59%发现有淋巴结转移，且腹主动脉旁与盆腔淋巴结的转移率几乎相等。因此在手术时，盆腔及腹主动脉旁淋巴结取样切除是必不可少的。也有人更倾向于实施系统性盆腔及腹主动脉旁淋巴结清扫术。国外报道 158 例输卵管癌，实施了系统性盆腔及腹主动脉旁淋巴结清扫术的患者中位生存期 43 个月，明显高于未清扫组的 21 个月（$P=0.095$）。国内报道 64 例，腹膜后淋巴结阳性率为 40.4%，接受淋巴结清扫术患者的 3 年和 5 年生存率均高于未清扫者（分别 84.2% vs. 69.2%；63.1% vs. 53.8%），但统计学无差异。还有人回顾了 67 例输卵管癌病例，分析腹膜后淋巴结清扫术对预后的影响，结果早期（Ⅰ期和Ⅱ期）患者行腹膜后淋巴结清扫者的总生存期和肿瘤无进展生存期均好于未行清扫者（$P=0.025$），而晚期患者是否行腹膜后淋巴结清扫术并不影响患者生存。

（2）化学治疗：较早的文献报道输卵管癌的化疗药物有氮芥、苯丁酸氮芥、环磷酰胺、六甲蜜胺、氟尿嘧啶、6-硫嘌呤、甲氨蝶呤等，以后又有阿霉素、顺铂及异环磷酰胺等。近年来由于卵巢癌成功地采用紫杉醇和铂类联合化疗，很多学者认为输卵管癌化疗也应当采用卵巢癌的化疗方案。

国外学者回顾总结 115 例输卵管癌，对于病变局限在输卵管的早期患者术后单药化疗或者盆腔放疗均不改善生存；而病变超出盆腔的患者则因含顺铂的联合化疗而使生存受益。其他学者也得出了类似结论，即Ⅰ期患者术后是否接受铂类联合化疗并不影响生存，而晚期患者则因化疗受益。含顺铂的联合化疗总有效率达 53%~92%，并可使晚期患者生存期延长。其中顺铂与环磷酰胺、阿霉素三药联合（CAP 方案）及含紫杉醇的方案疗效较好。还有人回顾了 64 例原发性输卵管癌的治疗，其中 48 例（75%）术后采用卡铂（AUC=6）与紫杉醇

(175mg/m²)联合化疗,在28例有可测量病灶的患者中该方案总有效率高达93%,其中完全有效19例(68%)。全组5年生存率为70%,其中Ⅲ~Ⅳ期患者中位生存期达62个月。美国Memorial Sloan-Kettering肿瘤中心总结了24例输卵管癌术后用紫杉醇与铂类联合化疗,其1年和3年生存率分别达到了96%和90%;经理想减瘤术的患者3年肿瘤无进展生存率为67%,而亚理想减瘤术者为45%。显示了紫杉醇与铂类联合的非凡疗效。

(3)放射治疗:尽管放射治疗可用于输卵管癌的术后辅助治疗,但其确切价值仍不明了。有人对95例Ⅰ期、Ⅱ期输卵管癌术后采用辅助放疗或辅助化疗做了回顾比较,结果辅助化疗组中位生存期73个月,高于辅助放疗组的57个月,但统计学无差异。由于放疗出现严重并发症的概率要高于化疗,因而多数学者不推荐采用放疗。但若患者有化疗禁忌证,放疗仍可用于那些肿瘤已穿破浆膜面的早期输卵管癌,以及无残留灶或仅有微小残留灶的晚期输卵管癌。包括全盆或全腹放疗、放射性核素^{32}P腹腔灌注等。

(4)内分泌治疗:输卵管上皮在胚胎学和组织发生学上与子宫内膜相似,在月经周期中会随着体内激素水平变化而改变。曾有用甲羟孕酮或醋酸甲地孕酮治疗输卵管癌的报道,但都是与化疗药物同时使用的,因而不能确定其中激素是否起到作用。

2.治疗策略

(1)原位癌、Ⅰ期输卵管癌的处理:患者应进行全面的手术分期,若为原位癌、ⅠA期G1或ⅠB期G1,术后无须辅助化疗;而其他患者均应给予铂类为基础的化疗,一般为3~6个疗程。既往未全面手术分期的早期输卵管癌,建议再次手术分期。若患者拒绝再次手术,则应给予铂类为基础的化疗。

(2)Ⅱ期、Ⅲ期、Ⅳ期输卵管癌的处理:实施肿瘤细胞减灭术并辅以铂类为基础的联合化疗,一般给予6~8个疗程。对于术后残留灶小于1cm的患者也可采用腹腔化疗。若患者初次手术未达到理想减灭术,可在3个疗程化疗后再重新评估,估计残留灶可能切除,可考虑再次肿瘤细胞减灭术,并在术后完成剩余疗程化疗。否则,继续完成剩余疗程化疗。

六、预后

大多数的输卵管癌复发是在治疗后的2~3年,由于缺乏有效的二线化疗或挽救性化疗方案,一旦复发,患者预后较差。就诊时的肿瘤期别及首次手术后残留灶的大小是影响预后最重要的因素。据报道残留灶小于1cm的Ⅲ~Ⅳ期输卵管癌5年生存率为55%,而大于1cm者仅21%。还有报道残留灶小于2cm的患者中位肿瘤进展时间为86个月,而大于2cm者仅23个月。也有报道认为就诊时血清CA125升高的患者预后较差。根据美国监测、流行病学和最终结果数据库2002—2018年1576例输卵管癌的统计资料显示,Ⅰ期、Ⅱ期、Ⅲ期和Ⅳ期患者的5年肿瘤特异生存率分别为81%、65%、54%和36%。与同期上皮性卵巢癌相比,早期患者预后与卵巢癌相似,而晚期患者预后比卵巢癌好。

七、随访

目前还没有证据表明输卵管癌患者治疗后的密切随访监测有助于改善预后或提高生存质量。但对于长期无瘤生存的患者早期发现肿瘤复发,可以尽早采取补救措施。

1.随访目的　①评价患者对治疗的近期反应;②及早认识、妥善处理相关并发症,包括心理紊乱;③早期发现持续存在的病灶或复发病灶;④收集有关治疗效果的资料;⑤对早期输卵管癌患者,提供乳腺癌筛查的机会;对保守性手术的患者,提供宫颈癌筛查的机会。

2.随访计划　建议治疗后的第1~2年,每3个月复查1次;第3~5年,每4~6个月复查1次;5年以后每年复查1次。随访内容包括详细询问病史,仔细体格检查(包括乳房、盆腔和直肠);定期复查CA125,特别是初次诊断时有CA125升高的患者;根据临床指征选择影像学检查,如B超、X线、CT和MRI等。特别是在肿瘤标志物升高时要密切跟踪监测。

第十二章　卵巢肿瘤

第一节　卵巢瘤样病变

卵巢瘤样病变又称为卵巢非赘生性包块，其定义为卵巢上有类似肿瘤的肿块，而不具有真性肿瘤基本特征的病变，是一种特殊的囊性结构。卵巢瘤样病变可发生于任何年龄，以生育期多见，是生育年龄妇女卵巢肿大最主要的原因，发病原因涉及生理及病理两方面，病理和临床表现各异。增大的卵巢大都为单侧性，也有双侧性，组织变化可以是局限性或弥散性。流行病学研究发现，卵巢瘤样病变占卵巢肿瘤的27.1%，其中部分瘤样病变可以破坏正常卵巢结构，导致卵巢功能紊乱，影响生育。如发生破裂或出血可引起急腹症。在临床上及病理上常和真性肿瘤混淆。故要注意鉴别，手术时勿轻率切除。

一、妊娠黄体瘤

1.病因与发病机制　卵巢妊娠黄体瘤常发生于妊娠的3个月后，它是由于过量的绒促性素（hCG）刺激黄体细胞增生形成的瘤样结节，使卵巢增大，外观像肿瘤而非真性肿瘤。但妊娠黄体瘤很少伴有滋养细胞疾病，且常发生在妊娠后期，此时hCG水平较妊娠早期低，故提示激素也非本病唯一的发病因素。好发于生育年龄妇女，多数为30岁以下的经产妇。当胎盘排出，绒促性素水平下降后，妊娠黄体瘤即迅速消失。

2.病理

（1）大体检查：2/3病例为单侧性。增生的结节取代卵巢实质，结节大小不一，可为肉眼不易观察到至直径>20cm的肿瘤，平均直径为6~7cm。肿瘤切面为实性，呈红色或褐色，质软，光泽，常有出血灶。

（2）组织病理学：镜下，增生的结节与间质界限清楚，结节内细胞呈实性分布，偶有小梁或滤泡结构，间质成分很少。增生的细胞中等大小，呈多角形或梭形；有的胞质丰富嗜酸性，有的胞质较透明；细胞内含少量或不含脂质，细胞核为圆形或长形，常有清楚的核仁；核分裂（2~3）/10HPF，也可高达7/10HPF；偶见类似妊娠黄体的嗜酸性胶样小滴。瘤细胞呈α-抑制素、CD99、CK和vimentin阳性。

3.临床表现　好发于生育年龄妇女。一般无自觉症状。多发生在妊娠后3个月，在一侧或两侧附件区触及中等大小的囊肿。还有不少在剖宫产或产后施行输卵管结扎术时偶然发现肿瘤。偶尔可由于肿瘤细胞产生过多的雄激素，使孕妇有轻度男性化表现。胎盘能促使雄激素芳香化，如雄激素过多且超过胎盘清除阈值，或胎盘功能衰退时，血清内足量的睾酮可促使女婴男性化，故2/3出生的女婴也有男性化表现。产后增大的卵巢开始消退，在产后数周卵巢可恢复正常大小。再次妊娠时肿瘤可复发。

4.诊断与鉴别诊断

（1）诊断：好发于生育年龄妇女，多发生于妊娠后3个月。妊娠黄体瘤一般不引起临床注意。多数在行剖宫产手术检查双附件时发现，术前能明确诊断者甚少。

（2）鉴别诊断

1）黄素化卵泡囊肿：多见于妊娠滋养细胞疾病和多胎妊娠，双侧多见，一般发生于早期妊娠，且为囊性。而妊娠黄体瘤一般发生于正常妊娠的早期，切面呈实性，单侧多见。

2）妊娠黄体：妊娠黄体中央含囊腔，边缘卷曲，由粒黄体细胞和膜黄体细胞构成，并有透明小体和钙化小体，多结节性或双侧性病变支持妊娠黄体的诊断。显微镜下见胞质内含有明显类脂质及胶质样物，富于酸性磷酸酶活性。而妊娠黄体瘤的酸性磷酸酶显著减少，可以鉴别。

3）卵巢肿瘤：常见卵巢畸胎瘤和卵巢浆液性（或黏液性）囊腺瘤合并妊娠，可因发生肿瘤蒂扭转或破裂而被发现。妊娠早期三合诊即能查得，中期妊娠以后不易查得，B超检查有助于诊断，分娩后肿瘤不会自行消失。

4）类固醇细胞瘤：发生于妊娠期间的类固醇细胞瘤与妊娠黄体瘤的鉴别有时比较困难，然而，滤泡样结构和多结节性病变支持妊娠黄体瘤的诊断；相反，类固醇细胞瘤的核分裂象较多，细胞非典型性非常明显。

5.治疗及预后　手术时病理诊断明确者无须特殊治疗，产后可自行消退。预后良好。

二、间质卵泡膜细胞增生

间质卵泡膜细胞增生症为卵巢间质增生并含有成簇的黄素化间质细胞。首先由Fraenkel描述并提名，一度曾因其与多囊卵巢病在临床与组织学特征上有相似而归于多囊卵巢病。但其类固醇激素的增高及对氯米芬治疗的不同反应，有必要将两者区分。临床上常伴有多毛和男性化综合征，又称卵泡膜细胞增生综合征。

1.病因与发病机制　该病多发生于绝经后，可能是绝经后下丘脑垂体功能紊乱、卵巢间质对垂体促性腺激素的一种增生性反应。常伴发糖尿病、高血压、肥胖和甲状腺功能减退。

2.病理

（1）大体检查：典型者卵巢体积增大，最大直径可达7cm。卵巢切面为实性，白色至黄色。停经前患者可出现卵巢表面多个囊性改变。

（2）组织病理学：双侧卵巢不缩小甚至增大，皮质区增厚，间质细胞明显增生，无卵泡发育，卵泡膜细胞增生的特点是在增生的间质中出现成簇的黄素化间质细胞。皮质内短梭形细胞呈巢状或旋涡状增生。

3.临床表现　卵泡膜增生发病稍晚，主要发生在育龄后期及年龄更大的女性。多数起病缓慢。临床上表现为高雄激素状态，可有多毛、音调低沉、秃头等男性化表现。有家族性倾向。妇科检查阴毛呈男性分布，阴蒂轻度肥大，附件区可扪及增大的卵巢。同时伴发高雌激素状态时，有不规则阴道出血，阴道内分泌涂片成熟指数右移，伴有子宫肌瘤、子宫内膜增生、子宫内膜癌等。

4.诊断与鉴别诊断

（1）诊断：术前诊断者极少，多在剖腹术时可发现典型的双侧卵巢增大，术后病检为“间质卵泡膜细胞增生”。

（2）鉴别诊断

1）多囊性卵巢：两者在临床上有很多相似之处，如雄激素和促性腺激素水平升高、多毛、闭经、不孕、有家族史等。但多囊卵巢疾病多发生于年轻患者，并无明显的黄素化表现，且囊性化表现更为明显。可根据促排卵治疗的疗效加以鉴别。多囊卵巢综合征患者促排卵成功率可达80%以上。

2)卵巢睾丸母细胞瘤、门细胞瘤:也可引起男性化症状,但较卵巢间质性泡膜细胞增生症的男性化更为明显,肿瘤为单侧性,质地较硬,且进行性增大。

5.治疗及预后　治疗常采取卵巢切除,且术后效果较好,预后良好。

三、卵巢间质增生

在正常情况下,妇女自35岁起卵巢分泌性激素的功能开始下降,形态学上表现为皮质间质区逐渐退化变薄。如果相反,表现为皮质区间质增生而致卵巢增大者称为卵巢间质增生。也有人提出以皮质区超过2mm为诊断依据的。

1.病因与发病机制　本病多见于绝经期妇女,可能是下丘脑-垂体功能紊乱所致,卵巢间质对垂体促性腺激素的一种增生性反应。

2.病理

(1)大体检查:常累及双侧卵巢,卵巢可略大或明显增大,偶尔有直径达8cm,但保持原来形状。切面卵巢皮质显著增厚呈实性,质硬,乳白色或浅黄色。可见分布在卵巢皮质和(或)髓质的界限不清的白色或黄色结节,有时结节可融合,正常结构被取代。

(2)组织病理学:卵巢髓质和部分皮质被结节状或弥散增生的小间质细胞取代,皮质区明显增宽,胶原纤维稀少。卵巢间质细胞明显增生,增生的间质细胞为短梭形,呈漩涡状排列。在病变明显的病例,卵巢的结构全部被增生的间质细胞取代,卵泡的衍生物不易观察到。

3.临床表现　卵巢间质增生自40岁起发病率逐渐增高,70岁左右达峰值,发病较缓慢,偶有突然发病。典型者发生于绝经期和绝经后早期的患者,与间质卵泡膜细胞增生症比较,患者不常出现雄激素或雌激素增高的临床表现。患者以闭经、不孕为主,其他也可有子宫内膜增生过长、内膜癌、乳腺癌等。偶尔,可出现肥胖、高血压或糖代谢异常。

4.诊断与鉴别诊断

(1)诊断多数在手术检查双附件时发现,手术前能明确诊断者很少。

(2)鉴别诊断

1)间质卵泡膜细胞增生症:两者临床表现不易区分,主要依靠术后病理学检查。卵泡膜细胞增生的特点是在增生的间质中出现成簇的黄素化间质细胞。而卵巢间质增生无黄素化的间质细胞。

2)多囊卵巢病:两者有很多相似之处,如表现为有家族史、雄激素和促性腺激素过高、多毛、不孕等。但两者也有差别,表现在:①本病多见于40岁以上妇女;②呈漩涡状排列的间质细胞弥漫性增生致卵巢增大;③除卵泡的内卵泡膜细胞黄素化外,间质中常散有成簇的黄素化细胞;④卵巢楔形切除术和氯米芬治疗促排卵对本病的疗效不肯定。

5.治疗及预后　本病多见于绝经期及绝经后妇女,治疗常采取卵巢切除,术后效果较好。

四、卵巢纤维瘤病

卵巢纤维瘤病为产生胶原纤维的卵巢间质的非肿瘤性增生,可使一侧或双侧卵巢瘤样增大。这是一种发生于年轻妇女的较为少见的病症。

1.病理

(1)大体检查:卵巢可部分或全部累及,受累的卵巢增大,直径在 8~14cm,外表呈白色,表面光滑或呈分叶状。典型者切面质硬,实性,多数呈白色,少数呈灰色或黄色。约 1/3 可见小囊腔,囊最大直径可达 2.5cm。

(2)组织病理学:多数为卵巢的弥散性受累,但个别病例可为局灶性。病灶处梭形的成纤维细胞增生,并产生程度不等的胶原纤维,围绕正常卵巢结构,包括各期卵泡和黄体。可出现灶性的黄素化间质细胞及卵巢水肿。增生的纤维围绕在滤泡周围,部分病例可出现巢状的性索细胞。

2.临床表现　患者年龄在 13~39 岁,平均年龄为 25 岁。典型临床表现为月经不规律,包括阴道不规则出血、月经过多或闭经,约半数合并不孕,罕见男性化和多毛表现。如肿瘤蒂扭转则引发腹痛。妇科检查能扪及单侧或双侧附件肿块。

3.诊断与鉴别诊断

(1)诊断本病术前诊断比较困难,主要依靠术后病理学检查。

(2)鉴别诊断

1)卵巢重度水肿:两者临床表现不易区分,主要依靠术后病理学检查,水肿为大量的、弥散性的,且无纤维增生。皮质层和髓质高度水肿、囊性变。水肿组织将卵泡分散,剖面有水肿液溢出。而无本症弥散性增生的纤维细胞和胶原细胞包绕卵泡结构的特征。

2)卵巢纤维瘤:该病多发生于老年妇女,多为单侧性,切面增生的纤维呈交织状排列,其中无正常卵巢结构。纤维不向滤泡内生长。通常也无内分泌活性。

4.治疗及预后因本症多发生于年轻妇女,可考虑保守性手术,单侧附件切除或卵巢楔形切除术,若行卵巢楔形切除,术时需做冷冻病理切片检查以除外恶性病变。本症发展缓慢,不发生卵巢外扩散,预后良好。

五、巨块性卵巢水肿

巨块性卵巢水肿也称卵巢重症水肿,是由于水肿液在卵巢间质内潴留,分离正常的卵泡及间质组织,致使卵巢明显增大,是好发于少女的一种罕见的瘤样病变。

1.病因与发病机制　可能由于卵巢部分扭转或卵巢系膜扭曲,使卵巢淋巴和静脉回流受阻,水分淤积于卵巢所致。少数由于卵巢皮质内间质细胞增生,使卵巢体积和重量增加而导致扭转。由于卵巢内多灶性纤维化使卵巢体积和重量增加,可加剧卵巢的扭转。

2.病理

(1)大体检查:两侧卵巢均可受累,但单侧发病居多。水肿的卵巢直径多为 5~40cm 不等,平均直径为 11cm。文献报道水肿卵巢最重者达 2400g。卵巢形态完整,质软,表面光滑但张力较大,呈苍白或粉红色,有光泽,不透明,无粘连。典型者切面湿润,有白色胶冻样内容物,无腔隙,挤压可有液体流出。有扭转时卵巢可因卒中而呈暗紫色。卵巢系膜发生扭转者则呈紫蓝色,切面质软、湿润。皮质浅层可见散在卵泡,卵巢内水肿液主要存在于皮质深层和髓质区域。

(2)组织病理学:卵巢间质细胞密度降低,卵巢结构完整。皮质外侧变厚、纤维增生。皮质深层有大范围水肿,其中可见散在分布的各期卵泡,偶见黄体和白体。少数病例,特别是有内分泌症状者,在水肿的间质内可见成簇的黄素化细胞。髓质区淋巴管、血管高度扩张。

发生炎性浸润和灶性坏死罕见。

3.临床表现　好发于青少年,年龄在6~33岁,平均为21岁。多数患者表现为腹痛或盆腔痛,伴有腹部胀大,盆腔包块。约1/2患者可出现部分或完全性卵巢扭转而引发急性腹痛。其他患者可表现为月经不规则或多毛、闭经及男性化。血清睾丸激素或其他雄激素可增高。90%的卵巢呈单侧性增大。妇科检查可扪及附件肿块,张力大,活动度好,伴卵巢扭转者有触痛。

4.诊断与鉴别诊断

(1)诊断可根据临床表现,妇科检查发现盆腔包块,手术时病理检查发现。

(2)鉴别诊断

1)卵巢纤维瘤水肿:两者临床表现不易区分,主要依靠术后病理学检查。卵巢水肿多为弥散性,并保留卵巢结构;而纤维瘤水肿属真性肿瘤,为局限性包块,缺乏正常卵巢滤泡、白体等结构,是以编织状纤维细胞为主的实性卵巢肿瘤,也不能分辨皮质、髓质。

2)多囊卵巢病:多囊卵巢呈双侧性,卵巢白膜呈显著增厚,皮质下多个囊性卵泡。临床表现为不孕、多毛、肥胖。而卵巢重症水肿则单侧多见,无卵巢白膜增厚,因水肿皮质内卵泡不多,卵巢表面光滑、水肿明显。

3)卵巢硬化性间质瘤:两者临床表现不易区分,主要依靠术后病理学检查,有丰富的脉管,间质细胞肥大,水肿区夹杂致密硬化区,病变波及全部卵巢,缺乏正常卵巢结构,故与本病不同。

5.治疗及预后　治疗方式要根据卵巢肿大的程度、卵巢系膜有无扭转、系膜血管有无栓塞、对侧卵巢是否正常、有无内分泌异常情况、患者要求生育与否等决定。一般可行卵巢楔形切除术,术中送冰冻病理切片检查以明确诊断。也可做卵巢多点穿刺放液术,并辅以卵巢固定术,因为卵巢重度水肿的原因常为间断性扭转所引起。本症发展缓慢,预后良好。

六、卵泡囊肿

女性从青春期开始至绝经前,卵巢在形态和功能上发生周期性变化,即卵泡发育至成熟、排卵、黄体形成及退化。正常生理情况下,卵泡发育为成熟卵泡时,平均直径不超过1.5cm。若在生长发育过程中,成熟卵泡不破裂或闭锁的卵泡持续生长,使卵泡腔液体潴留而形成卵泡扩张,直径在1.5~2.5cm,称囊状卵泡,直径>2.5cm称卵泡囊肿。卵泡囊肿与囊状卵泡相比,除大小差异外,前者常为单个囊肿,仅少数情况下可有数个囊肿,因此又称为孤立性卵泡囊肿。孤立性卵泡囊肿很常见,好发于生育年龄妇女,尤多见于月经初潮不久或围绝经期妇女,也有见于胎儿或绝经后7年的妇女。胎儿、新生儿囊状卵泡和卵泡囊肿的标准,前者定为卵泡直径0.5~1cm,后者>1cm。

1.病因与发病机制　囊状卵泡和卵泡囊肿的发生机制为:①下丘脑-垂体-卵巢轴功能障碍,使卵泡过度生长,分泌功能亢进;②卵巢白膜增厚,卵泡破裂排卵受阻;③胎儿、新生儿受胎盘分泌激素及母体激素的影响。

2.病理

(1)大体检查:卵巢表面光滑或囊肿处隆起,孤立单发,壁薄光滑,偶可多发。位于皮质内或其下方。囊肿直径很少超过4cm,罕有达7~8cm。囊壁薄,腔面光滑,灰白色或暗紫色,囊内液清亮无色或淡黄色,内含雌激素。

(2)组织病理学：囊壁由数层颗粒细胞和其外围的卵泡膜细胞组成，两者均可轻度黄素化，颗粒细胞可形成Call-Exner小体。随着囊液增多，囊壁变薄呈扁平状，囊壁受压细胞逐渐退化，最终仅剩下一层扁平的颗粒细胞和玻璃样变的卵泡膜细胞。

3.临床表现　一般无自觉症状，个别病例可因囊壁粒层细胞或卵泡膜细胞持续分泌雌激素而引起子宫内膜增生过长、月经周期紊乱，围绝经期女性可出现不规则阴道出血。个别出现绝经后阴道出血。在幼女可引起假性性早熟。囊肿较大可发生蒂扭转或破裂，而引起急腹症。妇科检查可在附件区扪及壁薄、圆形、可活动的囊性包块，一般直径<5cm，囊肿经4~6周后自然吸收、消退。

4.诊断与鉴别诊断

(1)诊断患者一般无自觉症状，行妇科检查或剖宫产时偶然发现。超声检查可见卵巢增大，内可探及无回声液性暗区或囊性回声，大小多在3~5cm，壁薄，内壁光滑，周界清晰。彩超可见囊肿周边血流丰富。

(2)鉴别诊断

1)囊性颗粒细胞瘤：与卵泡囊肿均可无任何自觉症状，也可有育龄期的月经改变或绝经后的阴道出血、幼女性早熟、腹部包块，发生破裂、扭转时同样可出现急腹症，但囊性颗粒细胞瘤由单一颗粒细胞组成，细胞呈增生状态，核分裂象易见，与本症细胞呈蜕变明显不同。

2)囊性妊娠黄体：两者临床表现不易区分，主要依靠术后病理学检查，颗粒细胞和卵泡膜细胞显著黄素化，边缘保存黄色花环状结构，且由妊娠引起，与卵泡囊肿黄素化不同。

3)真性卵巢肿瘤：真性卵巢肿瘤经观察不能缩小并消失，而卵泡囊肿经观察可缩小以至消失。

5.治疗及预后　卵泡囊肿一般无须治疗，常在4~6周消失吸收。囊肿较大且有症状者可进行腹腔镜下穿刺抽吸囊液或卵巢囊肿切除或阴道后穹穿刺抽吸囊液，如发生扭转一侧附件坏死时可切除患侧附件。如为儿童患者合并性早熟，是由中枢促性腺激素分泌过多引起，如阴道出血、乳房提早发育、小阴唇着色、阴毛生长、子宫增大等时宜用药物治疗，手术后性早熟易复发。

七、黄体囊肿

女性排卵后，卵泡壁塌陷，卵泡膜内血管破裂，血液流入腔内凝成血块而形成血体，其中的血被吸收后即形成黄体。如果排出的卵子未受精，则在排卵后9~10天黄体开始萎缩。如果排卵后黄体持续存在或伴有出血或血浆渗出，黄体中心腔内积聚大量液体，则囊腔逐渐扩大而成为黄体囊肿。正常月经黄体和妊娠期黄体直径很少超过3cm。若直径>3cm则称为黄体囊肿。妊娠时黄体也可增大成为黄体囊肿，但一般于妊娠3个月后会自然消失。

1.病因与发病机制　黄体囊肿多发生于生育年龄的妇女。其发生原因为：①供应黄体的血管、淋巴系统发生了紊乱；②黄体在其血管形成期出血过多，尤见于有凝血障碍的妇女，因黄体出血过多形成黄体血肿，待血液吸收后清液滞留于黄体腔内，使黄体直径增大；③垂体促性腺激素过度分泌，促使黄体过度发育。妊娠妇女有形成黄体囊肿的倾向。

2.病理

(1)大体检查：黄体囊肿呈黄色，单侧多见，直径3~6cm，偶达10cm以上。表面光滑，单房，壁薄，半透明。早期似血肿，后期囊腔内为透亮或褐色液体，囊壁部分或全部为浅黄色，有时卷曲成花环状。

(2)组织病理学:早期可见囊壁黄素化粒层细胞和卵泡膜细胞,后期囊壁纤维化伴透明变性。卵泡膜细胞呈楔形插入其中,细胞间有丰富的毛细血管。最终黄体囊肿退变,仅留下1~2层细胞。

3.临床表现　一般无症状。黄体囊肿只发生于有排卵的妇女,若囊肿持续存在,可引起月经异常,患者常诉月经延迟。若囊肿扭转或破裂则引发急腹症。囊肿破裂出血多时可出现贫血、头晕、心悸、乏力甚至休克。囊肿较大时妇科检查可扪及一侧附件包块,如破裂可有腹部压痛、反跳痛、附件区压痛等。

4.诊断与鉴别诊断

(1)诊断:患者一般无自觉症状。超声检查可见卵巢增大,内可探及囊性回声,常为双侧、多囊,表面凹凸不平,壁薄,内含多车轮状分隔。彩超可探及丰富血流信号,多>5cm,可达20cm。腹腔镜检查:囊肿形成的早期,黄体细胞仍存在,且富含类脂质,仅囊壁内层纤维化,可见黄素化粒层细胞和卵泡膜细胞,囊内有或无血液;后期时囊壁纤维化伴有程度不等的透明变。

(2)鉴别诊断

1)妊娠黄体:妊娠黄体一般直径<3cm,妊娠3个月后自行消失。囊壁颗粒细胞增生,黄素化,中央无囊腔,囊壁全部卷曲成花环状,尿hCG测定阳性等为鉴别依据。

2)异位妊娠:黄体囊肿破裂引发的急腹症易误诊为异位妊娠,两者均可出现急腹症,有内出血,但异位妊娠一般尿hCG检测为阳性,黄体囊肿则呈阴性,出血量一般较异位妊娠少,且无反复出血。有时需剖腹探查或腹腔镜检查才能确诊。

3)卵巢肿瘤:需在月经干净3~5天进行B超随访,若肿块持续存在超过3个月,且直径>5cm则高度怀疑卵巢肿瘤。

5.治疗及预后　无临床症状时无须处理,多数囊肿可自行消退。偶尔破裂而出现腹痛、内出血症状,若生命体征平稳,内出血少时可非手术治疗,卧床休息,应用止血药物,并严密观察;若破口大,内出血多或生命体征不平稳时,需急诊手术,有条件时可选用腹腔镜施术,行卵巢修补术。

八、妊娠和产后单发性大卵泡囊肿

该囊肿是一种少见的发生于妊娠期和产后的卵巢单个巨大囊肿,不伴有内分泌异常。对于囊肿的性质,因病例数有限尚不能十分肯定,诸多资料支持其为病理生理性囊肿。

1.病因与发病机制　发生机制迄今还不十分清楚,推测与垂体促性腺激素有关。

2.病理

(1)大体检查:囊肿为单房性,直径8~26cm。囊肿表面光滑、湿润,壁厚约0.5cm,囊内含清亮淡黄色液体或黏液样物质。内壁光滑,囊壁中50%机会见到黄体和小卵泡。

(2)组织病理学:囊壁由1~10层大的黄素化细胞组成,细胞大小相差悬殊,直径20~100μm不等。胞质透明或伊红色。核大多呈小圆形,规则,含小的核仁。灶性区域内核形状怪异,染色质增多,但无核分裂象。网状纤维染色提示为颗粒细胞来源。囊腔面常有纤维结缔组织和纤维索被覆。囊壁外的纤维结缔组织中常含有小的黄素化细胞巢。

3.临床表现　囊肿都发生于青年妇女,年龄为18~36岁,平均26岁。母儿均无内分泌异常。

4.诊断与鉴别诊断

（1）诊断：由于临床表现不典型，妇科检查发现盆腔包块，妇科检查或剖宫产时发现附件肿块，手术时病理检查发现。

（2）鉴别诊断

1）妊娠黄体囊肿：该囊肿一般较小，直径<4cm，很少达 8cm。颗粒细胞和卵泡膜细胞分界清楚，黄素化细胞无多形性。囊壁可有卷曲，囊壁内无黄体，这些都与本症不同。

2）妊娠黄体瘤：该病为实性结构，常表现为双侧卵巢的多发性病灶。30%的母亲和婴儿伴有男性化症状。本病为囊性病变，也无明显的内分泌作用。

5.治疗及预后　一般行囊肿剥除术，预后较好。

九、卵巢黄素囊肿

卵泡膜黄素囊肿，临床上称为卵巢黄素囊肿，病理上称高反应黄体。黄素囊肿指卵泡囊肿壁上卵泡膜细胞的黄素化。

1.病因与发病机制　由于丘脑-垂体-卵巢轴功能障碍，垂体分泌过多的促黄体生成激素促使卵泡增大和黄素化，分泌多量液体而成囊肿。黄素囊肿多见于妊娠滋养细胞疾病的完全性葡萄胎、侵蚀性葡萄胎和绒毛膜癌，由于产生大量的绒促性素（hCG），刺激闭锁卵泡的卵泡膜细胞黄素化，分泌大量液体形成囊肿，而形成卵巢黄素化囊肿。

除了由于葡萄胎或绒毛膜癌引起外，多胎妊娠、糖尿病合并妊娠、妊娠高血压综合征等由于胎盘肿胀、增大或滋养细胞增生，产生过多的 hCG，也可形成黄素囊肿。近年来，随着试管婴儿的开展，医源性诱导排卵引起的卵巢过度刺激综合征，卵巢的改变同黄素囊肿。

2.病理

（1）大体检查：多数为双侧卵巢，因多个薄壁囊肿而呈中到重度增大，囊肿体积大小不一，大者直径可达 10~15cm，甚至更大。少数囊肿仅存在于一侧卵巢。受累卵巢表面呈分叶状，多房性，各囊大小不一，囊壁光滑，淡黄色，囊腔内含清亮液体或琥珀色液体，偶为血性液体。

（2）组织病理学：囊壁由颗粒细胞和卵泡膜细胞组成，颗粒细胞常退变脱落，残留少量可有或无黄素化。而卵泡膜细胞则显著增生和黄素化。各囊间有薄薄的纤维结缔组织将其分隔。间质常水肿并伴灶性间质细胞黄素化。

3.临床表现　常无临床症状，黄素囊肿可伴有腹腔积液，偶有腹胀或腹痛，黄素囊肿可以自然退缩或吸收。常于滋养细胞疾病消除后 2 个月内消失。如黄素囊肿发生扭转或破裂，可引起急腹痛症状。

4.诊断与鉴别诊断

（1）诊断：本病发生于妊娠及产后，临床表现不典型。超声检查：双附件多房无回声结构，直径多在 5~10cm，其内含有多个直径 1~3cm 囊壁均匀、光滑的无回声结构。术后病理检查：囊肿形成的早期，黄体细胞仍存在，且富含类脂质，仅囊壁内层纤维化，可见黄素化粒层细胞和卵泡膜细胞，囊内有或无血液；后期时囊壁纤维化伴有程度不等的透明变。

（2）鉴别诊断

1）卵巢囊肿：无特殊临床表现，常在检查时偶然发现盆腔囊肿。该瘤直径多超过 5cm，月经后定期随访囊肿一般不缩小，B超检查及腹腔镜检查可鉴别。

2）卵巢子宫内膜异位囊肿：常有进行性痛经史。囊肿与盆壁或子宫粘连紧密，容易鉴别。

3）多囊卵巢综合征：常有闭经、多毛、不孕、肥胖等临床表现。B超检查可见双侧卵巢均匀增大且卵巢实质内有较多小液性暗区。

4）输卵管积水：常有下腹坠胀不适感，劳累后加重，可伴月经失调和不孕。囊肿多为长圆形，可呈"腊肠型"，直径多超过5cm，妇科检查时囊肿可伴粘连，活动受限。B超检查有助于鉴别。

5.治疗及预后　卵巢黄素化囊肿在原发病（葡萄胎或绒毛膜癌等）治疗后，一般2~4个月，少数推迟至6个月自然消退，无须特殊治疗，但是在治疗原发疾病时，较大囊肿的存在，会使患者血液中的绒毛膜促性腺激素值下降、消失时间延长。停用促排卵药物后，黄体囊肿也可以自然消退。如不能自然消退或发生并发症，则需手术治疗。

卵巢黄素囊肿持续不消退或继续增大易引起囊肿破裂、扭转等并发症。国内曾报道在腹腔镜直视下抽囊液，通过腹腔镜介入看清囊肿，于左或右下腹插入细长针，在囊肿透亮区刺入，腹壁外针尾连接针筒，负压抽吸，先抽吸一房囊液，待其瘪陷后再在原饱满的其他各房逐个穿刺抽吸，以减少卵巢表面的穿刺点。根据卵巢黄素囊肿的大小，每侧可抽吸出大量囊液，最多者可>500mL。除腹腔镜直视下穿刺外，对较大的卵巢黄素囊肿或出现急腹症者，还可在B超介入下经腹或阴道穿刺吸取囊液，腹壁穿刺可利用细长针，对卵巢表面的穿刺孔较小，若经阴道超声探头上穿刺针穿刺，则因穿刺针管直径较大，对卵巢表面的穿刺孔较大。B超介入下经腹或阴道穿刺吸取囊液，或在腹腔镜直视下抽吸囊内液或复位，对缓解症状、降低血清hCG值均有所裨益。卵巢黄素囊肿并非真卵巢肿瘤，切忌行双侧卵巢切除。即使剖腹术中见有卵巢黄素囊肿，也可行穿刺抽液术而保留卵巢。

如黄素囊肿扭转引起急腹痛时，如扭转时间短，卵巢外观无很大变化，血供还没发生障碍，可以抽吸各房囊液使囊肿缩小并予以复位从而免除剖腹手术。如扭转时间长，血供不能完全恢复，有缺血、坏死者，则宜切除患侧卵巢而保留健侧，这对年轻未育尚需保留子宫者尤为重要和适宜。切除扭转的黄素囊肿时，不应先松解扭转，否则静脉内的凝血栓子可脱落引起肺栓塞。

如囊肿破裂，没有引起继发性出血者，无须处理；有继发性出血者，腹腔镜下或开腹修补电灼止血等。

囊液hCG值明显高于外周血hCG值，侵蚀性葡萄胎中约1/3病例囊液hCG值>血清hCG值的2倍，抽吸囊液后血清hCG值可较抽液前明显下降。

十、卵巢子宫内膜异位囊肿

卵巢中出现具有生长功能的子宫内膜组织，并发生周期性出血时，称为卵巢子宫内膜异位症，是盆腔内膜异位症中最多见的一种。异位内膜侵犯卵巢皮质并在其内生长、反复出血，形成单个或多个的典型病变，囊肿大小不一，内含暗褐色、似巧克力样糊状陈旧血性液体，故又称卵巢巧克力囊肿。在月经期囊肿内出血增多，囊内压力增大，易发生反复破裂，破裂后囊内液外溢刺激腹膜，可致急腹症，腹痛剧烈，有时引发休克。约80%病变累及一侧卵巢，累及双侧占50%。患者大部分为育龄期妇女，26~40岁最常见，35%约为双侧附件，35%伴有不孕。

1.病因与发病机制　发病与卵巢的周期性变化有密切的关系,目前发病机制尚未完全阐明,主要有下列学说。

(1)子宫内膜种植学说:Sampson 最早提出,经期时经血中所含内膜腺上皮和间质细胞可随经血逆流,经输卵管进入腹腔,种植于卵巢和邻近的盆腔腹膜,并在该处继续生长和蔓延,以致形成盆腔子宫内膜异位症。先天性阴道闭锁或宫颈狭窄等经血潴留患者常并发子宫内膜异位症,说明经血逆流可导致内膜种植。临床上剖宫取胎术后继发腹壁切口子宫内膜异位症或分娩后会阴切口出现子宫内膜异位症,无疑都是术时子宫内膜带至切口直接种植所致。此外,猕猴实验也证实其经血直接流入腹腔可在盆腔内形成典型的子宫内膜异位症,故目前内膜种植学说已为人们所公认,但无法解释盆腔外的子宫内膜异位症。

(2)淋巴及静脉播散学说:不少学者通过光镜检查在盆腔淋巴管和淋巴结中发现有子宫内膜组织,有学者在盆腔静脉中也发现有子宫内膜组织,因而提出子宫内膜可通过淋巴或静脉播散学说,并认为远离盆腔部位的器官如肺、手或大腿的皮肤和肌肉发生的子宫内膜异位症可能是通过淋巴或静脉播散的结果。

(3)体腔上皮化生学说:卵巢表面上皮、盆腔腹膜都是由胚胎期具有高度化生潜能的体腔上皮分化而来。Meyer 从而提出上述由体腔上皮分化而来的组织,在反复受到经血、慢性炎症或持续卵巢激素刺激后,均可被激活而衍化为子宫内膜样组织,以致形成子宫内膜异位症。但迄今为止,此学说尚无充分的临床或实验依据。

(4)免疫学说:已知多数妇女在月经来潮时均有经血经输卵管逆流至腹腔,但仅少数发生盆腔子宫内膜异位症,因而目前认为此病的发生可能与患者免疫力异常有关。试验结果表明,在内膜异位症患者血清中 IgG 及抗子宫内膜自身抗体较对照组显著增加,其子宫内膜中的 IgG 及补体 C3 沉积率也高于正常妇女,故认为内膜异位症可能为一种自身免疫性疾病。另有学者认为,在妇女免疫功能正常的情况下,血中的单核细胞可以抑制子宫内膜细胞的异位种植和生长,同时腹腔中活化的巨噬细胞、自然杀伤细胞(NK 细胞)则可将残留的子宫内膜细胞破坏和清除,而在内膜异位症患者中,可能由于外周血单核细胞功能改变,反将刺激子宫内膜细胞在异位种植和生长,同时腹腔中的巨噬细胞、NK 细胞及细胞毒性 T 淋巴细胞的细胞毒作用又被抑制,不足以将逆流至腹腔内的内膜细胞杀灭时,即可发生子宫内膜异位症。故目前认为子宫内膜异位症既有体液免疫的改变,也有细胞免疫的异常。

2.病理

(1)大体检查:早期卵巢表面有棕色散在斑点或直径数毫米的小囊肿,这些病灶可相互融合。随着病变的发展,卵巢内的异位内膜反复出血、穿破,形成与周围组织的致密粘连;另外,异位内膜向卵巢皮质侵入,长期反复出血,形成囊肿,囊肿大小不一,多数直径在 5~8cm,一般不超过 10cm。肉眼观呈灰蓝色,囊壁粗糙、厚薄不均,囊内积聚咖啡色黏稠液体,似巧克力样液体,故临床上称该囊肿为巧克力囊肿。由于此囊肿从早期起就有穿破的特点,穿破的液体引起局部炎症,与周围组织形成致密粘连,因此卵巢与周围组织形成致密粘连是卵巢子宫内膜异位症的重要特点。

(2)组织病理学:卵巢表面上的早期子宫内膜异位症病灶多数可以见到比较典型的子宫内膜腺体及间质,在卵巢激素影响下可发生功能性变化,表现为增生、分泌或蜕膜变。形成囊肿后,囊壁因受压、反复出血和剥落,少数有典型的子宫内膜组织结构,囊腔被覆的上皮可表现为萎缩或消失,致使组织学诊断困难。大多数只见到少数不完整的内膜上皮,部分间质细胞或全部为肥大的含铁血黄素细胞所替代,因而在镜下只要能找到少量的内膜间质细胞即可确诊本病。个别病例的异位内膜可表现为复杂型或不典型增生,其意义与在位内膜相同。异位内膜的恶变率为0.6%~1%。

3.临床表现

(1)痛经:继发性、进行性加重的痛经是本病的主要症状,其原因为受周期性卵巢激素影响异位病灶出现类似月经期变化,特点是痛经,可表现为继发性渐进性痛经。疼痛严重程度与病灶大小不成正比。病灶粘连于子宫直肠陷凹时可出现性交不适,甚至性交痛。病灶破裂时可导致急性腹痛,较剧烈,有时可出现休克。

(2)不孕:35%患者出现不孕,原因复杂,如卵巢功能异常导致排卵障碍和黄体形成不良,盆腔微环境改变影响精卵结合及运送,免疫功能异常等。

(3)月经失调:约25%的患者有经量增多、经期延长或月经淋漓不净。

(4)急腹痛:卵巢子宫内膜异位囊肿破裂时,有突发剧烈的腹痛,伴有恶心、呕吐和肛门坠胀,生命体征一般平稳。

(5)妇科检查:子宫后倾固定,子宫直肠陷凹、宫骶韧带或子宫后壁下方可扪及触痛性结节,一侧或双侧附件区可触及囊实性包块,活动差或固定。囊肿破裂时可有腹膜刺激征。

4.诊断与鉴别诊断

(1)诊断:育龄妇女有继发性痛经呈进行性加重和不孕等临床表现,妇科检查在附件区可触及与子宫或阔韧带、盆壁相粘连的囊性肿块,活动差或固定。结合下列辅助检查有助于诊断。

1)影像学检查:阴道或腹部B超检查是鉴别卵巢子宫内膜异位囊肿和直肠阴道子宫内膜异位症的重要手段,其诊断敏感性和特异性均在96%以上。B超检查可确定卵巢子宫内膜异位囊肿的位置、大小、形状和囊内容物,与周围脏器特别是与子宫的关系等。超声图像一般显示囊肿呈椭圆形、圆形,囊肿可为单房或多房,与周围组织特别是与子宫有粘连,囊肿壁较厚且粗糙,囊内有点状细小絮状光点。囊肿大小可随月经周期出现一定的变化。由于囊肿的回声无特异性,不能单纯根据超声图像确诊。盆腔CT和MRI对卵巢子宫内膜异位囊肿的诊断和评估有意义。

2)血清CA125测定:多可升高,但低于100U/L。但CA125的特异性和敏感性均较局限,且与多种疾病有交叉阳性反应,因此不能单独用作诊断或鉴别诊断。对于CA125升高的患者,血清CA125水平可用于监测异位内膜病变活动情况,治疗有效时降低,复发时升高。

3)抗子宫内膜抗体:此抗体是卵巢子宫内膜异位囊肿的标志性抗体,其靶抗原是内膜腺体细胞中一种孕激素依赖性糖蛋白,特异性为90%~100%。患者血液中检测出该抗体,说明体内有异位内膜刺激剂免疫内环境改变,但敏感性不高。

4)腹腔镜检查:是目前诊断卵巢子宫内膜异位囊肿的最佳方法。在腹腔镜下可见大体病理所述典型病灶或对可疑病变进行活组织检查即可确诊。

(2)鉴别诊断

1)卵巢肿瘤:卵巢良性肿瘤一般活动好,边界清晰。卵巢子宫内膜异位囊肿常有粘连,活动受限。卵巢恶性肿瘤常常有粘连,有时子宫直肠陷凹有种植结节,但卵巢肿瘤一般无痛经,结节也无触痛。卵巢恶性肿瘤血清CA125值多显著升高,而卵巢子宫内膜异位囊肿血清CA125值可升高但其变化范围大。

2）盆腔炎性包块：多有盆腔感染史且反复发作，疼痛无周期性，可伴发热、白细胞增多等，经抗生素治疗有效。而卵巢子宫内膜异位囊肿则疼痛具有周期性，随月经结束逐渐减轻，一般无盆腔感染病史，不伴发热，无白细胞增多等可与盆腔炎性包块鉴别。

5.治疗及预后　卵巢子宫内膜异位囊肿的发病以生育年龄居多，故与不孕密切相关，因此治疗目的是治愈疾病、防止复发、促进生育。治疗方法应根据患者年龄、症状、病变程度及对生育的要求加以选择，强调治疗个体化。一般治疗可分为药物治疗及手术治疗。年轻有生育要求的轻度患者可行药物治疗，卵巢异位囊肿发现时一般已经2～3cm大小，药物治疗仅能控制症状，使囊肿不发展或稍缩小，且停药后易复发。

（1）药物治疗

1）短效避孕药：是最早用于治疗卵巢子宫内膜异位囊肿的激素类药物，其目的是降低垂体促性腺激素水平，并直接作用于异位内膜。长期连续服用避孕药造成类似妊娠的人工闭经，称假孕疗法。目前临床上常用低剂量高效孕激素和炔雌醇复合制剂，用法为每天1片，口服，连续6～9个月，适用于轻度患者。

2）孕激素：单用人工合成高效孕激素，通过抑制垂体促性腺激素分泌，造成无周期性的低雌激素状态，并与内源性雌激素共同作用，造成高孕激素性闭经和内膜蜕膜化，形成假孕。所用剂量为避孕剂量的3～4倍，连用6个月，如甲羟孕酮30mg/d，不良反应有恶心、轻度抑郁、水钠潴留、体重增加、阴道不规则点滴出血等。

3）孕激素受体拮抗药：米非司酮有较强的抗孕激素作用，每天口服25～100mg，连用3～6个月，造成闭经使病灶萎缩。不良反应轻，无雌激素样影响，也无骨质丢失危险。

4）孕三烯酮：为19-去甲睾酮甾体类药物，有抗孕激素、中度抗雌激素和性腺效应，能增加游离睾酮含量，减少性激素结合球蛋白水平，抑制FSH、LH峰值并减少LH均值，使体内雌激素水平下降，异位内膜萎缩、吸收，也是一种假绝经疗法。该药半衰期长达28小时，每周用药2次，每次2.5mg，于月经第1天开始服药，6个月为1个疗程。孕妇忌服。

5）达那唑：为合成的17α-乙炔睾酮衍生物。抑制FSH及LH峰；抑制卵巢甾体激素生成并增加雌孕激素代谢；直接与子宫内膜雌孕激素受体结合抑制内膜细胞增生，最终导致内膜萎缩，出现闭经。因FSH及LH呈低水平，又称假绝经疗法。适用于轻度及中度患者。用法：月经第1天开始口服，每次200mg，每天2～3次，持续用药6个月。停药4～6周恢复月经及排卵，不良反应有恶心、头痛、潮热、乳房缩小、体重增加、性欲减退、多毛、痤疮、皮脂增加、肌肉痉挛等。一般能耐受。药物主要在肝代谢，已有肝功能损害者不宜使用，也不适用于高血压、心力衰竭、肾功能不全患者。妊娠妇女禁用。

6）促性腺激素释放激素激动药（gona-dotropin releasing hormone analogue，GnRH-a）：为人工合成的十肽类化合物，其作用与体内GnRH相同，能促进垂体LH和FSH释放，其活性较天然GnRH高百倍。抑制垂体分泌促性腺激素，导致卵巢激素水平明显下降，出现暂时性闭经，此疗法又称药物性卵巢切除。目前常用的GnRH-a类药物有戈舍瑞林3.6mg，曲普瑞林3.75mg，亮丙瑞林3.75mg，月经第1天用药，每隔28天注射1次，共3～6次。一般在用药后第2个月开始闭经，可使痛经缓解，停药后在短期内排卵可恢复。不良反应主要有潮热、情绪波动、骨质疏松等，严重时需对症治疗。

（2）手术治疗：适用于药物治疗后症状不缓解、局部病变加重或生育功能未恢复者；较大的卵巢内膜异位囊肿且迫切希望生育者。腹腔镜手术是本病的首选治疗方法。目前认为以腹腔镜确诊,手术+药物为子宫内膜异位症的金标准治疗。手术方式如下。

1)保留生育功能手术:清除病灶,保留生育功能。适用于年轻,要求保留生育功能的患者。

2)保留卵巢功能手术:去除病灶及子宫,保留至少一侧或部分卵巢。适用于45岁以下,重症、无生育要求患者。

3)根治性手术:将子宫双附件及一切病灶均切除,适合45岁以上重症患者。

(3)手术与药物联合治疗:手术治疗前给予3~6个月的药物治疗使异位灶缩小、软化,有利于缩小手术范围和手术操作。对手术不彻底或术后疼痛不缓解者,术后给予6个月的药物治疗推迟复发。可选用高效孕激素、达那唑、孕三烯酮、促性腺激素释放激素激动药(GnRH-a)等。

(4)不孕的治疗:有生育要求的患者在术后要酌情进行促排卵治疗,术后2年内妊娠概率高。

除根治性手术外,卵巢子宫内膜异位囊肿复发率高,且与病情轻重、治疗方法、随访时间长短等有关,重症患者复发率高于轻症患者,病情越重复发率越高。

十一、卵巢包涵囊肿

卵巢包涵囊肿为卵巢表面生发上皮向皮质层间质内下陷而形成。囊肿上皮具有高度潜在的多能性,可向浆液、黏液、子宫内膜样及透明细胞分化,可能是卵巢各种上皮性肿瘤的始基。

1.病理

(1)大体检查:囊肿直径从0.1mm至数毫米,大多很小,仅镜下能见,偶有直径达1cm者,则肉眼能见。常分散分布于卵巢的表面皮质,很少进入深部皮质或髓质间质。

(2)组织病理学:腺体多数为圆形,偶呈不规则形或伴乳头状突起。典型的内衬单层输卵管型柱状上皮,但也常见内衬立方或扁平上皮。少数情况下可见衬单层内膜样上皮或颈管内膜型上皮。腺体间或附近间质内常有砂粒小体存在。

2.临床表现　由于囊肿的体积很小仅数毫米,一般无临床症状,多见于老年人,偶见于新生儿及年轻人。绝经后卵巢萎缩,表面上皮皱缩下陷,或慢性炎症表面粘连不平而形成。

3.诊断与鉴别诊断

(1)诊断:由于临床表现不典型,妇科检查发现盆腔包块,多数在手术检查双附件、手术时病理检查发现,手术前能明确诊断者甚少。

(2)鉴别诊断

1)卵巢囊肿:无特殊临床表现,常在检查时偶然发现盆腔囊肿。该瘤直径多超过5cm,月经后定期随访囊肿一般不缩小,B超检查及腹腔镜检查可鉴别。

2)卵巢子宫内膜异位囊肿:常有进行性痛经史。囊肿与盆壁或子宫粘连紧密,容易鉴别。

4.治疗及预后　囊肿较小时,一般无临床症状,无须特殊处理。囊肿较大时,一般可行卵巢楔形切除术,术中送冰冻切片病理检查以明确诊断。本症发展缓慢,不发生卵巢外扩散,预后良好。

十二、卵巢单纯囊肿及炎性囊肿

当不能肯定囊壁内衬上皮性质者称为卵巢单纯囊肿,除滤泡来源外,可能为浆液性囊肿上皮脱落所致。

炎性囊肿是卵巢炎症与邻近组织粘连形成的假性囊肿。其形成途径有:①输卵管炎累及卵巢,两者相互粘连或输卵管伞端与卵巢穿通使渗出液积聚形成囊肿;②输卵管卵巢脓肿的脓液被吸收形成囊肿;③卵巢周围炎症或卵泡破裂时细菌侵入,产生炎性积液形成囊肿。

1.病理

(1)大体检查:单纯性囊肿常为单侧单房,薄壁,内含清亮液体。一般囊肿直径>5cm,表面光滑,与卵巢之间界限明显,分离时容易完整剥除。炎性囊肿表面光滑,壁薄透亮,内含透明液体或炎性渗出物。

(2)组织病理学:单纯性囊肿囊壁为纤维结缔组织,被覆扁平上皮或上皮完全消失,无法确定囊肿的组织来源,故统称为单纯性囊肿。炎性囊肿的囊壁为炎性肉芽组织或结缔组织,囊壁无内衬上皮,囊内液体为炎性渗出液。

2.临床表现　临床症状依据囊肿大小、有无扭转、出血、感染及破裂而异。患者多以发现盆腔包块而就诊,可因囊肿扭转或破裂形成急腹症。

急性感染时,可有发热、白带增多、下腹坠胀痛及全身不适症状。慢性感染可有下腹坠痛。妇科检查子宫常后倾后屈、活动受限,病变累及双侧附件时,于两侧附件区或子宫后方可触及大小不等、活动受限的囊性包块,常有触痛。

3.诊断与鉴别诊断

(1)诊断:由于临床表现不典型,妇科检查发现盆腔包块,多数在手术检查双附件、手术时病理检查发现。

(2)鉴别诊断

1)卵巢子宫内膜异位囊肿破裂:卵巢子宫内膜异位囊肿自发破裂时可引起急性腹痛,常有痛经史,妇科检查子宫活动欠佳,子宫直肠陷凹常有触痛硬结,一般不伴发热。

2)急性阑尾炎:腹痛多由上腹部开始,转移性右下腹疼痛,局限于右下腹部,常伴有恶心、呕吐。查体右下腹肌紧张,阑尾点有压痛及反跳痛,白细胞计数升高。

4.治疗及预后　一般行囊肿切除术,预后良好。

十三、卵巢冠囊肿

位于输卵管系膜与卵巢门之间或靠近输卵管或卵巢的阔韧带囊肿,称为卵巢冠囊肿。卵巢冠原指胚胎期中肾管的颅侧部,包括纵管及与之相连的10~15个短横小管。传统认为中肾管残留为卵巢冠囊肿的主要来源。近年来一些学者认为,卵巢冠囊肿也可源于间皮、副中肾管及中肾管残留。卵巢冠囊肿可发生于任何年龄,以生育年龄妇女多见。绝大多数为良性,恶变者极罕见。有少数卵巢冠囊肿腺癌变的报道。

1.病理

(1)大体形态:囊肿大小不一,小者直径不足1cm,大者可似足月妊娠。中肾管来源的囊肿体积较小,副中肾管来源的囊肿体积较大,一般呈圆形或椭圆形,表面光滑,内有透亮液体,位于输卵管系膜内。间皮型卵巢冠囊肿小者位于输卵管系膜顶端,呈泡状附件,囊壁很薄,内为水样液体。当卵巢冠囊肿有癌变时,直径常>5cm,囊内壁部分充盈乳头状赘生物,质脆。

(2)组织病理学

1)中肾管型:囊壁衬覆立方上皮,无纤毛及乳头皱褶,基膜清晰,外围平滑肌束。

2)副中肾管型:囊壁衬覆输卵管型或子宫内膜型上皮,多有纤毛及分泌细胞,腔内可有乳头襞,囊壁较薄,基膜不清晰。伴纤维肌组织。

3)间皮型:囊壁衬覆扁平上皮,囊壁薄,少量纤维组织,当卵巢冠囊肿腺癌变时呈高或中度分化,浆液性囊腺癌大部分来源于副中肾管。

2.临床表现　卵巢冠囊肿较小时一般无症状,多为单侧。囊肿巨大者可引起腹胀感或尿频等邻近器官压迫症状。妇科检查扪及一侧附件区增厚感,双侧累及罕见。有时可扪及囊肿,但一般张力低,活动度好,无粘连和压痛。囊肿扭转、破裂可引起急腹症。B 超发现在囊肿下方有正常的卵巢组织时,可明确诊断。

3.诊断与鉴别诊断

(1)诊断:由于临床表现不典型,妇科检查发现盆腔包块,多数在手术检查双附件、手术时病理检查发现,手术前能明确诊断者甚少。

(2)鉴别诊断

1)卵巢囊肿:无症状者不易与本病鉴别,如 B 超发现在囊肿下方有正常的卵巢组织时,多是卵巢冠囊肿。有时需行腹腔镜探查鉴别。

2)卵巢肿瘤:也可无症状,妇科检查附件区肿块为实性或囊实性,B 超检查可见肿块内有实质性高回声结构,术前多能鉴别。

4.治疗及预后　卵巢冠囊肿大部分为良性,生长缓慢,预后良好。因其多发生于生育年龄妇女,要求生育者可行囊肿剥出术,不要求生育者可行一侧输卵管切除。也有报道介入性超声穿刺治疗卵巢冠囊肿,尽量保留正常卵巢组织。如囊肿较大、有乳头状突入管腔,则需做冰冻切片组织学检查,如证实有恶变者需行根治性手术。一般恶性程度低,预后良好。

第二节　卵巢上皮性肿瘤

上皮性卵巢癌是最常见的卵巢癌,在妇科恶性肿瘤中发病率占第 3 位,病死率居第 1 位。上皮性卵巢癌占卵巢恶性肿瘤的 80%~90%。卵巢上皮癌多见于中老年妇女,在 50 岁以上妇女的卵巢恶性肿瘤中,卵巢上皮癌约占 90%。由于卵巢位于盆腔深部,这给卵巢癌的早期诊断造成很多困难,在临床诊断时,70%的卵巢癌已是晚期,晚期卵巢癌的 5 年生存率徘徊在 20%左右。

一、分类

既往的研究认为,上皮性卵巢癌来自卵巢表面的生发上皮,该上皮与腹腔间皮连续,代表一种变异的间皮。由于卵巢生发上皮具有多极化分化的特点,因此卵巢上皮癌的组织病理学也较为复杂。

1.卵巢上皮癌的组织病理学分类　①浆液性卵巢癌;②黏液性卵巢癌;③子宫内膜样癌;④透明细胞癌;⑤移行细胞癌(非勃勒纳型)和恶性勃勒纳瘤;⑥未分化癌;⑦混合性上皮癌;⑧未分类的上皮性癌;⑨鳞状细胞癌。

2.根据肿瘤细胞的分化程度分类　还应将上皮性卵巢癌进行组织学分级,G1 为高分化,G2 为中分化,G3 为低分化或未分化。

3.分型　Kurman 等通过大量的实验研究提出了卵巢上皮性肿瘤的卵巢外组织起源学

说,他们根据临床上皮性卵巢癌的特点将其分为两型。

Ⅰ型:①多为低级别癌;②可见癌前期病变;③良性到交界性逐步发展;④多为临床一期,发展缓慢;⑤低侵袭性,少数可发展为高级别病变;⑥化疗不敏感;⑦预后较好。该型包括低级别浆液性癌、低级别子宫内膜样癌、透明细胞癌、黏液性癌和恶性 Brenner 瘤。

Ⅱ型:①多为高级别癌;②无癌前期病变;③突然发生;④多为临床晚期,生长迅速;⑤高侵袭性,可进展为癌肉瘤;⑥初始化疗敏感;⑦预后较差。

4.通过转基因小鼠模型和驯养蛋鸡动物两种动物模型结合基因研究,提出以下观点:①卵巢高级别浆液性癌来源于输卵管;②子宫内膜样癌和透明细胞癌可能来自于异位的子宫内膜;③黏液性癌和移行细胞癌可能来自于卵巢旁的 Walthard 细胞巢。正常的输卵管上皮可以脱落至或因炎症粘连至卵巢表面,形成卵巢表面上皮,输卵管来源的上皮性包涵体,具有一定的增生能力,是卵巢低级别浆液性癌发生的主要来源,与卵巢高级别浆液性癌相似,卵巢低级别浆液性癌的发生也与分泌细胞克隆增生相关,分泌细胞是其主要的细胞来源。

二、临床病理特点

1.卵巢浆液性癌　卵巢浆液性癌占卵巢上皮性癌的 40%~60%。浆液性乳头状囊腺癌是最常见的卵巢原发性恶性肿瘤。浆液性囊腺癌有时形成较大的肿块,压迫邻近器官,产生压迫症状或伴发腹腔积液,腹腔积液内可找到恶性肿瘤细胞。

(1)组织学分类:①腺癌、乳头状腺癌、乳头状囊腺癌;②表面乳头状癌;③恶性腺纤维瘤和囊腺纤维瘤。

(2)巨检:往往是双侧性,肿瘤大小不等,半数病例直径可超过 15cm。表面灰白色结节状或充满乳头,乳头分支极细,组织脆而易脱落。高分化肿瘤常常呈囊性、多房性,囊内容物为混浊血性液体,囊壁内遍布乳头状物,质脆,易脱落。腔内乳头可穿破包膜向表面生长,甚至脱落至盆腔。低分化的肿瘤以实性区为主,也可呈囊实性。实质性的肿瘤切面为灰白色,质软,组织松散,且酥脆。由于血供不足,肿瘤生长又迅速,因此往往造成组织缺血坏死。由于血流不畅而淤积,或肿瘤组织浸润血管而造成区域性的出血,此时肿瘤内的液体由于出血坏死而变得混浊或血性。包膜往往有种植性瘤结节伴腹腔积液。若肿瘤主要生长在卵巢表面,形成指状的乳头状突起,则称卵巢表面性浆液性癌。

(3)镜下:上皮增生极活跃,往往达 4 层以上,排列失去极性;胞质少,呈淡伊红色;细胞核大小形态都不规则,排列紊乱,染色深,有明显的核,分裂象极多。肿瘤以乳头状结构为主,恶性肿瘤乳头结构的特征是反复地分为极细的分支,好似浓密而纤细的丛状树枝。乳头纤细,有多级分支,乳头表面的细胞排列紊乱,细胞异型性明显,核分裂象可见。

(4)组织分级:①分化高的乳头,称为Ⅰ级,预后较好,多数肿瘤在乳头或间质内可见钙化的砂粒体;②中分化为Ⅱ级,乳头不规则,部分区域呈腺样、筛状或实性排列,细胞异型性大,核分裂象多见,可见砂粒体;③低分化为Ⅲ级,乳头很少甚或难见,瘤细胞以片、团状为主,细胞异型性明显,分裂象多,可见瘤巨细胞及灶性坏死,砂粒体难见。分化较好的低级别癌与交界性肿瘤的区别是有明确的破坏性间质或被膜浸润。

(5)免疫组织化学:CK7 阳性,CEA 及 CK20 标记阴性。

2.卵巢黏液性癌　卵巢原发性黏液性癌很少见,占卵巢原发癌的 6%~10%。黏液性囊腺癌较浆液性囊腺癌发病率为低。肿瘤的浸润通常以膨胀性为主,有时在囊内呈息肉或结节样浸润而不浸透囊壁,手术时约80%为临床Ⅰ期。最常见的临床症状是腹痛或腹胀,发生率为47%。也可表现为腹部增大、不正常阴道流血或月经不规则,有少部分无任何症状。

(1)组织学分类:①腺癌和囊腺癌;②恶性腺纤维瘤和囊腺纤维瘤。

(2)巨检:肿瘤通常体积大,单侧,表面光滑,约5%为双侧,与浆液囊性癌相似,囊性或囊实性,常为多房性,腔内含胶冻样黏液,囊内有实性结节或乳头状突起。突起区灰白,如息肉状,常有出血坏死。少数肿瘤乳头在表面外生性生长。

(3)镜下:镜下通常合并有良性、交界性和上皮内癌成分。肿瘤由乳头状结构及不规则腺体和大小不等的囊腔组成。腺体大小不等,排列紧密,可见上皮共壁及筛状结构,瘤细胞异型性明显,通常为肠型分泌型黏液性细胞,核分裂象多见。高分化肿瘤,黏液分泌较多;低分化者分泌较少甚至难见,且瘤细胞呈弥散、片状分布,腺样结构不明显。

(4)免疫组织化学:CK、EMA、CEA标记阳性,CK7阳性,而卵巢转移性黏液腺癌CK7阴性。

(5)鉴别诊断:诊断时需要注意与转移性癌鉴别,主要是与来自消化道包括胰腺、胆道及阑尾的肿瘤鉴别,有的转移瘤在组织形态上分化很好,似交界性肿瘤。双侧肿瘤、肉眼可见糟脆坏死、肿瘤体积较小、累及卵巢表面、多变的或结状浸润图像、血管内癌栓、免疫组织化学CK7阴性等均提示需要除外转移性。

3.卵巢子宫内膜样癌　较前二型少见,具有子宫内膜[上皮和(或)间质]的组织学特点,可来自异位的子宫内膜和卵巢表面上皮。占卵巢上皮性癌的10%~20%,约28%为双侧性,在同侧卵巢和盆腔其他部位合并内膜异位的概率可高达42%,患者通常较年轻。10%~20%的病例可同时伴有子宫内膜癌。临床表现主要为腹部和盆腔肿块。如肿瘤较大,往往出现尿路和肠道压迫症状。当肿瘤穿出囊壁或乳头外生时,肿瘤的碎片落于盆腔,引起盆腔内和附近器官的种植和广泛粘连。它不但可以局部种植和浸润,也可向远处转移,但预后较浆液性囊腺癌为好。与子宫同时合并有子宫内膜样癌时,两者同时单发(双癌)还是一处为转移性,主要依据临床分期、肿瘤的大小、组织类型、分化、有无血管、输卵管和子宫壁浸润、是否合并内膜增生或卵巢的子宫内膜异位症等综合分析。

(1)巨检:肿瘤多为囊实性,大小不等,2~35cm,实性,切面灰白,息肉样,伴出血、坏死。囊腔为单房或多房,囊壁可见脆软的乳头状突起。

(2)镜下:形态与子宫内膜腺癌相似,腺癌中被以单层或复层低柱状或高柱状上皮,可见核上、核下分泌空泡。部分可为粗短的乳头,约30%的肿瘤有鳞状上皮化生,形成腺腔内桑葚状鳞化巢或有角化的鳞状上皮巢。

(3)组织分级:①高分化(Ⅰ级),以腺管为主,细胞轻度异型性,常有分泌现象;②中分化(Ⅱ级),腺体不规则,上皮层次增加,细胞异型性明显,可见瘤巨细胞,有出血坏死及鳞化;③低分化(Ⅲ级),瘤细胞弥散分布,少数区域有腺样结构,细胞异型性大,核分裂象易见,鳞化少,有明显出血、坏死。少数肿瘤呈实性微腺管状图像,很像成年型颗粒细胞瘤;有时造型或弥散区域很像Sertoli-Leydig细胞瘤。

(4)免疫组织化学:尤其是当肿瘤伴有间质黄素化和临床出现内分泌异常时,免疫组织化学CK、vimentin、EMA、ER、PR阳性,a-inhibin阴性有助于鉴别;难以确定的肿瘤还可根据有灶状分化较好或伴有鳞状上皮化分化而确认。

4.透明细胞癌　卵巢透明细胞的肿瘤多为恶性。

(1)组织学分类:恶性癌和腺癌。

(2)巨检:肿瘤大小不等,平均直径15cm,囊实性,以实性为主,切面灰白,鱼肉状,常见出血、坏死。大小不等的囊内容物为褐色液体,可见少数乳头。

(3)镜下:瘤细胞呈片、团块状排列,或呈腺管状,乳头状或囊状。瘤细胞有3种:①透明细胞,胞质透明或空泡状,核居中,核仁明显;②鞋钉样细胞,胞核大,向腔内突起,胞质少,整个细胞似鞋钉样;③嗜酸性细胞,胞质较丰富,含嗜酸性颗粒,有时可见透明小体。

5.移行细胞癌(非勃勒纳型)　大约占卵巢癌的6%,15%为双侧性。肿瘤的恶性程度根据乳头被覆上皮层次、核大小、异形性和核分裂数决定。

(1)组织学来源:以下两方面可能提供来源的线索。①中肾管远端部分在中肾退化时长出输尿芽,其以后生长发育为输尿管、肾盂、肾盏,他们是衬以移行上皮,这输尿芽与下降的卵巢相邻近,因此,卵巢可能有输尿芽的组织误入;②Walthard巢的上皮也似移行上皮,而Walthard巢是长在体腔上皮所演发的盆腔腹膜、女生殖器官包括卵巢在内的表面或浆膜面,因此,卵巢移行细胞肿瘤也可能来自体腔上皮的卵巢生发上皮。

(2)巨检:实质性肿瘤带有小囊,囊内乳头生长明显。

(3)镜下:不具有良性、交界性区域。可有灶性腺样或鳞状分化,还可与其他上皮性癌如浆液性癌混合存在。①多层移行上皮乳头状生长,突向囊腔,乳头有间质中心性;②瘤细胞为多边形,局限部分可见梭形细胞,细胞间可有腔隙结构;③无上皮巢状结构,也无良性勃勒纳瘤的组织可见。

(4)与交界性Brenner不同的是:①明显间质浸润;②无良性Brenner结构;③常伴有苗勒管上皮瘤其他成分。卵巢的移行细胞癌还要注意与来自泌尿道转移性移行细胞癌鉴别,后者膀胱或尿道有肿瘤,组织学上较单一,不混合其他苗勒管上皮瘤成分及间质无明显肿瘤性纤维性增生,免疫组织化学CK20阳性等。

6.恶性勃勒纳瘤　很少见,常为单侧,少数为双侧性,囊实性肿物,体积较大,实性区为良性Brenner成分。镜下为良性、交界性Brenner瘤结构伴间质浸润,常有钙化。浸润性常为移行细胞癌或鳞癌。

7.未分化癌　原发性卵巢癌由于细胞分化太差不能区别属于何种卵巢普通上皮时称为未分化癌。发生率占卵巢癌的4%~5%,发病年龄39~72岁(平均54岁)。这种上皮性结构的恶性肿瘤,因其分化太低,以致不能归到任何一类中去。组织来源虽无法肯定,但和明确的普通上皮性癌肿之间常有移行。因此,仍将其包括在上皮性癌这一范畴内。

大体上肿瘤多为实性,通常是双侧性,伴有广泛坏死。镜下,肿瘤呈片状生长,有多量核分裂和明显异型性;分不出是浆液性、黏液性、还是其他类型。肿瘤的间质为纤维但量极少,常有严重坏死或白细胞浸润。应用免疫组织化学可协助证明为上皮性癌。上皮性癌的角蛋白呈阳性,波形蛋白呈阴性。如需进一步确定是何种类型上皮,则可做癌胚抗原(CEA)和癌抗原125(CA125)标记。黏液性癌对CEA的表达率高,浆液性癌对CEA的表达率高,浆液性癌对CA125的表达率高,但有时由于肿瘤分化差,对后两种抗原表达不明显。

8.混合性上皮癌　混合性上皮癌是由两种以上不同成分的肿瘤成分混合而成,多见于浆液性与子宫内膜样、浆液性与移行细胞、子宫内膜样与透明细胞混合存在。肿瘤的分化程度取决于分化最差的成分。但诊断时应按照肿瘤内的主要成分来决定。如其中有一种上皮极少(<10%),不足以达到诊断混合性上皮性肿瘤时,在诊断中,写上主要的肿瘤并附加说明含有极少量某种成分。混合性上皮肿瘤多以其主要成分提示预后,但若子宫内膜样癌与少量浆液性癌混合时,则预后更接近于浆液性癌。

9.未分类的上皮性癌　不能按以上各亚型的特点明确分类的原发性卵巢癌,很少见。这类肿瘤的形态介于两种或多种特殊类型之间。要区分是哪一种形态极困难,无法明确其性质。只能决定它是来源于生发上皮。这一类肿瘤也可借助免疫组织化学来协助区别,如应用CEA、CA125、δ-100、烯醇化酶,后两种可鉴别类癌。

10.鳞状细胞癌　部分肿瘤合并子宫内膜异位症,有的与宫颈、外阴的原位鳞癌同时发生。由卵巢子宫内膜异位囊肿发生的恶性肿瘤,最常见的组织学类型为子宫内膜样癌、透明细胞癌肉瘤或癌肉瘤,而鳞癌十分罕见。大体肿瘤多为实性或囊实性,少数以囊性为主。镜下多为高分化,形成乳头或息肉样、囊样、岛状、弥散性、疣状或肉瘤样结构的鳞癌。此类肿瘤恶性度极高,多数病例手术时已有卵巢外转移,临床预后差。诊断需注意除外转移性。

三、临床表现

1.症状

(1)腹部症状:由于卵巢位于盆腔深部,给卵巢癌的早期诊断造成很多困难,一旦发生癌变,症状十分隐蔽,当患者出现不适就诊时,绝大多数病变已进入晚期。但是,许多学者认为早期卵巢癌会出现一些临床表现,注意到这些症状,可以让患者及医师更早地警惕卵巢癌存在的可能,进一步仔细检查以确诊。国外报道一项包括了1725例卵巢癌患者的调查表明,有95%的患者可以回忆出诊断前出现的症状,分别为腹部症状(77%),胃肠道症状(70%),疼痛(58%),泌尿系症状(34%)。只有11%的Ⅰ/Ⅱ期患者和3%的Ⅲ/Ⅳ期患者在诊断前无症状。编者还发现,注意到这些症状的患者显然比忽视这些症状的患者更容易早期诊断。

患者最初的症状常常是感觉下腹不适,有时是下腹或盆腔坠胀感,但又通常无法准确定位。产生这种定位不清的腹部不适感的原因可能是由于肿瘤本身的重量,以及受肠蠕动和体位变动的影响,使肿瘤在盆腔内移动时牵扯其蒂及骨盆漏斗韧带,以致患者有下腹或髂窝部胀痛、下坠感。

(2)压迫症状:当肿瘤不断增大,肿瘤机械压迫胃肠道,可引起胃部不适、消化不良及轻微的消化道功能失调。巨大肿瘤充满整个腹腔,使腹内压增加,可影响下肢静脉回流,导致腹壁及双侧下肢水肿。严重时横膈上抬,影响胸廓运动和呼吸,可引起呼吸困难、心悸及行动不便。

肿瘤一旦超出卵巢后,可迅速局部蔓延和广泛转移,并发腹腔积液,盆腹腔脏器受压,可使乙状结肠、直肠、膀胱、子宫移位,受压,且不断加重,导致产生相应的压迫症状,如膀胱受压而致尿频,少数可出现排尿困难甚至尿潴留。如压迫直肠、乙状结肠,可发生肛门坠胀,排便困难。少数情况下,因晚期肿瘤固定于盆腔,或肿瘤向腹膜后生长,可压迫髂静脉,引起一侧下肢水肿,也有同时引起双侧下肢水肿,但很少见,且常一侧较重;肿瘤也可压迫输尿管,导致输尿管扩张,肾盂积水。

(3)腹痛:除盆腹部包块、腹胀外,腹痛也是最常见的腹部症状。肿瘤压迫邻近组织可产生炎症、水肿、缺血、坏死或内脏包膜膨胀,引起疼痛。肿瘤侵犯到邻近组织的神经和血管时,也可引起疼痛。血管收缩引起组织供血不足,导致酸性代谢产物堆积和细胞死亡,则是疼痛的根本原因,疼痛还可由肿瘤细胞释放的溶解酶直接损伤细胞而引起。如发生肿瘤扭转、破裂、出血和(或)感染会出现腹痛甚至急腹症表现,如腹痛、腹膜刺激征、发热等。

(4)播散症状:上皮性卵巢癌多直接播散种植至盆腹腔组织及器官,或种植于大网膜、肠系膜,在腹腔内形成多数结节状肿块,有一定可动性;或种植于盆底腹膜,在阴道后穹窿触诊时可扪及子宫直肠陷凹有多数乳头状或不规则结节。若肿瘤晚期在局部血管周围造成浸润压迫,则使该侧下肢静脉回流受阻,形成水肿。但播散症状主要是消化道症状和胸腔积液、腹腔积液所导致的相应症状。

(5)阴道出血:上皮性卵巢癌多数不会引起阴道出血,但值得注意的是卵巢子宫内膜样癌患者常出现不规则阴道出血。若上皮性卵巢癌肿瘤间质组织产生雌激素使子宫内膜增生,或同时合并有子宫原发癌,以及癌灶转移至宫颈、子宫、阴道,也可以有阴道不规则出血的表现。肿瘤晚期破坏双侧卵巢组织,可出现月经紊乱或闭经,但临床上比较少见。

(6)恶病质:恶病质通常指的是肿瘤患者因脂肪和蛋白质的大量消耗而导致严重消瘦、无力、贫血、全身衰竭等症状。卵巢癌患者的营养不良及恶病质通常是由于逐渐增大的肿瘤包块和肠梗阻的影响所致。尽管这些患者可能有一个能量代偿期,但是由于肿瘤的生长,干扰了正常的胃肠功能并逐渐加重,长期进行性营养不良,横纹肌中的氨基酸转变成内脏蛋白质,减弱了宿主对糖异生的作用,最终导致患者死亡。而且肿瘤生长的代谢率高,肿瘤细胞的能量需求比较高,常常与其他正常细胞争夺营养物质。此外,由免疫系统产生的细胞因子,包括肿瘤坏死因子,与肿瘤细胞的抗争也会引起恶病质。

2.体征

(1)盆腔肿物:检查发现盆腔肿物是最重要的体征,实性、不规则、固定的盆腔包块高度提示卵巢恶性肿瘤。腹内包块是否显著,除与肿瘤的大小有关外,还受腹壁厚度及肿瘤的性质影响。小的包块需经双合诊或三合诊才能扪及。但是,通常以“腹部包块”就诊的患者是在肿块体积超出盆腔,尤其膀胱充盈时在耻骨联合上方自己扪及包块而发觉,此时肿瘤多已超过成人拳头大小,在腹部可以触及。中等大以下的包块,如未侵犯周围组织,与之无粘连,则在妇科检查时表现为一活动性包块,往往能自盆腔推至腹腔。但若已经侵犯到邻近组织或器官,则表现为一固定、不规则、边界不清的包块。若包块巨大,引起腹部膨隆,腹部视诊即可发现。

患者的月经状态对于诊断卵巢癌十分重要。为区别生理性囊肿与卵巢肿瘤,目前一般以 8cm 直径为界限。绝经前的妇女检查发现<8cm 的附件肿物,B 超提示为囊性,不除外生理性囊肿,可以观察 1~2 个月。而绝经后妇女一旦发现附件肿物既应开始卵巢癌的诊断程序。对于肿瘤直径<5cm,而多次盆腔检查发现肿物持续存在者不能放松警惕性。卵巢浆液性癌中,有些病例原发肿瘤体积小即开始有卵巢外的转移。

(2)子宫直肠陷凹结节或盆腔内散在小结节:卵巢癌的转移,多数首先发生在卵巢肿瘤附件的腹膜上。盆腔检查时除注意双侧附件区有无包块,要重视三合诊检查。子宫直肠陷凹发现无痛性结节或增厚浸润是一个特别值得重视的体征,应结合其他辅助检查,尽早明确其性质。在病变早期,当种植范围不广泛、仅出现小结节时,与盆腔子宫内膜异位症及盆腔结核不易鉴别。如依靠治疗性试验或追随观察以明确诊断,则不利于早期确诊。因此需要一些特殊检查方法辅助早期诊断。

(3)腹腔积液及胸腔积液征:卵巢癌患者常伴发腹腔积液。在腹腔积液量较少或起病初期,患者可无自觉症状及体征,临床体检难以发现,仅在超声检查中被偶然发现。中等量以下的腹腔积液有明显的体征,如腹围增加,腹部膨胀,移动性浊音。大量腹腔积液压迫静脉及淋巴系统时,或因低蛋白血症,常伴有下肢水肿。有些卵巢癌病例原发肿瘤不大时即可产生大量腹腔积液。因腹腔积液过多,不能 1 次抽空,使肿瘤不易摸清。为此,可分次穿刺放空腹腔积液后即刻做盆腔检查。有时由于腹腔积液增长迅速,加之肿瘤不大,使盆腔检查仍有可能漏诊。曾有不少卵巢癌病例合并腹腔积液被误诊为结核性腹膜炎或肝硬化,耽误治疗达数月或数年之久。因此,对于不能明确原因的腹腔积液应该高度重视,除盆腔检查外,应积极开展其他相关检查,以便及早明确诊断。

因卵巢癌而引起的胸腔积液有时可见到。卵巢癌合并胸腔积液以浆液性癌为多见,占 82.4%,绝大部分伴有横膈转移。少量胸腔积液可无症状或体征,仅在胸部 X 线检查时才能确定。进展迅速或大量积液时,体征为呼吸急促,胸廓扩张受限,肋间隙饱满。触诊语颤降低,叩诊浊音,听诊呼吸音减弱或消失,单侧大量胸腔积液常伴有纵隔移位,气管偏移。

75%~80%的卵巢上皮性癌患者是在腹盆腔内有病灶扩散时才被发现,即使此时也有延误诊断的。如发现盆腔肿块有下列情况者应考虑为恶性和可疑恶性肿瘤:①实性者 50%为恶性;②双侧 70%为恶性;③肿瘤表面不规则,有结节突起者多为恶性;④肿块粘连,固定,不活动或活动度差;⑤伴有腹腔积液或胸腔积液者,尤其是血性;⑥伴有非特异性胃肠道症状,如恶心、消化不良、厌食、便秘等;⑦子宫直肠陷凹有硬结节,排除子宫内膜异位症外,90%以上属恶性;⑧肿块生长迅速;⑨大网膜肿块,消化道不全梗阻表现,恶病质。如患者有胃病史,随后发生双侧卵巢实性肿瘤,则应想到有库肯勃瘤的可能,需详细检查消化道,以找到原发病灶。

四、辅助检查

1.影像学检查

(1)超声检查:经腹部超声以其无创性特点成为最常采用的评估附件肿物性质的诊断方法。与之相比,经阴道超声结合多普勒彩色血流显像可以提高诊断肿瘤性质的特异性。经阴道超声检查被认为是筛查早期卵巢癌的方法,可疑卵巢癌的征象:①附近肿物为实性;②囊性病变中有实性成分但非强回声;③囊内有房隔,隔厚>3mm;④彩色多普勒显示实性成分中有低阻血流,阻力指数(RI)<0.4cm,脉冲指数(PI)<1;⑤有腹腔积液(绝经后出现任何腹腔积液);⑥腹腔肿块或有增大的淋巴结。彩色多普勒加灰阶形态检查,可增加卵巢癌诊断的敏感性(80%~97%)和阳性预测值(PPV 63%~97%)。

(2)CT:不是常规用于附件肿物检查的方法,主要原因是组织对比差。但是,目前 CT 技术的进展和多探头 CT 的应用能够更好地探测到附件肿物的特性,薄层扫描(<1mm)断层和在任何层面进行与原始扫描平面相同的空间图像重建有助于确定盆腔肿物是来源于卵巢抑或卵巢外。在 CT 扫描图像中恶性肿瘤的特点:①肿瘤>4cm,双侧,囊实性,静脉注射造影剂后实性成分信号增强;②实性肿瘤中有坏死,囊性或者囊实性肿瘤不规则,囊壁厚或房隔厚>3mm,有增强的乳头结构;③其他征象如盆腔器官或盆腔侧壁受侵犯、腹腔积液、腹膜转移,淋巴结病变均为恶性肿瘤的特征。多探头 CT 敏感性 90%,特异性 88.76%,PPV78.26%,阴性预测值 95.18%,对恶性肿瘤总的确诊率为 89.15%。

(3)MRI:主要用于超声检查无法确定的疑难病例鉴别诊断。MRI 特别有助于确诊下列情况：①确定附件肿物为卵巢来源；②通过识别病灶内的脂肪确定皮样囊肿的诊断（脂肪在T_1加权像为高信号密度，T_2加权像为高信号密度而在脂肪抑制T_1加权像为低信号密度）；③识别子宫内膜异位囊肿内部的血流（T_1加权像为高信号密度，T_2加权像为中等信号密度伴阴影，而在脂肪抑制T_1加权像为高信号密度）；④识别纤维实性肿物，例如子宫肌瘤或卵泡膜细胞瘤（T_1加权像为低到中等信号密度，T_2加权像为非常低的信号密度而在Galolinium增强T_1加权像无增强）。

（4）PET：是一种对恶性肿瘤诊断、分期和再分期的影像工具。它对恶性肿瘤的识别依赖于葡萄糖在恶性细胞中活性增加。由于细胞膜对葡萄糖的转运增加，使细胞内葡萄糖浓度增加。当2-（氟18）氟-2-脱氧-D-葡萄糖（FDG）被转运进入肿瘤细胞，受6磷酸激酶作用变为6-磷酸FDG，6-磷酸FDG不能有效代谢而在细胞内堆积，这就构成FDG-PET的基本肿瘤图像。在同一平面可进行全身扫描，检测肿瘤分期。新的图像系统将FDG-PET与CT相结合，对可疑病变进行解剖和功能评估。最新的研究显示，PET/CT比单纯CT在评估附件肿瘤方面敏感性和特异性均有提高，敏感性为100%，特异性由85%提高至92.5%。

（5）其他：为除外胃肠道、乳腺的转移性肿瘤，应酌情考虑胃镜、结肠镜、消化道造影、乳腺钼靶或彩超等检查。

2.肿瘤标志物

（1）癌抗原125（CA125）：是从卵巢浆液性癌细胞株OVCA433得到的抗原，其相应的单抗为OC125。相对分子量>200 000，是一种大分子多聚糖蛋白。其正常值<35U/L（酶免疫法）。临床意义：①80%卵巢上皮癌患者CA125高于正常水平。90%以上的卵巢癌患者CA125水平的高低反映了病情缓解或恶化的程度，尤其对浆液性腺癌更具有特异性。故CA125用于判断卵巢癌疗效，是预测肿瘤复发的重要指标。在肿瘤复发时，CA125水平的升高较临床或影像学诊断提前3~4个月出现；②其他类型卵巢癌CA125升高水平较低，甚至无升高。

（2）糖链抗原19-9（CA19-9）：是用人结肠癌细胞株免疫BALBC/C鼠，并与骨髓瘤进行杂交所得的单克隆抗体，该抗体能与这一类肿瘤相关的糖类抗原起反应，该抗体所识别的肿瘤相关抗原即为CA19-9。免疫放射度量分析（IRMA）法与酶放大免疫法（EMIT）正常参考值均<37U/mL。卵巢上皮性肿瘤也有37%~53%的阳性表达，卵巢黏液性囊腺癌CA19-9阳性表达率可达76%，而浆液性肿瘤则为29%，卵巢良性肿瘤的灵敏度为20%。

（3）癌胚抗原（CEA）：是一种酸性糖蛋白，编码基因位于19号染色体，是由29个分离基因组成的基因家族，相对分子量20 000，胚胎期在小肠、肝、胰腺合成。其基因表达至成年人被抑制，仅表达于被致癌物、病毒激活及免疫监视机制失控时。其正常值<5μg/L（酶免疫法）。CEA为广谱肿瘤标志物，对卵巢上皮性肿瘤较敏感，特别是在卵巢黏液性囊腺癌时阳性率为32.5%，是诊断卵巢黏液性囊腺癌较好的肿瘤标志物，血清CEA水平与卵巢肿瘤手术分期、组织学分期、病理学类型及患者预后均呈正相关性。卵巢黏液性良性肿瘤CEA阳性率为15%，交界性肿瘤为80%，恶性肿瘤可为100%。

（4）组织多肽抗原（TPA）：是胎儿蛋白，存在于癌组织细胞质膜及细胞质小细胞体内的单链多肽，与细胞的增生分裂有关，在增生细胞的有丝分裂期分泌旺盛。酶联免疫法健康人95%可信区间上限值为1.28ng/mL（90U/L）。TPA是一种非特异性肿瘤标志物，广泛存在于多种器官来源上皮性肿瘤中，特异性较低。在卵巢癌的血清检出率达67%~85%，与CA125

相比，卵巢黏液性囊腺癌阳性率相对高，约为66%，因此两者结合有助于判断肿瘤来源及性质。

（5）糖链抗原54/61（CA54161）：是用两个人的肺腺癌细胞株免疫制备的单抗MA54和MA61识别的抗原。正常参考值为12U/mL。卵巢癌阳性率分别为61.2%和50.4%，而在黏液性腺癌中阳性率更高，可达75.0%和64.4%，阳性率高于CA125，与以浆液性癌升高明显的CA125联用可将阳性率提高到85%，故应进行CA54/61和CA125的联合检测。

（6）糖链抗原72-4（CA72-4）：或称肿瘤相关糖蛋白72（TAG72），是从乳腺癌的肝转移灶中得到的一种与CEA、CA125、CA19-9和CA103均不相同的肿瘤相关糖蛋白。其相对分子量>100 000，属于黏蛋白类癌胚抗原。正常（参考）值为<6U/mL。卵巢上皮性癌的敏感性为42%，特异性高达99%。目前普遍认为CA72-4是检测卵巢黏液性囊腺癌较好的肿瘤标志物。其在卵巢交界性黏液性囊腺癌中阳性也较高，与CA125联合检测能提高卵巢癌初次诊断的敏感性和特异性。

（7）碱性磷酸酶（ALP）：为一组在碱性环境中能够水解磷脂的正磷脂单脂磷酸水解酶。通过电泳ALP分出6~7个同工酶，根据器官特异性可分为肝型ALP、小肠型ALP、胎盘型ALP及精原细胞型ALP四型。妇科恶性肿瘤主要是胎盘型ALP升高，其中卵巢浆液性囊腺癌阳性率达80%。因此联合测定胎盘型ALP与CA125能提高卵巢上皮癌的诊断率。

（8）HE4（human epididymis protein 4，附睾特异性生育相关蛋白）：是一种在卵巢上皮性癌中表达的糖蛋白，在很多妇科良性疾病中不上升，因此，对卵巢癌的诊断具有比CA125更高的敏感性和特异性（特别是在卵巢浆液性囊腺癌及子宫内膜样癌中）。研究结果提示，HE4诊断卵巢恶性肿瘤的敏感度最高（72.9%），特异度为95%。在鉴别卵巢良性肿瘤和Ⅰ期卵巢恶性肿瘤的患者方面，HE4是最佳的单用肿瘤标志物，为HE4用于早期预测卵巢恶性肿瘤提供了依据。

（9）肿瘤标志物的联合检测

1）CA125联合HE4检测：近年来国外多中心研究表明，利用CA125和HE4的检测值建立的卵巢癌风险预测模型（ROMA）可用于评估绝经前和绝经后的盆腔肿瘤妇女患有上皮细胞型卵巢癌风险。国内研究显示，HE4检测卵巢癌的敏感度和特异度分别为71.4%和100%，与国外研究结果接近；而与CA125联合检测，敏感度高达91.4%，明显高于HE4及CA125任一单项检测指标。国内研究结果证实，CA125和HE4的联合检测是卵巢癌术后随诊检测的重要指标。HE4和CA125也呈动态地下降，表明血清HE4和CA125水平的高低与卵巢癌的发生与发展关系密切，CA125和HE4联合检测在筛查卵巢癌、评价手术疗效等方面起一定作用。

2）有发现，CA125和CA19-9联合检测可提高卵巢上皮性肿瘤的敏感性，且CA19-9的水平提高提示黏液性肿瘤可能性大。综合近期研究结果，多数学者认为CA125及CA19-9和CEA联合检测可以提高黏液性卵巢上皮性肿瘤的诊断率。

3.腹腔镜检查　毫无疑问，剖腹探查术是诊断卵巢癌最可靠的方法。但是对于卵巢的诊断而言，术前重要的一点是明确其是原发于卵巢还是转移而来，两者的治疗原则和预后有很大不同。据统计，卵巢转移性肿瘤占全部卵巢癌的10%~15%，其中以胃肠道肿瘤最为多见。因此，明确卵巢肿物的性质和来源是卵巢癌诊断中一个必不可少的步骤。此外，对于一些晚期病例，患者有大量腹腔积液，一般情况较差，估计手术困难，拿到恶性肿瘤的证据，以便前期化疗,诊断性腹腔镜是最为简捷的方法。腹腔镜检查可以在直视下活检,明确肿瘤的组织学类型和来源;同时可以观察到肿瘤的范围,有助于临床分期。

4.细针穿刺 固定盆底的实质性肿块,可经阴道细针穿刺抽吸组织,送涂片或病理切片检查,也可在超声指引下,经腹或阴道用细针直接穿刺肿瘤取活体组织检查。但因细针穿刺可导致肿瘤破裂,FIGO 分期升高,肿瘤会有医源性播散的可能,现主要用于复发卵巢癌的诊断,对性质未明确的盆腔包块现在很少采用细针穿刺进行诊断。

5.病理组织学检查 腹腔镜、肿瘤穿刺和手术标本的病理检查,是明确诊断唯一标准。

五、治疗

治疗原则是以手术为主,恶性者常规辅以铂类和紫杉醇为主的联合化疗,免疫和生物治疗可作为辅助治疗措施。

(一)手术治疗

1.卵巢良性肿瘤 若卵巢直径小于 5cm,疑为卵巢瘤样病变,可短期观察。一经确诊,则应手术治疗。手术应根据肿瘤单侧还是双侧、年龄、生育要求等综合考虑。年轻、未婚或未生育者,一侧卵巢囊性肿瘤,应行患侧卵巢囊肿剥除术或卵巢切除术,尽可能保留正常卵巢组织和对侧正常卵巢。正常者缝合保留,隐蔽的良性肿瘤则行剥除术。双侧良性肿瘤,也应争取行囊肿剥除术,保留正常卵巢组织。围绝经期妇女可行单侧附件切除或子宫及双附件切除。术中剖开肿瘤肉眼观察区分良恶性,必要时做冰冻切片组织学检在明确性质,确定手术范围。若肿瘤较大或可疑恶性,尽可能完整取出肿瘤,防止囊液流出及瘤细胞种植于腹腔。巨大囊肿可穿刺放液,待体积缩小后取出,穿刺前须保护穿刺周围组织,以防囊液外溢,放液速度应缓慢,以避免腹压骤降发生休克。良性肿瘤手术可以开腹或腹腔镜下行卵巢囊肿剥除术,阴式卵巢囊肿剥除术及超声引导下卵巢囊肿穿刺术应用较少。

2.卵巢交界性肿瘤 治疗应取决于组织学、临床特征、病理类型、患者年龄及诊断时肿瘤的期别,并应由妇科肿瘤医师对患者进行评估。手术是其主要治疗手段,有生育要求的患者可在全面分期手术时仅行单侧附件切除术(保留子宫和健侧卵巢),无生育要求者,行全面分期手术或标准卵巢癌细胞减灭术。尽管会提高患者的分期,目前尚无证据显示淋巴结切除术和大网膜切除术会提高患者的生存率,NCCN 专家组仍推荐手术时切除大网膜,交界性黏液性肿瘤还需切除阑尾。手术后若无浸润性种植,则可随访;有浸润性种植者可随访或按低级别浆液性上皮癌处理。

接受过不完全分期手术的患者,后续治疗需根据患者有无残留病灶进行处理。无残留病灶者可以随访。有残留病灶者需结合患者有无生育要求进一步处理。对于无生育要求且无浸润性种植(或无法确定有无浸润性种植)的患者,可单纯随访(2B 类)或行全面分期手术或切除残留病灶;对于前次手术发现浸润性种植者,可行全面分期手术并切除残留病灶,也可观察(3B 类)或参照低级别浆液性上皮性卵巢癌进行治疗。如果患者有生育要求,无浸润性种植(或无法确定有无浸润性种植),可观察(2B 类)或行保留生育功能的分期手术并切除残留病灶;前次手术已发现浸润性种植,可选择:①行保留生育功能的全面分期手术并切除残留病灶;②观察(3B 类);③按照 G1(低级别)浆液性上皮性卵巢癌进行治疗。

晚期复发是卵巢交界性肿瘤的特点,78%在 5 年后甚至 10~20 年后复发,复发的肿瘤一般仍保持原病理形态,即仍为交界性肿瘤。出现临床复发时,合适的患者推荐行手术评估和细胞减灭术。无浸润性种植者术后随访,无证据表明化疗(腹腔或静脉)能使交界性卵巢肿瘤获益,对这些患者推荐观察。但对于交界性透明细胞癌、晚期尤其是有浸润种植者和DNA为非整倍体者,术后可实行3~6个疗程化疗(方案同卵巢上皮癌)。术后需定期观察随访,对于选择保留生育功能的妇女,若有必要应当行超声监测,生育完成后应当考虑完成全面手术治疗。

3.卵巢上皮癌　治疗原则是手术治疗为主,化疗、放疗及其他综合治疗为辅。

(1)手术治疗

1)初始手术治疗目的:①最终确定卵巢癌的诊断;②准确判断病变的范围,进行全面的手术病理分期;③最大限度切除肿瘤,实行卵巢癌肿瘤细胞减灭术。

2)手术治疗总原则:①开腹手术可用于全面分期手术、初始减瘤术和间歇性减瘤术或二次减瘤术;②术中冰冻病理检查有助于选择手术方案;③在经选择的患者,有经验的手术医师可以选择腹腔镜完成手术分期和减瘤术;④如腹腔镜减瘤术不理想,必须转开腹;⑤腹腔镜有助于评估初治和复发患者能否达到最大限度减瘤术:如果经评估不能达到满意的减瘤术,可以考虑新辅助化疗;⑥推荐由妇科肿瘤医师完成手术。

3)FIGO Ⅰ期患者,推荐行全面分期手术,根据术中所见和病理结果可以将Ⅰ期患者分为低危和高危。低危患者中,ⅠA期、ⅡB术后不需要辅助治疗,观察随访,90%以上患者可长期无瘤存活。渴望保留生育功能的ⅠA高分化者,可行保留子宫和对侧卵巢的全面分期手术。高危组中,ⅠA期、ⅡB期中分化者,全面分期术后可仅给予观察随访,或静脉用紫杉类/卡铂3~6个周期再观察随访。ⅠA期、ⅠB期低分化者、ⅠC期、透明细胞癌,全面分期术后均需静脉用紫杉类/卡铂3~6个周期再观察随访,30%~40%有复发危险,25%~30%首次术后5年死亡。

4)全面分期手术不仅能够提供必要的预后评估,还可以避免术后的过度治疗,术前必须进行彻底而完备的准备工作,包括肠道准备、对症、支持治疗等。术中应注意切口要充分大,操作轻巧、准确。忌按压肿瘤,采用锐性分离,先处理静脉和淋巴,后结扎动脉,先处理肿瘤周围组织,再切除肿瘤邻近部位,切除范围要足够,切缘需用纱布保护,以免肿瘤破裂局部种植。有腹腔积液应行细胞学检查,如无腹腔积液应用50~100mL盐水冲洗子宫直肠陷窝、双侧结肠侧沟,以及肝脏和横膈之间后,取冲洗液送细胞学检查。即使是早期,也有亚临床转移的可能性,故应仔细探查高危区,包括直肠子宫陷凹、膀胱子宫陷凹、结肠侧沟、盆壁等处腹膜,横膈、大网膜、盆腔及腹主动脉旁淋巴结,可疑部位活检送病理,以确定分期,选择恰当的术后治疗方案。

5)FIGO Ⅱ~Ⅳ期卵巢癌,初始治疗仍推荐肿瘤细胞减灭术,肿瘤细胞减灭术是尽最大努力切除卵巢癌原发灶及转移灶,使残余癌灶直径<1cm,以减少肿瘤负荷对宿主的直接损害,使肿瘤大小呈指数下降,利于术后辅助治疗,提高生存时间。理论机制在于:①减轻肿瘤对宿主的直接损害,改变肿瘤的自然发展过程;②切除对化疗或放疗不敏感的肿瘤,提高辅助治疗的疗效;③使肿瘤体积呈指数下降,残存肿瘤细胞进入增生期,从而增强肿瘤细胞对于化疗的敏感性。因此在条件适合的情况下,应该尽量行满意的肿瘤细胞减灭术,使得残余病灶最大直径<1cm,甚至<0.5cm。美国妇科肿瘤组(GOG)临床研究表明残余病灶直径大小与生存时间成反比。残余病灶直径为0cm,5年生存率为55%;残余病灶直径为1cm,5年生存率为42%;残余病灶直径为2cm,5年生存率降至11%;残余病灶直径为4cm,5年生存率

降为 10%；残余病灶直径为 5～6cm，5 年生存率为 5%；残余病灶直径大于 7cm，5 年生存率为 0。综合 2003—2016 年 15 位学者的报道统计，初次手术达到理想减灭术后辅助化疗者的平均生存期为 39 个月，未达到者为 17 个月。

初次肿瘤细胞减灭术：一般取下腹部正中切口，力求使残余肿瘤病灶直径<1cm，最好切除所有肉眼可见病灶。进腹腔后，应做细胞学检查，后全面探查盆腹腔，了解病变范围和各器官受累程度。从骨盆漏斗韧带上方或外侧打开腹膜，高位结扎卵巢动静脉，推开腹膜上的输尿管，由两侧将腹膜以“卷地毯式”朝中线方向游离，依次切断圆韧带、子宫动脉并将膀胱腹膜从膀胱顶部剥除，切除盆腔内肿瘤及内生殖器。切除肿瘤累及的所有大网膜及能够切除的肿大或者可疑淋巴结。对于盆腔外肿瘤病灶≤2cm 者（即ⅢB 期）必须行双侧盆腔和主动脉旁淋巴结切除术。为达满意的减瘤术，可根据需要切除肠管、阑尾、脾脏、胆囊、部分肝脏、部分胃、部分膀胱、胰尾、输尿管及剥除膈肌和其他腹膜。部分上皮性卵巢癌或腹膜癌的患者经过减瘤术后残余小病灶，可以考虑在初次手术时放置腹腔化疗导管以便术后进行腹腔化疗。

中间型肿瘤细胞减灭术：对于肿瘤较大、无法手术的Ⅲ～Ⅳ期患者可考虑行新辅助化疗后的中间型肿瘤细胞减灭术。其适应证为因无法手术而接受≤4 个疗程新辅助化疗后反应良好或者疾病稳定的患者。最佳手术时机并无前瞻性证据，可以根据患者个体化因素而定。中间型肿瘤细胞减灭术与初次肿瘤细胞减灭术一样，也必须尽最大努力进行减瘤术，尽力切除腹部、盆腔和腹膜肉眼可见病灶。术中必须探查所有腹膜表面，任何可疑潜在转移的腹膜表面或粘连都必须选择性切除或活检。必须切除大网膜。如果可能，切除可疑和（或）增大的淋巴结。切除初次诊断时有潜在转移可能的淋巴结，即使手术探查时无可疑或增大。为达到满意的减瘤术，可根据需要切除肠管、阑尾、其他腹膜、脾脏、胆囊、部分肝脏、部分胃、部分膀胱、胰尾、输尿管和（或）远端胰腺，剥除膈肌。

6）特殊情况的处理：①保留生育功能手术：希望保留生育功能的年轻患者，Ⅰ期和（或）低危肿瘤（早期、低级别浸润癌、低度恶性潜能肿瘤）可行保留生育功能手术，即行单侧附件切除术，保留子宫和健侧卵巢。但需进行全面的手术分期以排除更晚期疾病，因为约 30%患者在全面分期术后肿瘤分期提高。早期患者可考虑由有经验的妇科肿瘤医师行微创手术。微创技术也可以考虑用于预防性输卵管卵巢切除。术后严密随访。透明细胞癌患者不能行此类手术；②二次减灭术适应证：初次化疗结束后复发间隔时间 6～12 个月；病灶孤立可以完整切除；无腹腔积液。鼓励患者参加临床试验评估二次减瘤术是否能真正获益；③辅助性姑息手术：对接受姑息治疗的晚期卵巢癌患者，如有可能需要行以下辅助性手术：腹腔穿刺术或留置腹膜化疗导管；胸腔穿刺术/胸膜融合术/胸腔镜下留置胸腔导管；放置输尿管支架/肾造瘘术；胃造瘘术/放置肠道支架/手术缓解肠梗阻。

（2）化学治疗：为主要的辅助治疗，大多数上皮癌患者均需接受术后化疗，但全面分期手术后的ⅠA 期或ⅡB 期 G1 或低级别癌患者，术后可仅观察随访，因为这些患者单纯手术治疗后的生存率可达 90%以上。ⅠA 期或ⅠB 期 G2 患者术后可选择观察随访或化疗。ⅠA 期或ⅠB 期 G3 或高级别癌和所有ⅠC 期患者术后需化疗。Ⅰ期患者推荐静脉化疗，一般采用紫杉醇加卡铂 3～6 个疗程。对于接受满意细胞减灭术、残留肿瘤最大径≤1cm 的Ⅱ期和Ⅲ期患者，推荐给予腹腔化疗（Ⅰ类）或紫杉醇联合卡铂静脉化疗 6 个疗程（Ⅰ类）。上述推荐的化疗方案均可用于上皮性卵巢癌、原发性腹膜癌和输卵管癌的治疗。多西他赛联合卡铂静脉化疗(Ⅰ类)或紫杉醇联合顺铂(Ⅰ类)可作为备选方案。对于化疗后易发生神经系统不良反应的患者(如糖尿病患者),可考虑选择多西他赛联合卡铂方案进行化疗。一般状态不好,有合并疾病,Ⅳ期或年龄>65岁患者多不能耐受腹腔化疗,可以选择紫杉醇($60mg/m^2$)/卡铂(AUC 2)方案,这个方案的不良反应较小,较少患者发生3~4度白细胞减少症。

1)一线化疗:指首次肿瘤细胞减灭术后的化疗。

静脉化疗方案:①紫杉醇联合卡铂(TC):紫杉醇(T),剂量$175mg/m^2$,静脉输注3小时,之后联合卡铂,剂量为曲线下面积(AUC)5~6,静脉滴注1小时,第1天,每3周重复,共6周期(Ⅰ类);剂量密集紫杉醇,$80mg/m^2$,静脉输注1小时,第1、第8、第15天,联合卡铂,AUC 6,静脉输注1小时,第1天,每3周重复,共6周期(Ⅰ类);紫杉醇$60mg/m^2$,静脉输注1小时,随后卡铂AUC 2,静脉输注30分钟,每周1次,共18周(Ⅰ类)。此方案主要适用于年老的患者及一般状态不良者;②多西他赛联合卡铂:多西他赛,剂量$60\sim75mg/m^2$,1小时静脉输注,联合卡铂,剂量AUC 5~6,静脉输注1小时,每3周重复,共6周期(Ⅰ类)。

ICON-7和GOG-218推荐的方案:①贝伐单抗方案:紫杉醇$175mg/m^2$静脉滴注3小时,卡铂AUC 5~6静脉滴注1小时,贝伐单抗7.5mg/kg静脉滴注30~90分钟,每3周为1个疗程,共用5~6个疗程,贝伐单抗继续使用12个疗程(2B类)。或紫杉醇$175mg/m^2$静脉滴注3小时,卡铂AUC 5~6静脉滴注1小时,每3周为1个疗程,共用6个疗程。第2疗程第1天开始使用贝伐单抗15mg/kg静脉滴注20~90分钟,每3周为1个疗程,总共用22个疗程(2B类);②紫杉醇联合顺铂:紫杉醇,剂量$135mg/m^2$,持续静脉滴注3小时或24小时,第1天;顺铂$75\sim100mg/m^2$,在紫杉醇静脉化疗完成后的第2天经腹腔化疗;紫杉醇$60mg/m^2$(体表面积上限为$2.0m^2$)腹腔化疗,第8天。每3周重复,共6周期(Ⅰ类)。

卵巢癌肉瘤(恶性混合型米勒瘤MMMT)患者:全面的手术分期后确诊为Ⅱ~Ⅳ期者术后必须接受化疗,Ⅰ期术后也可考虑应用化疗。目前尚无明确数据使用哪种方案最佳,可考虑采用异环磷酰胺为主的化疗方案:卡铂/异环磷酰胺(2A类),顺铂/异环磷酰胺(2A类),紫杉醇/异环磷酰胺(2B类)。

黏液性癌:氟尿嘧啶/甲酰四氢叶酸/奥沙利铂,卡培他滨/奥沙利铂。

交界性上皮肿瘤和G1(低级别)浆液性/内膜样癌:内分泌治疗[芳香化酶抑制(如阿那曲唑,来曲唑),醋酸亮丙瑞林,他莫昔芬](2B类)。

2)二线化疗:主要用于卵巢癌复发的治疗。对于经过连续两种化疗方案出现进展,未曾有持续性临床获益的患者(难治性)或肿瘤在6个月内复发的患者(铂类耐药),临床预后很差。由于这些患者对于初始的诱导化疗是耐药的,再次治疗一般不推荐使用含铂类或紫杉醇的化疗方案。初始化疗后6个月或更长时间复发的患者被认为是“铂类敏感”病例,此类患者铂类为主的联合化疗是首选,其他复发治疗也是一种选择。对于经过较长无瘤间期(≥6个月)后复发的患者,可考虑行再次肿瘤细胞减灭术,一项近期的荟萃分析提示,复发患者接受彻底的细胞减灭术后,生存期延长。

铂类敏感复发病例化疗方案:卡铂/紫杉醇(Ⅰ类推荐)、卡铂/阿霉素脂质体、卡铂/紫杉醇周疗、卡铂/多西他赛、卡铂/吉西他滨、顺铂/吉西他滨。

铂类耐药复发病例化疗方案:首选非铂类单药,即多西他赛、口服依托泊苷、吉西他滨、阿霉素脂质体、紫杉醇周疗,托泊替康;通常使用单药序贯治疗。

其他可能有效的药物:六甲蜜胺、卡培他滨、环磷酰胺、多柔比星、异环磷酰胺、伊立替康、美法仑、奥沙利铂、纳米白蛋白结合型紫杉醇、培美曲赛和长春瑞滨。尽管贝伐珠单抗可能引起动脉栓塞和肠穿孔，但其对于铂类敏感和铂类耐药患者均有效。最近的研究数据提示，olaparib（AZD2281），一种聚腺苷二磷酸-核糖聚合酶（PARP）抑制剂，对部分（BRCA1/2突变阳性者较BRCA阴性者缓解率更高）化疗难治卵巢癌患者有效。2016年NCCN专家组推荐olaparib作为接受过3线化疗或更多线化疗，以及具有生殖细胞系BRCA突变的晚期卵巢癌患者的复发治疗，但不推荐olaparib作为铂类敏感肿瘤患者的维持治疗。此外，对于无法耐受细胞毒性药物或使用这些药物后效果不佳的患者，使用他莫昔芬或其他药物（包括阿那曲唑、来曲唑、醋酸亮丙瑞林或醋酸甲地孕酮）进行内分泌治疗也是一种选择。

3）新辅助化疗：新辅助化疗后行间歇性细胞减灭术目前仍有争议。对于肿瘤较大、无法手术的Ⅲ～Ⅳ期患者可考虑进行新辅助化疗（Ⅰ类），但须由妇科肿瘤专科医师评估确定。化疗前必须有明确的病理诊断结果（可通过细针抽吸、活检或腹腔积液穿刺获得）。欧洲的Ⅲ期随机试验在ⅢC期/Ⅳ期患者中比较了新辅助化疗联合间歇性肿瘤细胞减灭术与直接行肿瘤细胞减灭术的效果。两组患者的总生存期相当（29个月 vs. 30个月），但新辅助化疗组术中并发症的发生率较低。但美国的一项随机临床研究显示，直接肿瘤细胞减灭术+术后静脉化疗后其总体生存期可达50个月。因此，NCCN专家组认为，把新辅助化疗作为有潜在切除可能的患者的推荐治疗方法之前，还需要更多的研究数据。在美国，先做肿瘤细胞减灭术然后再化疗仍是最先考虑的治疗方法。

（二）放射治疗

外照射对卵巢上皮癌的治疗价值有限，可用于锁骨上或腹股沟淋巴结转移灶和部分紧靠盆壁的局限性病灶的局部治疗。对上皮性癌不主张以放疗作为主要辅助治疗手段，但在ⅠC期，过半有大量腹腔积液者经手术后仅有细小粟粒样转移灶或肉眼看不到有残余病灶的可辅助以放射性同位素^{32}P腹腔内注射以提高疗效，减少复发，上腹腔内有粘连时禁用。

（三）免疫治疗

靶向药物治疗是目前改善晚期卵巢癌预后的主要趋势。近几年，贝伐珠单抗在卵巢癌的一线治疗及复发卵巢癌的治疗中都取得了较好的疗效，可提高患者的PFS，但其昂贵的价格还需进行价值医学方面的评价。

六、预后及随访

1.预后　所有卵巢恶性肿瘤在经过初次手术和化疗后获得完全缓解的患者应该接受定期的监测和随访，除了进入临床研究外，目前不推荐维持化疗。与卵巢生殖细胞肿瘤和性索间质肿瘤相比，卵巢上皮癌患者复发率高，预后差。资料显示，大约75%初治后临床完全缓解患者及50%获得病理完全缓解的患者会在18～24个月后出现复发。最常见的复发部位为盆腹腔，占85%～90%。临床卵巢癌的复发与初次发病具有一定的相似性，即起病隐匿，缺少明显的临床症状，如不定期检查，很难在复发的初期发现，所以应重视定期的监测和随访。

（1）浆液性囊腺癌：本肿瘤在上皮性肿瘤内恶性程度较高，预后较差。肿瘤组织常常侵犯盆腔器官，或种植在大网膜或腹膜上。晚期时肿瘤可通过淋巴道远处转移，首先到髂淋巴结和腹主动脉旁淋巴结，再到纵隔淋巴结、锁骨上淋巴结，或到胸腔、心包、肺、腹膜等。临床分期与预后有关，浆液性囊腺癌的病死率虽高，倘若能早期诊断，早期治疗，特别是能在Ⅰ期内加以处理,可明显提高生存率。在临床分期的同一期别中,组织学分级的好坏,与预后有明确的关系,5 年生存率低级别癌为 80%,高级别癌为 20%。

(2)黏液性囊腺癌:患者预后较浆液性癌为好。一般 5 年存活率为 50%左右。预后和临床分期有直接的关系,和组织学分级有关。Ⅰ期病例术后预后好,尤其是膨胀性浸润的病例,Ⅰ期病例的高危因素包括:成片的插入性浸润、细胞核高度异型性和肿瘤破裂。

(3)卵巢子宫内膜样癌:预后较浆液性囊腺癌为好。预后和临床分期有较密切的关系,一般认为Ⅰ期患者 5 年存活率为 59%~92%,Ⅱ期为 45%,Ⅲ期以上者无一例存活达 5 年。肿瘤的组织学分级和预后之间的关系不如浆液或黏液性癌明显。

(4)未分化癌:预后极差,侵袭性极强,肿瘤组织可以直接播散和沿着淋巴道转移,手术时多数已有卵巢外扩散,Ⅲ期和Ⅳ期病例高达 91%,5 年生存率仅为 6%。

2.治疗后监测及随访　卵巢癌的复查时间和复查项目主要总结多年对于卵巢癌复发的特点而制订的。经治疗获得完全缓解后的患者,每 2~4 个月复查 1 次,随访 2 年。然后 3~6 个月复查 1 次,再随访 3 年,之后每年复查 1 次。

第三节　卵巢生殖细胞恶性肿瘤

一、临床病理特点

卵巢恶性生殖细胞肿瘤的组织病理分类如下:①无性细胞瘤(30%~40%);②卵黄囊瘤;③未成熟畸胎瘤(20%);④胚胎癌;⑤多胚瘤;⑥非妊娠绒毛膜癌;⑦混合型恶性生殖细胞肿瘤。

1.无性细胞瘤　无性细胞瘤的恶性程度较低。由于无性细胞瘤发生于性未分化期,因此在结构上卵巢无性细胞瘤与睾丸精原细胞瘤相同,形态学与超微结构图像与原始生殖细胞完全一致。

(1)巨检:绝大多数为单侧性,10%~15%为双侧,瘤体大小差别很大,小者直径仅几厘米,大者可达 50cm 或充塞盆腔,通常瘤体直径为 5~15cm;肿瘤呈圆形、椭圆形或分叶状;该瘤包膜完整,外观轻度圆凸;多为实性,质韧或鱼肉样,少数有囊性变,出血坏死;因肿瘤发生出血、坏死、感染等表现为多种色泽,如灰棕色、灰浅红、红色或棕黄色等。

(2)镜检:镜下可见典型的大瘤细胞型、间变型、伴有合体滋养母细胞型 3 种类型。

1)大瘤细胞型:典型的大瘤细胞型呈现独特的组织图像。肿瘤呈单一形态增生,由体积和形态较为一致的大圆形细胞组成。瘤细胞界限分明,胞质丰富,染色淡或透亮。细胞核大而不规则,位于中心,核膜清晰,通常包含一或两个嗜酸性核仁,核分裂象易见。另一特征是瘤细胞排列成巢或簇状,由纤维中隔分开,中隔厚度各异,常有 T 淋巴细胞和组织细胞浸润。偶尔出现条索状、滤泡样或假腺体形态,可能造成鉴别诊断困难。

2)间变型:约 25%的无性细胞瘤出现由上皮样细胞、多核巨细胞形成的肉芽肿,偶可隐蔽本瘤的组织学诊断,尤其广泛坏死时,可与结核混淆,然因缺乏干酪样坏死,故不诊断为本瘤合并结核病变。

3)伴有合体滋养母细胞型:约 5%的无性细胞瘤组织中含有孤立或集合的合体滋养层巨细胞,并分泌 hCG。出现此种细胞并不改变本瘤的生物学行为,故不作为混合型生殖细胞肿瘤的诊断。但若出现细胞滋养层伴有合体滋养细胞层细胞，则诊断为局灶性绒毛膜癌。

2.卵黄囊瘤　又称内胚窦瘤，是一种恶性度极高、生长迅速的肿瘤。由于本瘤来源于多能原始生殖细胞成分结构，故其形态变化多样。

（1）巨检：几乎100%为单侧发生，双侧病变一般提示转移，多见于右卵巢；肿瘤体积较大，直径3~30cm，大多数超过10cm；瘤体圆形或卵圆形，表面光滑，包膜完整；切面主要为实性，质较软而脆，颜色多种，呈棕灰、红褐或灰黄，常伴明显出血坏死；尚见多数小囊，外观似蜂巢状，囊内充盈黏液。

（2）镜检：虽然卵巢囊瘤的组织学模式十分众多，但以下3种基本结构几乎为每例共有。

1）网状结构：本瘤最常见的基本结构。瘤细胞排列成疏松的网状或筛状，低倍镜下颇似脂肪组织，高倍镜下见筛网眼的内衬细胞无一定形态，扁平或低柱状，背景呈黏液样和毛细血管，几乎不见间质。周围可被这些疏松组织包绕，这种结构很像胚外中胚叶结构，细胞间的腔隙可形成小囊腔，衬有一层扁平上皮，胞核突出于腔内，这些小囊夹杂于突性区内，囊内衬上皮可与呈网状结构相连，个别大囊可呈柱状、立方上皮并向腔内突出形成乳头样，与胚胎上的初级卵黄囊向次级卵黄囊的过渡相似。

2）透明小体及基膜样物：透明小体位于瘤细胞胞质内外，呈强嗜酸性，略具折光的圆形半透明小体，大小不等，直径2~30μm，成群或散在分布，抗淀粉酶PAS染色阳性。基膜样物形状不规则，片状或索状，分布于瘤细胞巢间和网状腔隙内，嗜伊红染色半透明状，引人注目。正常基膜样物仅见于妊娠7周的人胚卵黄囊，以后即行消失。本瘤出现这种物质说明具有早期卵黄囊被覆细胞。

以免疫荧光法发现本瘤含AFP的物质基础乃是瘤细胞内外的透明小体。正常情况下，在胚胎发育早期AFP是由卵黄囊被覆细胞所产生；卵黄囊退化后，则由肝细胞分化过程中的移行型细胞合成。因此，内胚窦瘤产生AFP可作为本瘤起源于卵黄囊瘤被覆上皮的又一证据。

3）腺泡和腺管状结构：扁平、立方形或柱状黏液上皮样细胞排列成腺泡状或腺管状；有时可见由胞核大、胞质少，向腔内突起的所谓鞋钉样细胞排成的腺泡。间质由疏松的黏液样结缔组织和血管形成。

典型病例可见S-D小体，包括围绕血管的上皮套结构和肾小球样小体两种形态。前者的特点是，在横切面中央为含有毛细血管的纤维细胞间质，周围绕以一层或多层立方上皮或矮柱状上皮样细胞而形成上皮样细胞套，呈袖套状或花环状外观。肾小球样小体则由单层或多层瘤细胞构成的粗细不一的乳头突入小的囊性腔隙构成，乳头中央可见血管纤维间质。一般认为这一变化是内胚窦的重演，故其纵横切面类似肾小球血管袢及齲齿类胎盘内胚窦结构。可惜这种形态并非见于每例，不能作为诊断的固定依据。

（3）卵黄囊瘤不同类型的病理特点：最近强调卵黄囊瘤组织学某些变异的诊断及其在治疗上的意义。卵黄囊瘤的变异通常是由2种型别的瘤细胞以联合或移行模式形成。作为变异的分类，必须包括卵黄囊瘤全部或50%以上的主要成分，即应含有透明小体、AFP染色阳性及增厚基膜带。除典型的卵黄囊瘤外，WHO分类中着重提出多泡型、腺型和肝样型卵黄囊瘤；并反映出实体型、壁层型、间质型可继发体细胞型新生物。

1）多泡型卵黄囊瘤：多泡型变异在卵黄囊瘤中最常见，含有很多像卵黄囊小泡分割成较小囊腔，形如葫芦。囊壁由高柱状上皮作衬，另一种为间皮样细胞覆衬，这两种瘤细胞常有移行。这种变异重演了原始肠在正常胚胎形成的前体,也颇似初级卵黄囊转变为次级卵黄囊的构象。

2)肝样型卵黄囊瘤:此种变异酷似胚胎期卵黄囊脏层胚外内胚层向肝分化。瘤细胞组织形态类似肝细胞型肝癌或纤维板层型肝癌,推测是因卵黄囊瘤内在肝样细胞化生基础上癌变,瘤内混杂典型的卵黄囊瘤结构。

3)腺型卵黄囊瘤:有各种不同组织学模式和不同程度的分化,有时模拟小肠和肺的早期发育。此变异型瘤细胞以似子宫内膜样腺体或子宫内膜样癌为最常见的上皮性成分。无论良性或恶性瘤细胞均较普遍出现核下或顶浆空泡,胞质呈嗜酸性。瘤内常混合其他型卵黄囊瘤成分,以多泡型最多见。几乎所有发生在绝经后的卵黄囊瘤皆是此变异型卵黄囊瘤,其预后比卵黄囊瘤恶劣,因对化疗反应较差。此变异型通过细胞角蛋白 7 测定证明为子宫内膜样癌成分,AFP 阳性则证实为卵黄囊瘤成分。

此外,卵黄囊瘤的实体型可能与无性细胞瘤混淆诊断,AFP 染色有助于鉴别。壁层型卵黄囊瘤产生丰富的基膜后索材料,染色为Ⅳ型胶原和层黏蛋白,而 AFP 阴性。间质样型卵黄囊瘤曾被报道是睾丸肿瘤化疗后复发性新生物,包含各种不同细胞的黏液样区域和有丝分裂活动。出现这种大量细胞和有丝分裂似乎构成体细胞型肉瘤的前体。继发性体细胞型肿瘤发生于卵黄囊瘤罕见,其中最多的是横纹肌肉瘤。

3.未成熟畸胎瘤

(1)巨检:肿瘤多为单侧性,偶见双侧发生。瘤体往往较大,直径 7~30cm,平均 18.5cm;肿瘤呈圆形或椭圆形;包膜常完整;呈实性或囊实性,以实性为主,质地软硬不均,软处似鱼肉状,硬处常有骨、软骨,囊内或见黏液,浆液或脂样物,有时可见毛发,多数成分为未成熟的神经组织,常有腹膜种植;实质性肿瘤呈多种色彩,以灰白色脑组织为主,伴有钙化、出血及坏死。

(2)镜检:未成熟畸胎瘤由 3 个胚层分化而来的未成熟组织和成熟组织混合组成。包含一些来源于胚胎的类似成分,未成熟组织中通常以幼稚型神经上皮组织为主,犹如原始神经上皮,有的进一步分化成室管膜结构,神经胶质细胞很少发生有丝分裂活动,其他不成熟性腺和间质组织也应检查。各种未成熟组织仅显示其组织的幼稚性,而缺少癌或肉瘤的异型性。未成熟神经上皮排列成实性巢和小管,可以仅占整个肿瘤的一小部分。因此,为了正确分级,必须充分取材。

传统的分级系统根据未成熟神经上皮的数量将未成熟畸胎瘤分为三级,因为未分化神经上皮组织量的确定与患者预后密切相关,高级别者预后恶劣。1 级指不成熟神经成分<1 个低倍视野。2 级指任一切片中的未成熟成分为 1~3 个低倍视野。3 级指任一切片中的未成熟成分超过 3 个低倍视野。1 级可视为低级别未成熟畸胎瘤,2 级和 3 级可视为高级别未成熟畸胎瘤。1 级未成熟畸胎瘤局限于卵巢者,术后不需联合化疗,高级别者则需行化疗。

未成熟畸胎瘤在卵巢外的种植成分可以是成熟的,也可以是数量不等的未成熟成分,因此对种植灶需单独分级。临床意义是:1 级未成熟畸胎瘤同时 0 级种植物,典型的为神经胶质,不需要辅助化疗;而 1 级肿瘤,2~3 级种植物则须联合化疗;但 1 级肿瘤、1 级肿瘤患者的处理尚未完善建立。与成年人不同,纯型未成熟畸胎瘤在儿童预后良好。此年龄段患者的预后和肿瘤分级之间无相关性,复发患者几乎都是肿瘤中含有卵黄囊瘤病灶。因此,认为儿童未成熟畸胎瘤分级意义较小。

4.胚胎癌　胚胎癌是发生于原始生殖细胞的一种未分化癌，源于多能的干细胞，具有向胚外或胚内分化的潜能，重演胚胎分化的原始阶段。其组织学形态复杂，恶性度高。纯型胚胎性癌少见，常与其他生殖细胞肿瘤成分混合存在，最常见是与卵黄囊瘤形成混合型生殖细胞肿瘤。

(1)巨检：肿瘤直径10~25cm，平均17cm。瘤体结节状或不规则，包膜菲薄或缺如，与周围组织粘连。切面质韧呈鱼肉状，灰红色或灰白色，伴出血及坏死，以实性为主，也可囊性变，囊内含有黏液样物质。

(2)镜检：镜下可见大的原始细胞与重叠的细胞核和不清晰的细胞边缘粘在一起。胞核多形性明显，有丝分裂常见，合并细胞外形异常。癌细胞呈实性片状排列，中心常有坏死，形成腔隙和乳头。胚胎癌中可见原始中胚层组织和上皮样成分，实性细胞巢内可见原始未分化单核瘤细胞和多核合体滋养细胞，前者产生AFP，后者分泌hCG，此时不应诊断为绒毛膜癌，还可见胎盘样碱性磷酸酶的膜染色阳性。

最近研究显示，OCT4核染色阳性显示对胚胎癌有相对特异性，而其他型别的生殖细胞瘤则为阴性。胚胎癌对CD30阳性，对上皮性膜抗原阴性。

5.多胚瘤　多胚瘤极为罕见，是主要由类似于早期胚胎的胚体构成的高度恶性肿瘤，呈进行性生长，转移途径以血道为主，预后极恶，多数患者在1年内死亡。

肿瘤常单侧发生，体积大小不一，以实性为主，内有微囊，常伴出血坏死灶。光镜下见到大量胚胎样小体为其病理学特征，形态学酷似早期胚胎。分化较好的胚胎样小体可见胚盘、羊膜腔及原始卵黄囊样结构，典型的是胚盘将羊膜腔和卵黄囊腔分开。周围绕以原始的胚外中胚层，周围组织可分化为内胚层结构如小肠、肝。卵黄囊上皮对AFP有免疫反应，合体滋养层巨细胞对hCG染色，在靠近胚胎样小体处可出现人胎盘泌乳激素。

6.非妊娠性绒毛膜癌　简称绒癌，起源于原始生殖细胞，纯型十分罕见，即使为混合型生殖细胞瘤含绒毛膜癌成分也不常见。

肿瘤单侧发生，位于卵巢部分，同侧输卵管及其伞端正常。肿瘤体积较大，剖面呈紫红色，癌组织质脆伴广泛出血。由于hCG的刺激，在未被肿瘤累及的卵巢组织可出现体积较大的黄素化结节和囊肿。

纯型非妊娠性绒癌的形态学与妊娠性绒癌一致，由细胞滋养细胞、合体滋养细胞及绒毛外滋养细胞混合构成，无绒毛结构。癌细胞排列成穿孔样，丛状或假乳头状，可见充满血液的腔隙和血窦，血管浸润常见。免疫表型以hCG最具特征性，尚有HPL、抑制素、低分子量细胞角蛋白可呈阳性。

7.混合型生殖细胞肿瘤

(1)巨检：单侧发生，右侧较多。肿瘤表面光滑，呈结节状。直径3~35cm，中位数15cm。切面以实性为主伴多房囊区。一般来说，无性细胞瘤成分多呈灰白色分叶状实性组织；卵黄囊瘤成分呈蜂窝状伴出血坏死；未成熟畸胎瘤成分多呈半囊半实性，常伴软骨灶及神经胶质；绒癌成分则质脆伴明显出血。

(2)镜检：除上述各种肿瘤具备其相应组织形态外，在无性细胞瘤灶内常有不等程度的淋巴细胞浸润或郎汉斯细胞反应；未成熟畸胎瘤内有原始神经上皮巢及不同成熟程度的神经胶质细胞；卵黄囊瘤多有S-D小体及网状结构；绒癌则需有合体滋养细胞及细胞滋养细胞，仅含合体滋养细胞者不属绒癌。

二、临床表现

腹痛(87%)是最常见的主诉,大多患者初诊时主诉下腹痛,并可能触及盆腔肿块,患者可因肿瘤破裂、扭转、出血产生急腹痛。部分病例有腹部膨隆、发热和阴道出血,偶可见同性性早熟,主因肿瘤分泌 hCG 所致。

绝大多数卵巢恶性生殖细胞肿瘤为单侧性,右侧多于左侧,无性细胞瘤例外,10%~15%为双侧性。20%的患者伴有腹腔积液。卵巢恶性生殖细胞肿瘤诊断时瘤体较大,直径 7~40cm,中位数 16cm。本瘤 60%~70%为临床Ⅰ期,25%~30%为Ⅲ期,伴腹腔内扩散,或经淋巴和血道转移。血行容易转移到肺和肝,无性细胞瘤主要经淋巴道转移,腹主动脉旁淋巴结和局部盆腔脏器为常见的转移部位。

三、辅助检查

1.肿瘤标志物

(1)AFP、β-hCG:生殖细胞肿瘤能向胚内及胚外分化,向胚外分化则呈卵黄囊结构及滋养层结构,且各具生物学特性,分泌甲胎球蛋白(AFP)及绒促性素(β-hCG)。因此,凡月经初潮前青春期女孩和育龄妇女,出现盆腔实性肿块,即应检查血清 AFP 及 β-hCG 等肿瘤标志物,对术前诊断卵巢恶性生殖细胞肿瘤及其各个不同类型非常有帮助,也有利于随访中观察治疗效应和判断复发。然而肿瘤标志物水平正常,也不能排除生殖细胞瘤。典型的是,卵黄囊瘤患者血清 AFP 水平上升;绒毛膜癌 hCG 上升;胚胎癌两者皆升高;无性细胞瘤则两者皆不升高,少数情况下可见 hCG 上升;未成熟畸胎瘤可能有 AFP 上升。但值得注意的是约10%的卵巢恶性生殖细胞肿瘤是混合型。因此,AFP 和 hCG 是否升高与混合型中所含不同成分有关。

(2)LDH:卵巢生殖细胞肿瘤也具有某些蛋白质或生化代谢产物,可作为标志物用以检测肿瘤的存在。这些肿瘤标志物不具有特异性,但可用以肿瘤治疗过程中的监测指标,也可反映肿瘤大小的改变。一项系统评价显示,88%的卵巢生殖细胞肿瘤患者伴有血清乳酸脱氢酶(LDH)和其同工酶(LDH-1)升高,尤其易在无性细胞瘤患者血清中水平上升,如果术前 LDH 升高,可用作监测病情。

(3)CA125、CA19-9 及 CEA:属非特异性指标,可能在卵巢恶性生殖细胞肿瘤患者中有不同程度的升高,不能作为卵巢生殖细胞肿瘤的诊断指标,可用作随访。

(4)免疫学检查:胎盘样碱性磷酸酶膜染色阳性是无性细胞瘤的特征之一,但也为大多数其他原始生殖细胞瘤所共有。最近,OCT4 核染色证明对生殖细胞瘤和胚胎癌有相对特异性,而其他生殖细胞肿瘤为阴性。胚胎癌对 CD30 阳性,对上皮性膜抗原阴性。

肿瘤标志物虽然有诊断价值,但它们最主要是用于监测肿瘤对治疗反应和较早预测肿瘤复发,以便能更有效地进行化疗。在随访中,术后血清标志物单次水平增高无价值。如果标志物水平下降低于预期水平,说明肿瘤持续存在;如果标志物水平不变或升高,说明肿瘤未控或复发,相反,血清标志物阴性,并不能保证没有活动性病变,除病变确实缓解外,肿瘤已分化成为不产生标志物的成熟组织,也可出现阴性结果。如成熟畸胎瘤或者肿瘤已转变成完全未分化状态,以及不能合成标志物的未分化的胚胎癌。

2.影像学检查

(1)腹部超声:卵巢恶性生殖细胞肿瘤超声显像大多提示为单侧卵巢病变,瘤体较大,以实性为主的混合性肿块。实质部分血管扩张，阻力较低，瘤内缺血坏死，形成不规则小囊。

(2)CT：为了充分显示盆腔恶性肿瘤，检查前先口服或直肠给予造影剂显示大肠和小肠肠曲，然后静脉注射造影剂来显示盆腹腔结构。但该检查有放射性，过敏史或肾功能不全为禁忌。

1)未成熟畸胎瘤：主要表现为实性成分多、实性成分边缘模糊，钙化呈不规则细颗粒状散在、混杂在实性成分内，增强扫描时实性成分明显强化。肿瘤向瘤囊内外浸润生长或侵及周围器官时也应考虑未成熟畸胎瘤。

2)无性细胞瘤：肿瘤为实性，密度相对均匀或不均匀，可有少量低密度坏死区。肿瘤在增强扫描时有强化，其内间隔有明显强化。

3)卵黄囊瘤、胚胎癌：肿瘤瘤体大，呈不规则或圆形，混杂密度，密度不均匀，常有囊性区，增强后囊壁及实性部分有明显强化。其淋巴结转移瘤也有同样表现。

(3)MRI：因能提供优良的软组织对比分辨，对女性盆腔影像特别有用。获得 T_1及 T_2权重影像，尤其是 T_2权重能更好提供盆腔软组织正常解剖学影像和盆腔中病变。但注意有金属装置时不能使用 MRI。MRI 对成熟性囊性畸胎瘤的定性诊断敏感性很高，其检出钙化不如 CT，但压脂序列及正反相位化学位移序列能够敏感地检出囊内脂肪和脂质，并可与出血性囊肿及子宫内膜异位鉴别。

1)在 T_1WI 和 T_2WI 上，肿瘤通常呈不均匀高信号，内部可见脂肪-水或液-液平面，病变内可见低信号的漂浮碎屑、钙化等，为典型特征。

2)在 T_2WI 上，脂肪的信号常稍低于出血灶，但出血甚至含蛋白成分多的液体均可表现为类似脂肪的高信号，因此，需选用 T_1WI 和 T_2WI 脂肪抑制序列，以根据脂肪信号是否降低，对上述病区进行鉴别诊断。

3)部分肿瘤内含脂质，表现为 T_1反相位信号较正相位降低，有助于对本病的诊断。

4)应用脂肪抑制 T_1WI 和 T_2WI 和同反相位脉冲序列，诊断本病的准确率可高达 96%。

(4)PET：是代谢性影像技术，与腹部超声、CT 及 MRI 提供的形态学信息不同。肿瘤中葡萄糖代谢增加，而葡萄糖类似物 FDG 是最常用于 PET 影像学的制剂，大多数癌肿对 FDG 为高摄入。增加 FDG 摄入的因素为血供良好、有丝分裂率高、癌细胞数多、瘤体大、肿瘤缺氧和细胞分化度较低。PET 用于检查盆腔恶性肿瘤无论是原发性或继发性，均较其他影像学方法灵敏，只是价格昂贵。

卵巢癌复发或残存诊断困难，特别是腹膜转移，^{18}F-FDG PET 检查优于 CT 和 MRI，特别是对于卵巢癌治疗后肿瘤标志物再次升高的患者是一个很好的查找原因的方法。PET-CT 腹膜转移表现为代谢增高的条片状结节或肿块，可融合成团或包绕腹腔内脏器。盆腔复发肿瘤，常伴腹腔种植转移和腹腔积液，囊实性肿块中实性成分可有摄取增高。

对于卵巢恶性生殖细胞肿瘤的诊断，除超声显像外，一般不需要进行更多的影像学检查，最重要的是根据术中病理学检查获得确切的组织学诊断。

3.病理学检查　卵巢恶性生殖细胞肿瘤的最后确立诊断须依靠术中组织病理学的诊断。

四、治疗

对卵巢生殖细胞恶性肿瘤治疗的目标是治愈，主要的治疗方式为手术和以 PEB/PVB 为主要方案的化疗，保留生育功能是该类肿瘤治疗的原则。

1.手术治疗　由于卵巢恶性生殖细胞肿瘤体积大、生长迅速，凡临床拟诊本瘤的患者应争取尽快手术，除非有手术禁忌证存在。其次绝大部分恶性生殖细胞肿瘤患者是希望生育的年轻女性，常为单侧卵巢发病，即使复发也很少累及对侧卵巢和子宫，更为重要的是卵巢恶性生殖细胞肿瘤对化疗十分敏感，因此，手术的基本原则是对于年轻、有生育要求的患者无论期别早晚均可行保留生育功能的手术，既仅切除患侧附件，同时行全面分期探查术。对于无生育要求的患者手术方式同卵巢上皮癌。对于复发的卵巢生殖细胞肿瘤仍主张积极手术。对Ⅰ期患者可切除患侧附件、大网膜和腹膜后淋巴结；Ⅱ期、Ⅲ期、Ⅳ期患者，如子宫及对侧附件无异常，可切除患侧附件、转移灶、大网膜和腹膜后淋巴结。

(1)保留生育功能手术：适用于年轻有生育要求者，仅切除患侧卵巢及输卵管。对侧卵巢视诊正常者不必干预，因对侧卵巢随机取样活检的阳性率低，且手术引起的输卵管卵巢周围粘连和创伤对生殖功能有害，故不做对侧卵巢活检或剖视。若对侧卵巢含有囊肿，应行卵巢囊肿切除术，标本立即送病检。如果病检为恶性，应施行两侧卵巢切除；但有5%~10%的卵巢恶性生殖细胞肿瘤病例，其对侧卵巢患有良性成熟畸胎瘤则剥除之，保留余下的正常卵巢组织。应保留子宫，除非肉眼见子宫已被肿瘤侵犯。基于近几年助孕技术的成熟，通过供卵和激素支持，这种保留子宫而切除卵巢的患者仍可受孕和生育。

对于年轻、有生育要求的患者无论期别早晚均可行保留生育功能的手术，既仅切除患侧附件，同时行全面分期探查术。对腹腔表面和内脏依次检查，可按顺时针方向从阑尾、回盲部沿结肠旁沟、升结肠、右肾、肝胆、右侧横膈、大网膜、网膜囊、胃及大小弯、横结肠、胰腺、左结肠旁沟、脾、左肾、降结肠、乙状结肠、直肠、小肠、腹主动脉和盆腔淋巴结。如果没有病灶，应做腹膜多点活检，包括子宫直肠凹腹膜、两侧结肠旁沟、膀胱表面腹膜、肠系膜。对于横膈病变，可以借助腹腔镜器械。

(2)全面确定分期的剖腹手术：用于年龄较大且无生育要求的患者。正确的手术分期对恶性卵巢生殖细胞肿瘤至关重要，分期的早晚影响治疗方案的制订及对其预后的判断。卵巢恶性生殖细胞肿瘤往往存在隐匿性转移，通过手术分期程序可被检出，而使分期期别上升。因此，即使外表看来局限于一侧或两侧卵巢的病变，做出完全的手术分期必不可少(表12-1)。

表12-1　手术分期步骤

手术分期步骤
腹部足够大的纵切口
全面探查
腹腔细胞学(腹腔积液或盆腔，结肠侧沟、横膈冲洗液)大网膜切除
全子宫和双侧附件切除
仔细的盆腹腔探查及活检(粘连、可疑病变、盆腔侧壁、肠浆膜、肠系膜、横膈)
盆腔及腹主动脉旁淋巴结清除术(至肠系膜下动脉水平)

1)手术切口：分期手术腹部正中垂直切口，上达脐上4指，下至耻骨联合上缘。

2)腹腔细胞学检查：进入腹腔后即抽取腹腔积液送细胞学检查。若无腹腔积液，则用100~200mL生理盐水自上而下冲洗两侧膈下、结肠旁沟、盆腔，回收洗液做细胞学检查。

3)腹腔探查：全面探查腹腔，了解肿瘤浸润的范围和各器官组织受累的程度，决定手术分期，制订手术范围和切除程序。检查卵巢肿瘤是原发抑或继发，单侧或双侧，实性或囊性，包膜是否完整,肿瘤有无破裂,与肠管、膀胱的关系。大网膜检查有无种植灶或由肝、脾、膈胰而来的转移灶。腹膜检查应特别注意两侧结肠旁沟有无可疑病灶。腹膜后探查主要沿腹主动脉及髂血管走行仔细探查有无肿大淋巴结。

4)大网膜切除术:首先打开大网膜,肉眼发现网膜有肿瘤转移者,沿胃大弯逐步钳夹,切断大网膜,是为全网膜切除术;无转移者,则沿横结肠下缘逐步钳夹,切断大网膜,是为结肠下网膜切除术。

5)手术中快速病检:探查完毕应切除卵巢肿瘤,送快速病理检查。如果病理学诊断为卵巢恶性生殖细胞肿瘤中任何一种亚型,且排除了良性成熟畸胎瘤,即有完全性手术分期的指征。在此强调要完整切除肿瘤的重要性,以免引起术中扩散,必要时可将切口延长。

6)多点活检:探查时发现任何部位疑有转移灶,均应活检;若未发现可疑转移病变,则应在两侧结肠旁沟、膀胱子宫腹膜反折、子宫直肠陷凹及右横膈下腹膜表面取样活检。两侧盆腔淋巴结和腹主动脉旁淋巴结取样活检也应施行,因隐匿性转移至淋巴系统并不少见。

(3)全子宫加双侧附件切除术:是治疗卵巢恶性生殖细胞的一种合理性手术方式,用于卵巢恶性生殖细胞肿瘤中一小部分成年人病例,并已完成生育者。但不适合于儿童及年轻要求生育患者。

(4)肿瘤细胞减灭术:用于晚期病例。当卵巢恶性生殖细胞肿瘤初次手术时已有转移,即可采用卵巢上皮性癌的细胞缩减原则,尽可能多地切除肿瘤病灶,达到最佳肿瘤细胞减少,无一处种植灶直径>1cm,最好肉眼已无残余瘤灶,则对术后辅助化疗疗效好,生存期显著改善。

(5)二探术:对卵巢恶性生殖细胞肿瘤治疗后监测价值有限。根据 WHO 资料,卵巢恶性生殖细胞肿瘤初次手术已完全切除瘤灶且接受辅助化疗组行二探术时 95%为阴性;不完全切除组则 10%(7/72)SLL 阳性。7 例中 4 例为未成熟畸胎瘤,其中 2 例救治化疗成功;3 例为内胚窦瘤或胚胎癌,均因病情进展死亡。

2.化疗

(1)化疗原则:除Ⅰ期无性细胞瘤或Ⅰ期 G_1 的未成熟畸胎外,其他卵巢恶性生殖细胞肿瘤(任何分期的胚胎癌或任何分期的卵黄囊瘤或Ⅱ~Ⅳ期的无性细胞瘤或Ⅰ期 $G_{2\sim3}$ 或Ⅱ~Ⅳ期的未成熟畸胎瘤)在行全面分期手术后均应辅加化疗。卵巢恶性生殖细胞肿瘤的 5 年生存率曾低于 30%,随着以铂为基础联合化疗的应用,其 5 年生存率已达到 90%以上,早期患者为 95%~100%,晚期患者为 75%~80%,是目前生存率最高的卵巢实体肿瘤。而且手术辅助化疗在不影响疗效的前提下,使卵巢恶性生殖细胞肿瘤包括晚期病例还能保留生育功能,提高了患者的生活质量。尤其术后应用 BEP 方案可获得 96%的持续效应率,优于单用手术治疗,后者复发率为 75%~80%。对于要求妊娠的卵巢恶性生殖细胞肿瘤患者,化疗前可采取各种方法保护卵巢功能,具体如下。

1)促性腺激素释放激素类似物(GnRH-a):建议化疗时常规给予 GnRH-a 联合治疗,应用方法多在化疗前 2 周第 1 次用药,以后与化疗同步使用。

2)卵子及胚胎冷冻保存和解冻技术。

3)卵巢皮质切片冻存与移植卵巢皮质组织体外培养。

4)细胞保护剂。

(2)化疗方案的选择:恶性生殖细胞肿瘤对化疗十分敏感。根据肿瘤分期、类型和肿瘤标志物的水平,术后可采用3~6个疗程的联合化疗。常用化疗方案见表12-2所示。目前首选BEP方案化疗。

表12-2 卵巢恶性生殖细胞肿瘤的常用化疗方案

药物		剂量及方法	疗程间隔
BEP	博来霉素(B)	15mg/m²,第2天,每周1次,静脉滴注或肌内注射	3周
	依托泊苷(E)	100mg/(m²·d),第3天,静脉滴注	
	顺铂(P)	30~35mg/(m²·d),第3天,静脉滴注	
BVP	博来霉素(B)	15mg/m²,第2天,每周1次,深部肌内注射	3周
	长春新碱(V)	1~1.5mg/(m²·d),第2天,静脉注射	
	顺铂(P)	20mg/(m²·d),第5天,静脉滴注	
VAC	长春新碱(V)	1.5mg/m²,静脉注射	4周
	放线菌素D(A)	200μg/(m²·d),第5天,静脉滴注	
	环磷酰胺(C)	200mg/(m²·d),第5天,静脉注射	

注:博来霉素终生剂量为250mg/m²,单次剂量不可超过30mg。

3.放疗　放疗为手术和化疗的辅助治疗手段。其中无性细胞瘤对放疗最敏感。但由于无性细胞瘤的患者多年轻,要求保留生育功能,且BEP化疗比放疗更有效,目前放疗已被化疗替代。对于复发的无性细胞瘤,放疗仍能取得较好疗效。

(1)体外照射

1)盆腔照射:照射野的大小以患者体型而定,通常照射范围上至脐孔水平,下至闭孔下缘,外缘为骨盆外1~2cm,约15cm×15cm或20cm×15cm大小,可为方形、菱形或长方形。前后两野对称垂直照射。盆腔正中平面肿瘤剂量为40~50Gy。

2)全腹照射:全腹固定野范围上自横膈上1~2cm,下至闭孔窝下缘,两侧缘包括两侧腹膜,全腹面积(24~30)cm×10cm,前后平行对称照射。照射剂量为(20~28)Gy/(6~7)周,每天100~120Gy。为减少肝肾损伤,从后方挡肾,剂量限于15~18Gy。前方挡肝,剂量限于22~25Gy。

3)全腹加盆腔照射:这种照射方法即在全腹照射的基础上加上盆腔补充照射,使盆腔的总剂量达到40~50Gy。

(2)腔内放射治疗:主要用于全子宫切除术后阴道断端或阴道直肠隔有残存肿瘤或转移肿瘤患者。但只限于腔内放射可以照射到的范围内。一般仅作为辅助治疗,可与体外照射或化疗配合。患者术后往往有肠管粘连于阴道断端,治疗时应注意勿使肠管受到过量照射,根据患者具体情况决定剂量,个别对待。

(3)全盆及腹盆病灶小野照射:定位后前后对称垂直照射。也可采用适形放射或强调照射。放疗的目的是最大限度地将放射治疗剂量集中到病变区(靶区),杀灭肿瘤细胞,而使周围正常组织和器官少受或免受不必要的照射。因此,理想的放疗技术应按肿瘤形状给靶区很高的致死剂量,靶区周围的正常组织不受到照射。调强照射比三维适形放疗有更多优点,计划靶区剂量分布更均匀,能提高肿瘤的局部控制率和生存率,明显减少正常组织的放射损伤。

(4)放射治疗的并发症:放疗近期有乏力、食欲不良、恶心甚至呕吐、腹泻等胃肠道反应。白细胞、血小板减少、骨髓抑制常见于多疗程化疗者。肠梗阻与肠穿孔少见,与肠粘连、剂量有关。皮肤常呈干性反应、干燥、脱屑、色素沉着。后期有放射性直肠炎、肛门下坠、里急后重甚至便血,放射性膀胱炎尿路刺激症状、血尿,小肠、结肠狭窄,长期慢性腹泻少见。放疗不良反应应给予对症治疗,随着放疗炎症消退能够慢慢缓解、消退。根据病变范围,选择适合放射能量、合适的照射方法与剂量,可避免或减少并发症。

4.复发病例的处理　大约20%的患者会在后期的生活中复发卵巢生殖细胞肿瘤。90%的卵巢恶性生殖细胞肿瘤复发病例发生在初始治疗后2年内。但是无性细胞瘤复发晚,可长达初始治疗后10年。

一旦证实为肿瘤复发,首先需评估既往病史,包括手术、病理、化疗及复发时间,对复发灶进行定位,并对患者的生活状态进行全面评估。对于卵巢恶性生殖细胞肿瘤患者,初次治疗时进行全面手术病理分期可以精确地判断这一疾病的扩展程度,帮助判断预后及指导术后的治疗。对于复发患者,仍主张进行积极的肿瘤细胞减灭术,最大限度地减轻肿瘤负荷,为术后积极有效的化疗奠定基础。国际上对是否进行再次肿瘤细胞减灭术虽仍存在争议,但多数学者认为再分期手术是需要的。有报道,对于这些化疗敏感的肿瘤进行满意的肿瘤细胞减灭术仍是重要的,残存瘤体积的大小会影响患者的预后。手术的彻底性对卵巢非无性细胞瘤尤其重要。

对于卵巢恶性生殖细胞肿瘤初始治疗时单用手术未用化疗的复发病例首选BEP治疗。对于过去用过联合化疗而发生持续性或复发性病例,则处理上更具挑战性。其中对铂类化疗敏感者预后较好(指原先对铂类制剂有效应,在治疗结束后6个月病情进展)。参考睾丸生殖细胞肿瘤对铂敏感病例,用异环磷酰胺、顺铂、长春碱或依托泊苷的效应率为25%~36%。对铂耐药者则预后差、治疗难度大。个例报道用EMA-CO方案或联合依托泊苷、多柔比星和环磷酰胺作为救治化疗,但缺乏循证医学证据。

复发病例进行再次肿瘤细胞减灭术的作用尚不肯定。

五、随访

1.时间　术后1年,每月随访1次;术后2年,每3个月随访1次;术后3年,每6个月复查1次,持续3年;3年以上者,每年复查1次。原先血清肿瘤标志物升高病例,开始2年内每月检查1次,原先肿瘤标志物阴性者则更多应用影像学检查。

2.随访内容　AFP和β-hCG为常规复查项目,盆腔、胸部、腹部CT在开始的2年中每3~4个月复查1次,在接下来的3年中每6~12个月复查1次。近来,MRI在一定程度上取代CT。

六、预后

卵巢恶性生殖细胞肿瘤的5年总体生存率为60%~92%,手术病理分期是影响卵巢恶性生殖细胞肿瘤预后的独立因素;其次,残余病灶的大小、肿瘤病理类型也被认为是影响预后的独立因素。无性细胞瘤患者的预后往往好于非无性细胞瘤。

1.无性细胞瘤　是低度恶性肿瘤,尤其纯型无性细胞预后良好。早期患者5年无瘤生存率超过95%;晚期患者的5年生存率则为54%~90%。一般认为,患者年龄<20岁,肿瘤直

径>15cm 或双侧性生长,肿瘤包膜破裂,镜下见有脉管侵犯,或有丝分裂象多,肿瘤扩散超出卵巢外或淋巴结已有转移,尤其临床期别晚,组织类型为混合型生殖细胞肿瘤者,均易出现复发,并使预后变坏。

无性细胞瘤复发率高达 16%~52%,复发病例大多发生于 2 年内,经联合化疗仍有 85%~90%的患者获得缓解。

2.内胚窦瘤　高度恶性,病程进展快,转移发生早。早期常经淋巴道转移至腹主动脉旁及髂区淋巴结,随后发生纵隔及锁骨上淋巴结转移。血源性转移发生较晚,肝、肺、骨、脑转移常见。此外,还可直接播散至腹膜、肠系膜及网膜等处。在有效化疗方案尚未开展的年代,本瘤预后极坏,患者病死率极高。应用联合化疗 BEP 后,生存率显著提高。

3.未成熟畸胎瘤的分级和分期,以及种植转移瘤的分级是影响患者预后的重要因素。近代应用的以顺铂为基础的联合化疗已使本瘤患者的预后显著改善,90%~100%可达无瘤生存。本瘤易于复发,切除原发肿瘤后可短至几周内出现局部复发。曾有报道,经过反复多次手术或化疗后,肿瘤的组织学分级降低,有逆转为成熟的倾向。

4.胚胎癌生长迅速,早期即可向腹膜广泛转移或通过淋巴道扩散到腹主动脉旁淋巴结,晚期通过血道转移至远处器官。在开展联合化疗前的年代,其 5 年生存率仅 39%。和卵黄囊瘤一样,术后辅以联合化疗,多数患者预后改善。VAC 方案使 20 例胚胎癌中 15 例获得存活,VBP 或 BEP 方案 3~4 个疗程更提高疗效。放射治疗对本瘤无效。

5.非妊娠性绒癌高度恶性,可侵犯邻近器官组织,广泛向腹腔播散,并经淋巴及血道转移。治疗原则为手术辅以联合化疗,可根据组织结构成分来选择化疗方案,但其化疗效果不及妊娠性绒癌。治疗过程及随访期间应连续测定血 hCG,对监护疗效及判断复发有一定价值。

第十三章　子宫内膜异位症和子宫腺肌病

当具有生长功能的子宫内膜组织出现在子宫腔被覆黏膜以外的其他部位时，称为子宫内膜异位症。虽然异位子宫内膜可生长在远离盆腔的部位，但绝大多数病灶出现在盆腔内生殖器及其邻近器官的腹膜上，故通常称为盆腔子宫内膜异位症。

第一节　子宫内膜异位症

子宫内膜异位症发病率近年明显增高，已成为妇科常见病。估计人群中15%的妇女患子宫内膜异位症。据北京大学第一附属医院统计，子宫内膜异位症在该院妇科病房住院患者中的发病率近年来已达15%~20%，约占同期腹部手术总数的25%。发病率上升的主要原因和腹腔镜手术的广泛应用、人们对子宫内膜异位症认识的提高有密切的关系，也可能人群中的发病率确实上升。

一、发病机制

子宫内膜异位症虽为良性病变，但具有类似恶性肿瘤的局部种植、浸润生长及远处转移能力。其发病机制尚未完全阐明，目前有下列学说。

1.种植学说　Sampson最早提出，经血中所含子宫内膜细胞可随经血经输卵管流入腹腔（即经血逆流）种植于卵巢和邻近的盆腔腹膜，并在该处继续生长和蔓延，以致形成盆腔子宫内膜异位症。大量研究证明，月经血中确实有活的子宫内膜细胞，含有活子宫内膜细胞的月经血，也确实能通过输卵管流到盆腔，其中的内膜细胞也确实能存活下来。猕猴实验也证实使经血直接流入腹腔可形成典型盆腔子宫内膜异位症，故目前种植学说已被人们所公认。不过，研究发现，70%~90%妇女有经血逆流，但仅少数发生子宫内膜异位症，因而推测在经血逆流的基础上，可能还有其他众多的因素参与。

（1）免疫因素：许多学者认为，子宫内膜异位症可能是一种自身免疫性疾病。但免疫功能异常究竟是子宫内膜异位症的原因，还是子宫内膜异位症的结果仍有待确定。

（2）细胞黏附异常：经血逆流进入腹腔的内膜细胞必须先和腹膜发生黏附，子宫内膜细胞之间也需要黏附、积聚成团，才可能成功地种植生长。近年来研究发现，子宫内膜腺上皮及基膜均有多种细胞黏附分子表达。某些细胞黏附分子异常表达可能参与了异位子宫内膜的种植定位、黏附和生长过程。细胞黏附分子在子宫内膜异位症发病过程中可能起到不可忽视的作用，已引起国内外学者的重视。

（3）腹腔液血管生成因子增多：经血逆流进入腹腔的内膜细胞和腹膜发生黏附后必须获得足够血液供应，即局部有新生血管形成后才能持续存活生长。早期红色子宫内膜异位症病灶即含有丰富的血管。近年来有证据表明，血管发生参与了子宫内膜异位症的发病过程。

（4）异位子宫内膜细胞侵蚀能力增加：异位子宫内膜组织像肿瘤一样，可向周围浸润生长，说明细胞侵蚀能力增加。已发现细胞外基质金属蛋白酶（matrix metallo proteinases，MMPs）可以降解细胞外基质，促使异位子宫内膜细胞植入，还有四种MMP天然抑制剂，它们

之间的平衡失调可能在子宫内膜异位症的发病中起重要作用

2.淋巴及静脉播散学说　子宫内膜细胞可以通过淋巴或静脉转移种植，远离盆腔部位的器官如肺、胸膜、四肢骨骼肌肉等处的子宫内膜异位症可能是这种播散种植的结果。

3.体腔上皮化生学说　卵巢表皮上皮、盆腔腹膜都由胚胎期具有高度化生潜能的体腔上皮分化而来。Meyer 认为这些由体腔上皮分化而来的组织，当受到经血、慢性炎症或持续性激素刺激后，均可被激活而化生为子宫内膜样组织，导致子宫内膜异位症的发病，但迄今为止，该学说尚无充分的临床或实验依据。

4.遗传因素　流行病学，调查还发现妇女直系亲属中有患此病者，其发病的可能性较对照组明显增加，提示此病与遗传有关，可能为一种多基因遗传。近年来，人们试图寻找出和子宫内膜异位症发病有关的基因，但至今尚无明确结论。

虽然子宫内膜异位症发病机制的学说甚多，但尚无一种可以解释全部子宫内膜异位症的发病，不同部位子宫内膜异位症可能有不同的发病机制，子宫内膜异位症发病很可能是包括基因遗传在内许多因素共同作用的结果。

二、病理改变

1.发病部位　异位子宫内膜可出现在身体不同部位，但绝大多数位于盆腔内，其中盆腔腹膜子宫内膜异位症约占 75%；卵巢受累达半数以上，两侧卵巢同时波及者约 50%；7%～37%累及肠管；16%累及泌尿系统。盆腔外子宫内膜异位症常见于剖宫产和会阴侧切手术的瘢痕处，罕见于脐、肺、肌肉骨骼、胃、肝脏、眼和脑等处。

2.大体病理

（1）含色素性病灶：包括紫蓝色结节、血性囊泡、散在煤渣样灶、含铁血红素着色、点状出血斑、浆膜下出血等。卵巢病变早期在其表面及皮质中可见紫褐色斑点或小泡，随着病变进展，卵巢内的异位子宫内膜因反复出血而形成囊肿，以单个常见，称为子宫内膜异位囊肿。因内含暗褐色黏糊状陈旧血，状似巧克力液体，故又称为巧克力囊肿。囊肿常与周围组织粘连，手术时若分离卵巢与其周围组织的粘连，囊壁往往破裂。卵巢与周围组织紧密粘连是子宫内膜异位囊肿特征之一，借此可与其他出血性卵巢囊肿鉴别。

Nezhat 等对 216 个出血性囊肿（子宫内膜异位囊肿）进行了仔细的病理研究后，将卵巢子宫内膜异位囊肿分为两型。

Ⅰ型子宫内膜异位囊肿（原发性子宫内膜异位囊肿）较少见，直径 1～2cm 大小，含深褐色液体，囊壁均有子宫内膜组织，是真正的子宫内膜异位囊肿。

Ⅱ型子宫内膜异位囊肿（继发性子宫内膜异位囊肿）临床最常见，它是卵巢功能性囊肿，如黄体囊肿或滤泡囊肿与子宫内膜异位病灶共同形成的。根据内膜异位结节与囊肿的关系又分为ⅡA、ⅡB 和ⅡC 三种亚型。其中ⅡA 型约占 1/4，直径 2～6cm，出血性囊肿和异位症结节靠近但不相连，外观很像子宫内膜异位囊肿，粘连较轻，镜下见囊内衬无子宫内膜。ⅡB 型约占 1/4，直径 3～12cm，粘连较重，异位结节和出血性囊肿相连、粘连，镜下见囊内衬可有子宫内膜组织。ⅡC 型最多见，约占半数，直径 3～20cm，粘连致密，卵巢表面的异位结节已经穿透出血性囊肿囊壁并沿囊腔生长，囊肿壁组织学检查有子宫内膜组织。

（2）无色素性病灶：包括透明小水泡、浆液性囊泡和表面隆起等。

（3）继发性病变：包括粘连与挛缩状瘢痕。阔韧带后叶和直肠子宫陷凹处可见膜状粘连形成的腹膜袋，袋底有时可见紫蓝色结节。最近有学者报道这些腹膜袋内半数可找到异位病灶。直肠子宫陷凹有致密粘连，直肠和结肠与子宫内膜异位囊肿之间常有粘连。

3.显微镜下特征

（1）早期子宫内膜异位病灶，在病灶中可见到子宫内膜上皮、内膜腺体或腺样结构、内膜间质及出血。

（2）有时临床表现典型，但子宫内膜异位症的组织病理特征极少。镜检时能找到少量内膜间质细胞即可确诊。

（3）若临床表现和术中所见大体病理改变很典型，即使镜检仅能在卵巢的囊壁中发现红细胞、含铁血黄素或含铁血黄素的巨噬细胞等出血证据，也应视为子宫内膜异位症。

（4）异位子宫内膜可随月经周期变化而出现增生和分泌改变，但不一定与子宫内膜同步，以增生期改变多见，可能与异位子宫内膜的周围组织纤维化导致血供不足有关。

（5）异位子宫内膜可出现不典型增生，少数发生恶变，多为卵巢子宫内膜样癌或透明细胞癌。

三、临床表现

1.症状　子宫内膜异位症的临床表现多种多样，其表现取决于生长的部位和严重程度。典型的三联征是痛经、性交痛和排便困难。约25%的患者无症状。

（1）痛经：60%～70%的患者有痛经，常为继发性痛经伴进行性加剧。患者多于月经前1～2天开始出现下腹和（或）腰骶部胀痛，经期第1～2天症状加重，月经净后疼痛逐渐缓解。病灶位于宫骶韧带及阴道直肠隔者，疼痛可向臀部、会阴及大腿内侧放射。病变较广泛及严重者，还可出现经常性的盆腔痛。一般痛经程度较重，常需服止痛药，甚至必须卧床休息。通常疼痛的程度与病灶深度有关，宫骶韧带和阴道直肠隔等深部浸润性病灶，即使病灶较小，也可出现明显的痛经；卵巢内膜样囊肿，尤其是囊肿较大者，疼痛也可较轻，甚至毫无痛感。这种痛经与经前水肿，以及血液和内膜碎片外渗，引起周围组织强烈的炎症反应有关，而炎症反应主要与病灶局部前列腺素（PG）增高有关。月经期异位的子宫内膜组织释放大量PG，局部诱发炎症反应，使病灶高度充血水肿和出血，产生大量激肽类致痛物质，刺激周围的神经末梢感受器而引起疼痛。有人报告痛经越严重者，病灶中的PG浓度也越高。此外，近期研究显示：子宫内膜异位症妇女异位病灶局部存在感觉神经纤维末梢的分布，并且神经纤维的分布密度高于正常对照组妇女，这也提示在痛觉传导过程中，子宫内膜异位症妇女的痛经感觉可能更为严重。

（2）性交痛：病灶位于宫骶韧带，子宫直肠陷凹及直肠阴道隔的患者，因性交时触碰这些部位，可出现盆腔深部疼痛，国外报告性交痛的发生率为30%～40%。月经前，病灶充血水肿，性交痛更明显。因子宫内膜异位症所致的严重盆腔粘连，也常引发性交痛。

（3）排便困难：当病变累及宫骶韧带、子宫直肠陷凹及直肠阴道隔时，由于月经前或月经期异位内膜的肿胀，粪便通过宫骶韧带之间时，可能出现典型的排便困难和便秘。

（4）不孕：是子宫内膜异位症的主要症状之一。据统计子宫内膜异位症中40%～60%有不孕，不孕症中25%～40%为子宫内膜异位症，可见两者关系之密切。子宫内膜异位症引起不孕的原因，除输卵管和卵巢周围粘连、输卵管扭曲及管腔阻塞等机械因素外，一般认为主要还与下列因素有关。

1）盆腔微环境改变：子宫内膜异位症患者的腹腔液量增多，腹腔液中的巨噬细胞数量增多且活力增强，不仅可吞噬更多的精子，还可释放 IL-1、IL-6、IFN 等多种细胞因子，这些生物活性物质进入生殖道内，可通过不同方式影响精子的功能及卵子的质量，进而不利于受精过程及胚胎着床发生。

2）卵巢内分泌功能异常：子宫内膜异位症患者中，约 25%黄体功能不健全，17%~27%有未破裂卵泡黄素化综合征。研究发现，在腹腔镜下，中度和重度子宫内膜异位症患者中分别只有 28%和 49%的患者有排卵滤泡小斑。这一数值显著低于正常对照组和轻微病变组的 91%和 85%的排卵滤泡小斑形成率。

3）子宫内膜局部免疫功能异常：患者的体液免疫功能增强，子宫内膜上有 IgG、IgA 及补体 C3、C4 沉着，还产生抗子宫内膜抗体。后者通过补体作用可对子宫内膜造成免疫病理损伤，进而干扰孕卵的着床和发育，可能导致不孕或早期流产。

（5）月经失调：部分患者可因黄体功能不健全或无排卵而出现月经期前后阴道少量出血、经期延长或周期紊乱。有的患者因合并子宫肌瘤或子宫腺肌病，也可出现经量增多。

（6）急性腹痛：较大的卵巢内膜样囊肿，可因囊内压力骤增而破裂，囊内容物流入腹腔刺激腹膜，产生剧烈腹痛；常伴有恶心、呕吐及肠胀气，疼痛严重者甚至可出现休克。临床上需与输卵管妊娠破裂、卵巢囊肿蒂扭转等急腹症鉴别。通常，卵巢内膜样囊肿破裂多发生在月经期或月经前后。阴道后穹窿穿刺若抽出咖啡色或巧克力色液体可诊断本病。

（7）直肠、膀胱刺激症状：病灶位于阴道直肠隔、直肠或乙状结肠者，可出现与月经有关的周期性排便痛，肛门及（或）会阴部坠胀及排便次数增多。若病灶压迫肠腔，可致排便困难。少数病变累及直肠黏膜时，可出现月经期便血。

病灶位于膀胱和输尿管者，可出现尿频、尿急和周期性血尿。若病灶压迫输尿管，则可并发肾盂积水和反复发作的肾盂肾炎。

2.体征　子宫内膜异位症的典型体征为妇科检查发现宫骶韧带及（或）子宫颈后上方、子宫盲肠陷凹等处有 1 个或数个质地较硬的小结节，多为绿豆至黄豆大小，常有压痛。子宫大小正常，多数因与直肠前壁粘连而呈后位，活动受限。有的因合并子宫肌瘤或子宫腺肌病，其子宫也可增大。于一侧或双侧附件区可扪及囊性包块，囊壁较厚，常与子宫、阔韧带后叶及盆底粘连而固定，也可有轻压痛。

深部浸润性子宫内膜异位病灶多位于后穹窿。检查时见后穹窿黏膜呈息肉样或乳头突起，扪时呈瘢痕样硬性结节，单个或数个，有的结节融合并向骶韧带或阴道直肠隔内发展，形成包块，常有压痛。月经期，病灶表面可见暗红色的出血点。

腹壁及会阴手术瘢痕的子宫内膜异位症，可于局部扪及硬结节或包块，边界欠清楚，常有压痛。病变较表浅或病程较长者，表面皮肤可呈紫铜色或褐黄色。月经期，患者除感局部疼痛外，包块常增大，压痛更明显。

四、分期

目前常用的子宫内膜异位症分期方法是美国生殖医学学会（American Society for Reproductive Medicine，ASRM）分期，即美国生育学会修订的 r-AFS 分期标准。ASRM 分期主要根据腹膜、卵巢病变的大小及深浅，卵巢、输卵管粘连的范围及程度，以及直肠子宫陷凹封闭的程度进行评分。共分为 4 期：Ⅰ期（微小病变）：1~5 分；Ⅱ期（轻度）：6~15 分；Ⅲ期（中度）：

16~40 分；Ⅳ期（重度）：>40 分。

五、检查

1.妇科检查　怀疑为子宫内膜异位症时要做三合诊检查。典型者子宫多后倾固定，直肠子宫陷凹、子宫骶骨韧带、子宫后壁下段等部位扪及触痛性硬结，单侧或两侧附件处扪到与子宫相连活动差的囊性偏实性包块，常有轻压痛。有时可在阴道后穹窿部扪及结节或包块，甚至可看到隆起的紫蓝色结节，破裂后流出咖啡色液体。

2.辅助检查

（1）影像学检查：如超声、CT、MRI 等主要适合于有子宫内膜异位囊肿的患者。新近兴起的内镜超声诊断肠壁子宫内膜异位症的准确性要优于 MRI。

（2）血清 CA125 测定：Ⅰ~Ⅱ期子宫内膜异位症血清 CA125 多正常，Ⅲ~Ⅳ期有卵巢子宫内膜异位囊肿、病灶浸润较深、盆腔粘连广泛者血清 CA125 多为阳性。编者还发现子宫内膜异位囊肿囊内液 CA125 水平均值明显高于血清 CA125 水平，患者血清 CA125 水平和痛经程度成正比。有学者发现，血清 CA125 水平与异位内膜上皮细胞 Ki-67 表达强度及异位子宫内膜细胞系 EEC145 的浸润能力明显相关，因此，CA125 水平高低可能还反映了异位内膜的活性及浸润能力。

（3）血清抗体检测：已知子宫内膜异位症是一种自身免疫性疾病，患者体内有许多自身抗体存在，可以与血清或组织内的 α_2-Heremans Schmidt 糖蛋白［α_2-HSP］、转铁蛋白、碳酸酐酶等结合。国内外早有报道测定患者血清“抗子宫内膜抗体”来诊断子宫内膜异位症，但该抗体至今还没有被提纯。“抗子宫内膜抗体”是一种还是多种，存在于子宫内膜的什么部位，是子宫内膜细胞特有的还是非特异性的，均有待于深入研究。

（4）芳香化酶检测：据报道，正常子宫内膜无芳香化酶，而子宫内膜异位症及子宫腺肌病患者的在位子宫内膜有明显的芳香化酶活性，用 RT-PCR 和免疫组织化学法测定在位子宫内膜芳香化酶细胞色素 P450 诊断子宫内膜异位症、子宫腺肌病［和（或）子宫肌瘤］的敏感性为 91%，特异性为 100%，编者认为检测子宫内膜芳香化酶细胞色素 P450 以排除这些和雌激素有关的疾病简单易行，便于门诊开展。

（5）腹腔镜检查：详见“诊断”。

六、诊断与鉴别诊断

1.诊断　育龄妇女有进行性痛经和不孕史，妇科检查时扪及盆腔内有触痛性硬结或子宫旁有不活动的囊性包块，结合辅助检查结果，可初步诊断为子宫内膜异位症。

腹腔镜是诊断子宫内膜异位症的最佳方法，特别是对不明原因不育或腹痛者是首选诊断手段。镜下看到典型子宫内膜异位症病灶，既可确定诊断，可疑时取活体组织检查。此外，美国生殖医学协会制订的子宫内膜异位症分期也只有在腹腔镜手术或剖腹探查的直视下方可确定。

无色素子宫内膜异位病灶腹腔镜下不易辨认，国外学者报道了一种新的诊断方法——荧光诊断法，原理是子宫内膜异位病灶可选择性吸收光敏感物质 5-氨基多缩左旋糖酸，在 D-Light 系统照射下会发出荧光。对 37 例给予 5-氨基多缩左旋糖酸（30mg/kg），10~14 小时后行腹腔镜诊断观察，先用普通腹腔镜，然后用 D-Light 荧光诊断系统，并行多点活检。诊断子宫内膜异位症的敏感性、特异性，普通腹腔镜分别为 69%、70%；荧光诊断分别为 100%、

75%,荧光诊断明显提高了子宫内膜异位症的检出率。

近年来,经阴道注水腹腔镜技术(transvaginal hydrolaparoscopy,THL)已悄然兴起,THL是基于后陷凹镜的原理,所不同的是使用的扩充介质是温盐水而不是气体,类似于子宫镜检查。有学者对43例不孕患者先做THL,观察到不少患者卵巢周围有细小的充血性粘连,然而,接着做腹腔镜检查时却难以发现。还有学者对23例原因不明的不孕患者做THL,手术时间平均仅8分钟,THL和腹腔镜诊断的符合率高达81.8%,编者认为对无明显原因的不孕患者40%以上行THL已足够。估计THL会逐步取代诊断性腹腔镜,并可能会用于治疗早期子宫内膜异位症。

2.鉴别诊断

(1)卵巢恶性肿瘤:患者除下腹或盆腔可扪及包块外,子宫直肠陷凹内常可扪及肿瘤结节,但与子宫内膜异位症不同的是包块较大,多为实质性或囊实性,常伴有腹腔积液,癌结节较大且无压痛患者病程较短,一般情况较差,多数血清CA125升高更为明显,彩色多普勒超声显示肿块内部血供丰富(PI和RI指数较低),必要时抽取腹腔积液行细胞学检查,有条件可行MRI或腹腔镜检查加以确诊。

(2)盆腔炎性包块:急性盆腔感染,若未及时和彻底治疗,可转为慢性炎症,在子宫双侧或一侧形成粘连性包块。患者常感腰骶部胀痛或痛经及不孕。但其痛经程度较轻,也不呈进行性加剧。多数有急慢性盆腔感染病史,用抗生素治疗有效。包块位置较低者,可经阴道后穹窿穿刺包块,若抽出巧克力色黏稠液体,可诊断为卵巢内膜样囊肿。

结核性盆腔炎也可在子宫旁形成包块及有压痛的盆腔结节。患者除不孕外,有的可出现经量减少或闭经,若患者有结核病史,或胸部X线检查发现有陈旧性肺结核,对诊断生殖道结核有重要参考价值。进一步检查可行诊断性刮宫、子宫输卵管碘油造影以协助诊断。

(3)直肠癌:发生在阴道直肠隔的子宫内膜异位症,有时需与直肠癌鉴别。直肠癌病变最初位于直肠黏膜,患者较早出现便血和肛门坠胀,且便血与月经无关。肿瘤向肠壁及阴道直肠隔浸润而形成包块。三合诊检查包块较硬,表面高低不平,直肠黏膜不光滑,肛检指套有血染。子宫内膜异位症较少侵犯直肠黏膜,患者常有痛经、经期肛门坠胀或大便次数增多;病变累及黏膜者可出现经期便血。病程较长,患者一般情况较好。直肠镜检查并活检行组织学检查即可明确诊断。

(4)子宫腺肌病:痛经症状与子宫内膜异位症相似,但通常更为严重和难以缓解。妇科检查时子宫多呈均匀性增大,球形,质硬,经期检查触痛明显。本病常与子宫内膜异位症合并存在。

七、治疗

子宫内膜异位症的治疗目的是减灭和消除病灶,减轻和消除疼痛,改善和促进生育,减少和避免复发。治疗以手术为主,辅以药物治疗。应根据患者年龄、病情轻重和有无生育要求等综合考虑。原则上症状轻微者采用期待疗法,轻度伴不孕的患者可先行药物治疗,病变较重者行保守性手术,无生育要求的重度患者可采用子宫切除术辅以药物治疗,症状和病变均严重、年龄较大、无生育要求者可行根治性手术。

1.非手术治疗

(1)期待疗法:对微型、无症状或症状轻微且无明显体征,或仅于子宫骶韧带处扪及一些结节,可不治疗,每 3~6 个月随访 1 次。对希望生育的患者,应鼓励其妊娠,合并排卵异常时应积极促排卵。一般在妊娠期间,病变组织多坏死、萎缩,分娩后症状可缓解数年。随访期间病情加剧时,应改为其他较积极的治疗方法。

(2)药物治疗:适用于病情较轻、无明显子宫内膜异位囊肿者。由于妊娠闭经和绝经可消除痛经及经血逆流,并能导致异位子宫内膜萎缩退化,故用激素类药物引起闭经,模拟妊娠或绝经已成为临床上治疗子宫内膜异位症的主要方法,疗程一般为 6~9 个月。

1)非甾体抗炎药(NSAIDs):研究表明,子宫内膜异位症患者的子宫内膜包括异位内膜与在位内膜中 COX-2 的含量与正常妇女相比均明显升高。NSAIDs 可通过抑制环氧化酶(COX)减少前列腺素的合成从而减轻痛经症状。但由于抑制了 COX-1,可导致一些不良反应,包括胃肠道反应及肾损伤等。近年来研究出的新型环氧化酶抑制剂可选择性抑制 COX-2 以减少不良反应。同时也有动物研究证实,COX-2 阻滞药不仅可以减轻子宫内膜异位症所带来的痛经症状,还可以延缓疾病的进展。但由于其价格昂贵,目前临床应用有限。

2)口服避孕药:通过口服适量剂量避孕药影响体内激素水平,负反馈抑制相应激素的释放,使在位内膜和异位内膜萎缩。有指南建议:复方激素类避孕药及低剂量孕激素类避孕药为青少年子宫内膜异位症相关疼痛的一线用药。同时子宫内膜异位症术后规律服用避孕药可使痛经的复发率降低 40%~69%。

3)孕激素:是治疗子宫内膜异位症的经典药物,主要通过拮抗雄激素,对子宫内膜细胞增生的降调节及促进细胞凋亡。常用的孕激素包括醋酸甲羟孕酮、炔诺酮等。目前逐渐广泛使用的口服药物地诺孕素是一种新型高效孕激素。研究显示持续应用此药 6 个月后子宫内膜异位症患者的盆腔疼痛指数较术前下降 70%,且长期随访证实患者的疼痛复发率低。

4)孕激素受体拮抗剂:最常用的即为米非司酮。自 90 年代中后期即开始应用,发展前景良好。米非司酮与黄体酮受体亲和力高,与黄体酮竞争结合受体,使孕激素受到拮抗导致月经改变。但并不会影响雌激素表达,因此不会出现低雌激素或是骨质疏松等。但对于药物的最适剂量及远期的不良后果有待于进一步研究,且停药后易复发。

5)睾酮类衍生物:临床中常用的有孕三烯酮、达那唑等。孕三烯酮通过拮抗雌孕激素抑制子宫内膜脱落来达到治疗的目的。达那唑与其作用相似,可以通过抑制卵巢内分泌功能使子宫内膜萎缩,以达到治疗的目的,但不良反应较重。二者均有雄激素类药物的不良反应。

6)促性腺激素释放激素激动剂(GnRH-a):通过与 GnRH 受体结合,促进 LH 和 FSH 的释放,负反馈抑制垂体分泌促性腺激素的功能,从而抑制卵巢分泌性激素。是目前临床中治疗子宫内膜异位症最为有效的药物,可用于轻度且有保守治疗要求的患者,也可术后应用以降低复发率,同时还可以提升妊娠率。但由于其抑制卵巢激素的分泌,长期应用会因体内低雌激素而出现阴道干燥、潮热、失眠、骨质疏松等低雌激素症状。目前认为,用药期间当雌二醇<73pmol/L 时,应予以"反向添加"治疗以延长用药时间,减轻不良反应。

7)左炔诺孕酮宫内释放系统(LNG-IUS):大量临床研究证明,左炔诺孕酮宫内释放系统可显著缓解子宫内膜异位症患者的痛经症状,使患者的症状得以改善。LNG-IUS 含有左炔诺孕酮,可以调节患者的雌激素水平,作用于患者下丘脑及垂体,抑制排卵,置入宫腔内后每天可恒定释放 LNG20g,持续作用时间为 5 年,但会增加阴道出血的风险。

2.手术治疗

(1)手术治疗目的:①切除病灶;②恢复解剖;③促进生育。

(2)手术适应证:适用于药物治疗后症状不缓解,局部病变加剧或生育功能未恢复者、较大的卵巢内膜异位囊肿者。

(3)手术类型:手术类型包括有保守手术、半保守手术及根治性手术。所谓保守手术即保留生育功能的手术,术中切除病变的组织,保留子宫及正常的卵巢组织。适用于有生育要求的育龄期女性。但术后复发率高,需要密切监测或长期用药防止复发。半保守手术即切除病变组织及子宫,保留卵巢功能。这种可以有效缓解痛经症状且不会迅速出现绝经症状,但由于保留了正常的卵巢组织,因此术后还是有可能复发。同时术中在对卵巢进行操作时,难免会因手术操作包括剪切、电凝等对卵巢组织造成不良影响,使卵巢功能降低。根治性手术即生育功能及卵巢功能均不保留,切除子宫和双侧卵巢,相对于保守手术及半保守手术来说,这种手术方式更为彻底,可以达到不再复发的目的。但可能在短期内出现围绝经期症状。

(4)手术方式:有经腹和经腹腔镜手术,由于后者创伤小,恢复快,术后较少形成粘连,现已成为治疗子宫内膜异位症的最佳处理方式。目前认为,以腹腔镜确诊,手术+药物治疗为子宫内膜异位症治疗的金标准。

1)保留生育功能的手术:对要求生育的年轻患者,应尽可能行保留生育功能的手术,即在保留子宫,输卵管和正常卵巢组织的前提下,尽可能清除卵巢及盆、腹膜的子宫内膜异位病灶,分离输卵管周围粘连等。术后疼痛缓解率达80%以上。妊娠率为40%~60%。若术后1年不孕,复发率较高。

2)半根治手术:对症状较重且伴有子宫腺肌病又无生育要求的患者,宜切除子宫及盆腔病灶,保留正常的卵巢或部分卵巢。由于保留了卵巢功能,患者术后仍可复发,但复发率明显低于行保守手术者。

3)根治性手术:行全子宫及双侧附件切除术。由于双侧卵巢均已切除,残留病灶将随之萎缩退化,术后不再需要药物治疗,也不会复发。但病变广泛且粘连严重者,术中可能残留部分卵巢组织。为预防卵巢残余综合征的发生,术后药物治疗2~3个月不无裨益。

4)缓解疼痛的手术:对部分经多次药物治疗无效的顽固性痛经患者还可试采取以下两种手术方案缓解疼痛:①宫骶神经切除术。即切断多数子宫神经穿过的宫骶韧带,将宫骶韧带与宫颈相接处1.5~2.0cm的相邻区域切除或激光破坏;②骶前神经切除术。在下腹神经丛水平切断子宫的交感神经支配。近期疼痛缓解率较好,但远期复发率高达50%。

3.子宫内膜异位症复发

(1)子宫内膜异位症的复发率及高危因素:子宫内膜异位症复发,是指经规范的手术和药物治疗,病灶缩小或消失,以及症状缓解后再次出现临床症状且恢复至治疗前的水平或加重,或再次出现子宫内膜异位症病灶。近年的文献报道的子宫内膜异位症复发率差异很大,2年平均复发率为20%(0~89%)、5年平均复发率为50%(15%~56%)。患病年龄轻、既往子宫内膜异位症药物或手术治疗史、分期重、痛经严重、初次手术的彻底性不足、子宫内膜异位症、术后未予药物巩固治疗、合并子宫腺肌病等均可能是复发的高危因素(证据等级:Ⅳ级)。

(2)子宫内膜异位症复发的治疗:包括手术治疗和药物治疗。治疗原则基本遵循初始治疗,但应个体化,结合患者的生育要求制订相应的治疗策略。

1)有生育要求的子宫内膜异位症复发患者的治疗:这类患者相对年轻,需要保留生育功能，建议先进行卵巢储备功能和生育力评估，在排除恶变可能的前提下，应避免再次手术继发卵巢储备功能减低，建议药物保守治疗；如卵巢储备功能已下降或卵巢囊肿体积较大者，可选择超声引导下穿刺术，术后给予药物治疗或辅助生殖技术治疗；如复发合并不孕，则药物治疗或手术治疗并不增加妊娠率，且反复手术治疗将减低卵巢储备功能，在排除必须手术治疗的前提下，推荐辅助生殖技术治疗，可增加妊娠机会；如子宫内膜异位症复发合并不孕，还推荐 GnRH-a 治疗后行 IVF-ET。

2）无生育要求的子宫内膜异位症复发患者的治疗：手术后如疼痛复发，药物治疗为首选，且需长期使用，停药后疼痛的复发率高。如术后子宫内膜异位囊肿复发，则早期给予孕激素治疗（地诺孕素），可能避免重复手术。药物治疗可在一定程度上延缓病情进展，推延手术时间，避免手术并发症，但无法明确病灶性质、不能有效缩小病灶。药物治疗失败且病情进展者，或年龄>45 岁、囊肿性质可疑者，建议手术治疗；如年龄大、无生育要求且症状严重者，可考虑行子宫全切除加双侧附件切除术。

（3）子宫内膜异位症复发的预防：预防是减少子宫内膜异位症复发的最好方法。要减少子宫内膜异位症复发，重在初始治疗。预防复发有效的常用药物有 COC、口服孕激素、GnRH-a 和 LNG-IUS 等。

1）GnRH-a：使用 6 个月 GnRH-a 降低复发率优于使用 3 个月。GnRH-a+反向添加治疗可以较安全地延长 GnRH-a 用药时间 3～5 年甚至更长时间。考虑到 GnRH-a 对青少年骨质丢失的影响，16 岁以前不推荐使用。

2）COC：对于有生育要求者，可选择 COC 口服，可降低囊肿复发风险（证据等级：Ⅱ级），但应注意相关的禁忌证，也可用于青少年子宫内膜异位症的治疗。

3）LNG-IUS：对于无生育要求者，可选择 LNG-IUS。术后放置 LNG-IUS 或术后 GnRH-a 治疗后再序贯放置 LNG-IUS 可有效预防子宫内膜异位症疼痛的复发。对于子宫内膜异位症术后无生育要求者，建议使用 LNG-IUS 或 COC 18～24 个月，作为子宫内膜异位症痛经的二级预防，直至有生育要求时。

4）口服孕激素：长期口服地诺孕素，可减少子宫内膜异位症术后疼痛复发。GnRH-a+反向添加治疗 6 个月后长期序贯 COC 的疗效与地诺孕素的疗效相当（证据等级：Ⅲ级），但地诺孕素更易出现阴道点滴出血的不良反应。地诺孕素可适用于超过 40 岁或不宜使用 COC 的患者。

5）子宫内膜异位症复发的预防：缺少大规模的临床试验和相应的系统评价。子宫内膜异位症术后予以 GnRH-a 或 COC 治疗 6 个月，能有效地降低术后 2 年的复发率。

高效孕激素和 COC 可明显缓解子宫内膜异位症疼痛症状，有效预防术后复发，但需长期使用（证据等级：Ⅳ级）。

4.子宫内膜异位症恶变　有以下情况警惕恶变：①囊肿过大，直径>10cm 或有明显增大趋势；②绝经后又有复发；③疼痛节律改变，痛经进展或呈持续性；④影像学查示卵巢囊肿腔内有实性或乳头状结构，或病灶血流丰富；⑤血清 CA125 明显升高（>200IU/mL）。

目前临床诊断卵巢癌起源于异位的子宫内膜组织，一般认为应符合 Sampson 和 Scott 所提出的诊断标准，即：①肿瘤和内膜异位症位于同一部位；②肿瘤来源于内膜异位症，除外其他来源可能；③内膜异位症与肿瘤有类似的组织学特点，并能见到特征性的内膜间质和腺体；④形态学上见到良性和恶性上皮的移行过程。

八、预防

尽管子宫内膜异位症的发病机制尚未完全阐明,但针对流行病学调查发现的某些高危因素,采取一些相应的措施,仍有可能减少子宫内膜异位症的发生。

1.月经失调和痛经者　劝导晚婚妇女,尤其是伴有月经失调和痛经者,尽早生育。若婚后 1 年尚无生育应行不孕症的有关检查。

2.暂无生育要求或已有子女者　若有痛经,经量增多或月经失调,建议口服避孕药,既可避孕,还可能减少子宫内膜异位症的发生。

3.直系亲属中有子宫内膜异位症患者　有原发性痛经,建议周期性服用黄体酮类药物或避孕药,并坚持有规律的体育锻炼。

4.尽早治疗并发经血潴留的疾病　如处女膜无孔、阴道及宫颈先天性闭锁或粘连等。

5.防止医源性子宫内膜异位症的发生

(1)凡进入宫腔的腹部手术和经阴道分娩的会阴切开术,在缝合切口前,应用生理盐水冲洗切口,以免发生瘢痕子宫内膜异位症。

(2)施行人工流产电吸引术时,在吸管出宫颈前,应停止踩动吸引器,以使宫腔压力逐渐回升,避免吸管出宫颈时,在宫腔压力骤变的瞬间,将子宫内膜碎片挤入输卵管和盆腔。

(3)输卵管通液或通气试验及子宫输卵管碘油造影等,均应在月经干净后 3~7 天进行,以免手术中将月经期脱落的子宫内膜碎片送至盆腔。

第二节　子宫腺肌病

正常情况下子宫肌层内可有少许子宫内膜组织,当内膜侵入肌层达一个高倍视野以上时即为子宫腺肌病。本病多发生于 30~50 岁经产妇,约半数患者合并子宫肌瘤,15%~45%患者合并盆腔子宫内膜异位症。对尸检及因病切除的子宫作连续切片检查,10%~47%的子宫肌层中可见子宫内膜组织,其中 35%无临床症状。子宫腺肌病并非人类所特有,许多动物如灵长类、啮齿类的子宫也会出现类似人类子宫腺肌病的改变。

一、病因

病因还不十分清楚。因为它多见于已婚经产妇女,所以,一般认为和妊娠、刮宫、人工流产及分娩有密切关系。妊娠和分娩可能通过以下几种途径引起子宫腺肌病。

1.分娩造成的子宫内膜及浅肌层损伤有利于基底细胞增生并侵入子宫肌层。

2.通过性激素和催乳素起作用。

3.与子宫内膜血管变化有关。早期鼠子宫腺肌病发病的表现是子宫内膜的间质细胞沿血管分支侵入子宫肌层,随后,子宫内膜腺体侵入形成子宫腺肌病。以往的研究也表明,小鼠垂体移植后子宫血管明显扩张。据报道子宫腺肌病患者的子宫内膜血管明显增生,微血管扩张。

4.与慢性子宫内膜炎有关。

二、病理改变

除 1882 年 Cullen 提出至今仍沿用的弥漫性子宫腺肌病与局灶性子宫腺肌病两种类型

外，其他的子宫腺肌病分型目前仍存争论。2020 年子宫腺肌病诊治中国专家共识认为，子宫腺肌病目前可按影像学表现分为弥漫性子宫腺肌病与局灶性子宫腺肌病［包括子宫腺肌瘤及子宫囊性腺肌病（囊肿直径>1cm）］，此外，特殊类型还有息肉样子宫腺肌病，包括子宫内膜腺肌瘤样息肉及非典型息肉样腺肌瘤（atypical polypoid adenomyoma，APA）。

1.弥漫性子宫腺肌病　异位的子宫内膜腺体和间质在子宫肌层内形似小岛状、弥漫性生长，可以部分或完全累及子宫后壁和（或）前壁，导致子宫前后径增大，子宫对称或不对称性体积增加，呈球形。子宫剖面见子宫肌壁显著增厚且质地较硬，无子宫肌瘤的漩涡状结构，在子宫肌壁中可见粗厚肌纤维带和微囊腔，腔内偶有陈旧性血液。临床上以此型居多。

2.局灶性子宫腺肌病　包括子宫腺肌瘤和子宫囊性腺肌病。异位的子宫内膜腺体和间质在子宫肌层内局限性生长，与正常肌层组织结集形成结节或团块，类似子宫肌壁间肌瘤，称为子宫腺肌瘤。子宫囊性腺肌病的特征为子宫肌层内出现 1 个或多个囊腔，囊腔内含棕褐色陈旧性血性液体，囊腔内衬上皮、有子宫内膜腺体和间质成分，又称为囊性子宫腺肌瘤或子宫腺肌病囊肿。

3.特殊类型

（1）子宫内膜腺肌瘤样息肉，或称子宫腺肌瘤样息肉、子宫内膜息肉样腺肌瘤，其组织学特点是由子宫平滑肌纤维、子宫内膜腺体和子宫内膜间质交织构成。

（2）APA，是 1 种较罕见的恶性潜能未定的宫腔内病变。该病细胞生长活跃，显微镜下见杂乱不规则的腺体，似子宫内膜复杂性增生，基质组成中含有大量的平滑肌细胞，而且腺体结构及细胞学形态存在不同程度的不典型性改变。

三、临床表现

子宫腺肌病主要症状是经量过多、经期延长和逐渐加重的进行性痛经，有 35%患者无典型症状，无症状者有时与子宫肌瘤不易鉴别。

1.痛经　是子宫腺肌病的主要症状，发生率为 15%～30%，多为继发性痛经伴进行性加重，疼痛位于下腹正中，其程度较重，常需用止痛药物。随着病情发展，疼痛可从经前 1 周左右即开始，或可延长至经后 1～2 周。少数患者疼痛时间在月经前后，仍呈周期性。

2.月经失调　可表现为月经过多、经期延长及月经前后点滴出血。月经过多最常见，发生率为 40%～50%，严重时可致贫血。表现为连续数个月经周期中月经量增多，一般大于 80mL，并影响女性身体、心理、社会和经济等方面的生活质量。月经过多主要与子宫内膜面积增加、子宫肌层纤维增生使子宫肌层收缩不良、子宫内膜增生等因素有关。

3.生育力低下　本病有 20%以上的患者合并不孕；妊娠后出现流产、早产和死产的概率显著增高，相应的不良产科并发症包括胎膜早破、子痫前期、胎位异常、胎盘早剥和前置胎盘的发生率也增高。

4.其他相关症状　子宫增大可压迫邻近器官引起相关的临床症状，如压迫膀胱可引起尿路症状，如压迫肠管可引起肠刺激症状。长期疼痛及不孕引起的精神心理相关的躯体障碍等。

四、检查

1.妇科检查　子宫增大，多为均匀性，较硬且有压痛，经期压痛更甚，子宫一般不超过 12 周大小，否则，可能合并子宫肌瘤。若为子宫腺肌瘤，也可表现为非对称性增大。若合并子宫内膜异位症,可出现相应体征。

2.辅助检查

(1)超声检查:子宫增大,肌层增厚,后壁更明显,致内膜线前移。和正常子宫肌层相比,病变部位常为等回声或稍强回声,有时其间可见点状低回声,病灶与周围无明显界限。经阴道超声检查可提高诊断的阳性率及准确性。国外报道 51 例行超声检查诊断子宫腺肌病中,经病理检查证实诊断者 43 例,占 84.3%。子宫腺肌病患者均表现为子宫有非均质回声,95%子宫呈球形,82%子宫肌层有小低回声区,82%子宫内膜模糊呈条纹状。有学者发现弥漫性子宫腺肌病更适合应用阴道超声检查,敏感性达 80%,特异性 74%,较腹部超声诊断准确率高。用彩色超声检查研究子宫腺肌病患者发现,87%子宫腺肌病病灶内有稀疏血管,82%肿物内及周围血管 PI>1.17,而子宫肌瘤患者 84%肿物周围血管 PI≤1.17,编者认为血管指标测定比肿物形态学观察诊断更准确。

(2)子宫腔造影:以往行碘油造影,可见碘油进入子宫肌层,阳性率约为 20%。后来有人采用过氧化氢声学造影,认为可提高阳性率。

(3)内镜检查:宫腔镜检查子宫腔增大,有时可见异常腺体开口,若用电刀挖除子宫内膜及其下方的可疑组织送病理检查,有时可以明确诊断。腹腔镜检查见子宫均匀增大,前后径更明显,子宫较硬,外观灰白或暗紫色,表面可见一些浆液性小泡。有时浆膜面突出紫蓝色结节。有条件时可行多点粗针穿刺活检或腹腔镜下取活检明确诊断。

(4)CA125 测定:子宫腺肌病患者血清 CA125 水平明显升高,阳性率达 80%。子宫腺肌病患者 CA125 水平和子宫大小呈正相关,子宫越大,CA125 水平越高。和术前相比,术后一周患者 CA125 水平明显下降。表明 CA125 测定不仅对子宫肌腺病有明显的辅助诊断价值,而且有助于与子宫肌瘤的鉴别。

(5)磁共振:是国内外公认诊断子宫腺肌病最可靠的非创伤性方法。1983 年美国加州大学放射科医师 Hricak 等在子宫 MRI 显像中首先发现子宫内膜与肌层之间存在着较低密度的结合带,并于 1986 年正式使用子宫内膜/肌层结合区名称。近年来子宫内膜/肌层结合区异常成为早期诊断子宫腺肌病的特征性影像,MRI 检查发现在女性不孕、原发/继发痛经、经量过多人群中子宫腺肌病发生率均高于 50%。磁共振成像显示子宫结合带增宽>5mm(正常 1.5~3mm);T_2重影像即子宫内膜强回声外环绕一低强带信号。病灶本身 MRI 信号低于周围正常肌肉,但分界不清,病灶内散在点状强回声厚度不均匀回声带是子宫腺肌症的典型影像。

五、治疗

缓解疼痛、减少出血和促进生育是子宫腺肌病的主要治疗目标。但药物治疗的疗效是暂时性的,停药后症状复发,因此需要长期使用。药物治疗前应当充分知情告知。

1.药物治疗

(1)非甾体抗炎药(NSAID):主要用于缓解子宫腺肌病的疼痛及减少月经量。不良反应主要为胃肠道反应,偶有肝肾功能异常。长期应用要警惕胃溃疡的可能。

(2)口服避孕药:主要用于缓解子宫腺肌病的疼痛及减少月经量。不良反应较少,偶有消化道症状或肝功能异常。40 岁以上或有高危因素(如糖尿病、高血压、血栓史及吸烟)的患者,要警惕血栓栓塞的风险。

(3)口服孕激素类药物:可缓解子宫腺肌病的疼痛及减少月经量。其中,地诺孕素(dienogest)是一种新型合成孕激素,作用机制是通过负反馈作用中度抑制促性腺激素的分泌,造成低雌激素的内分泌环境;抑制子宫内膜增生,抑制子宫内膜中的炎症反应和抑制内膜血管生成。不良反应主要是子宫不规则出血,其他少见不良反应包括体重增加、头痛、乳房胀痛等。

(4)促性腺激素释放激素激动剂(GnRH-a):可以有效、快速地缓解疼痛,治疗月经过多及缩小子宫体积。GnRH-a 用药剂量及注意事项同子宫内膜异位症的治疗。GnRH-a 也可作为大子宫或合并贫血患者的术前预处理及术后巩固治疗。

(5)左炔诺孕酮宫内缓释系统(LNG-IUS):放置方便,可以持续缓释左炔诺孕酮 5 年。临床应用表明,LNG-IUS 对子宫腺肌病痛经、慢性盆腔痛和月经过多均有效,已经得到多个指南的推荐及患者的认可,其效果优于复方口服避孕药。可作为月经过多的子宫腺肌病患者的首选治疗。不良反应包括月经模式的改变,包括淋漓出血及闭经;子宫腺肌病患者中 LNG-IUS 使用后的脱落和下移时有发生,使用前应让患者充分知情。

(6)中医中药:以缓解痛经为主。

(7)其他可用于减少出血的药物:云南白药、氨甲环酸。氨甲环酸有血栓形成的可能性,对于有血栓形成倾向及有心肌梗死倾向者应慎用。对缺铁性贫血者止血的同时还应使用铁剂,同时服用维生素 C 可提高铁的吸收率。

2.手术治疗

(1)子宫全切除术:有症状的子宫腺肌病患者的根治性治疗是子宫全切除术,可以经腹腔镜、开腹或经阴道完成,手术路径的选择基于子宫大小、盆腔粘连情况等多种因素的考虑。需要指出的是,应避免子宫次全切除术,因为有子宫颈或直肠阴道隔病灶复发的报道。

(2)保留子宫的手术:从缓解症状和促进生育考虑,子宫腺肌病患者应首先选择药物治疗;对于无法耐受长期药物治疗、药物治疗失败的生育年龄患者,可以选择保留子宫的手术,即保留生育功能的手术。子宫腺肌病保留子宫的手术分为:局灶性子宫腺肌病的腺肌瘤切除术、弥漫性子宫腺肌病的病灶减少术及子宫内膜消融或切除术。目前有经腹腔镜、开腹及机器人辅助的腹腔镜下腺肌瘤切除术的报道。与子宫肌瘤不同,子宫腺肌瘤与正常肌层分界并不清楚,病灶难以切净,这是术后疼痛复发的主要原因,疼痛复发与残留的病灶大小有一定的相关性。为了延缓或减少术后的复发,需要尽可能多地切除病灶,可能进入宫腔,切除病灶后子宫壁的重塑比较困难,因此更适于开腹手术完成。

(3)宫腔镜治疗:为子宫腺肌病的保守性手术治疗。宫腔镜不推荐作为子宫腺肌病的一线治疗方案,仅在部分局灶性及浅层弥漫性子宫腺肌病中有一定的治疗作用。

3.介入治疗　包括子宫动脉栓塞术(uterine arterial embolization,UAE)、高强度聚焦超声(high intensity focused ultrasound,HIFU)消融治疗及其他(如射频或微波消融等)治疗方法。应严格掌握治疗的适应证。

第三篇　妇产科内镜检查与技术

第十四章　腹腔镜子宫手术

第一节　全子宫切除术

腹腔镜全子宫切除术是在经腹子宫切除、经阴道子宫切除及腹腔镜辅助的经阴道子宫切除手术的基础上逐渐发展和成熟起来的子宫切除方式,目前已在临床广为普及应用。本节根据子宫体积大小和是否合并子宫内膜异位症等病变分别讨论不同条件下的腹腔镜子宫切除手术要点与操作技巧。

一、子宫体积<12 孕周的全子宫切除术

(一)概述

子宫切除术是妇科临床常见的手术方式,在美国,每年大约有 60 万例子宫切除术,而我国估计每年子宫切除术例数在 280 万以上。传统妇科的全子宫切除手术途径主要是经腹和经阴道实施,1989 年美国学者 Hary Reich 第一例腹腔镜全子宫切除术的问世,开创了全子宫切除手术的崭新局面。如今,随着腹腔镜手术器械与设备的日臻完善与技术技巧的不断成熟,腹腔镜全子宫切除手术与开腹及经阴道手术一起,已经成为妇科临床医师的必备技能。

实施腹腔镜子宫切除的主要术式包括腹腔镜辅助的阴式子宫切除术(Iaparoscopically assisted vaginal hysterectomy,LAVH)、腹腔镜全子宫切除术(laparoscopic total hysterectomy,LTH)、腹腔镜次全子宫切除术(laparoscopic subtotal hysterectomy,LSH)、腹腔镜筋膜内子宫切除术(classic intrafascial SEMM hysterectomy,CISH)及保留子宫动脉上行支的子宫切除术等。LAVH 是将子宫切除术中子宫动脉上/下水平经腹腔镜完成,其余步骤经阴道完成;LTH 则是在腹腔镜下完成子宫切除的所有步骤,包括阴道残端缝合;LST、CISH 与保留子宫动脉上行支的子宫切除术均保留了宫颈周围环的解剖学结构,既切除了子宫体部病变,又减少了对盆底解剖学结构的破坏,被认为是子宫切除的改良术式。

(二)手术指征

1.各类子宫良性病变,保守性治疗失败。

2.年长、无保留子宫及宫颈愿望。

3.宫颈锥切确诊的宫颈原位癌。

4.子宫内膜癌Ⅰ期和卵巢癌分期手术中的子宫切除。

(三)术前准备

1.肠道准备　术前 12 小时流质饮食,术前 6~8 小时禁食水、常规洗肠;对疑有盆腹腔粘连或合并严重的子宫内膜异位症患者,应进行充分的肠道准备,术前清洁洗肠。

2.阴道准备　术前 1~3 天常规阴道擦洗,每天 1 次。

(四)麻醉与体位

1.麻醉　通常情况下选择全身麻醉。

2.体位选择　改良臀高头低膀胱截石位:臀部越出床缘5~10cm,臀高头低15°~20°,大腿外展夹角70°~90°,大腿与腹部在同一水平。

(五)手术步骤

1.穿刺孔选择与建立气腹　实施子宫体积小于12孕周的子宫切除手术,腹腔镜穿刺孔选择在脐孔内(脐盘)或脐孔的上/下缘处即可,对于有开腹手术史的患者,可在脐孔与剑突连线上酌情选择穿刺位置,以免损伤肠管。操作穿刺孔选择分别在脐孔与髂前上棘连线的外侧,避开腹壁大血管区,如在耻骨上增加操作穿刺孔,宜在腹中线上旁开3~4cm的侧脐韧带外侧酌情选择,或依据施术者习惯,避开腹壁血管区域选择。

2.气腹形成,置入腹腔镜,全面探查盆腹腔,明确子宫位置、大小、与周围脏器关系及双侧附件情况。

3.处理子宫圆韧带　分别钳夹提拉子宫圆韧带,于其近中段靠内侧电凝并切断之,稍加分离圆韧带下方间隙,便于暴露卵巢固有韧带。

4.处理卵巢固有韧带和输卵管　以举宫器顶举子宫并向一侧偏离,充分暴露切除侧卵巢固有韧带与输卵管,分别于卵巢固有韧带中段内侧与输卵管峡部水平钳夹、电凝并切断之;对侧同法处理。

如果同时进行附件切除,应贴近卵巢钳夹、电凝骨盆漏斗韧带并切断之。骨盆漏斗韧带内含有供养卵巢的血管,可用电凝闭合血管后断离;也可先将卵巢系膜处腹膜打开,将骨盆漏斗韧带结扎后剪断。操作时应注意输尿管的走向,以免损伤。

5.处理子宫阔韧带　沿子宫圆韧带断端处提起并剪开阔韧带前叶腹膜,环形向下剪开膀胱腹膜反折至对侧圆韧带断端,与该水平分别剪开阔韧带后叶腹膜至骶韧带附着处,也可将前后叶腹膜一起切断而不必分开,切至子宫峡部水平,注意勿伤及子宫血管。

6.下推膀胱　沿打开之膀胱腹膜反折钝性分离膀胱宫颈间隙,使膀胱随之下移,通常下推膀胱至宫颈外口下方0.5~1.0cm,充分暴露阴道穹窿与举宫器的杯状切缘。

7.处理子宫血管　充分游离宫旁疏松组织暴露子宫动静脉及其血管分支,于子宫峡部水平钳夹并电凝子宫血管,待确保子宫血管完全闭合后,剪切分离子宫血管。

对子宫血管的处理也可以选择缝扎法,于子宫峡部水平1-0号可吸收缝线紧贴宫颈缝扎子宫动静脉并打结,于结扎线结上方电凝子宫动静脉后切断。

8.处理子宫骶主韧带　阴道举宫杯充分上举子宫,暴露子宫骶主韧带,以双极钳紧贴宫颈钳夹并电凝后剪断。

9.切开阴道穹窿　充分上举并旋转举宫杯,暴露穹窿部位,用单极电钩或者超声刀环形切开穹窿,游离子宫并经阴道取出之。

10.缝合阴道残端　通常将装有湿纱布的手术用乳胶手套填塞阴道,保持气腹状态,以1-0号的可吸收线连续/间断/锁边缝合关闭阴道残端,酌情缝合盆底腹膜,检查创面有无渗血。

(六)术后处理

1.观察生命体征和体温的变化,及时发现有无内出血、副损伤等并发症发生。

2.观察尿管尿液量及颜色。

3.如放置腹腔引流管,观察盆腔引流管引流液的性质、色、量的变化。

4.观察胃肠功能恢复情况及排便的变化。

(七)难点解析

1.子宫血管的处理　在实施子宫血管的电凝或者缝扎之前,应充分游离宫旁疏松组织,确认膀胱已下移,以及输尿管远离子宫血管,避免由此造成的输尿管损伤。对于严重盆腔粘连、子宫内膜异位症手术时,由于正常的子宫旁解剖结构破坏,在使用能源处理子宫血管时增加了电热效应对输尿管损伤的风险。此时,尤其应分清解剖学结构,合理使用能源器械及酌情缝合处理血管等,是减少输尿管损伤的有效措施,对于严重粘连而致困难的子宫切除手术,有条件可以选择红外线显示的输尿管插管,帮助术中识别输尿管走向,避免损伤。

2.骨盆漏斗韧带处理　同时行双侧附件切除的全子宫切除手术,在处理骨盆漏斗韧带时应注意暴露输尿管走行,避免由于钳夹或电凝造成输尿管损伤。对于重度盆腔粘连或因子宫恶性肿瘤切除附件时,应先打开后腹膜,辨认输尿管走向,高位游离骨盆漏斗韧带血管,于骨盆入口水平钳夹/缝合并切断,避免输尿管损伤。

3.膀胱损伤　既往有剖宫产术史或者子宫前壁下段子宫肌瘤剥除手术史者,由于膀胱反折腹膜周围粘连形成,可能造成下推膀胱困难以致损伤膀胱,此时应该选择在瘢痕切口下缘切开返折腹膜,避开粘连瘢痕,采用钝性分离法下推膀胱,分离过程中要找到正确的分离层次,不可强行锐性分离;也可以采用侧路进入分离法,即从膀胱返折腹膜瘢痕外侧疏松腹膜处打开,向膀胱宫颈间隙分离,达到下推膀胱的目的。对于子宫下段严重粘连、腹腔镜下分离困难时,也可以选择经阴道入路分离膀胱宫颈间隙,钳夹宫颈前唇,于膀胱附着处下方0.5cm处半环形切开阴道黏膜,找到膀胱宫颈间隙,自下而上分离直到膀胱腹膜反折处,此时,在腹腔镜直视下切开膀胱腹膜反折,以降低膀胱损伤的风险。

二、子宫体积≥12孕周的全子宫切除术

(一)概述

子宫体积增大常由单个或多发性子宫肌瘤引起,子宫肌瘤可以是浆膜下肌瘤或肌壁间肌瘤,也可是黏膜下肌瘤。当子宫体积≥12孕周,常称为大子宫,关于大子宫的评价目前尚无统一标准,通常把子宫体积≥12孕周定义为大子宫,但这一评价方法常常受医师经验、子宫及子宫肌瘤位置等许多因素影响,主观性较强。另一种评估子宫大小方法是B超估重法,把子宫看作圆锥体,B超测量子宫三个径线计算子宫体积和重量,该法相对客观、准确。目前,多数文献认为子宫重量>280g就可视为大子宫。大子宫的切除既往主要通过开腹手术来完成,部分可经阴道手术完成。腹腔镜手术开展初期认为子宫≥12孕周患者,由于子宫巨大,术野暴露困难,操作空间受限,易发生手术时间长、出血量多及盆腔脏器损伤,故不宜行腹腔镜下全子宫切除术。但随着腹腔镜手术器械的发展和镜下操作技巧的娴熟,对于子宫≥12孕周大小的子宫行LTH,已不再列入腹腔镜的禁忌证范畴。国外文献表明,腹腔镜下子宫切除术与阴式子宫切除或经腹子宫切除相比,术中出血、膀胱损伤及术后出血、医源性子宫内膜异位症、尿瘘及粪瘘等并发症差异无显著性。腹腔镜下大子宫切除术并发症的发生与手术的难度、粘连广泛程度,以及术者的经验、手术器械配置是否完善等综合因素有关。如何顺利完成手术、避免手术并发症发生,术前充分评估、熟悉适应证和禁忌证是手术的关键。

(二)手术指征

1.子宫肌瘤导致月经量过多或不规则阴道流血致贫血。

2.子宫肌瘤压迫周围脏器,如膀胱、直肠,引起相应症状。

3.子宫肌瘤生长迅速、疼痛、软化、疑有变性或恶变者。

4.子宫肌瘤合并宫颈良性病变或宫颈上皮内瘤变。

5.子宫肌瘤合并子宫内膜良性病变(单纯性内膜增生过长、复杂性内膜增生过长、多发性息肉)或不典型增生。

6.子宫腺肌病痛经症状较重者。

7.子宫体积≤16 孕周大小。

(三)术前准备

1.术前评估　术前应做好病史采集,血、尿、便三大常规,阴道分泌物查滴虫、真菌、清洁度化验,阴道及宫颈脱落细胞学检查,诊断性刮宫排除宫颈病变或宫内膜病变,胸部 X 线检查,心电图、肝肾功能、凝血功能检查,尤其 B 超、MRI 等影像学检查确定诊断,判断子宫肌瘤的大小、数量、部位以评估腹腔镜手术的难易程度。

2.关注患者的心理调节　患者术前常有恐惧心理,畏惧疼痛,担心手术效果,因此需对患者进行心理安抚,使患者和家属明确手术目的和意义、手术计划和有关问题,积极支持与配合手术。

3.与患者及其家属充分沟通　阐明手术所能解决的问题,又要告知近期、远期可能会发生的问题及处理对策,本着知情同意的原则签署手术同意书。

4.腹部术野准备　同一般腹腔镜手术,尤应注意脐孔的清洁。

5.阴道准备　术前 3 天常规阴道擦洗,每天 2 次。

6.饮食及肠道准备　术前禁食 12 小时,术前 2 小时禁饮,术前晚给予 2%肥皂水灌肠一次,手术当天晨清洁灌肠。

7.备血　手术前 1 天为患者抽血送血型鉴定、血交叉检查,根据患者贫血情况准备适量成分血。

8.留置尿管　以术前留置为宜,在消毒铺巾后进行。

(四)麻醉与体位

同子宫体积<12 孕周的全子宫切除术。

(五)手术步骤

1.放置举宫器　消毒腹部术野后再消毒会阴术野、铺无菌巾、建立人工气腹、置腹腔镜后探查盆腹腔脏器,评估手术的可行性。消毒阴道后暴露宫颈,放置举宫器。

2.凝断输卵管峡部及卵巢固有韧带　助手将子宫上举并推向右侧,术者左手夹持左侧输卵管及卵巢固有韧带并牵向左前方,右手持双极电凝输卵管峡部和卵巢固有韧带后剪断,注意电凝、剪断卵巢固有韧带时应靠近宫角部以保护卵巢组织和血供,但宫角部血供丰富易出血,故电凝时间应稍长,笔者经验为灼面泛黄为宜。同法处理对侧输卵管峡部及卵巢固有韧带。也可用超声刀或 LigaSure 处理输卵管峡部及卵巢固有韧带,二者均止血确切,操作简单。

3.处理子宫圆韧带及阔韧带　将子宫上举并推向右侧,术者左手钳夹圆韧带中间并向左侧牵拉以保持张力,右手持双极电凝圆韧带上中 1/3 处,电凝宽度 5~10mm,组织泛黄后助手持剪刀于凝固组织中央剪断。圆韧带凝断后用双极镊子插入阔韧带前、后叶之间,分离疏松组织,顺势沿阔韧带前、后叶组织菲薄处往下用双极电凝、剪开至宫颈内口处之阔韧带腹膜。同法处理对侧圆韧带及阔韧带。也可用超声刀或 LigaSure 凝断圆韧带和阔韧带,更快捷、安全、术野干净。

4.剪开子宫膀胱陷凹反折腹膜、分离膀胱　向头端推举子宫并将宫体压向下方,使子宫膀胱陷凹反折腹膜伸展形成一定张力,术者左手钳夹提起反折腹膜,用剪刀或超声刀剪开反折腹膜向两侧扩展直至与阔韧带腹膜切口相连。右手持双极镊子或超声刀紧贴宫颈缓缓下推膀胱至宫颈外口处。

5.处理子宫血管　将子宫推向右上方,使左侧宫旁组织展开,钝锐性分离宫旁疏松结缔组织,充分暴露子宫血管。左手持弯分离钳钳夹子宫血管及结缔组织并稍向左下牵拉,右手持双极镊在相当于宫颈内口水平处紧靠宫旁电凝子宫血管泛黄后剪断。也可用超声刀紧靠宫旁凝切子宫血管。同法处理对侧子宫血管。处理完子宫血管后可转阴道手术,即腹腔镜辅助阴式子宫切除术。

6.处理宫颈主韧带　将子宫上举推向右侧,暴露主韧带,左手持弯分离钳稍向左侧牵拉主韧带,右手持双极镊紧贴宫颈电凝主韧带后剪断。也可用超声刀紧靠宫颈直接凝切主韧带。同法处理对侧主韧带。

7.凝断子宫骶韧带　弯分离钳于子宫骶韧带外侧近宫颈处稍作分离,右手持双极镊靠近宫颈电凝子宫骶韧带后剪断。也可用超声刀靠近宫颈直接凝切子宫骶韧带。同法处理对侧子宫骶韧带。

8.切开阴道穹窿　充分游离宫颈后,上推子宫并将宫体压向后方,术者经阴道左手示指或中指抵于阴道前穹窿顶端作指引直视下避开膀胱,右手持单极电钩或超声刀在手指相抵处切开阴道前壁,抽出左手,更换手套,取出举宫器,橡胶手套内装纱布做成大小适宜的圆形物填塞阴道以防止气体外泄,继之沿阴道穹窿环形切断阴道壁。

9.取出子宫　取出阴道填塞物,气体自然排出,由于子宫大,可采用“削苹果皮”方式缩小子宫体积后从阴道牵拉出子宫,子宫取出后,经阴道把 1 号可吸收缝线送入盆腔。再把内装纱布的橡胶手套填塞阴道,建立人工气腹。取出之子宫需剖视子宫内膜、肌层及子宫肌瘤,必要时送快速冰冻病理检查以排除子宫恶性病变。

10.缝合阴道断端　术者左手持分离钳提起右侧阴道残端,右手持针器夹缝针从右侧阴道断端后壁进针,出针后在右侧穹窿黏膜层下潜行,再缝合阴道断端前壁,打结后锁扣式缝合阴道断端。然后用 1 号可吸收缝线缝合后腹膜以使盆底腹膜化。

11.冲洗盆腔、缝合穿刺孔　用生理盐水冲洗盆腔,吸出小凝血块,检查无出血,取出腹腔镜器械,排空腹腔内气体,缝合腹壁上各穿刺孔,顺利结束手术。

(六)术后处理

1.监测生命体征　全麻患者取去枕平卧,将头偏向一侧,防止呕吐物吸入气管。常规吸氧 2~3 小时。患者回病房后应立即测血压、呼吸、脉搏,观察搬动患者后血压、脉搏是否变化。继之可用心电监护仪持续监测血压、脉搏、心率、血氧饱和度 2~3 小时,或者每 0.5~1

小时测血压、脉搏1次，至平稳后停。尤应注意脉搏快慢强弱，慢而强正常，如快而弱应注意有无失血、休克情况。

2.引流　术后留置导尿管24小时，术后尿量的重要价值体现在其为术后早期监测患者体液平衡提供了简便的动态观察途径，鼓励术后早期下床活动。

3.体温　术后24~48小时往往体温升高，但一般不超过38℃，多为手术创伤、组织吸收反应，即所谓的“无菌热”或“吸收热”。若48小时后体温升高仍超过38℃，应考虑有无穿刺孔部位皮下血肿、泌尿系统、呼吸系统感染。

4.饮食及补液　全麻复苏后可予流质饮食，但禁奶类和碳水化合物，适当由静脉补充液体，肛门排气后可进普通饮食。静脉补液遵循个体化原则，根据手术时间、失血量、术中补液量等，未恢复正常饮食前，每天由静脉补充1500~2500mL平衡晶体液和糖溶液。

5.早期下床活动　全麻复苏后即可开始床上活动，无高热、心血管疾病等禁忌证时，术后24小时即可下床活动，可促进肠蠕动，减轻腹胀，预防肠粘连和肺部并发症。术后3~5天可予出院。

6.抗生素的使用　术后一般预防性使用抗生素24~48小时，治疗性应用者根据血培养、分泌物培养和药敏试验选择抗生素或经验性使用强效、广谱抗生素并延长使用时间。

7.随访　术后休息1个月，2个月门诊随访，随访内容包括妇科检查、盆腔超声等，根据恢复情况和检查结果指导患者日常生活、工作。性生活于术后3个月始可恢复。

（七）难点解析

1.手术术野暴露困难、操作空间狭小　由于子宫较大，故手术术野暴露困难、操作空间狭小，可采取如下措施扩大手术野。

（1）将置镜孔及操作孔相应上移：置镜孔移至脐上3~4cm，其他操作孔相应上移1.5~2cm，可以扩大镜下视野及操作空间。

（2）先将位于宫底部及子宫前壁的肌瘤剔除，使子宫体积缩小而方便操作；剔除前局部注射缩宫素20U或垂体后叶素6U。位于宫底及子宫前壁的中等大小（直径4~5cm）的浆膜下或壁间浅层的肌瘤易于剔除且出血较少，创面双极电凝止血后不需缝合。剔除后子宫体积缩小，容易完成镜下全子宫切除。

（3）旋切部分宫体组织：若子宫血管已切断，可用旋切器直接自宫底左侧开始旋切部分宫体组织，往往出血很少。若子宫血管未断，可先用套扎线套扎子宫下段阻断子宫动脉上行支，再旋切宫体，子宫体积缩小后依次完成以后各步骤。

（4）先打开后穹窿：当子宫较大时，由于举宫困难，不能随意摆动子宫，往往不能顺利完成镜下全子宫切除。另外，如果切除大子宫时仍然按照常规首先切开前穹窿，将使子宫的前部失去连续性，举宫将更加困难，术者沿着穹窿环完整切下子宫将变得困难，甚至造成肠管损伤。此时助手应持吸引杆协助举宫者向前上顶起子宫后壁，充分暴露子宫直肠陷凹，术者左手中指或示指上抵后穹窿，右手持单极电钩在后陷凹内反复触摸，确认后穹窿切开，然后自前壁开始依次切除子宫。如果子宫很大或肌瘤生长部位特殊，盆腔操作空间实在有限，下推膀胱、切断子宫血管困难，为预防副损伤，可以在镜下处理完双侧附件和圆韧带、打开膀胱反折腹膜后，在腹腔镜直视下用单极电钩分别打开前后穹窿后转阴道操作。

2.术中出血　腹腔镜下全子宫切除术以双极电凝或超声刀凝切各韧带和血管，如电凝时间过短、电凝部位不当均易发生术中、术后出血。双极电凝卵巢固有韧带、输卵管峡部、圆韧带时注意不可太靠近子宫（离开 0.5～1cm），否则子宫侧创面易出血。电凝组织宽约 0.5cm，至灼面泛黄后于凝固组织中间剪断。处理子宫血管时可先用双极镊电凝后再以超声刀凝断，使用超声刀处理子宫血管时，宜选用慢速挡，刀头改锐利面为钝面，如此可有效防止手术面出血。环切阴道壁时可选用超声刀或单极电钩，二者均能够快速环切，但有残端出血之虞，双极电凝残端出血点可确切止血。

3.输尿管、膀胱损伤

（1）现有资料提示腹腔镜下全子宫切除术发生输尿管损伤的概率高于传统开腹手术，这可能与其使用单极、双极电凝，以及超声刀凝切组织、止血时的热传导有关，另外腹腔镜下器官组织被放大，看似距离较宽实则距离较窄，钳夹、电凝韧带、血管时镜下认为距离输尿管远，实际输尿管可能正紧贴所钳夹、电凝的组织，造成输尿管损伤。因此需对腹腔镜下全子宫切除术中易于发生输尿管损伤的位置及相关手术步骤了然于胸。

1）处理宫骶韧带时，输尿管在宫骶韧带外侧走行，尤其子宫内膜异位症患者异位病灶分布于骶韧带、子宫直肠陷凹致组织粘连时损伤输尿管可能性增加。

2）凝切子宫血管及宫颈主韧带时，子宫动脉在宫颈附近距阴道侧穹窿 1.5cm 处向前上方横跨输尿管，所以在凝切子宫血管位置过低时，发生血管滑脱出血，止血心切而盲目在深部组织电凝止血时，易误伤输尿管。

3）缝合阴道两侧角处时，输尿管距阴道侧穹窿仅 1.5cm，在宫颈肥大及宫颈旁阴道旁静脉出血电凝止血时均易损伤输尿管。

4）缝合后腹膜时，输尿管紧贴后腹膜，在缝合后腹膜时有可能被缝扎或部分缝扎。

5）下推膀胱时及膀胱表面或肌肉出血电凝时损伤膀胱。

（2）预防输尿管、膀胱损伤

1）熟悉输尿管在盆腔内的走行解剖。

2）输尿管邻近组织出血需电凝止血时最好选用双极，选择最小功率、触碰式进行。

3）处理子宫主韧带、骶韧带时可选择超声刀，由于其产热少，组织损伤小，其能量向周围传播一般不超过 500μm，故降低了损伤输尿管的概率。

4）凝断主韧带、骶韧带时必须紧贴宫颈。

5）缝合盆底腹膜时，仔细观察输尿管位置，不要过度提拉，以免输尿管成角，缝合阴道断端时不能过深过多，避免误伤膀胱。

6）如盆腔组织粘连严重，解剖不清，应果断中转开腹。

7）手术结束时应仔细观察双侧输尿管的蠕动。

8）下推膀胱时应紧贴宫颈，找准间隙。

4.肠管损伤　多发生在患者盆腔粘连严重，肠管与腹壁、子宫后壁、附件及阔韧带粘连致解剖关系难辨。既往腹部手术史、盆腔炎、肠道炎症疾病、盆腔结核病史及罕见的腹茧症均是肠道损伤的高危因素。肠道损伤可以是烧灼伤、撕裂伤、穿刺伤或压挫伤，损伤部位可累及小肠、结肠或直肠。重度子宫内膜异位症子宫直肠陷凹封闭时，肠管与子宫后壁粘连致密，如暴力撕拉肠管，易致肠管撕裂，遇此情况，应紧贴子宫锐性剥离肠管，甚至可留部分子宫组织在肠壁上，子宫创面电凝止血。

三、合并深部浸润性子宫内膜异位症的全子宫切除术

(一)概述

深部浸润性子宫内膜异位症患者盆腔解剖变异明显,盆腔广泛粘连,子宫骶韧带及主韧带受累挛缩僵硬,直肠窝封闭,严重者伴输尿管解剖变异或梗阻积水,或累及肠道,这些患者中部分合并子宫腺肌症、卵巢巧克力囊肿及深部浸润性子宫内膜异位症。

患者多伴有严重痛经、经期肛门坠痛、性交痛等明显症状,严重者可出现肾积水、便秘、血便、性交出血等症状。根据典型临床症状、妇科检查(三合诊)及磁共振、B 超检查不难诊断。与单纯子宫切除不同,此类患者需要行全子宫切除术及根治性子宫内膜异位症病灶切除术,以达到彻底缓解症状的目的。术前应充分评估病情并做好术前准备。经过彻底广泛的病灶切除手术,95%以上患者痛经等症状都能够完全缓解,骶韧带切除较宽的患者术后可能出现尿潴留,经延长停留尿管时间后均能恢复。

(二)手术指征

1.严重痛经,性交痛、肛门坠痛,药物治疗无明显缓解或症状反复。

2.辅助检查提示病灶累及阴道、肠管、输尿管(肾积水)等,排除肠道及泌尿系统疾病。

3.合并严重子宫腺肌症或子宫肌瘤、子宫内膜病变。

4.年龄>40 岁或<40 岁要求切除子宫及无生育要求者。

(三)术前准备

1.术前晚清洁灌肠,阴道冲洗。

2.必要时术前配血。

3.在麻醉后、腹腔镜手术前留置导尿管。

4.必要时经膀胱镜放置双侧输尿管支架。

5.术前要充分与患者沟通,该类手术难度大,风险高,术后可能出现发热、腹膜炎、败血症、直肠阴道瘘、尿潴留等并发症,要在充分知情理解的情况下手术。

(四)麻醉与体位

同子宫体积<12 孕周的全子宫切除术。

(五)手术步骤

合并子宫内膜异位症的患者,其主要病理改变在子宫后方,常伴有卵巢巧克力囊肿、肠管与子宫后壁粘连,封闭子宫直肠窝。子宫前壁及膀胱腹膜反折处多数解剖正常无粘连,输卵管峡部、卵巢固有韧带及圆韧带多不受影响。对这类患者行子宫切除时,应遵循以下原则或手术技巧。

1.附件处理　合并卵巢巧克力囊肿应先剔除囊肿。在骨盆漏斗韧带及输尿管跨过髂血管处解剖出骨盆漏斗韧带和输尿管,沿骨盆漏斗韧带外侧切开腹膜至圆韧带处,切断圆韧带,再分离阔韧带前叶腹膜至膀胱腹膜反折水平,在输尿管上缘剪开阔韧带后叶腹膜至子宫侧壁,此时视附件的保留与否分别切断骨盆漏斗韧带或输卵管峡部及卵巢固有韧带,切除或保留附件。

2.子宫动脉的处理　解剖出直肠侧窝,暴露子宫动脉由髂内动脉分出处,游离子宫动脉

后切断。

3.膀胱腹膜反折　分离借助于举宫杯充分上举子宫，暴露膀胱腹膜反折并剪开，向下推开膀胱至杯缘下 2cm 处，暴露阴道前壁。

4.子宫后壁粘连及子宫直肠窝的分离　在切断双侧子宫动脉后，子宫的血液供应明显减少，此时分离子宫后壁粘连可以减少出血，视野清晰，避免损伤。沿直肠侧壁与子宫骶骨韧带之间的间隙切开腹膜，分离此间隙至阴道直肠隔间隙，如果直肠前壁没有受子宫内膜异位症病灶累及，则阴道直肠隔间隙很容易分离并将直肠推开。如果子宫内膜异位症病灶累及直肠前壁，则将病灶切开为两部分，留在肠壁上的病灶由胃肠外科医师协助处理。

5.输尿管的处理　子宫内膜异位症患者病灶多位于子宫骶骨韧带，病灶瘢痕形成可以将输尿管牵拉移位甚至包绕输尿管，少数患者输尿管壁受侵犯导致输尿管狭窄梗阻，形成患侧肾盂、输尿管扩张积水。对这类患者应先解剖出输尿管以避免在切除病灶时损伤。输尿管的解剖视子宫内膜异位症病灶大小及累及输尿管的程度而异。如果病灶不大，未累及输尿管，输尿管周围为正常组织，则很容易将输尿管分离并推开，此时解剖至输尿管与子宫动脉交叉处即可。多数情况是瘢痕样子宫内膜异位症病灶包绕输尿管周围，使输尿管牵拉移位，此时需要将输尿管从病灶中分离出来，一般在输尿管与病灶之间仍有间隙，沿此间隙将病灶切开，即可分离出输尿管，必要时需要解剖输尿管隧道，将输尿管完全游离并推开。

6.子宫骶骨韧带病灶切除　将输尿管及直肠游离推开后，位于子宫骶骨韧带的病灶即可明显暴露。此时沿病灶边缘将病灶切除，直至阴道壁水平，可将病灶彻底切除。

7.阴道壁切断及缝合　子宫内膜异位症患者阴道前穹窿一般不会受累，而部分患者阴道后穹窿受累，可在举宫杯的指示下贴近子宫颈将阴道前壁切开，再根据阴道后壁病灶范围切除位于阴道壁的病灶。经阴道取出子宫，最后经阴道或腹腔镜下缝合阴道壁关闭腹腔，结束手术。

（六）术后处理

1.因手术创面大，需给予抗生素预防感染。

2.术后需留置尿管及腹腔引流管，视具体情况在术后 2~4 天拔除。

3.如放置输尿管支架可 1~2 个月后取出。肠瘘尿瘘多发生在术后 6~7 天，注意阴道分泌物情况，尽早发现肠瘘、尿瘘。处理便频、尿潴留等并发症。

4.鼓励患者适时下床活动，避免盆腹腔粘连。

（七）难点解析

1.深部浸润性子宫内膜异位症患者盆腔粘连严重，解剖变异明显，病灶主要位于阴道直肠隔、双侧子宫骶骨韧带，部分累及直肠前壁及输尿管。因此手术时分离输尿管及直肠并避免损伤，全部切除病灶、避免复发是手术的关键。如果合并卵巢巧克力囊肿，先剔出囊肿并修复卵巢，分离阔韧带腹膜，将骨盆漏斗韧带游离，移开附件，暴露侧盆腔术野。直肠窝封闭骶韧带挛缩的患者多数输尿管受累扭曲变形，部分患者可出现输尿管狭窄及扩张。恢复解剖、游离输尿管非常关键。输尿管解剖自其跨过髂血管开始向下游离，需要分离直肠侧窝，解剖出髂内动脉及子宫动脉，到子宫骶骨韧带附近输尿管因周围组织为病灶浸润而解剖改变，应仔细分离。必要时术中放置输尿管支架管有利于输尿管的解剖分离，尽量避免损伤，如果病灶累及子宫动脉及部分输尿管隧道，需要仔细解剖出输尿管隧道，分离并推开输尿管避免损伤。将输尿管游离并推开后，即可充分暴露子宫骶骨韧带和主韧带及其病灶，如输尿管受累严重、出现狭窄和积水，可在分离后切除病变节段输尿管，行输尿管膀胱种植术。

2.子宫直肠窝因子宫内膜异位症病灶浸润而变浅或封闭，分离困难，为避免肠管损伤必须分离，才能够彻底切除病灶。可先分离直肠两侧与骶韧带之间的间隙，并向下达阴道直肠隔间隙。此间隙为脂肪组织，没有重要血管，分离比较容易。如果肠管没有受累，阴道直肠隔间隙容易分离。如果子宫内膜异位症累及直肠前壁，可将部分子宫内膜异位症病灶留在肠壁，待分离重新判断病灶累及范围再决定下一步处理，尽量避免分离过程中损伤肠管。经阴道用纱布球将阴道后壁顶起有助于暴露直肠阴道隔间隙并将直肠自阴道后壁分开。必要时经肛门放入直肠探棒，了解肠壁与阴道后壁的关系。如果子宫体积较大，影响术野暴露，可在子宫动脉切断后将子宫峡部切断，置子宫体于腹腔，再解剖并切除子宫颈及其后方的子宫内膜异位症病灶。将肠管及输尿管分离后，就可以暴露位于子宫骶骨韧带的子宫内膜异位症病灶。

3.按照常规子宫切除步骤切除子宫

（1）这类患者一般需要保留双侧附件，将卵巢固有韧带、输卵管、圆韧带切断。在处理宫角部组织时，要特别注意位于其中的子宫动脉到卵巢及输卵管的分支及其伴行静脉。静脉位于腹膜下，如不注意，容易撕破而引起出血。一旦出血则止血比较麻烦。因此，在切断这些结构时，可离宫角远些，这样比较容易将血管凝固、闭合并止血。

（2）分离阔韧带时需将前后叶腹膜分别切开，切口下缘到膀胱腹膜反折水平。阔韧带切口要离开宫壁，以避免伤及沿宫侧壁上行的子宫动脉及静脉上行支。

（3）没有剖宫产史的患者，腹膜反折处解剖没有改变，直接将腹膜剪开并将膀胱推下即可。膀胱与宫颈之间的间隙非常清楚，易于推下。使用穹窿杯将整个穹窿撑起，使推下膀胱非常容易。一般来说，宫颈两侧不必推得太开，以免引起出血。如果有剖宫产手术史，往往在膀胱腹膜反折处形成瘢痕，分离时就要注意勿损伤膀胱。

（4）子宫血管的处理是全子宫切除的难点。如果子宫血管处理不妥当，引起出血，则影响手术甚至导致并发症的发生，在分离输尿管时已将子宫血管解剖清楚，一般来说，对于合并子宫内膜异位症的患者，子宫动脉最好从接近髂内动脉处切断，这样便于分离解剖输尿管。

（5）由于子宫骶韧带及主韧带可能存在子宫内膜异位症病灶，因此不能够紧贴子宫颈切断韧带，这样会遗留子宫内膜异位症病灶。骶韧带多因子宫内膜异位症病灶存在而形成瘢痕挛缩，质地硬，易于辨认，可沿病灶边缘切断，切除位于子宫骶骨韧带及主韧带上的病灶。术时可通过组织的质地和性状判断病灶边界，彻底切除病灶，不必过多切除正常组织，以避免损伤支配膀胱和直肠的神经。

（6）阴道壁切断：阴道穹窿有病灶需一并切除，阴道壁切断可用剪刀、单极电凝或超声刀进行，使用穹窿杯有利于将宫颈与阴道相连处显示。

（7）手术结束时要检查肠管表面有无病灶及肠管损伤，必要时经直肠注入气体以排除直肠穿孔。如怀疑输尿管有损伤，可经膀胱镜在输尿管内放置双 J 管，预防输尿管瘘的发生。

第二节　深部浸润型子宫内膜异位病灶切除术

一、概述

子宫内膜异位症是生育年龄妇女的多发病、常见病，发病率呈明显上升趋势，可达10%~15%。子宫内膜异位症所引起的痛经、下腹痛和性交痛等，严重地影响妇女的健康和生活质量，也是不育症的主要病因之一。子宫内膜异位症的发病机制不清楚，病变广泛，形态多样，且有浸润和复发等恶性生物学行为，成为难治之症。

深部浸润子宫内膜异位症(deep-infiltrating endometriosis，DIE)指浸润深度5mm以上的子宫内膜异位症，常常累及重要脏器如肠道、输尿管及膀胱等。DIE与疼痛症状密切相关，影响患者的生存质量，手术切除病灶是首选的治疗方式，但由于DIE常伴有盆腔粘连和重要脏器受累，安全有效的病灶切除难度较大。

1.DIE病灶分布及临床表现　大部分DIE病灶位于后盆腔，表现为子宫骶韧带变粗、缩短和结节，子宫直肠窝变浅或者消失，直肠窝深部或者阴道直肠隔结节。侵犯阴道穹窿者可触及阴道穹窿的触痛结节，侵犯结肠和直肠者，可伴有受侵肠道壁僵硬结节。宫骶韧带病灶可向两侧盆壁侵犯，形成质地坚硬的增生纤维组织瘢痕，使得盆腔侧腹膜挛缩，牵拉输尿管使之偏离正常解剖位置，贴近骶韧带走行，即“中线移位”；有时侧盆壁的粘连严重，输尿管受牵拉紧贴输卵管和卵巢下方，即“外周移位”。输尿管周围纤维粘连环的压迫或者DIE输尿管壁的直接受侵犯，可以造成输尿管受压，输尿管肾盂积水扩张，严重时造成肾功能的丧失。根据病灶的分布、涉及的手术操作类型及手术的操作难易程度。大体可以将其分成两大类：①单纯DIE：只侵犯宫骶韧带或者子宫直肠窝，没有阴道壁或者肠道侵犯；②阴道直肠隔DIE：有阴道壁或者肠壁侵犯的DIE。阴道直肠隔DIE又可以进一步分成：阴道穹窿DIE，肠道DIE及阴道穹窿和肠道均受累的复合型。如果侵犯输尿管造成输尿管梗阻积水，则为输尿管子宫内膜异位症。

DIE典型的临床症状如痛经、性交痛、排便痛和慢性盆腔痛，结合妇科检查发现阴道后穹窿或者子宫后方触痛结节，可以做出初步诊断。特别是侵及阴道穹窿的DIE，仔细的查体可以发现穹窿部位的病灶，典型者呈紫蓝色。对查体提示直肠受累的DIE，经直肠超声波检查或者磁共振(MRI)可进一步检查侵犯的范围和肠壁受累的程度。如果有明显的肠壁受累，应该进一步行肠镜检查，并行活检以排除肠道本身的病变特别是恶性肿瘤。如果查体发现盆腔两侧明显增厚及结节，应用超声波检查双侧输尿管是否存在梗阻，如果发现输尿管或者肾脏积水扩张，应进一步行静脉肾盂造影或者泌尿系CT及MRI成像检查，以进一步明确梗阻的部位。如果积水严重，还需要评估肾功能情况，如行肾血流图检查了解双侧肾功能情况。

腹腔镜检查是诊断盆腔子宫内膜异位症的金标准，但位于腹膜下或者腹膜外的病灶，腹腔镜的诊断有一定的限制，尤其是判断病变的深部和范围时。术中腹腔镜下的器械触诊联合阴道检查和直肠检查，可以帮助明确病变的侵犯范围，同时可以判断手术切除的彻底性。

2.治疗策略　对疼痛症状明显，合并卵巢子宫内膜异位症或者合并不孕的DIE患者，应行手术治疗。对年轻需要保留生育功能的妇女，可以选择保守性的病灶切除术，保留子宫和双侧附件。对年龄大，无生育要求，或者病情重特别是复发的患者，可以采取子宫切除或子宫双附件切除,同时切除阴道或者肠道病灶。对需要保留生育功能的患者,目前多主张腹腔镜下切除 DIE 病灶。完全切除病灶可有效改善疼痛症状和减少复发,但能否安全有效切净病灶主要取决于病灶侵犯的程度、采取的治疗方法及手术者的经验。对没有侵犯肠道的 DIE,有经验的妇科医师就可以完全切净病灶。如果有明显的肠道侵犯涉及肠道的手术应请普通外科医师一同上台完成手术,是否切除肠管存在争议,但对有明显肠道狭窄或者明显便血的患者,可考虑行受累肠段切除加肠吻合术。

二、手术指征

手术指征:①疼痛症状明显;②合并卵巢囊肿;③合并不孕的 DIE 患者,首选手术治疗。对无痛或疼痛症状不明显的单纯的 DIE,可以采取期待或者药物治疗,定期复查。

对年轻需要保留生育功能的妇女,可以选择病灶切除术,保留子宫和双侧附件。

对年龄大,无生育要求,或者病情重特别是复发的患者,可以采取子宫双附件切除,同时切除阴道或者肠道病灶。

三、术前准备

1.术前仔细询问症状、仔细妇科查体。

2.术前评估有无输尿管、膀胱、肠壁的侵犯　阴道直肠隔子宫内膜异位症往往伴有不同程度的肠道受累,如果三合诊检查有明显结节,应进一步进行影像学检查如超声波、CT 和 MRI、直结肠镜检查,必要时只能结肠镜检查及活检以排除肠道肿瘤疾病。

对于膀胱可能受累的患者要进行泌尿系影像学检查及膀胱镜检查,以明确病灶的大小和位置。对输尿管可能受累的患者要进行泌尿系影像学检查和肾功能的检查,评估病变范围、受累程度。泌尿系超声是影像学诊断的首选工具,具有无创、可重复、价格便宜的特点,敏感度较高,还可根据积水出现部位和肾实质厚度,对泌尿系梗阻程度进行分度。静脉肾盂造影(IVP)、CT 或泌尿系 CT 重建(CTU)、磁共振(MRI)及泌尿系磁共振造影(MRU)等,可以提供更加清晰的影像学图像,使梗阻部位更加明确。血肌酐(Scr)、24 小时尿肌酐清除率(CCR)可以评估肾功能,特别是肾血流图可以分别评价两侧肾功能。

3.术前的多科协助　对于严重的肠道 DIE,术中肠道损伤风险高,可能行肠管切除的患者,术前外科会诊,评估手术利弊,共同协商,决定术式,术中协助;对于输尿管 DIE、膀胱 DIE,术前泌尿外科会诊,评估手术,术中协助。对于输尿管 DIE 或者输尿管术中有潜在损伤风险的患者,术前患侧或双侧输尿管置入 D-J 管。

4.术前肠道准备　对于后盆腔 DIE 术中可能损伤肠道或者进行肠道手术的患者,术前应进行严格的肠道准备。输尿管 DIE 或者输尿管术中损伤风险的患者,可于术前患侧或双侧输尿管置入 D-J 管。

5.术前与患者及家属充分的沟通,使其理解手术的利弊、风险、疗效及术后可能的辅助治疗,使患者积极配合,以期达到最佳疗效,避免医疗纠纷。

四、麻醉与体位

与腹腔镜全子宫切除相同。

五、手术步骤

腹腔镜下阴道直肠陷凹 DIE 的处理要点如下。

1.首先分离盆腔粘连,恢复其解剖结构。如果合并卵巢内膜异位囊肿,应剔除囊肿,以保证手术视野不被这些病变遮挡。

2.分离输尿管,并恢复其解剖结构。如果侧盆壁有粘连,输尿管走行不清,则在盆腔入口附近髂总动脉处辨认后,从正常的腹膜窗开始再向下分离输尿管直到和子宫动脉交叉处。

3.分离子宫直肠窝和直肠侧窝,将直肠推开。

4.输尿管及直肠结肠推开后,再切除宫骶韧带结节。

5.位于阴道直肠隔的子宫内膜异位症,可用锐性及钝性分离阴道直肠隔,为避免直肠损伤,可在阴道内放置纱布卷或术者用手指将后穹窿上顶,必要时直肠内放入探子或者卵圆钳将直肠向后推。如果阴道穹窿有病灶则从腹腔镜切入阴道,将病灶完全切除并缝合创口。直肠壁上的子宫内膜异位症病灶,如果病灶比较局限,可行削除术,病灶大引起严重的便血或肠梗阻则可进行肠段切除加吻合术。后者一般由外科医师协助完成。

六、术后处理

DIE 手术困难,手术并发症率高,故术后密切观察生命体征、体温和腹部体征非常重要。早期发现术后肠道并发症和泌尿系并发症,对及时处理及改善预后至关重要。

1.肠道 DIE 术后根据术中肠道的手术情况,随肠道功能的恢复逐步恢复饮食,警惕术后肠瘘、腹膜炎直至败血症、休克的可能。

2.后盆腔粘连重或者输尿管 DIE 患者,术后应警惕输尿管瘘的发生。

3.保留生育功能的 DIE 患者术后辅助 GnRH-a 等药物的治疗。

4.如无生育要求,术后应长期管理,包括用药物维持治疗。

5.有生育要求的患者,术后指导妊娠或积极助孕。

七、手术难点解析

1.粘连的分离　深部子宫内膜异位症,尤其合并卵巢内膜异位囊肿的患者,盆腔都会有明显的粘连,影响术中对深部内为异位症的估计和处理,同时增加手术的难度和并发症的机会。所以,DIE 手术时,分离粘连、恢复盆腔的解剖是手术的第一步,也是至关重要的操作。分离粘连的基本原则:①锐性分离为主,少用钝性的撕脱法,特别是分离和肠道的粘连,钝性撕脱可能造成肠壁的部分缺失,术后有肠瘘的风险;②冷刀分离为主,应用能量器械特别是单极电器械时,要注意重要脏器如肠道和输尿管等防护。由于子宫内膜异位症都合并新生血管的形成,分离粘连时,要注意止血。

2.输尿管走行的辨认和分离　由于后盆腔和侧盆壁的粘连,纤维组织的牵拉和挛缩,输尿管的解剖位置往往发生改变。输尿管可以由于宫骶韧带增粗缩短及结节牵拉输尿管,使输尿管紧贴宫骶韧带走行,即所谓的“中线移位”,也可以是由于卵巢内膜异位囊肿的牵拉和其下方腹膜组织的增厚和挛缩,造成输尿管靠近卵巢下方,即所谓的“外侧移位”。故在切除宫骶韧带和侧盆壁尤其是输尿管表面 DIE 病灶时,一定要看清输尿管的走行。往往需要从盆腔较高位置,正常腹膜部位开始解剖输尿管,沿输尿管走行分离之,一直分离到输尿管与子宫动脉交叉处,输尿管进入“隧道”为止。

3.子宫直肠窝的分离　DIE 经常合并子宫直肠窝的部分或者完全封闭,而很多 DIE 结节位于其下方,故子宫直肠窝的分离和解剖的恢复也是重要的手术步骤。由于此处常常涉及直肠的分离,因此分离粘连时要遵照上面所提到的“锐性、冷刀”与原则。为了增加手术的安全性,可以用纱布球或者手进阴道上顶穹窿,也可用直肠探子进入直肠将直肠下压,这样有利于暴露解剖面,找到正确分离界面,减少肠道损伤的风险。

4.DIE 病灶的辨认和切除　DIE 没有明确的界限,因此判断病灶的范围常常有困难。由于 DIE 组织病理学上主要是纤维组织及散在的腺体,因此切除的 DIE 病灶,其实就是增生的纤维结缔组织结节,判断病灶是否切净主要是根据是否完全切除了受累部位的纤维组织,切面的组织是否柔软来判断,有时术中需要进行阴道检查帮助判断手术的彻底性。

DIE 手术难度大,并发症发生率高。因此,手术范围的选择要全面考虑手术的效果和风险,以最终术后生活质量的改善为评价手术选择的标准。手术者必须十分熟悉盆腔解剖,需要同时进行泌尿系和肠道手术者,应和相应专科医师共同协作完成。手术的原则是在尽量避免损伤邻近脏器的前提下,尽可能切除可见的、可触及的子宫内膜异位病灶,以到达最大限度地缓解症状、恢复正常功能、促进生育的目的。

第三节　子宫腺肌病灶切除术

一、概述

子宫腺肌病指子宫内膜腺体和间质在子宫肌层弥漫性或局限性生长。主要表现为痛经、月经过多和不孕不育,严重影响妇女的身心健康。子宫内膜和内膜下肌层属于“古子宫”“古肌层”范畴,外肌层属于“新子宫”“新肌层”。比子宫内膜异位症更直观,子宫腺肌病的主要病生理就在“古肌层”,因此也是“古子宫”疾病。

子宫腺肌病诊断的金标准仍然是病理学诊断,但是需要手术切除病灶或穿刺活检病理证实。根据症状和体征可做出初步诊断,依靠辅助检查可进一步明确诊断。磁共振(MRI)是国内外公认诊断子宫腺肌病最可靠的非创伤性方法,近年来应用有所增多。阴道超声检查已经成为协助诊断子宫腺肌病最常用的方法,其准确性甚至可以和 MRI 媲美。超声诊断虽然简便,无创伤,但不能确诊。超声引导下穿刺活检诊断子宫腺肌病特异性高,但敏感性还有待于提高。血清 CA125 测定已经成为子宫腺肌病的非创伤性诊断方法之一,子宫增大明显者血清 CA125 升高也更明显。

二、手术指征

1.痛经,或合并月经过多,超声或其他影像学检查提示为局限,则子宫腺肌病或腺肌瘤,药物治疗无效希望保留子宫者。

2.局限型子宫腺肌病或腺肌瘤合并不孕,用 GnRH-a 治疗 3~6 个月后行 IVF 治疗两个周期,仍未成功妊娠者可考虑手术,之后辅助 GnRH-a 治疗后再行 IVF 助孕治疗。

三、术前准备

1.术前清洗腹壁皮肤,自剑突下至耻骨联合,两侧达腹壁侧缘,备皮。

2.肠道准备,灌肠。

3.术前晚 22 时后禁食。

4.术前晚给镇静药使患者安静入睡。

5.备导尿管,术前麻醉后插尿管。

四、麻醉与体位

气管插管或喉罩下全身麻醉。常规膀胱截石位，头低臀高位(Trendelenburg 位)。

五、手术步骤

切除病灶前在手术部位注射稀释的垂体后叶素盐水(6U 溶于 50mL 生理盐水中)可明显减少出血。使用单极电钩或超声刀在病灶突出处做横梭形切口，对有生育要求者，最好只是在切开浆膜及浅肌层时用单极电钩或超声刀，之后用钩剪将病灶大部分切除。伤口至少缝合两层或用产科缝合子宫用的大针单层缝合，将缝线拉紧后用弯钳贴近子宫夹住缝线，穿透宫腔时需要缝合内膜，单独缝合或和深肌层一起缝合。术毕子宫创面使用防粘连药物，后陷凹放置引流管引流。切除标本送病理检查。

六、术后处理

1.抗生素有举宫操作，或挖病灶穿透宫腔，或同时行亚甲蓝通液检查者按照规定应用抗生素。

2.留置导尿管术后保留 24 小时。

3.腹腔引流管保持通畅，引流液不多时可将引流管拔出 1~2cm 观察。引流液呈草黄色时拔除引流管。

4.伤口拆线腹腔镜手术切口术后 3~4 天拆线；皮内缝合或康派特直接黏合伤口者无须拆线。

七、难点解析

1.术前使用 GnRH-a 预处理　局限型子宫腺肌病或腺肌瘤，术中常见界限不清，或明显较大，不易切除干净。挖出病灶后周围肌肉仍较硬，缝合困难。因此，尽可能多切除较硬的腺肌病病灶有利于做良好的缝合。编者的体会，直径 7cm 以上的病灶腹腔镜挖除后不易做到良好的缝合，建议选择开腹手术。如果患者要求做腹腔镜手术，建议术前使用 GnRH-a 治疗 3 个月，以缩小病灶利于手术。

2.注意缝合方法和技术　近年来，时有腹腔镜下子宫腺肌病病灶挖除术后妊娠子宫破裂的病例发生，甚至导致产妇死亡。因此，对年轻有生育要求者，应该特别注重少使用电凝剥离或止血，提高子宫缝合技术，保证创面良好愈合。有学者建议挖除病灶后可将包绕病灶的肌层折叠缝合，可增加子宫切口处的肌层厚度，似乎有利于预防孕期瘢痕子宫破裂。

国内一些医院开展了所谓“U 形子宫切除成形术”(也称子宫体马蹄形切除术)治疗子宫腺肌病，从宫底正中纵向剖开子宫至宫颈上方，切除肌肉病变组织，再行子宫成型。此术式且可明显缓解患者的疼痛及月经过多症状，而且不影响卵巢血供和功能。不过，成型后的子宫肌层薄弱，宫腔狭小变形，输卵管也许多数不通，很难再怀孕或不能承受正常妊娠，对生育的影响几乎等于子宫切除术，而且，手术复杂程度远高于子宫次全切除术，手术并发症也远高于后者。因此，该手术的优点主要是迎合了患者在心理层面“保留子宫”的愿望。

3.合并子宫内膜异位症的处理　子宫腺肌病病灶多位于后壁，合并有巧克力囊肿或后陷凹封闭时，需要先分离粘连，剥除巧克力囊肿，开放后陷凹才能安全地做病灶挖除术，这种情况下缝合难度会有所增加。术前使用 GnRH-a 治疗 3 个月，减轻盆腔充血，缩小病灶可能利于手术。

4.局限型子宫腺肌病或腺肌瘤需要与恶性肿瘤鉴别　一些子宫恶性肿瘤比如低度恶性子宫内膜间质肉瘤有类似子宫腺肌病的临床特征,可能误诊为腺肌病行病灶挖除术,要注意鉴别,使用粉碎器取出切除的组织时注意取净碎块,之后彻底冲洗盆腔。

第四节　骶前神经切断术

一、概述

1899 年,Jabouiay 和 Ruggi 首次报道了使用骶前神经切断术治疗痛经。该手术是通过阻断盆腔神经中的骶前神经束,达到缓解盆腔正中疼痛的保守性手术方式。1964 年,Black 曾回顾性研究了近万例经骶前神经切断术治疗的痛经患者,其原发痛经患者中疼痛减轻者占 72%,继发痛经患者中症状减轻者占 83%。但这种术式当时只能开腹进行,从 1960 年初起,随着治疗痛经的药物方面的进展,如非甾体抗炎药、口服避孕药、孕激素的周期疗法、假孕疗法、达那唑或促性腺激素释放素激动剂(GnRH-a)的假绝经疗法等,开腹进行骶前神经切断术治疗痛经渐渐开始被放弃。但上述药物治疗虽有一定效果,可停药后易于复发,随着腹腔镜技术的日益成熟及患者对生活质量要求的不断提高,使得腹腔镜下骶前神经切断术成为近年来逐渐应用于子宫内膜异位症疼痛治疗及原发性痛经的微创手段之一。其应用范围也进一步加大,有学者已将其拓展应用于慢性盆腔痛的患者。虽然目前还存在一些争议,多数报道认为该术式可有效缓解疼痛,也有研究表明,对于原发性痛经患者,腹腔镜骶前神经切除术和子宫神经切除术的近期效果无明显差异,但远期效果腹腔镜下骶前神经切断术优于子宫神经切除术。故对药物治疗失败且希望保留生育能力的患者,骶前神经阻断是一个可以选择的方法。

腹腔镜下骶前神经切断术既有损伤小、恢复快的优点,又能做到安全、有效。当然由于骶前神经切断术的手术部位接近重要的血管及肠管、输尿管,所以手术难度较大,进行此项手术的医师必须经过系统且正规的腹腔镜训练且对盆腔解剖结构熟悉。

骶前神经为上腹下神经丛,是内脏刺激的传出纤维,它不是单一的神经而是神经束,这些神经分布于髂内三角下方的疏松组织中,没有固定形状,可以是分散的或是单根神经,个体差异较大,主要有平行线型、单支型、丛状型。手术是否完全切除骶前神经的分支对治疗效果起决定性作用。另外切断骶前神经可阻断子宫的痛觉传入中枢神经系统,还有可能会改变乙状结肠的功能。手术中应注意椎骨和骶前神经之间有骶中动脉走行,这条动脉在手术中可能受到损伤;而在骶前神经的右侧有右输尿管、右髂总血管,在其左侧有乙状结肠及左输尿管,术中操作不慎可导致出血及输尿管损伤。

二、手术指征

由于骶前神经切断对盆腔以外原因引起的疼痛无效,因此严格选择患者是此手术成功的前提,术前需尽可能排除是否有盆腔以外的疾病存在。推荐其手术指征如下。

1.术前临床诊断为子宫内膜异位症患者,且术中腹腔镜诊断或术后病理支持确诊为子宫内膜异位症。

2.位于下腹正中的慢性盆腔疼痛或痛经,经规范非手术治疗无效,症状持续加重且病程超过 6 个月。

3.患者无切除子宫的指征。

4.患者希望保留生育功能。

三、术前准备

患者术前均预防性应用抗生素，术前常规阴道清洗，放置尿管、清洁灌肠，以防术中膀胱或肠道损伤。

四、麻醉与体位

采用气管插管全身麻醉，使患者肌肉松弛较满意。采用截石位及头低臀高位，右侧身体抬高15°，大腿外展60°。脐孔处用10mm Trocar穿刺置入腹腔镜，于左、右侧下腹部各置入第二、第三个Trocar，均为5mm。必要时于下腹部增加一个穿刺点。

五、手术步骤

1.拨开肠管辨认骶骨岬(可利用冲洗吸引管轻轻触摸或叩击以证实)、输尿管及髂总动脉。必要时利用阴道内所置子宫操纵杆使子宫上举前倾暴露骶骨岬。若为严重盆腔子宫内膜异位症致盆腔粘连则行粘连分离。

2.在右侧输尿管与髂总动脉交叉的平面，或者在腹主动脉分叉下2cm处，于骶骨前横行切开后腹膜，长度约2cm，再沿矢状线向上下切开后腹膜，上达腹主动脉分叉平面以上1cm，下至骶骨岬下1cm。神经节的辨认是手术成功的关键，可从腹主动脉分叉处找骶前神经主干，在此平面分支不多。

3.暴露腹膜下的含有神经纤维的脂肪组织，在腹膜与脂肪组织间分离，右侧达右输尿管处，左侧到乙状结肠系膜根部的直肠上动脉或痔动脉，于腹主动脉分叉处血管鞘的表面找到骶前神经丛，提起神经丛，并切除其间含有神经丛的脂肪组织，长1~2cm。

4.切除的神经组织送病理检查，冲洗创面后止血，后腹膜不必关闭。

六、术后处理

骶前神经切除术的常见不良反应有阴道干涩、便秘或乳糜样腹泻、排尿困难等肠道及膀胱功能异常，通常术后3~4个月自行缓解。术后随访至少6个月。

七、难点解析

1.腹腔镜下骶前神经切断术是有效的手术，与其他手术一样，不但存在手术和麻醉等方面的风险，而且存在特有的潜在风险。其需要较娴熟的手术技巧，手术中需要出色的、细致的分离，只有对腹膜后解剖相当熟悉才能做这种手术。

2.由于骶前神经的解剖位置，术中特别应注意腹主动脉分叉处及髂总静脉、骶骨前方的骶前静脉丛。若术中出现血管损伤、出血量大、止血困难，应立即开腹止血，不可延误。

3.因其手术部位非常接近输尿管和肠管，这些在手术中容易受到损伤。术中应明辨输尿管走行，防止损伤。如输尿管损伤，可在腹腔镜下行输尿管吻合术，同时放置输尿管支架术后1~3个月拔除。肠道损伤者根据损伤原因不同，予以处理。

4.少数患者术后仍有疼痛，手术失败的原因，主要在于患者选择不当或者神经丛切除不全，而神经丛切除不全主要由于解剖变异或者缺乏神经切除经验。

第十五章　腹腔镜妇科恶性肿瘤手术

第一节　广泛子宫颈切除术

一、概述

近年来，由于观念的改变及性相关传播疾病的增加，子宫颈癌的发病有年轻化的趋势，丧失生育能力会给年轻未育妇女带来沉重打击。由于年轻早期子宫颈癌患者要求保留生育功能的越来越多，为其实施保留生育功能的手术，体现个性化、人性化的治疗原则已成为当前研究的热点。因此，如何既延长患者生存期，又能提高患者术后的生活质量、保留女性生理功能越来越为临床关注。因此，近年来有人主张对早期子宫颈癌患者采用保守的方法治疗，以保留其生殖功能。

由于子宫颈癌的临床病理学研究及自然生物学特性，其具有几个重要特点：①在生长转移方式中，肿瘤首先侵犯周围组织，累及宫体者少见；②向输卵管、卵巢转移极少，不超过2%；③播散可以是连续的也可以是跳跃的；④直接浸润主要为宫旁浸润，远处转移主要为淋巴转移，血行转移较少见；⑤在淋巴转移中基本是沿淋巴管循序向上转移，少有逾越式转移。子宫颈癌的这些生长转移，为早期子宫颈癌患者实施保留生育功能的手术提供了充分的理论依据。

广泛子宫颈切除术是由Schauta-Stoeckel阴道式根治性子宫切除术改良而来，Dargent于1994年首次描述了手术的基本操作，并用于治疗1例早期浸润性子宫颈癌患者，该患者的病灶侵犯子宫颈侧壁但直径小于2cm，同时腹腔镜淋巴结活检无转移。到目前为止，全球有1500余例早期子宫颈癌患者接受了此手术治疗，其治愈率与标准手术相当。该术式的特点是保留子宫动脉的上行支，因此子宫体的血供不受影响。并在子宫峡部以下切除子宫颈，再行子宫颈环扎和子宫颈阴道吻合术。这样保留了子宫体，使患者具有生育能力。

1.关于妊娠及流产有关问题　据报道术后总体妊娠率为40%。由于宫颈功能不全而致早期流产、晚期流产、胎膜早破、早产、绒毛膜炎等均有报道。国外报道95例LRVT中42例计划妊娠，33例成功怀孕56次，晚期流产率19%，34例活产新生儿。还有学者综述了906例保留生育能力的广泛宫颈切除术，其中790例阴式手术，116经腹手术，共有300例妊娠并得到195次活产；早产率为10%。在中国内地，率先报道12例腹腔镜辅助阴式广泛宫颈切除术后的有3例成功妊娠。

由于有的患者在手术后主动要求采取避孕措施，真正的术后受孕率较难评估。广泛子宫颈切除术后患者所面临的实际问题是受孕后自然流产率和早产率较高。正常子宫有长3~4cm的颈管组织，且宫颈管内黏液栓形成，使宫腔与外周环境隔绝，防止细菌进入。广泛性宫颈切除术后，子宫失去保护机制，妊娠时胎膜早破和宫内感染概率增加，因此，流产率和早产率升高。所以在行广泛性宫颈切除术时，不要刻意地追求切净颈管组织，而应在子宫峡部下方留下5~10mm的颈管组织，并用不可吸收线做永久性宫颈环扎。患者在准备妊娠前可行超声或磁共振检查,以评估宫颈管和环扎线状况是否适合妊娠。妊娠期要在有经验的产科医师处随访,并且增加随访次数:18~28 周每 2 周 1 次,28 周以后每周 1 次。已行永久性宫颈环扎术的患者,分娩时须行剖宫产手术。

2.关于复发率问题　除了妊娠方面的相关问题外,有关早期子宫颈癌行广泛子宫颈切除术后复发率问题也是临床关注的焦点,目前的文献报道手术后复发率为 4.2%~5.3%,而病死率在 2.5%~3.2%。与早期子宫颈癌行改良的广泛子宫切除术后的情况相当。说明了其具有满意的肿瘤安全性。

在所有的相关因素分析中,其复发与病死率与肿瘤的大小及其是否有子宫颈周围脉管侵犯相关,但也有少部分患者与上述因素无关,可能是由其自身的生物学行为决定。

3.现存的争议问题

(1)对存在淋巴血管间隙浸润的患者而言,存在较高的复发风险,但淋巴血管间隙浸润本身不是手术禁忌。有人建议常规进行宫颈锥切术,以检查肿瘤体积的大小和是否有淋巴血管间隙浸润存在。

(2)距肿瘤病灶之外的安全切缘距离具体是多少,目前仍没有达成共识。至少 5mm 似乎是一个现实的安全线。

(3)术中进行宫颈环扎重建子宫颈内口能有效地防止早期流产,但存在明显的负面影响。有些学者不建议将其作为常规的做法。

(4)对于较大的肿瘤,一些专家提倡进行新辅助化疗以减少肿瘤的大小,以便于进行手术,甚至进行非广泛的宫颈手术如宫颈切除术。但需要进行进一步的前瞻性研究。

4.手术路径介绍　根治性宫颈切除术的类型根据子宫颈癌的临床及生物学特点,1987 年 Dargent 首先设计并实施了腹腔镜阴式根治性宫颈切除术,1994 年报道后被全球学者接受并进行改进,按照手术入路的不同形成了目前的 4 种术式。

(1)腹腔镜辅助阴式根治性宫颈切除术:包括腹腔镜下淋巴结切除术和阴式根治性宫颈切除术。主要特点:腹腔镜下切除盆腔淋巴结,经阴道切除 80%宫颈和上 1/3 阴道,腹壁创伤小,但比开腹手术术中损伤和出血发生率更高,因不打开输尿管隧道而致宫旁组织切除不足。

(2)改良腹腔镜辅助下经阴道根治性宫颈切除术:用腹腔镜完成 Dargent 术式中阴式根治性宫颈切除术操作的 80%,包括腹腔镜下盆腔淋巴结切除术,腹腔镜下游离输尿管和子宫动脉,切除主韧带和宫骶韧带,下推膀胱后打开阴道前壁和后壁,其余操作经阴道完成。通过腹腔镜辅助,可以更清楚地辨别子宫动脉上行支及输尿管,以免损伤。还可以较容易地切除部分宫颈旁组织,有利于完成经阴道手术部分。主要特点:盆腔淋巴结切除术 100%和根治性宫颈切除术的 80%在腹腔镜下完成,创作更小,更符合微创的原则,但手术难度大,切除范围较广,术后并发症与广泛子宫切除术相当。

(3)完全腹腔镜下根治性宫颈切除术:由 Cibula 等于 2005 年首次报道,包括腹腔镜下根治性宫颈切除和盆腔淋巴结切除术,以及子宫颈功能重建和子宫颈及阴道吻合术,所有操作均在腹腔镜下完全。技术要求高,手术难度更大,切除范围足够,手术并发症较多,但腹壁切口及创伤小。近年来有学者还利用机器人系统完成了该类手术,并取得了满意的临床结果。

(4)保留自主神经的腹腔镜根治性子宫颈切除术:由于腹腔镜下行根治性子宫颈切除术,切除子宫颈周围组织的范围宽,因此术后患者出现排尿功能障碍的比例与广泛子宫切除术后的比例相当。因此,有学者提出了保留神经的广泛子宫颈切除术,首先由韩国学者 Park 等描述,其主要步骤是在切断膀胱子宫颈韧带时,辨认神经并给予保留,而子宫主骶韧带的切除范围适当缩短。但该术式的操作难度大,一般妇科肿瘤医师不易掌握。

以上四种术式各有其优点和缺点,可根据实施手术医院的技术条件和患者的个体情况进行选择。

二、手术指征

传统意义上的浸润性子宫颈癌应行广泛性全子宫切除术或放射治疗,这两种方法均可导致患者丧失生育能力。为保留生育能力,Dargent 等率先进行广泛性宫颈切除术及腹腔镜盆腔淋巴结切除术来治疗Ⅰb1 期(<2cm)子宫颈癌。由于可以保留子宫体,进而可以保留生育功能,这一技术可以被看作治疗年轻的早期子宫颈癌患者的真正意义上的突破。

根据 Dargent 等提出的标准,采用广泛性宫颈切除术来保留子宫颈癌患者生育功能的条件如下:①渴望生育的年轻患者;②患者不存在不育的因素;③病灶≤2cm;④FIGO 分期为Ⅰa2~Ⅰb1 期;⑤组织学类型为鳞癌或腺癌;⑥阴道镜检查未发现宫颈内口上方有肿瘤浸润;⑦未发现区域淋巴结有转移。随着新辅助化疗的开展,有学者提出,对于大于 2cm 的Ⅰb1 期或Ⅰb2 期,甚至Ⅱa 期的患者,经术前化疗后也能行广泛子宫颈切除术,也能获得良好的临床效果。

三、术前准备

1.对患者全身情况的评估　应根据患者的肿瘤类型、临床分期、病理分级、全身情况而决定手术。

(1)病史:患者初入院后,除询问有关肿瘤病史外,也须了解有否盆腔炎病史及炎症程度、月经史、婚育史等,还应重视有否出血倾向史等。

(2)病理诊断核实病理结果:若是外院病理切片,必须经本院病理科会诊核实。

(3)体检与实验室检查综合病史、症状、体征、病理及辅助检查结果,做出较准确的临床分期。全身健康状况体检:包括血常规、尿常规检查。血红蛋白<90g/L(10g/dL)者,术前应予纠正。心、肺、肝、肾功能检查。一般除血浆总蛋白测定外,须重视白/球蛋白比值。肝病可疑或有出血倾向者,应检查出血、凝血时间,血小板计数,凝血酶原时间测定等。必要时应行肾盂造影或膀胱镜检查,以了解肾脏功能和输尿管及膀胱情况。

(4)术前新辅助化疗:目前有两种途径即全身静脉和动脉插管化疗,一般 2 个疗程,可以达到缩小瘤体及减期的目的,以增加手术的安全性和降低手术的难度。

(5)局部准备

1)阴道准备:为防止阴道残端感染的重要措施之一。除上述术前放疗外,术前 2 天开始用聚维酮碘溶液擦洗阴道,每天 2 次。冲洗时要求切勿损伤肿瘤,以免引起出血,冲洗时要充分暴露宫颈穹窿才能达到冲洗目的。术前阴道涂抹甲紫液。

2)肠道准备:避免术时肠胀气影响术野暴露,故术前 3 天少吃多渣食物,同时口服抗生素 3 天;术前 2 天宜半流质饮食;术前 1 天全流质饮食。术前晚和术晨灌肠各 1 次。

3)肚脐准备:手术前 1 天嘱患者沐浴、洗发,然后行术前肚脐清洗准备。

2.术前谈话与患者及家属交代病情和手术方式　需要指明可能存在的手术风险,如输尿管、直肠、膀胱、血管等损伤。需要讨论保留子宫体后可能存在复发问题及盆腔神经是否保留的问题。获得知情同意,签字为证。

四、麻醉与体位

采用气管插管静脉复合麻醉。麻醉后取膀胱截石头低臀高位。结合文献和编者的经验,采用 4 穿刺孔的方法,在脐孔部穿刺气腹针注入 CO_2 气体建立气腹至腹内压达 12mmHg,用 10mm 套管针穿刺置入腹腔镜,于左侧下腹部各置入第 2 个、第 3 个套管针,分别为 5mm 及 10mm,第 3 个套管的入路较脐水平线高约 2cm 便于切除腹主动脉周围淋巴结,于右侧下腹部麦氏点置入第 4 个 5mm 套管针。

五、手术步骤

1.腹腔镜盆腔淋巴结切除术和经阴道子宫颈广泛切除术

(1)用举宫器操纵子宫,使其偏向左侧,先用抓钳提起于右侧卵巢悬韧带,用超声刀沿髂外动脉走向方向切开右侧腹壁腹膜,暴露右侧髂血管及闭孔区域。

(2)用抓钳提起髂外动脉表面的筋膜(血管鞘),用超声刀沿髂外动脉表面切开血管鞘,由内侧直到腹股沟区域,从腹股沟韧带后方,切除该区域淋巴结,注意遇到旋髂深静脉时有效止血。

(3)再从腹股沟韧带后方开始,沿腰大肌上沿分离、切除淋巴结,直到右侧髂总血管分叉部位,然后辨认清楚输尿管走行,提起右侧髂血管,从血管后方,完整切除右侧髂血管后方及腰大肌区域的淋巴结。

(4)提起右侧侧脐韧带,向左侧牵拉,充分暴露右侧闭孔区域,再钝性分离和推开侧脐韧带;左手用抓钳提起髂外血管筋膜,助手用吸引器向后方推压髂血管,用超声刀分离血管鞘,由髂总动脉分叉,一直分离直到腹股沟韧带后方。

(5)用抓钳提起分离开髂血管的筋膜及淋巴组织,用超声刀分离、切断腹股沟韧带后方的淋巴组织,沿耻骨梳韧带方向分离切断淋巴组织,直到右侧坐骨小孔上沿。

(6)辨认清楚闭孔神经的走向,从近端开始逐一切除闭孔神经表面及后方的淋巴结,直到看清楚闭孔内肌,如遇闭孔血管有损伤,则用双极电凝凝固、再切断。这样完整切除闭孔区域淋巴结;再沿着髂内动脉和膀胱上动脉的走行,分离切除髂内淋巴结。

(7)同法处理左侧淋巴结,在两侧盆腔淋巴结切除术完成后,将可疑淋巴结送快速冰冻切片。

(8)沿髂内动脉的走行方向打开侧腹膜,辨认输尿管,直至其穿入子宫动脉的后方,再用分离钳分离子宫动脉与输尿管之间的间隙,直到输尿管与子宫动脉完全分离。

(9)转移手术操作于阴道,用组织钳钳夹子宫颈,并向外牵拉,于距离子宫颈外口 2~3cm 处环形切开阴道穹窿部,分离阴道壁和子宫颈之间的结缔组织间隙,推开阴道穹窿部,将子宫颈充分游离,直达子宫颈内口水平。

(10)辨认子宫颈周围的子宫动脉及其分支,用手触摸并辨认输尿管的走向,将其与子宫动脉及主韧带分离,再分离主韧带周围组织,将膀胱和输尿管推离主韧带,于距离子宫颈约 2cm 处用弯钳钳夹主韧带,并切断,注意不要损伤子宫动脉。断端用 4 号丝线或 0 号爱惜康缝扎。

(11)再继续分离子宫颈侧方和阴道直肠间隙,直到骶韧带完全游离,于距离子宫颈约 3cm 处钳夹骶韧带并切断,断端缝扎止血。至此子宫颈周围韧带被完全离断。

(12)在子宫峡部以下完整切除子宫颈阴道部。用7号子宫颈扩张器扩张子宫颈管,于黏膜下子宫颈内口水平用1号尼龙线环行缝扎子宫颈阴道上部,重建子宫颈内口。再行阴道子宫颈黏膜缝合术,以重建子宫颈外口。其间对子宫动脉无须切断或结扎,该术式保留子宫动脉可以保持妊娠时正常的血供。

(13)取下宫颈标本送检,确定宫颈和阴道切缘距肿瘤边缘的距离。

2.改良腹腔镜宫颈广泛切除术和盆腔淋巴结切除术

(1)腹腔镜下淋巴结的切除同上(1)~(8)。

(2)在完成盆腔淋巴结切除和活检后行改良腹腔镜下广泛子宫颈切除术,完成输尿管的分离和辨认后,打开膀胱腹膜反折,分离膀胱阴道间隙,并将间隙的分离向侧方扩展,分离和建立阴道旁间隙。

(3)再向侧方切开阔韧带,此时可见子宫动脉及其后方穿越的输尿管,于子宫动脉主干的下方提起膀胱子宫颈韧带的前叶,于距离子宫颈旁开约2cm处切断膀胱子宫颈韧带前叶,再继续分离和扩展阴道旁间隙,此时于子宫动脉主干下方见输尿管进入膀胱。

(4)用分离钳轻轻提起输尿管,并向侧方牵拉,使其远离子宫颈,继续分离切断膀胱子宫颈韧带后叶组织,此时输尿管被彻底游离。此步骤要防止子宫动脉主干的损伤。

(5)再打开直肠阴道腹膜,并钝性分离直肠阴道间隙,并于骶韧带侧方分离、建立直肠旁间隙。此时子宫颈周围的主韧带和骶韧带被完全分离和辨认。

(6)用超声刀于距离子宫颈旁开约3cm处,分别切断子宫骶骨韧带和主韧带。至此,子宫颈周围的韧带被切断。

(7)同样,将操作步骤移至阴道,用组织钳钳夹子宫颈,并向外牵拉,于距离子宫颈外口2~3cm处环形切开阴道穹窿部,分离阴道壁和子宫颈之间的结缔组织间隙,推开阴道穹窿部,将子宫颈充分游离,直达子宫颈内口水平。

(8)余下步骤经阴道完成。

(9)再转入腹腔镜路径,用不可吸收的编织线将双侧骶韧带断端与子宫颈上段缝合,重建盆底功能。

(10)用可吸收线关闭膀胱腹膜反折和双侧的阔韧带腹膜。完成手术操作。

3.完全腹腔镜子宫颈广泛切除术和盆腔淋巴结切除术　腹腔镜下盆腔淋巴结切除和广泛性子宫颈切除同“改良腹腔镜子宫颈广泛切除术和盆腔淋巴结切除术”,只是经阴道切除子宫颈和重建子宫颈内、外口完全在腹腔镜下完成,具体步骤如下。

(1)充分分离膀胱阴道间隙,在腹腔镜下于距离子宫颈约3cm处,用电钩环形切断阴道,将断端提起向腹腔内翻,再用电钩于距离子宫颈内口约1cm处切断子宫颈。

(2)将子宫颈断端全层与阴道断端行端端间断缝合,间距约1cm。

(3)同样在腹腔镜下将子宫颈后壁分别与双侧骶骨韧带的断端缝合,重建盆腔。至此,完成手术操作。

4.腹腔镜下保留神经的子宫颈广泛切除术和盆腔淋巴结切除术　绝大多数操作步骤同“改良腹腔镜子宫颈广泛切除术和盆腔淋巴结切除术”,只是在切断主韧带之前先辨认三支自主神经的走向。

(1)打开侧腹膜,分离直肠旁间隙,并辨认腹下神经主干,直至其走向下方在子宫颈周围与盆腔内脏神经丛融合,分出下腹下神经子宫颈支和膀胱支。

(2)在切断膀胱子宫颈韧带时,先辨认子宫深静脉,并将其回流膀胱的静脉分子切断,向外侧方向牵拉子宫主韧带的神经核结缔组织部分,在充分分离和构建直肠旁间隙和阴道旁间隙的基础上,沿直肠旁间隙与阴道旁间隙的连线切断主韧带,将直肠旁间隙与阴道旁间隙融合,以保留膀胱子宫颈韧带后叶的神经结缔组织,从而达到保留神经的目的和效果。

其余操作同上述其他手术方式。

六、术后处理

手术后子宫颈残端放置碘仿纱布填塞创面,兼具止血和防子宫颈粘连作用,一般于手术后72小时内拔除。1周后开始行全身静脉化疗,一般5个疗程,具体的化疗方案,根据肿瘤的病理组织类型和分化程度而定,3个月或6个月后复查阴道镜,严密监测子宫颈残端创面情况。

七、难点解析

1.与广泛性子宫切除术一样,行根治性宫颈切除术时也要充分切除主韧带,骶韧带及阴道组织。

2.双侧子宫动脉一般只需结扎下行支,保留子宫动脉输尿管营养支及其上行支。

3.宫颈不应切除过多,以防止术后患者由于宫颈过短而造成反复流产。一般在子宫峡部下方5~10mm处离断。

4.为减少术后复发应留有5~8mm的安全切缘。

5.无论是经阴道还是经腹腔镜下行广泛子宫颈切除术,最大的难点是预防输尿管的损伤,因此,编者认为,手术中辨认和游离输尿管尤其重要,尽量做到直视下切断膀胱子宫颈韧带是预防的关键,靠触摸来辨认输尿管有很大的不确定性。

6.另一个难点是子宫颈周围血管损伤导致的出血,由于出血往往导致手术视野不清,除了血红蛋白丢失导致全身创伤外,还可能因为止血而致输尿管或膀胱的损伤。同时在行盆腔淋巴结切除术时如果出现较大血管的损伤,往往导致不可控制的局面,因此在切除盆腔淋巴结时,应特别小心髂外血管的损伤。

7.病灶切除不彻底是另一种失误,要求切下的组织送冰冻切片,了解残端切缘有否癌细胞,才能确定彻底切除了病变,达到根治目的。因此,在为早期子宫颈癌患者选择保留生育功能的手术时,应权衡利弊,严格掌握手术指征,既要避免过度治疗,又要达到最佳的治疗效果。对于年轻早期子宫颈癌患者手术后生育能力的保存与生存率同样重要。

8.保留子宫颈癌患者的生育能力,其中盆腔淋巴结切除术在腹腔镜下完成,可以保证淋巴结切除的完整彻底性,对淋巴结转移的评估比较精确,如有淋巴结转移,则需行广泛子宫切除术。而子宫颈的切除则采用经阴道完成,可以显著降低对患者的创伤,有利于患者的恢复和减轻痛苦。采用子宫颈环扎术再造子宫颈内口或峡部,可以使子宫颈具有一定的抗张力作用。手术本身并不难,但在切除子宫颈时不能将病灶留下,一定要切除彻底,才能避免复发。

第二节　广泛子宫切除术

一、概述

腹腔镜广泛性子宫切除术是指在腹腔镜下实施的包含一定范围宫旁组织和阴道组织的手术方式，主要用于治疗子宫颈的原发或转移性恶性肿瘤的一种手术方式。该术式常常用于子宫颈癌和子宫内膜癌等子宫体恶性肿瘤患者的手术治疗。经腹部广泛性子宫切除已经有近百年历史，而腹腔镜下广泛性子宫切除术还不足 20 年。

按照 Piver 分类法，广泛性子宫切除术手术范围依据子宫旁组织切除的范围分为 Piver Ⅰ型、Piver Ⅱ型和 Piver Ⅲ型，手术切除子宫旁的范围也分别为 0.5～1.0cm、2.0～3.0cm、3.0～5.0cm不等，Piver Ⅳ型需要近盆壁切断子宫骶韧带和主韧带，而 Piver Ⅴ型则为盆腔脏器廓清术。随着腔镜手术设备和器械的更新，医师们的手术技能日渐成熟，腹腔镜广泛性子宫切除术开展的数量越来越多，手术范围也从早期的 Piver Ⅰ型和Ⅱ型扩展至 Piver Ⅲ型。

腹腔镜用于妇科恶性肿瘤的手术治疗一直以来是腹腔镜手术的技术难题，广泛性子宫切除手术的历史并不久远。1989 年 Dargent 和 Gershman 完成了腹腔镜下的盆腔淋巴结切除术，1990 年 Reich、Nezhat 和 Querleu 分别报道了他们开展腹腔镜子宫颈癌根治术的相关研究。从此揭开了腹腔镜用于妇科恶性肿瘤手术治疗的序幕。广泛性子宫切除术作为妇科肿瘤手术中的标志性手术技术受到妇科及妇科肿瘤医师的广泛关注，通过腹腔镜完成广泛性子宫切除术成为大家研究的热点。在研究初期，广泛性子宫切除是通过腹腔镜和经阴道手术结合来完成，称为腹腔镜辅助阴道广泛子宫切除术，有 Schauta-Stockel 和 Schauta-Amreich 两种术式。20 世纪 90 年代中期 Canis 和 Nezhat 发明了腹腔镜广泛性子宫切除术，完全通过腹腔镜完成广泛性子宫切除术，手术技术得以完善，20 世纪 90 年代末，我国妇科学家开展了将腹腔镜手术技术用于妇科恶性肿瘤手术治疗的尝试，相关研究报道逐渐见诸各专业杂志，目前已经在全国范围内推广应用。

二、手术指征

1.子宫颈癌 FIGO Ⅰa2～Ⅱa 期。

2.子宫内膜癌 FIGO Ⅱ期。

3.子宫肉瘤、滋养细胞肿瘤等子宫体恶性肿瘤。

三、术前准备

术前需要完成血常规+分类、血型、尿常规、血生化、肝肾功能和凝血功能检查，以及 ECG、胸部 X 线片、肠道准备，备血。手术前纠正贫血及电解质紊乱，明确患者是否有高血压、糖尿病等内科合并疾病并做相应治疗。

四、麻醉与体位

气管插管全身麻醉或连续硬膜外麻醉。患者采用改良膀胱截石位：头低臀高、小腿屈曲，置放肩托。

五、手术步骤

一般术者位患者左侧，一助位于右侧、二助举宫、三助扶镜。选择穿刺点(3～5 个)：脐部、耻骨联合上方、双侧腹部。先行气腹，气腹成功后，选择脐上缘 1~3cm 为穿刺点进行腹腔穿刺，10mm Trocar 穿刺成功后置镜，完成辅助 Trocar 穿刺。探查腹盆腔：除外损伤、明确横膈、肝脏等盆腹腔脏器有无病变，辨认输尿管位置，松解粘连、处理伴随病变。以下以 Piver Ⅲ型手术为例，描述手术主要步骤。

1.探查　麻醉成功后消毒腹部及会阴部，铺单。放置举宫器。推动子宫，显露子宫韧带，探查宫颈旁组织、盆腔有无转移征兆。

2.切除盆腔淋巴结及腹主动脉旁　提起右侧髂血管上腹膜，切开，显露髂外、髂内、髂总动静脉、卵巢动静脉及输尿管，充分显露髂血管周围脂肪与淋巴组织。

3.距离子宫体 3cm 电凝切断右侧圆韧带，以及卵巢固有韧带/输卵管，或骨盆漏斗韧带，打开子宫阔韧带前后叶、膀胱反折腹膜，下推膀胱，推开膀胱侧窝和直肠侧窝；高位处理骨盆漏斗韧带。

4.显露子宫动脉与输尿管，在输尿管外侧电凝、剪断子宫动脉。在输尿管上方、子宫动脉下方分离两者之间的结缔组织与血管，电凝或钛夹钳夹后剪断。

5.显露输尿管隧道入口，挑开输尿管隧道顶部，将输尿管由隧道中游离。进一步下推膀胱阴道间隙达子宫颈外口下 5cm。

6.电刀切开子宫直肠窝腹膜，显露直肠阴道间隙并下推至宫颈外口下 5cm。

7.向盆壁方向外推输尿管，距离子宫颈 3~5cm 电凝、切断子宫骶韧带和主韧带达宫颈外口下方。

8.经阴道切除子宫。显露阴道和子宫颈，爱丽斯钳夹阴道前后壁，确认阴道切除长度。环形切开阴道壁，上推阴道膀胱间隙和直肠阴道间隙，钳夹、切断、缝扎可能存在的阴道旁组织，取出子宫、淋巴结等已经切除的标本。

9.缝合阴道，冲洗盆腹腔，确认无出血、输尿管、膀胱、肠道无损伤，酌情使用化疗药物浸泡盆腔，酌情使用防粘连产品。

10.放置引流管。

六、术后处理

1.生命体征监测与支持　围术期关注心率、呼吸、血压、尿量、引流量与性状，注意循环系统、呼吸系统、泌尿系统等重要脏器的功能维护。

2.营养支持　未涉及消化道的手术，手术后及时恢复正常饮食，手术涉及肠道需要禁食时，手术后要及时给予完全胃肠道外营养，保证热量、蛋白质、氨基酸、维生素与多种微量元素的摄入与均衡。

3.促进膀胱功能恢复　术后留置导尿管，导尿管持续开放 10 天，夹闭间断开放 4 天，术后两周拔除导尿管，进行排便指导，当天测残余尿，当残余尿量≤80mL 时，可以自行排尿，若>80mL，患者仍然需要留置导尿管，直至残余尿量≤80mL。

4.围术期预防静脉栓塞症　深静脉血栓与肺栓塞术后发生率较高，术前需要检查血 D-dimer、双下肢静脉超声，术后 2~4 天，可以再次检查血 D-dimer、双下肢静脉超声，必要时行下肢静脉造影和肺部 CT 血管造影成像检查。术后鼓励患者及早在床上翻身、活动双下肢，围术期可以使用下肢加压泵和低分子量肝素预防。

5.及时发现泌尿道与肠道损伤　广泛性子宫切除手术发生泌尿道与肠道损伤的概率较

高,术后可以通过观察引流物或漏出物的性状加以甄别,根据损伤具体情况选择进一步治疗方式。

七、难点解析

1.选择恰当的手术方式　根据患者临床期别选择Piver Ⅰ~Ⅴ型适宜的手术方式。广泛性子宫切除的手术中与手术后并发症的发生概率与手术的范围直接相关,过度扩大手术范围,会使患者承受不必要的经济负担和风险。

2.注意子宫颈周围的应用解剖　骶主韧带复合体是支撑子宫在盆腔中位置的主要韧带,广泛性子宫切除的前提是将子宫骶韧带与主韧带进行解剖游离,打开输尿管隧道游离输尿管、推开直肠阴道间隙、膀胱宫颈间隙、膀胱侧窝和直肠侧窝都是为了骶韧带和主韧带的游离,为手术切除做准备。因此,子宫颈周围的解剖要熟记于心。

3.重视输尿管隧道的游离　输尿管隧道位于膀胱宫颈韧带的底部,其顶部即该韧带,打开输尿管隧道即是切开该韧带。此时韧带与输尿管间距离很近,极易造成输尿管的机械与电热损伤,但是隧道打开的彻底性直接影响到主韧带显露的程度,因此应审慎处理。

4.输尿管、膀胱、直肠及支配膀胱自主神经损伤的主要原因之一是热损伤,因此在处理输尿管隧道、骶韧带与主韧带时要注意保持足够的安全距离,即使是热损伤很小的能量设备,使用的时候距离重要脏器的距离也要不小于5mm。此时也可以使用非能量方式处理,如夹子、闭合器,必要时可以采用缝扎方式止血。

第三节　腹膜后淋巴结切除术

一、盆腔淋巴结切除术

(一)概述

盆腔淋巴结清扫主要应用于子宫颈癌的手术治疗。子宫颈癌扩散转移除直接浸润蔓延外,以淋巴转移途径为主。盆腔淋巴结清扫关系到预后及术后治疗选择。虽然淋巴结转移不参与确定或改变临床分期,但盆腔淋巴结有无转移是子宫颈癌独立的预后因素。子宫颈癌盆腔淋巴结转移方式是沿淋巴链,一个淋巴挨着一个向上转移,而非逾越式转移,它有6组淋巴结,分别为宫颈旁、宫旁、髂内(包括闭孔)、髂外、髂总、骶前,汇总于主动脉旁淋巴结及或转移到远处。因此,盆腔淋巴结清扫术是子宫颈癌广泛性切除的重要组成部分,它关系到手术的彻底性和手术效果,是子宫颈浸润癌广泛性子宫切除术必须伴行的手术。

盆腔淋巴结清扫的范围,外界至腰大肌外侧2cm,内界在输尿管的内侧、侧脐韧带的外侧,上界至髂总动脉、静脉上3cm,下界至旋髂深静脉,跨过髂外动脉底部、闭孔膜以上。

清扫的顺序一般沿髂总动脉上2cm的淋巴结、髂外淋巴结、腹股沟深淋巴结、闭孔窝淋巴结、髂内淋巴结及子宫主韧带淋巴结的次序,系统地切除各组淋巴结及脂肪组织,由上向下,由外到内有次序地整块切除盆腔淋巴结,此种清除方法不容易出现淋巴结的遗漏。现在,采用改良式盆腔淋巴结清扫术的方法,其改良之处就在于先清除腹股沟淋巴结。其切除顺序是先清除腹股沟深淋巴结、下1/2段髂外淋巴结、闭孔窝底深部淋巴结,再清除髂总淋巴结、上1/2段髂外淋巴结、髂内淋巴结、闭孔窝浅部淋巴结。临床实践证明,由下向中、由上到中、从中往内清扫的方式较经典方式需时较短，而且术野清晰。关键在于术中找到三个解剖点：旋髂深静脉、闭孔神经、髂内外静脉的分叉。

（二）手术指征

1.子宫颈癌Ⅰ～ⅢA 期、ⅢA 期、ⅡB 期术前放疗及化疗后。

2.子宫内膜癌Ⅰ～Ⅱ期。

3.早期卵巢癌。

4.外阴癌有腹股沟深淋巴结转移。

（三）术前准备

1.患者的准备

（1）患者及家属心理准备：把腹腔镜盆腔淋巴结切除术的优点告知，更重要的是把手术并发症及手术预后详细告知患者及家属，让其充分了解并签署手术同意书。手术同意书中应写清楚如术中出现大出血或重要脏器损伤时，是否愿意中转开腹。

（2）患者身体的准备：应严格进行全身体格检查、妇科检查及实验室各种常规检查，凡有异常都必须先处理，绝不应该等到术后才治疗。哪怕有轻微的肝肾功能异常、贫血、阴道感染等，都必须先治疗，再安排手术，应向患者及家属解释，并详细写好沟通记录。

2.术前准备

（1）备皮：包括腹部、外阴皮肤的常规备皮，特别注意脐部的消毒。

（2）术前禁饮食，清洁灌肠。

（3）治疗合并疾病：合并贫血者，先纠正贫血，最好能使血红蛋白≥100g/L 再考虑手术。有炎症者应治愈后再手术。一般术前不常规采用预防性抗生素，但对有潜在感染危险者应于术前静脉应用抗生素。

（4）口服安眠药：一般患者术前都较为紧张，为了保证其休息，睡前可以口服适量安眠药，促进睡眠。

3.手术组准备

（1）术者与患者及家属沟通：术者应该亲自向患者及家属交代病情，说明目前诊断的依据、手术的必要性及手术可能会出现的并发症。也明确告知目前应用腹腔镜的安全性，使患者及家属既明白这次手术的风险性，更明白这次手术的安全性。

（2）术前讨论：腹腔镜盆腔淋巴结清扫术是操作难度比较大的手术，由于手术范围广，并发症相对较多。因此，术前手术组必须认真讨论，除了讨论该病的诊断区别，更重要的是制订出合适的手术方案、术中出现并发症的处理预案，以保证手术顺利进行。

（3）手术人员的准备：术者应熟悉盆腔脏器的解剖，各种镜下操作器械的工作原理。必须具有Ⅳ类腹腔镜手术的操作技巧及经验。有腹式盆腔淋巴清扫术的经验更好。主刀、助手术前必须重温手术的各个步骤。术组人员相对固定最好，因为配合默契，手术更顺利。并且要有器械护士、麻醉医师的密切配合才能成功地完成手术。

4.手术室准备

（1）手术室基本配套：腹腔镜下盆腔淋巴结清扫术对设备要求相对比较高，最好配有自动手术台、配有呼吸末 CO_2 监测的麻醉装置。

（2）特殊器械准备：腹腔镜盆腔淋巴结清扫术由于切除范围大，最好配备高清摄像头、自动气腹机，特别需要配备超声刀、双极或智能双极钳。

（四）麻醉与体位

1.麻醉　建议麻醉医师选择气管插管全身麻醉，保证手术顺利。

2.体位　采用改良膀胱截石位，即头低15°~30°，臀缘应远离手术床缘20~30mm，两腿夹角约120°，左大腿与身体纵轴夹角120°~150°，右大腿与身体纵轴夹角120°左右。

3.上举宫器　建议采用双柄举宫杯，利于术中变动子宫体位，便于操作。

（五）手术步骤

1.清除双侧腹股沟深淋巴结　腹股沟深淋巴结位于股管内、髂外静脉内侧，1~2枚，最重要的是位于腹股沟韧带与旋髂深静脉交叉的三角区内侧的股管淋巴结。在腹腔镜盆腔淋巴结清除术时，必须清扫该枚淋巴结。腹腔镜下摘除该枚淋巴结较腹式容易，且视野清晰、出血少。清除Cloquet淋巴结时，因髂外动、静脉的末端覆盖较厚的淋巴脂肪组织，其中还有旋髂深动、静脉，容易损伤该血管。因此，先清除腰大肌区域脂肪组织，看清血管的解剖位置，再切除Cloquet淋巴结。

将子宫摆向右侧，先清除左侧髂血管区域及腰大肌前方脂肪组织，游离股生殖神经，尽量保持其完整性。钳夹脂肪组织并轻轻向内牵拉，超声刀切除腰大肌外侧2cm脂肪组织，并将腹股沟韧带下方脂肪组织全部清除，显露左侧腹股沟深淋巴结。电凝小血管及出血点，保持术野清晰。清除完左侧腰大肌及腹股沟下方脂肪组织后，切断左侧腹股沟深淋巴结附在腰大肌上的组织，并把淋巴结从髂外血管内则分离，切断淋巴结靠近髂外血管旁的组织，显露并切断淋巴管。牵拉已切除的左侧淋巴结，显露并切除左侧髂外血管旁淋巴组织。清除左侧腹股沟深淋巴结后，提起离断后的淋巴管，轻轻向髂外血管上方撕拉，充分显示左侧旋髂深静脉及腹壁下动脉。同法清除右侧腹股沟深淋巴结。

2.分离双侧髂血管与腰大肌间隙　髂血管与腰大肌间隙是否分离，并无规定，编者认为，分离该间隙，利于清扫髂外淋巴结，同时可以充分显露闭孔神经。分离该间隙时，下至闭孔窝底部，上至右侧髂总血管。髂血管与腰大肌间隙最好钝性分离，术者一手拿无损伤钳，一手握冲洗管，遇到出血，可以先洗净血液，电凝出血点。由于髂血管与腰大肌间隙有血管营养支，建议先电凝后再切断，防止出血。

3.清除髂总淋巴结　髂总淋巴结是髂外淋巴结的向上延续，根据与髂总动脉的解剖关系分为外侧、内侧及后组，临床上一般清除的主要是外侧组。外侧组淋巴结1~3枚，右侧的位于髂总动脉的外侧，右髂总静脉的前方，左侧的位于左髂总动脉与腰大肌之间。以往清除髂总淋巴结时采用镜下用小抓钳拨开髂总前的腹膜及肠管，游离髂总淋巴结并用钛夹钳夹后切断。尽管采用钛夹钳夹后切断的方法简单快捷，止血效果也好，但腹腔内留有遗物，现在基本摒弃此操作方法，采用电凝后切断，该方法止血效果同样理想，不会留有遗物。

清除右侧髂总淋巴结时，用无损伤钳拨开输尿管及肠管，显露右侧髂总淋巴结，吸管分离髂总静脉前组织，分离过程可以吸出脂肪组织，并能看清髂总静脉上小血管，最好避免撕拉，否则小血管撕裂后，断端退缩到总静脉内，导致止血困难，影响视野。凡是遇到髂总静脉上小血管，应该电凝后再用超声刀切断。把髂总淋巴结完全与髂总静脉分离后，在右侧髂总动脉上方30mm用双极钳电凝后，超声刀分次切断。提起淋巴组织断端，向下清除髂总静脉前组织并切断腰大肌旁组织，完全清除右侧髂总淋巴结。

清除完右侧髂总淋巴结后，按上述方法清除左侧髂总淋巴结。

4.清除髂外淋巴群　髂外淋巴群沿髂外动、静脉分布，借淋巴管相连，分为内、外、前、后组，为3~10枚，输出至髂总淋巴结。清除髂外淋巴结比较容易，只要将髂外动、静脉周围的组织切除，就能彻底清除髂外淋巴结。动脉壁厚，一般不容易损伤，但静脉壁比较薄，容易损伤。

切断右侧髂总淋巴结后，从右侧髂总动脉开始，沿着右髂外动脉剪开动脉前鞘直达右侧腹股沟韧带。无损伤钳钳夹血管并轻轻提起，由上而下、由内而外切除右髂外动脉周围淋巴组织。在靠近髂总方向，经常碰到右侧髂外动脉上一条小分支直接与髂外动脉淋巴结相连，如果发现该分支，最好电凝后再切断。再从左侧髂总动脉开始，沿着左髂外动脉剪开动脉前鞘直达左侧腹股沟韧带，由上而下、由内而外切除左髂外动脉淋巴结。术者钳夹并提起右侧髂外静脉的组织，看清血管的解剖界线后，沿右侧髂外静脉周围清除右侧髂外静脉淋巴群。按上述方法清除左侧髂外动、静脉淋巴群。

5.清扫髂内淋巴群　髂内淋巴群位于小骨盆侧壁、分布于髂内动脉干及其主要分支起处周围，一般2~3枚。清除完髂外淋巴群后，将髂内、外动脉，以及髂内、外静脉交叉的淋巴组织切断，提起髂内动脉末端，由下而上清除髂内淋巴群。分离并切断右侧髂内动脉交叉处的组织及髂内动脉前组织，提起右脐侧韧带（右侧髂内动脉末端），沿着右侧髂内动脉清除右侧髂内淋巴群。同法清除左侧髂内淋巴群。

6.清扫闭孔淋巴群　闭孔淋巴群深藏于闭孔窝内，沿闭孔动、静脉和闭孔神经分布，该淋巴群比较集中，一般3~4枚。操作时，镜下用弯分离钳将髂外血管拨向外侧，暴露闭孔区，分离闭孔窝的脂肪及淋巴组织，暴露闭孔神经，沿着闭孔神经的两侧，自下而上，清除脂肪淋巴组织。

右侧闭孔淋巴群位于闭孔神经上方，与闭孔神经一起跨过髂内静脉，延伸到髂总静脉外侧、腰大肌内侧。操作时，钳夹并提起右侧闭孔窝底部盆壁淋巴结，分离并同时切断闭孔窝底靠右侧盆壁组织，显露盆底脂肪组织及右侧闭孔神经，沿着闭孔神经清除其周围脂肪及淋巴组织，直到右侧髂总血管分叉。拨开右侧髂血管，看清闭孔神经走向后，清除腰大肌下方、闭孔神经前的组织，提起并切断髂内静脉前淋巴组织，完全游离闭孔神经。钳夹并轻轻提起闭孔窝底淋巴结，双极钳电凝后切断，彻底清除闭孔窝底淋巴组织。

清除闭孔窝底部淋巴结时，部分患者可以发现髂外静脉的属支无名静脉，在其上方有一枚比较大的淋巴结，穿过无名静脉，与闭孔淋巴结相连。清除该淋巴结时先把髂外静脉内侧、无名静脉周围脂肪组织分离、清除，显露无名静脉。分次清除淋巴结上方组织，切断淋巴管，将该淋巴结充分游离。分离无名静脉下方组织，从无名静脉下牵拉淋巴结并切断无名静脉下纤维组织，将该淋巴结连同闭孔淋巴结一起整块清除。

同法清除左侧闭孔淋巴群。

7.淋巴结取出　清扫完右侧盆腔淋巴结后，将其置于右侧髂窝内。清扫完左侧盆腔淋巴结后，镜下用丝线将标本结扎，以作标记，同样置于右髂窝内。待广泛子宫切除完毕，从阴道一起取出。

（六）术后处理

1.术后生命体征的监护　监测患者的脉搏、血压、呼吸，最好用多功能监护仪持续监测。

2.注意电解质平衡　腹腔镜下盆腔淋巴结清除术后，由于淋巴管开放，淋巴液流出，有可能引起电解质平衡失调，术后第一天应该抽血检查血钾、钠、钙、镁等，并做相应处理。

3.观察尿量及尿管的管理　术后留置导尿管，每天消毒导尿管与尿道口接触部2次，每天或隔天更换持续导尿接管及引流瓶，7天后改为4小时开放1次，10~14天后可拔除导尿管，如残余尿>50mL，应对症处理。

4.盆腔引流管的管理及注意阴道出血　保持引流管通畅，经阴道放置腹膜外引流者，应注意引流液体的数量及颜色，术后24小时，将引流管拔出2~3cm，术后第2天拔除。拔除盆腔引流管后千万不要忘记阴道引流液的数量，尽早发现膀胱瘘或输尿管瘘。

5.应用抗生素预防感染　腹腔镜下盆腔淋巴结清除术后应该使用抗生素预防感染，密切观察术后感染的发生，除注意体温变化外，观测腹部伤口和阴道残端情况，以及防止肺部感染等并发症。

6.鼓励早下床活动及随访　术后3天可带尿管下床活动，减少或避免术后下肢静脉栓塞发生，如果术后2周内拔除尿管能恢复排尿功能，可以出院。

(七)难点解析

1.注意淋巴管的电凝闭合，防止术后盆腔淋巴囊肿。手术中适度牵拉淋巴组织，即可显露淋巴管，用双极电凝或超声刀将淋巴管闭合切断。

2.酌情清除闭孔深淋巴结。闭孔深淋巴结位于闭孔神经下方、闭孔肌及闭孔筋膜前方，因为闭孔肌表面静脉及静脉丛极为丰富，闭孔深淋巴结手术时是否切除由术者酌情决定，如果闭孔深淋巴结没有明显转移，可以不予切除。

3.避免血管与输尿管的保护，防止热损伤。腹腔镜淋巴结切除时需要采用能量设备切割、凝固淋巴管和细小的血管，淋巴结均依附髂静脉、动脉、神经上行，而术中使用的能量设备，无论哪一种能量设备，对周围组织均有一定程度的热损伤，因此术中分离淋巴组织时可以采用钝、锐结合的方式，使用能量设备时距离输尿管和血管的距离应该保持在该设备的安全导热范围之内，并且要注意对输尿管、血管和神经的保护。

二、腹主动脉旁淋巴结切除术

(一)概述

以往腹主动脉旁淋巴切除术以大范围清扫为主，上起自肾门水平，沿下腔静脉和腹主动脉而下，止于骶前，连续或分组清除，现在基本上都是采用小范围清扫。上以肠系膜下动脉为界，止于骶前。以上两种手术范围各有其优缺点，大范围淋巴清扫术之优点是将腹主动脉旁的淋巴脂肪组织彻底清除，能全面反映病变的程度，便于按FIGO标准准确分期，缺点是手术难度大、技术要求高，且手术创伤大，易出现合并疾病等。小范围腹主动脉旁淋巴清扫术的技术难度及手术创伤都较大范围清除术小，也能在一定程度上反映病变的范围。但最重要的原因是两种手术范围其五年生存率没有统计学差异。最近，又有新的观点，认为小范围清扫达不到病理分期的要求，主张大范围清扫。

腹主动脉旁淋巴清扫主要应用于子宫内膜癌和卵巢癌，在宫颈癌手术分期发现，Ⅰb期、Ⅱa期和Ⅲ期患者主动脉旁淋巴结转移率分别为10%、20%和30%，且几乎主动脉旁淋巴结阳性者均有盆腔淋巴结转移。因此，有技术条件者也可考虑行主动脉旁淋巴结清扫术或取样活检。

腹主动脉旁淋巴结清扫的范围上至肾动脉水平，下至腹主动分叉及主动脉和下腔静脉两旁。

(二)手术指征

1.子宫内膜癌。

2.早期卵巢癌。

3.子宫颈癌盆腔淋巴结已经有或可疑转移者。

(三)术前准备

1.备皮　包括腹部、外阴皮肤的常规备皮，特别注意脐部的准备。

2.术前禁饮食，清洁灌肠。

3.治疗合并疾病　合并贫血者，先纠正贫血，最好能使血红蛋白≥100g/L 再考虑手术。有炎症者应治愈后再手术。一般术前不常规采用预防性抗生素，但对有潜在感染危险者应于术前静脉应用抗生素。

4.口服安眠药　一般患者术前都较为紧张，为了保证其休息，睡前可以口服适量安眠药，促进睡眠。

(四)麻醉与体位

1.麻醉　建议麻醉医师选择气管插管全身麻醉，保证手术顺利。

2.体位　如果只是腹主动脉旁淋巴结切除，可以采用仰卧位，如果同时进行广泛全子宫切除，应该采用改良膀胱截石位，即头低 15°~30°，臀缘应远离手术床缘 20~30mm，两腿夹角约 120°，左大腿与身体纵轴夹角 120°~150°，右大腿与身体纵轴夹角 120°左右，并上举宫杯。

(五)手术步骤

1.小范围腹主动脉旁淋巴结清扫术　剪开腹主动脉前腹膜至腹主动脉肠系膜下动脉分支上方 2cm，显露腹主动脉及下腔静脉前脂肪及淋巴组织，寻找并分离输尿管，分离下腔静脉前间隙，在肠系膜下动脉分支水平横断下腔静脉前脂肪与淋巴组织，显露下腔静脉后，超声刀分别切断下腔静脉右旁及右侧腰大肌前脂肪与淋巴组织，直到右髂总静脉。分离主动脉前间隙，超声刀分次切断主动脉前组织。显露腹主动脉与下腔静脉间隙组织，超声刀分次切断。完全清除腹主动脉与下腔静脉前淋巴组织后，分离并切断肠系膜下动脉前组织，直到骶前，完全显露肠系膜下动脉。离断左、右髂总旁组织，显露骶前区及骶前淋巴结，用无损伤钳钳夹并提起前淋巴组织，紧靠腹主动脉末端分叉处用超声刀分次切断，并切断骶前左、右侧结缔组织及骶前淋巴结，完全显露下腔静脉末端。

2.大范围腹主动脉淋巴结清扫术　剪开腹主动脉前腹膜至肾动脉下方，显露右侧卵巢静脉及肾动脉下方疏松组织，超声刀离断肾动脉下方组织后显露腹主动脉前组织。切断腹主动脉旁及下腔静脉前组织，分离腹主动脉旁组织及腹主动脉与下腔静脉血管间组织，切断其顶端淋巴管，钳夹、提起淋巴组织，看清腹主动脉与下腔静脉的解剖位置后，清除其周围淋巴组织，直到肠系膜下动脉，然后按小范围腹主动脉淋巴结清扫的方法继续清除肠系膜下动脉以下的腹主动脉淋巴结。

(六)术后处理

参照盆腔淋巴结切除。

(七)难点解析

腹腔镜下大范围腹主动脉淋巴结清扫由于位置高,操作非常困难,除了注意预防肾动脉及下腔静脉损伤外,还要避免损伤输尿管。清除腹主动脉淋巴结一般都使用超声刀,但在切断腔静脉前组织时,超声刀不能紧贴腔静脉,否则超声震动会损伤比较薄的静脉壁。分离肾动脉下方、腔静脉前疏松组织时,助手钳夹并提起肾动脉上方组织,增加腔静脉前空间,术者左手用无损伤钳钳夹并轻轻提起下腔静脉前组织,将其分离后用超声刀头插入分离后的间隙,翘起超声刀头,紧靠肾动脉下方切断静脉前组织。然后,提起离断的组织,分离下腔静脉及腹主动脉两侧组织,显露动、静脉,清除两血管间组织,完全显露下腔静脉及腹主动脉上段。再离断肠系膜下动脉以下腹主动脉旁脂肪组织及血管前组织,同样分离动、静脉两侧组织,在血管间清除淋巴组织。

第十六章　宫腔镜检查

用宫腔镜直接检视宫腔内病变,定位取材,比传统的诊断性刮宫(diagnostic dilatation and curettage,D&C)、子宫输卵管碘油造影(hysterosalpingography,HSG)及B超检查更要直观、准确、可靠,能减少漏诊,明显提高了诊断准确率,被誉为现代诊断宫腔内病变的金标准。将宫腔镜下的子宫内膜图像分为5类:正常、良性病变、低危子宫内膜增生、高危子宫内膜增生和子宫内膜癌。与内膜活检对照有高度的一致性。分析65篇文献,研究AUB宫腔镜诊断子宫内膜癌和子宫内膜增生的准确性,3.9%宫腔镜怀疑癌者中,有71.8%概率是癌;不怀疑癌者,有0.6%概率是癌,故认为宫腔镜诊断子宫内膜癌准确率高,但仅限于子宫内膜病变。回顾分析宫腔镜电切组织块病理诊断子宫内膜非典型增生17例,发现1例子宫内膜腺癌,危险度为5.9%(1/17)。宫腔镜检查已成为一项新兴的、有价值的妇科诊断技术。微型器械与无创技术应用,使宫腔镜检查术由门诊走向了流动站。门诊宫腔镜检查对大多数患者可行,查出宫腔内病变率高,还可同时做小的宫腔镜手术,正像20世纪的D&C一样,有可能成为21世纪的常规。

第一节　宫腔镜检查适应证与禁忌证

一、适应证

对疑有任何形式的宫腔内病变或需要对宫腔内病变做出诊断及治疗者,均为宫腔镜检查的适应证。

1.异常子宫出血(abnormal uterine bleeding,AUB)　包括生育期、围绝经期及绝经后出现的异常出血,例如月经过多、月经过频、经期延长、不规则出血,以及绝经前、后子宫出血,是宫腔镜检查的主要适应证,据报道其87%的指征为异常子宫出血。对于生育期妇女出现的异常出血,应首先排除不良妊娠,例如先兆流产、异位妊娠等。对于绝经前、后出现的异常出血,应警惕子宫内膜癌的可能性,实施宫腔镜检查时膨宫压力不宜过高,以免引起癌细胞向腹腔扩散的可能。

2.异常宫腔内声像学所见　包括B超、HSG、CT、MRI、超声子宫图(sonohysterography,SHSG)、水超声、彩色多普勒超声等。各种异常声像学所见均为间接检查结果,宫腔镜检查可以对宫腔内病变进行确认、评估、定位,对可疑之处还可定位活检进行组织细胞学检查。对不孕症(不孕、习惯流产)患者观察宫腔及输卵管开口的解剖学形态,是否存在子宫畸形、宫腔粘连、黏膜下肌瘤等。观察子宫内膜的发育情况,是否存在内膜增生或内膜息肉。对可疑处定位活检。

3.不孕症　可发现不孕症的宫内因素,有回顾性分析该中心259例不孕症患者的宫腔镜检查结果中,120例(46.33%)宫内有病变,包括子宫内膜息肉42例(35%)、子宫畸形37例(30.83%)、宫腔粘连23例(19.17%)、子宫内膜病变10例(8.33%)、宫内异物1例(0.83%)、黏膜下肌瘤6例(5%)。

4.三苯氧胺或 HRT 等激素治疗引起的生理或特殊改变　由于药物的雌激素效应，长期服用后可导致子宫内膜增生、息肉形成，严重者甚至出现内膜癌变，需要宫腔镜进行评估。

5.异常宫腔吸片细胞学检查所见或异常子宫内膜病理组织学检查所见　有时需宫腔镜为病变定位或取样送检。

6.继发痛经　常为黏膜下肌瘤、内膜息肉或宫腔粘连等宫内异常所引起，宫腔镜应为首选检查方法。

7.复杂的宫腔操作术后　术后 6~8 周进行，以便发现和分离早期的纤细、薄膜状粘连。

8.子宫内膜癌的分期　观察有无侵犯宫颈管的黏膜面。据报道宫腔镜检查预测子宫内膜癌宫颈浸润的敏感度为 100%，特异性为 87.3%。宫腔镜检查排除宫颈播散高度准确。

9.子宫肌瘤　为多发性子宫肌瘤选择手术方式时，需行宫腔镜检查，确定有无黏膜下肌瘤。

10.检查宫内节育器　观察节育器的位置是否正常，有无嵌顿等。

11.阴道异常排液　子宫内膜癌有时以阴道异常排液就诊，首都医科大学附属复兴医院宫腔镜诊治中心曾经治 1 例阴道排出无色透明液体 2 年，B 超检查无异常所见，宫腔镜检查确诊为高分化子宫内膜腺癌。

二、禁忌证

1.绝对禁忌证

(1)心、肝、肾衰竭急性期及其他不能耐受手术者。

(2)急性、亚急性生殖道感染。

因宫腔镜检查的操作会使炎症扩散，应首先给予抗感染治疗，待炎症得到控制后方可实施宫腔镜检查。

2.相对禁忌证　有学者认为以下也非禁忌，而是在做宫腔镜检查时需要注意的事项。

(1)大量子宫出血：大量出血时宫腔镜的视野全部被血液所遮盖，不仅难以查出病变，而且会增加出血。

(2)妊娠：有可能引起流产。

(3)慢性盆腔炎：有可能使炎症扩散。

(4)宫颈瘢痕，不能充分扩张者。

(5)宫颈裂伤或松弛，膨宫液大量外漏者。

第二节　宫腔镜检查前处理

一、术前评估

宫腔镜检查前需对受术者进行全面的评估和准备，主要包括：检查指征的确认，患者有无高血压、糖尿病，能否耐受较长时间的截石位及膨宫带来的不适，宫颈的松弛程度，有无脏器损伤和感染的高危因素，有无可能同时治疗等，决定是否需要麻醉及麻醉的方式、选择和准备器械及是否需要应用预防性抗生素等。

1.病史　详细询问患者一般健康状况及既往史，注意有无严重心、肺、肝、肾等重要脏器疾患，有无出血倾向及糖尿病史，对于月经不规律者，术前尤其注意必须排除妊娠的可能性。

2.体格检查　常规测量血压、脉搏和体温，检查心肺功能，注意有无盆腔炎症及急性阴道炎，对于合并炎症者应首先给予治疗，待炎症得到控制后再实施宫腔镜检查。

3.化验检查　化验血、尿常规，对于尿糖阳性者，应测量空腹血糖，便于选择膨宫液。阴道分泌物检查，包括清洁度、真菌、滴虫等，必要时取宫颈分泌物进行衣原体、支原体及淋球菌检查，常规进行宫颈细胞学检查，肝、肾功能和乙型肝炎表面抗原等多种指标的检查。

4.心理咨询　仔细讲解宫腔镜检查的过程和宫腔镜诊断的必要性，以取得患者的理解与配合，可取得观察结果满意和手术顺利完成的效果，甚至减少了对麻醉的需求。有医师总结道：医师的语言是最好的药物，无创技术是最好的麻醉，可见心理咨询的重要性。

二、宫腔镜检查术的膨宫系统

正常情况下，子宫腔的前后壁基本上处于紧密贴附在一起的状态，注入膨宫介质，人为地扩张子宫腔后，才能观察到子宫腔内的景象。

1.液体膨宫

（1）膨宫装置：可用下几瓶或输液瓶连接注水管，靠液面落差膨宫，或用自动液体膨宫机膨宫，后者可设定压力和流速，使宫腔持续保持扩展状态。膨宫压力限定在100mmHg以下，如无自动膨宫机，可靠液面落差的压力膨宫，压力不足可用加压带或用三通管加压。

（2）膨宫介质：子宫腔的充分膨胀和清澈无血的视野是宫腔镜检查和手术的重要条件。液体膨宫介质不但可使子宫腔扩张，而且可冲洗物镜片，排除血液、黏液、子宫内浮游物等对物镜片的污染，保持清晰的视野。

1）生理盐水：其折射指数为1.37，为等渗液体，易于冲去宫内组织碎片和血块，但黏稠度差，易与血液混合，妨碍视线。

2）5%葡萄糖液：黏稠度较高，视野较清晰，但使用时器械、手套表面发黏，产生不适感，糖尿病患者慎用。

3）5%甘露醇溶液：黏稠度较高，视野较清晰，但使用时器械、手套表面发黏，产生不适感。

4）Hyskon液：为高黏稠度膨宫液，是32%右旋糖酐-70与10%葡萄糖的混合液。优点为黏度大，用量少，不易与血液、黏液相混合，尤其适用于子宫出血患者。缺点为价格昂贵、清洗困难。用毕须用热水浸泡器械，以免积垢于管壁或镜面，并易损坏器械。此外，还有发生过敏的报道。

2.气体膨宫

（1）膨宫装置：用自动CO_2膨宫机，可根据检查需要，控制和调节CO_2的灌注压力和流量。当初使用CO_2膨宫时，曾发生过气体栓塞死亡的病例，CO_2注入器的问世使CO_2膨宫的安全性极大提高，现在欧美大多以CO_2膨宫。CO_2膨宫的流量为30～80mL/min或压力在100mmHg以下。CO_2宫腔镜检查时，如宫腔内有出血，物镜片被血液污染，且无法清除，常无法观察，为其缺点。

（2）膨宫气体：理想的气体膨宫介质应为溶解度高、易于吸收并且无不良反应的非易燃易爆者。CO_2为人体内的天然气体，进入机体后迅速吸收，因气体溶解度高，进入血液后不易引起气体栓塞，对器械基本无任何损伤作用，膨宫效果好，无过敏反应。CO_2的折射指数为1.00，与其他介质比较视野相对较大，清晰度高，是较为理想的膨宫气体。缺点为：①需专用充气装置，不如液体膨宫简便；②可引起宫内气泡或黏液分泌增多；③使用不当有危险，若灌注压过高，增加CO_2进入血管的机会，有发生酸中毒、心律失常、心力衰竭、气体栓塞的潜在危险，严重者危及生命。

CO_2是一种极好的膨宫介质，尤其在诊断性宫腔镜或不需要实施宫腔内操作时，气体介质膨宫视野尤为清晰可辨。但是在实施宫腔镜手术时，气体介质并不十分理想，特别在出血的情况下，组织烧灼后产生的烟雾或气泡使视野变得模糊不清，影响实施操作，因此，宫腔镜手术中极少应用气体膨宫介质。

三、宫腔镜检查时间的选择

除特殊情况外，一般以月经净后3~7天为宜，此时子宫内膜为增生早期，内膜薄，黏液少，不易出血，管腔内病变容易暴露，观察满意。对不规则出血的患者在血止后任何时间都可检查。在子宫出血期有必要检查时，可酌情给予抗生素后进行。

四、宫腔镜检查的麻醉及镇痛

为减少术中反应，可于术前给镇痛药、镇静药，或肌内注射阿托品。宫颈管松弛或用软镜者可不用麻醉，常用的镇痛及麻醉方法如下。

1.吲哚美辛栓　检查前20分钟将吲哚美辛栓50~100mg塞入肛门深处。吲哚美辛能抑制前列腺素的合成和释放，消除对痛觉的增敏作用，故有良好的镇痛效果。其血浆半衰期为20分钟，故镇痛持续时间不长，适用于宫腔小操作，术后可迅速离院。

2.凯扶兰　于检查前30分钟口服凯扶兰25~50mg。

3.宫颈旁神经阻滞麻醉　于两侧宫颈旁各注入1%普鲁卡因5~10mL或0.5%利多卡因5~10mL，回抽无血后，方可注药。

4.宫颈管黏膜表面麻醉　用长棉签浸2%利多卡因溶液插入宫颈管，上达内口水平，保留1分钟。

5.子宫内膜喷淋麻醉　将1%利多卡因5mL或0.25%丁哌卡因8mL，通过特制的管腔喷注器喷注于子宫内膜表面，5分钟后检查。

6.静脉麻醉　静脉注入异丙酚或氯胺酮等。

第三节　宫腔镜检查的操作方法

一、检查前的准备

1.受术者于术前排空膀胱，内诊确定子宫的位置及大小。如需与B超联合检查，也可保持膀胱适度充盈。

2.取截石位，以0.25%或0.5%聚维酮碘常规消毒外阴阴道，宫腔黏液多且不易去除者，可以2mL注射器吸出，以免妨碍宫腔镜的视野。

3.置镜前务必排空注水管和鞘套与光学视管间的空气，液体膨宫的压力为13~15kPa，流速为200~300mL/min；CO_2膨宫压力为60~80mmHg（约10kPa），流速为20~30mL/min。

4.尽量应用无创技术操作，包括不放窥器、不夹持宫颈、不扩张宫颈，不探宫腔及低压膨宫等。

二、操作方法

1.纤维宫腔镜

（1）拨动操纵杆使物镜端的镜头上下左右移动，在膨宫液的冲注引导于直视下从子宫颈外口插入纤维镜尖端,全面地观察宫颈管。接着继续将纤维镜插进宫腔至宫底,转动镜体或拨动操纵杆,调整尖端的方向,按顺序观察宫腔的宫底、左侧子宫角、左输卵管口、左侧壁、前壁、右侧子宫角、右输卵管口、右侧壁、后壁。检查完毕,在退出镜子时再度详细观察宫颈管,因此处难以膨胀,易出现诊断错误。

(2)如将镜体向前推入宫腔遇阻时,可以加大膨宫液的压力,使纤维镜的尖端沿着水流方向推进,若还不成功,则用子宫探针探寻插入方向及用宫颈钳固定宫颈。如果宫腔探针可插入宫颈管,但镜下见到子宫颈内口狭窄时,可用宫颈扩张器稍微加以扩张。切勿勉强用力硬把纤维镜往前推进,否则可能折断镜体内的玻璃导光纤维而损伤影像,在画面上出现小黑点。

2.硬性宫腔镜

(1)主要用于对诊断性纤维镜所发现的宫腔内病变需要做更详细的观察,以及宫腔较大、宫内病变较大或较复杂时。

(2)现代硬性宫腔镜的光学视管均为12°~30°的斜视镜片,故镜体由宫颈推入时,需一边转动,一边观察,镜体插入宫腔内以后,需回转镜轴柄,将斜视镜片对准目标物进行观察,例如物镜已达子宫底部,斜视镜片对向左侧,可观察到左侧子宫角和输卵管口,继续顺时针方向转动镜轴柄90°,斜视镜片对向和观察的是子宫后壁,余类推,观察顺序与纤维镜同。

(3)外鞘径线较大,除长期子宫出血或宫腔内有较大的占位病变,其宫颈管较松弛者外,常需做宫颈扩张及麻醉,仍可用无创技术。

3.纤维宫腔镜与硬性宫腔镜检查的比较有学者用评分法比较纤维宫腔镜和硬镜的患者图像质量和临床的可接受性。结果硬镜置入和检查时的不适明显大于纤维宫腔镜(平均1.7∶0.7,$P=0.003$,3.1∶1.2,$P<0.001$),但图像的质量远优于纤维宫腔镜($P<0.001$),手术时间明显缩短(平均70分钟 vs. 120分钟,$P=0.003$)。据此认为:纤维宫腔镜痛苦少,适合门诊应用;硬镜图像好,操作快速,成功率高,价格低。

4.无创技术 检查时不放窥器、不夹持宫颈、不扩张宫颈管,使用微型器械,不探宫腔,低压膨宫,不需要麻醉,可在门诊诊室进行。如医师有丰富的镜下识别病变的经验,还可以继续进行治疗和手术。应用无创技术操作,外阴覆盖浸有灭菌生理盐水的消毒纱布垫,以防"膨宫"介质自外阴漏出的方法被命名为阴道内镜,其适应人群为幼女、未婚、未育、绝经妇女、阴道宫颈狭窄患者,所使用的器械为微型宫腔镜,国外学者报道其10年9093例的经验,全部检查成功,满意率几乎100%。

第四节 宫腔镜B超联合检查

将宫腔镜和B超两项先进诊断技术联合应用,改变了宫腔镜单纯诊断宫内病变,B超单纯诊断子宫壁内外病变的限制,克服了单纯宫腔镜检查不了黏膜下肌瘤与子宫肌壁间关系,单纯B超不能发现小于2mm的宫内占位性病变,不能为黏膜下肌瘤定位等缺点,使两者互补。通过一次检查,可以及时、全面、准确地了解患者子宫内、子宫壁及盆腔情况,为诊断提供可靠资料。扩大了宫腔镜和B超检查的适应证,为迅速而准确地诊断妇科疾患开辟了新的途径。

一、宫腔镜B超联合检查的适应证

1.凡有宫腔镜检查指征者。

2.盆腔包块,欲了解其与子宫的关系者。

3.决定子宫肌瘤的手术方式。

二、宫腔镜B超联合检查方法

1.适度充盈膀胱,至可显露宫底。

2.宫腔镜检查开始前,先做二维超声,探查子宫位置、子宫大小、子宫壁厚度、宫腔线位置、内膜厚度、宫底有无凹陷、宫体有无畸形、有无子宫肌瘤,以及肌瘤的数目、位置和大小及附件情况等。

3.宫腔镜在B超引导下顺宫腔方向置入镜体。在宫腔镜检视宫腔情况的同时,用B超探头在耻骨联合上方做横向扫查与纵向扫查,以宫内的膨宫液和镜体为参照物,进行全方位的观察。输卵管通畅者,有时可看到水流自输卵管通过或自伞端溢出的图像。镜体后退时,注意膨宫前后的声像图变化,宫壁有无膨宫液渗入等。

三、宫腔镜B超联合检查的异常所见

1.宫内病变

(1)子宫畸形:膨宫液使子宫腔充分膨胀后,B超图像可显示子宫底部的轮廓有无凹陷,子宫底部的宫腔有无中隔及其长度、宽度、厚度等,分辨高的B超还可显示中隔内的肌层,准确提示子宫中隔的诊断。

(2)宫腔积血:宫腔镜只能发现宫腔粘连,但看不到粘连水平以上的宫腔内情况,联合检查可同时观察到因粘连造成其上方宫内积血的部位、范围及单房或多房等情况。

(3)宫内异物:如完全嵌入宫壁或被内膜覆盖的宫内节育器,联合检查可精确定位。

2.子宫壁和子宫外病变

(1)壁间肌瘤:联合检查将宫腔镜所见子宫内形态改变结合B超提示壁间肌瘤的位置、大小及内突程度,为内突型壁间肌瘤精确定位。

(2)子宫腺肌病:联合检查时,若子宫腺肌病的异位腺体开口于宫腔,膨宫液可进入子宫壁,在声像图上显示为病变部位呈不均质的云雾状强回声。

(3)子宫浆膜下肌瘤和附件肿物:可清楚地观察其与子宫和宫腔的关系。

第十七章　宫腔镜手术

第一节　重度宫腔粘连分离术

近年来,微创外科的普及发展使宫腔粘连的治疗发生根本性改变,宫腔镜直视下的宫腔粘连分离已经取代了传统的开腹子宫剖开分离法和盲目的宫腔机械分离法,成为宫腔粘连治疗的“金标准”方法。经宫颈宫腔粘连分离术作为子宫腔的整复性手术,强调的是在分离粘连、恢复子宫腔形态的同时,还要注重对残留子宫内膜的保护和术后宫腔再粘连的预防。在组织学上基底层子宫内膜是内膜再生的“根源”,大面积基底层子宫内膜的破坏如重度宫腔粘连,即使粘连分离/切除周边正常内膜也难以在短时间修复创面,更何况手术后创面组织的炎性渗出,特别是高频电手术以后作用电极的组织电热效应所产生创面表浅组织的坏死与炎性物质渗出,将使新的粘连很快再次形成。临床研究报道,重度 IUA 手术后再粘连率高达 62.5%,妊娠成功率仅约 20%,即使能够妊娠也常常以流产、胚胎停育等告终。因此,实施宫腔粘连的整复性手术时特别强调对子宫内膜的保护,术后选择适宜的预防宫腔再粘连措施,提高手术疗效。

一、手术指征

1.由于宫腔粘连引起月经量减少或闭经;或不孕不育。

2.宫腔粘连导致经血引流不畅或宫腔积血导致周期性下腹疼痛。

二、术前准备

1.妇科常规检查　初步诊断并明确手术指征、排除手术禁忌。

2.宫腔镜检查　全面了解子宫颈管及宫腔形态、明确粘连程度、类型,残留内膜面积与分布。

3.闭经或月经稀发患者常规妇科内分泌检查　排除内分泌因素所致。

4.宫颈预处理　手术前晚选择适宜软化宫颈方法,机械扩张或药物软化宫颈,如扩宫棒或卡孕栓放置阴道后穹窿进行宫颈预处理,便于术中扩张宫颈。避免或减少宫颈裂伤。

5.其他　实施宫腹腔镜联合手术的常规准备。

三、麻醉与体位

根据粘连程度及分类选择麻醉方式。

1.气管插管全身麻醉　适用于需要宫腹腔镜联合手术的患者。

2.静脉麻醉或腰硬联合麻醉　适用于轻度或膜状粘连或实施 B 超监护下的宫腔粘连分离手术。

3.体位　采用膀胱截石位或改良的膀胱截石位。

四、手术步骤

1.腹腔镜探查

(1)目的:①了解子宫外形结构、双侧输卵管形态、卵巢大小及盆腹腔情况,初步评估盆腹腔因素对妊娠有无影；②监护子宫腔内手术操作，避免子宫穿孔，或一旦出现子宫穿孔及时进行相应处理；③处理盆腹腔内同存病变如卵巢囊肿、盆腔粘连分离等手术操作。

(2)常规气腹形成：通常脐孔处穿刺套管置入腹腔镜，全面观察子宫外形结构、双侧输卵管卵巢及盆腹腔情况，盆腹腔有无粘连及粘连程度等，排除影响受孕的盆腹腔因素。

(3)在宫腔镜手术中监护手术操作：注意观察子宫浆膜面有无苍白、水疱、淤血及出血等，注意拨开肠管，以免电热损伤。

(4)处理盆腹腔相应病变及子宫穿孔(一旦发生)：重度宫腔粘连子宫腔解剖学形态严重破坏，粘连分离手术中由于失去子宫内膜的引导作用，可能使作用电极偏离中线，造成子宫穿孔。腹腔镜下及时发现并进行修补，尽可能将损伤降到最低。

2.宫腔镜手术

(1)常规阴道消毒并放置窥器，探针探查宫腔深度后，Hegar 扩张棒逐号扩张宫颈至10~12号，置入手术宫腔镜全面观察宫腔形态，再次明确宫腔形态、粘连范围与程度、双侧子宫角及输卵管开口是否正常，以及残留内膜的面积与分布，确定手术方案。

(2)沿子宫腔极向与对称性分离瘢痕组织。通常以针状电极划开瘢痕组织，再将其周围的残留内膜进行游离使其"躲开"瘢痕处，再以环形电极切除瘢痕。以周边型粘连为例，针状电极分离左侧壁与子宫角部的粘连组织。

(3)针状电极分离子宫腔右侧壁及下段之瘢痕组织。

(4)分离双侧子宫角及子宫底部粘连组织，显露右侧输卵管开口。

(5)将宫腔镜移至子宫内口处，全面观察子宫腔形态、双侧输卵管开口是否对称、宫腔形态是否恢复"倒三角形"结构。

(6)如联合腹腔镜手术，可通过"透光试验"协助判断子宫肌壁厚度是否均匀一致，具体做法：①将宫腔镜前端贴近粘连分离创面处，左右缓慢移动，调暗腹腔镜光源，可以看到自子宫腔透出均匀一致的光亮，说明分离深度合适；②或将腹腔镜贴近子宫浆膜面与子宫腔创面对应的部位，调暗宫腔镜光源，可见光亮自腹腔镜透入子宫腔，此时，如若透光均匀一致，说明分离充分，宫腔形态恢复。联合 B 超声监护手术操作时，可借助子宫腔内压力与介质形成的双向透声，以及子宫腔膨胀的程度，推测粘连分离的情况并监护手术安全。

(7)术毕放置预防再粘连及促进子宫内膜再生修复物质。目前常用适合子宫腔形态的球囊装置、生物胶类物质或联合使用预防再粘连形成，术后人工周期促进子宫内膜修复。羊膜制品对预防再粘连形成的价值有待进一步临床研究数据。

五、术后处理

1.心电、血压监护、低流量吸氧 4 小时。

2.保留尿管，术日静脉输液毕拔除。

3.术后 6 小时即可下床活动，肛门排气后可进食半流质饮食，逐渐恢复正常饮食。

4.酌情使用抗生素。

5.术后 2~3 个月宫腔镜进行宫腔镜检查评估子宫腔形态，指导受孕。

六、难点解析

实施宫腔粘连分离手术是为了保留子宫、恢复患者生育功能和改善月经，手术操作时应注意以下问题。

1.保护残留的子宫内膜　宫腔粘连分离是子宫腔的整复性手术,其目的是分离/切除粘连组织,恢复子宫腔的正常解剖形态及子宫的生理生育功能。宫腔粘连特别是重度宫腔粘连,大面积子宫内膜遭受破坏,粘连瘢痕切除后依靠残留内膜修复创面,因此,施术中对子宫腔内原有内膜的保护关乎手术疗效。因此,对粘连组织的分离应围绕子宫腔的轴向进行,注意对称性,使用针状电极以减少电热效应对残留子宫内膜的损伤。重度宫腔粘连分离时作用电极推进的方向和深度很大程度上依靠施术者的经验,因此,应在具备娴熟宫腔内手术经验的基础上开展中度以上宫腔粘连分离手术。

2.重视术中监护　B 超和腹腔镜均是宫腔粘连分离手术的重要监护方法,二者各有其优势和局限。B 超监护时利用充盈的膀胱和宫腔内灌流介质形成的双向透声,能够清楚观察宫腔形态,宫腔粘连的部位、范围,以及粘连是否合并积液及程度、范围等;B 超引导下的经宫颈宫腔粘连分离术,能够明确作用电极对粘连区域切割的深度和范围,当作用电极达到深肌层时,由于高频电热效应使组织脱水、皱缩,在超声声像图上显示增强的强回声光带,同时可见作用部位厚度变薄,一旦出现子宫穿孔,则表现为子宫浆膜面的连续性中断,灌流介质大量进入腹腔等。遗憾的是,超声只能提示子宫穿孔,而不能处理子宫穿孔。腹腔镜监护利用其镜体的直视、放大效应,不仅可以观察浆膜面的变化,如局部变白、起水疱、出现淤血、瘀斑等,还可以进行透光试验,了解子宫肌壁的厚度及粘连分离的程度,一旦发生子宫穿孔还能够立即在镜下进行缝合,最大限度减少手术并发症及其带来的损伤;不仅如此,还能够对盆腔内其他病变进行同期诊断与治疗,其优势是其他监护方法不能比拟的。但是,腹腔镜监护是有创操作主要针对宫腔粘连范围广泛,程度严重,有穿孔风险的宫腔粘连,建议使用腹腔镜监护。

3.预防术后再粘连形成　再粘连形成和严重的子宫内膜损伤是导致宫腔粘连手术疗效降低的因素宫腔粘连分离术后,传统的预防再粘连方法是放置 IUD,作为屏障防止子宫前后壁相贴敷,而且 IUD 可刺激子宫产生前列环素,使月经量增多。但是,临床使用中发现由于粘连的范围、类型不同,IUD 并不能够完全起到隔离创面避免再粘连形成的作用,与之相反,IUD 作为异物可能加重子宫腔创面的渗出,促进再粘连形成。目前,子宫腔适形球囊装置以其能够充分阻隔子宫腔创面贴附,注入并阻止子宫腔药物外渗及引流宫腔创面渗出液等优势,有望在临床推广使用,为经宫颈宫腔粘连分离术后预防再粘连形成提供有实用价值的方法。

4.子宫内膜再生修复　目前研究认为,雌激素对于经宫颈宫腔粘连分离术后子宫内膜的再生修复作用是有积极作用的,结合孕激素使用的人工周期序贯疗法,能够增加月经量、改善生育结局,通常使用时间为 2~3 个月。需要强调的是,雌孕激素的使用必须要有足够的残留内膜为基础才能发挥其生物学效应,因此,重视施术中对于残留子宫内膜的保护是至关重要的。

第二节　黏膜下子宫肌瘤切除术

随着微创手术器械与手术技术日新月异的发展,宫腔镜子宫肌瘤切除术在临床广泛应用;这一术式可避免对子宫肌层及浆膜面的创伤,切除肌瘤后不会引起子宫瘢痕及盆腔粘连发生,提高术后妊娠率和活产率,从而为未生育患者提供了最佳的治疗术式。

被列入四级宫腔镜手术的子宫肌瘤类型与手术种类包括：①直径≥5cm 的Ⅰ型黏膜下肌瘤切除术；②Ⅱ型黏膜下肌瘤及壁间内突肌瘤切除术；③多发黏膜下肌瘤切除术。相对而言，此类手术操作难度大，手术并发症风险高，术前应充分评估施术的可行性、安全性与手术风险，慎重选择病例，减少并发症的发生。

一、手术指征

应依据子宫肌瘤的类型、大小，患者的临床症状，并结合患者年龄及其对生育的要求综合考虑选择最佳手术方式，宫腔镜子宫肌瘤切除术的手术适应证包括：①宫腔与宫颈黏膜下肌瘤引起月经过多或异常出血；②子宫≤10 周妊娠大小，宫腔≤12cm；③直径≤5cm 的有蒂黏膜下肌瘤；④直径≤4.0cm 无蒂或内突壁间肌瘤；⑤脱入阴道的子宫或宫颈黏膜下肌瘤。

二、术前准备

病史与妇科检查是诊断子宫肌瘤的基本方法，绝大多数子宫肌瘤可以借此正确诊断。术前需对患者进行全面的评估和准备，包括手术指征的确认，高危因素的识别，麻醉方式的选择等；宫腔镜检查联合超声检查，可对子宫黏膜下肌瘤准确定位、明确分型；强调术前对宫颈及宫内膜检查的必要性，排除子宫恶性病变；术前子宫肌瘤预处理和宫颈预处理可减少手术并发症。

1.宫腔镜检查　宫腔镜检查可以准确判断子宫黏膜下肌瘤的大小、数量、部位，以及肌瘤与子宫腔的关系。评估是否可行宫腔镜下子宫肌瘤切除术，指导制订最佳手术方案。子宫黏膜下肌瘤宫腔镜检查一方面需要观察黏膜下肌瘤的形状、色泽、发生部位，蒂的粗细、单发或多发，表面覆盖的内膜情况，肌瘤向子宫腔内突出的程度等；另一方面由于壁间内突肌瘤导致宫腔变形，可观察到宫腔不规则，双侧子宫角及输卵管开口不对称等。宫腔镜检查对子宫黏膜下肌瘤的分型是以肌瘤是球形为假设基础，只能提供肌瘤突于宫腔内部分的情况，不能明确肌瘤累及肌层范围和肌瘤体积的判断。

2.影像学检查

(1)B 超声检查：超声检查是诊断子宫肌瘤的常用影像学检查方法，以其无创伤、可重复及定位准确等优势广泛应用于临床。超声检查可以明确子宫肌瘤部位、大小、与子宫腔的关系等，同时了解盆腹腔内病变，为子宫肌瘤的手术前评估提供参考意见。

(2)B 超联合宫腔镜检查：借助宫腔镜灌流介质与膀胱内液体形成的双向透声，准确定位肌瘤的部位、大小和突入子宫腔的程度，为术前评估提供准确的影像学信息。

(3)MRI 检查：可准确显示肌瘤的位置、大小及与周围的关系，并能对病灶内部的病理改变进行诊断。由于费用相对较高，目前仅用于疑难病例的诊断及术后随访等。

3.排除子宫内膜癌变　术前准备着重强调对宫颈及宫内膜检查的必要性。尤其年轻妇女的子宫内膜癌多数是由诊断性刮宫发现。若术前发现问题可以主动改变治疗计划，避免治疗不足的严重后果。

(1)患者均需常规做宫颈液基细胞学检查，必要时阴道镜下做宫颈活检和宫颈管搔刮以排除宫颈上皮内瘤样病变或早期浸润癌。

(2)术前诊断性刮宫或宫腔镜检查直视下活检子宫内膜组织，排除子宫内膜癌，并对某些子宫肉瘤也有一定诊断价值。

4.术前预处理　子宫肌瘤术前预处理主要用于子宫肌瘤致继发性贫血的患者或直径

≥5cm的Ⅰ型黏膜下肌瘤、子宫体积较大的多发性肌瘤等。目前可供选择的药物包括GnRH-a、孕三烯酮等；使用3~6个月可使子宫及肌瘤体积缩小，肌瘤周围血运减少，有利于手术；同时，对于严重继发性贫血的患者，通过药物治疗所致的闭经，能够纠正贫血，避免术中输血，降低围术期并发症的风险。

5.宫颈预处理　手术前晚宫颈管内放置海藻宫颈扩张棒或尿管软化宫颈也可以阴道内放置使宫颈软化的药物（如卡孕栓、米索前列醇等），便于术中扩张宫颈，减少宫颈裂伤及相关并发症的发生。

三、麻醉与体位

宫腔镜手术前需要重视麻醉前手术风险评估，向患者和家属交代麻醉手术风险，签订麻醉同意书；告知患者术前禁食、禁饮8小时以上，并保持膀胱充盈，利于宫腔镜电切手术时超声监护。

宫腔镜子宫黏膜下肌瘤电切手术一般选用静脉全身麻醉，常用药物有快速催眠性药物依托咪酯联合芬太尼、异丙酚等，需有资格和经验的麻醉医师在呼吸辅助，以及呼吸、心血管功能监测下给药，预防呼吸抑制、窒息、低血压、肌肉强直等麻醉意外，以及宫腔镜手术可能发生的并发症，如TURP综合征等。

患者取膀胱截石位。臀部位于手术床沿外一拳位置，大腿与水平线呈30°~45°，同时尽量外展，利于宫腔镜操作时观察和处理输卵管开口附近的病变。患者头部略低于臀部，并保持患者臀部与术者肩部在同一水平，减少术者长时间手术操作的疲劳。术前30分钟静脉给予抗生素，预防性使用抗生素可减少治疗性抗生素的使用率，并明显减少术后患者宫腔感染等手术并发症。

四、手术步骤

1.Ⅱ型黏膜下肌瘤及壁间内突肌瘤切除术　可采用逆向切割和顺向切割相结合的刀法，多次重复切割、钳夹、旋拧、牵拉、娩出五步手法。

（1）切割：使用环形电极分次片状切割瘤体；自肌瘤基底部沿肌瘤的上下或左右两端采用顺行或逆行切割的刀法，使肌瘤的切面形成相对的凹陷，适合卵圆钳钳叶夹持。

（2）钳夹：在超声引导下将卵圆钳置入宫腔内钳夹肌瘤，向阴道方向牵拉。

（3）旋拧：按顺时针方向数周继而逆时针数周的方式转动卵圆钳的手柄，使肌瘤与其基底部分离。

（4）牵拉：在旋拧肌瘤数周后，用力向阴道方向牵拉。

（5）娩出：在向外牵拉的过程中，肌瘤逐渐自宫颈娩出。

（6）术终：全面检查宫腔，无残存肌瘤，宫腔形态恢复正常。

2.直径≥5cm的Ⅰ型黏膜下肌瘤切除术

（1）明确肌瘤蒂部的位置及肌瘤与子宫肌壁的解剖关系。

（2）电凝肌瘤表面的粗大血管及肌瘤蒂部的血管，减少术中出血。

（3）用环形电极沿肌瘤蒂部的被膜逐步切开肌瘤与肌层的分界，并利用宫腔镜镜体钝性剥离，联合静脉滴注缩宫素，促使肌瘤脱离子宫肌壁，凸向宫腔，形成有蒂的黏膜下肌瘤。

（4）继而环形电极锥切肌瘤蒂部使蒂部变细；并沿肌瘤的上下或左右两端采用顺行或逆行切割的刀法分次切割瘤体，使肌瘤核体积变小。

(5)可按照上述Ⅱ型黏膜下肌瘤及壁间内突肌瘤切除方法,多次重复切割、钳夹、旋拧、牵拉、娩出五步手法完全切除肌瘤。

(6)术终全面检查宫腔,无残存肌瘤,并用球形电极彻底止血。

3.多发黏膜下肌瘤切除术

(1)对于多发性子宫肌瘤,术前需要进行预处理,使肌瘤体积缩小,以便手术中切除。

(2)酌情采用宫腔镜联合腹腔镜手术,利用两者的各自优势,尽可能剔除肌瘤保留子宫。

(3)对于一次手术不能全部切净的肌瘤,不必强求。尤其不能在瘤腔内深入挖切,避免导致大出血和子宫穿孔等严重并发症;术后药物治疗 2~3 个月,如若肌瘤再次突出于宫腔,可实施二次手术。

五、术后处理

1.术后雌激素的应用　宫腔镜子宫肌瘤切除术后通常不需要使用雌激素。只有当个别施术中大面积内膜损伤或术前应用 GnRH-a 治疗造成患者体内低雌激素时,才考虑小剂量雌激素刺激子宫内膜生长并加速上皮化过程,预防宫腔粘连的发生。

2.放置宫内节育器　对于手术创面大,考虑有宫腔粘连可能时,术终放置 IUD;如果术中出血多需放置球囊压迫止血,可在术后拔出球囊后放置 IUD;第二次月经来潮后取出宫内节育器。

3.阴道排液　术后 3 周内可有阴道排液,血性至淡红色血水至黄色水样至无色水样排液。若有月经量出血,需要排除残留的肌壁内肌瘤脱出。

4.宫腔镜检查　一般术后 2~3 个月再次宫腔镜检查,了解子宫解剖学状态;对于多发黏膜下肌瘤初次手术没有切除干净者,必要时再次电切残余肌瘤。

六、难点解析

1.严格掌握手术适应证

(1)贯穿子宫壁全层的肌瘤是宫腔镜子宫肌瘤切除术的绝对禁忌证。

(2)采用宫、腹腔镜联合手术时,通常先行宫腔镜手术,然后再行腹腔镜手术,避免腹腔镜下肌瘤切除术进入宫腔或子宫创面缝合处膨宫液外渗至腹腔,致宫腔镜手术困难。

2.宫腔镜子宫肌瘤切除手术技巧

(1)将环形电极置于瘤体后方,启动电流,退回环形电极,直至切割的组织完全自瘤体上切除;不要把切割环完全退回鞘内,应将环形电极留在鞘外一点,以便清楚观察肌瘤和子宫壁间的关系,避免切除子宫肌壁组织。

(2)切割前需明确肌瘤与周围肌壁的解剖关系;切开子宫内膜和肌瘤的包膜,辨认肌瘤和肌层的界限。

(3)对于要求生育者,尤其注意尽量不要伤及瘤体周围正常子宫内膜,需用针状电极在宫腔内突出的肌瘤表面切开黏膜及肌瘤的包膜,再用环状电极切割瘤体;而无生育要求者,可直接用环状电极在肌瘤突出的表面切开黏膜及肌瘤包膜,再逐渐切割肌瘤。

(4)须顺行切割与逆行切割法相结合,反复切割、钳夹、旋拧、牵拉、娩出五步手法。

(5)严格控制手术时间。时刻记住发生体液超负荷即 TURP 综合征的可能。准确记录手术时间,尽量将手术时间控制在 30 分钟以内,不超过 60 分钟,避免 TURP 综合征的发生。

(6)术中监护是手术安全的重要保证。超声可以明确黏膜下肌瘤壁间部分与周围肌壁的界限,有助完整切除;同时超声可明确肌瘤外缘距离子宫浆膜层的距离,该距离大于 1cm 可以保证电切热量不会损伤邻近脏器;超声监护也可清晰地监测器械在宫腔内的位置,提示手术者切割的方向及深度,手术者与监护者良好的交流可避免子宫穿孔和邻近脏器热损伤的发生。

3.术中出血的预防和处理　最常见的并发症为子宫出血,处理方法如下。

(1)切开宫腔内突出的肌瘤表面黏膜及肌瘤的包膜时,酌情使用缩宫素,预防子宫出血过多,并促进肌瘤向宫腔内突出,利于手术切除瘤体。也可联合其他促进子宫收缩的药物治疗。

(2)切割前用环形电极或滚球电极电凝肌瘤表面的大血管和瘤蒂的血管,减少术中出血。

(3)球囊导尿管可有效止血,减少中转子宫切除的发生率。球囊液体的注入量少于切除标本量;超声测量球囊的大小应该小于术前肌瘤的大小;当球囊注水不能止血,可以追加注水量,并 8 字缝合宫颈外口,提高宫内压力,并向外牵拉球囊,压迫颈管内出血。当拔出球囊前,拆除宫颈外口的缝线。

第三节　子宫内膜切除术

子宫内膜切除术(transcervical resection of endometrium,TCRE)是应用高频电通过宫腔电切镜的单极环形电极系统切除子宫内膜的功能层、基底层及其下方 2~3mm 的肌肉组织,术后子宫内膜不能再生,月经量减少或无月经,是功能性失调性子宫出血的首选外科治疗方法。在此术问世之前,对保守性激素治疗和诊断性刮宫无反应的难治性子宫出血的处理方法是子宫切除。美国纽约州健康部门曾统计 35 000 例子宫切除术,其中 10%~15%是因月经异常施术,并无明显的器质性病变。虽然子宫切除是根除症状的方法,但手术侵入腹腔,需住院数天,活动明显受限,并可能罹患病率。自 20 世纪 80 年代起,TCRE 合理地替代了子宫切除术。

一、手术指征与禁忌证

1.手术指征

(1)久治无效的异常子宫出血,排除恶性疾患。

(2)子宫≤9 周妊娠大小,宫腔≤12cm。

(3)黏膜下子宫肌瘤≤5cm。

(4)患者无生育要求。

2.禁忌证

(1)宫颈瘢痕,不能充分扩张者。

(2)子宫屈度过大,宫腔镜不能进入宫底者。

(3)生殖道感染的急性期。

(4)心、肝、肾衰竭的急性期。

(5)对本术旨在解除症状,而非根治措施,无良好心理承受力者不建议施术。

凡有痛经症状,同时子宫体积>妊娠 10 周大小者,高度怀疑子宫腺肌病,因其增加失败率,应属 TCRE 术的相对禁忌证。

二、术前准备

1.详细询问病史

(1)年龄:40 岁以上、无生育要求的功血及子宫肌瘤患者是 TCRE 术的选择对象;年轻的血液病患者,此法是唯一替代子宫切除的方法;对围绝经期大量子宫出血患者,也可考虑此术,但应除外子宫内膜非典型增生或恶性疾病。

(2)产次:多数 TCRE 术患者已有子女,未产妇的宫颈长而硬,术时宫颈口至少扩张到 Hegar10 号,以置入电切镜。术前应做宫颈预处理,即宫颈插入扩张棒或前列腺素类药物等使宫颈软化。

(3)手术的适应性:TCRE 术所需时间较子宫切除短,对有合并疾病或肥胖患者此术更具优越性。

(4)生育:成功的 TCRE 术可导致无月经和不育,不适合有生育要求的患者。由于术后宫外孕的可能性仍存在,术中同时腹腔镜绝育可能更为合适。

(5)出血:一般认为有以下情况者显然是月经过多,即有血块或经血涌出,会阴垫收不住,每小时即须换会阴垫,经期因失血致心悸、气短或经后疲倦、乏力及低血红蛋白小细胞性贫血者。对于除外子宫内膜气质型病变的月经过多对 TCRE 术反应良好。

(6)疼痛:TCRE 术后可能完全无月经,而因严重的痛经,只有子宫切除才能治愈。

(7)既往子宫手术史:如多次刮宫,子宫肌瘤摘除术,尤其曾打开宫腔者及剖宫产史,术中均有子宫穿孔的可能,应予重视。

2.全面体格检查

(1)全身检查:血压、脉搏及全身体检,以发现全身性疾患,必要时请有关科室会诊。

(2)妇科检查:TCRE 术成功的重要单一指标是子宫大小,尤其是子宫腔的大小,子宫>12 孕周或宫腔>12cm,手术将十分困难,手术时间延长,心脏血管超负荷的危险性增加。

(3)实验室检查:包括血常规,出、凝血时间,血型;尿常规;肝、肾功能,澳抗,抗丙肝抗体;宫颈刮片细胞学检查;阴道分泌物真菌、清洁度及滴虫镜检;必要时做血沉、血糖、血脂及性激素测定;甲状腺功能 T_3、T_4、TSH 等。

(4)特殊检查:心电图、胸透;针对可疑内科病进行必要的检查。

(5)盆腔 B 超检查:了解子宫的大小、形态、位置、回声、宫腔线的方向、内膜厚度及附件有无包块等。

(6)宫腔镜检查:提供有关子宫大小、宫腔形态、有无息肉及黏膜下肌瘤、内突及变形等的准确信息,估计手术的可能性和难易度,并可定位活检。

(7)子宫内膜活检:围绝经期妇女的子宫内膜中度、重度非典型增生者有 25%发展为子宫内膜腺癌,因此,必须采取内膜活检,排除子宫内膜非典型增生和子宫内膜癌。

3.咨询　良好的咨询是使患者满意的关键,应详细解释有关不孕、出血、近期并发症、远期预后、复发的可能性及最终需要切除子宫等问题,应指出虽然术后出血可能明显改善,但一小部分妇女会留有或发展为周期性腹痛,并可能十分严重。告知患者虽有报道术后原发痛经和经前紧张综合征均有改善,但因此术不影响卵巢功能,故对经前紧张综合征无治疗作用。应用文字解释以保证患者充分了解此术的含义,得到患者正式的允诺。

4.子宫内膜预处理

(1)药物性预处理:药物预处理可使子宫内膜萎缩,子宫的体积缩小,减少术中出血等,合并严重贫血的患者可进行药物预处理纠正贫血。常用药物:①达那唑 200mg,口服,每天 2~4次,4~12 周;②GnRH-a,3.75mg,皮下注射,均每 28 天 1 次,用 1~3 次。

(2)机械性预处理:于 TCRE 术前负压吸宫可薄化内膜厚度。国外报道经子宫内膜的机械性预处理者术后月经改善率与药物预处理同。

5.手术时期选择

(1)月经后,子宫内膜处于增生早期,子宫内膜的厚度<4mm,为手术的理想时期。

(2)已作子宫内膜预处理者,子宫内膜已薄化或萎缩,非经期也可施术。

(3)如有不可控制的出血,可急诊施术。

6.手术前 1 天的准备　手术前晚患者宫颈插扩张棒或海藻棒。以使术时宫颈软化和扩张。插管困难时,可用吲哚美辛栓 100mg 塞肛。

7.手术日的准备　早晨禁食,不排尿,以便于术中 B 超监视。

三、麻醉与体位

1.宫腔镜手术麻醉适应证　大多数诊断性宫腔镜和一些治疗性宫腔镜不需要麻醉干预。较小或中等的宫腔镜手术可用局部麻醉,轻微镇静或不需要麻醉,在诊室内完成。较大的宫腔镜手术需要在日间手术室内,在局部区域阻滞或全身麻醉下完成。麻醉的选择依赖几种因素:手术种类和持续时间;手术技术和器械的选择;手术医师的经验。

2.麻醉方法　诊断性和治疗性宫腔镜的理想麻醉是让患者没有不适感,为手术提供良好的条件,能早期发现容量过度负荷和稀释性低钠血症,将并发症降至最少。

(1)区域阻滞麻醉:采用局部阻滞麻醉有效地阻滞身体某一部位神经末梢,使之暂时性失去对疼痛刺激的反应。局部麻醉药物通过涂抹黏膜(表面麻醉)、皮下注射(浸润麻醉)、对神经丛或神经节发出的一束神经施行阻滞(宫颈旁神经阻滞),或者进入蛛网膜下隙(蛛网膜下隙阻滞)或硬膜外腔(硬膜外腔阻滞)进行椎管内阻滞。

(2)镇静麻醉:宫腔镜检查中使用的镇静药物应该是起效迅速,作用时间短,不良反应少。良好的性价比更合心意。苯二氮䓬类药例如咪达唑仑;催眠性丙泊酚;阿片类例如芬太尼,阿芬太尼也是可以使用的。

(3)全身麻醉:在短时间的宫腔镜检查中,全使用短效药物身麻醉可替代区域阻滞麻醉,减少住院时间。在短时间的宫腔镜手术中,理想的全麻药物需要起效迅速,术中适当的镇痛和遗忘,提供理想的手术条件,其药物的作用强度和持续时间可以预测,术后恢复迅速,没有或少有轻微的不良反应和很好的性价比。麻醉诱导可以静脉给予丙泊酚,或吸入七氟醚。麻醉维持可以通过氧气/空气,同时吸入七氟醚、地氟醚等麻醉药,或静脉输注丙泊酚。全身麻醉的气道管理包括通过使用标准的或双腔喉罩维持自发通气和机械通气(保持气道峰压在 25cmH_2O 以下),喉罩不适用时,应使用气管内插管。

3.体位　正确的截石位对于避免例如周围神经病变等并发症是必需的。如果被支撑腿和腓骨上段外侧面受压,腓神经会被损伤,内侧隐神经也会因对抗胫骨而被压迫。一个强迫的腿部屈曲位置会导致股神经和闭孔神经损伤,过度的臀部外旋会导致坐骨神经的牵拉。总之,一个综合征是由多因素引起的,例如长时间手术、易感患者等。

四、手术步骤

1.子宫内膜切除术(TCRE) 切除子宫内膜应按一定的程序进行,首先用垂直电切环切割宫底部,此处最难切,又易穿孔,因此必须小心从事,宫底又容易很快被切下的碎片所遮盖,妨碍视线,有人宁愿用滚球电极电凝宫底部内膜,然后换切割环操作其余部分。术中应准备一两支适合处理宫底和宫角的电切环,在两角之间切除的子宫内膜呈碎片状,注意不要将切割环向肌层推得过深,尤其在切过肌层最薄的两角时,切宫角时每次略微浅些削刮,直至切净所有内膜,比一次深切穿孔的危险少。一旦处理完宫底,即用90°切割环或带状电极切除子宫壁的内膜,最好先处理后壁,因为切除的碎屑易聚集于此而渐被覆盖,虽然碎屑可自腔内一片片取出,但灌流液要从宫颈口流出,每次宫腔的膨胀和塌陷都会引起子宫出血,妨碍宫腔镜的视线,不如将碎屑留在宫腔,推向宫底部,直至手术终了,碎屑较小者便于管理,为此切割环的移动限制在2.5cm以内。应用此法,自9点开始逆时针方向系统切割子宫内膜,首先切净上1/3,之后切除中1/3,如做全部子宫内膜切除,则切除下1/3直至宫颈管。技术十分娴熟时,也可通过移动电切镜增加切割的长度,自宫底部开始到子宫峡部,每次将切除的组织条立即带出。切除的深度取决于子宫内膜的厚度,目的是切至内膜下2~3mm,此深度足以切净除扩展极深者外的全层子宫内膜,又不致切到较大的血管,如子宫内膜曾经过预处理,一般很少需要一次以上的切割,即可达到预期的深度。如子宫内膜较厚,可在电切后再电凝一遍,可以提高疗效。约有1/4的病例合并肌瘤,同时切除<3cm的黏膜下肌瘤一般无困难,备有必要的设备也可切除较大肌瘤。切割完成后退出电切镜,卵圆钳或刮匙取出内膜碎屑,少量内膜碎片于术后数天可自行排出。将内膜碎屑送做组织学检查,与其他将子宫内膜在原位毁坏的子宫内膜去除术相比,这是TCRE术的最大优点。宫腔排空后,放回电切镜,检查有无残留内膜或大的出血点,前者需切除,后者用切割环或滚球电极电凝。灌流系统使宫内压增高,术中出血不常见,膨宫压力降低后出血点明显,除非出血量大,不值得耗费时间进行电凝。如手术的目的是无月经,可将宫颈管上半部的内膜切除,以保证切除了子宫内膜的下界,切割较浅,尤其侧壁有子宫动脉下行支有人用滚球电极电凝宫颈管内膜,但是此处术后有继发出血的危险。切除子宫颈管内膜不会引起宫颈狭窄,可能因为手术实际上是加宽了宫颈管。术后形成新的焦黄色桶状宫腔。其具体操作步骤如下。

(1)检视宫腔,如内膜较厚,可先吸宫。

(2)首先用垂直电切环切割宫底部,电切深度达子宫内膜下方的浅肌层,用混合电流,电流功率80~100W。也可用滚球电极电凝宫底部内膜。

(3)用90°切割环或带状电极顺时针或逆时针方向,从宫底切面开始,自上而下,依序切除子宫壁的内膜及浅肌层。

(4)电切一般先从子宫后壁开始,依序切除子宫侧壁及前壁的内膜及浅肌层组织。下界终止在子宫颈内口下1cm,为全部子宫内膜切除,或终止在子宫颈内口上方1cm,为部分子宫内膜切除。

(5)切割时一般将电切环的移动长度限制在2.5cm以内,首先切净子宫上1/3的内膜,之后切除中,1/3,如做全部子宫内膜切除,则切除下1/3直至宫颈管。用卵圆钳自腔内将组织碎屑一片片夹出,但灌流液要从宫颈口流出,每次宫腔的膨胀和塌陷都会引起子宫出血,妨碍宫腔镜的视线。少量内膜碎片于术后数天可自行排出。技术娴熟时,可通过移动电切镜增加切割的长度,自宫底部开始到子宫峡部,每次将切除的组织条立即带出。

(6)宫腔排空后,放回电切镜,检查并切净残存的子宫内膜岛。

(7)术终降低膨宫压力,检查出血点,电凝止血,检视宫腔。

(8)TCRE 术后,形成焦黄色的筒状宫腔。

(9)内膜碎屑送做组织学检查:将子宫内膜切除术分为全部切除和部分切除两类,其区别在于切除的范围,而不在于切除的深度。全部切除包括全部宫腔和上端宫颈管。相反的,部分切除并不是部分深度切除的同义词,而是宫腔上 2/3 全层厚度内膜切除,留下未处理的内膜边缘,宽度近 1cm,位于子宫峡部。常规行部分切除者怕全部切除引起宫颈狭窄,如宫腔内还有功能性内膜,则可继发宫腔积血,临床所见积血多在底部,而非峡部,因此,除希望术后仍有月经外,无必要行部分切除。资料证明切除越广泛,术后无月经或月经过少者比例越大,目前作部分切除者已罕见,多数学者切除的下界为子宫内口。

2.子宫内膜去除术置镜前处理　同 TCRE 术。术前未做子宫内膜预处理者应先吸宫,将子宫内膜尽可能吸出,以保证手术的彻底性。轻压滚球电极/滚筒电极,使与组织接触,然后脚踩电凝踏板通电,电流功率 40~60W。因电极破坏的组织量相对较大,故于电极移动之前需在同一点停留短暂时间,所需时间是等待电极周围的组织变白,约<1 秒钟。一旦电极周围组织变白,即可缓慢向宫颈移动电极,移动时电极前面可见组织破坏区,以此监视电极滚动速度。系统电凝子宫各壁内膜,从何侧开始均可。在宫底和输卵管开口电极难以滚动,电凝时将电极置于一点,通电,然后退出,如此重复数次,直至宫底和邻近的宫角全部电凝为止。注意不要将电极向输卵管口推进。电凝终止于宫颈内口,但有时很难辨明,可于扩张宫颈前,用一滴亚甲蓝加 10~20mL 生理盐水,缓慢注入宫腔,用 5mm 或更细的检查镜观察,见子宫内膜蓝染,输卵管口为深蓝色点子,宫颈管呈平行的蓝线。因电凝改变了子宫内膜的外观,手术终了检查有无未凝到处非常困难。电凝内膜表面的形状有助术者发现子宫腺肌病,富于细胞的组织较纤维组织导电性能好,子宫内膜较肌层组织阻抗低,子宫内膜较周围肌肉组织破坏得更彻底,于是有子宫腺肌病处出现横槽,电极滚动时有碰撞之感。因子宫内膜腺体深达肌层以下,电凝腺体组织可能不完全,此区需用切割环切除。

有人研究比较了用汽化电极做子宫内膜去除术和用标准环形电极切除子宫内膜两种术式的灌流液回吸收、手术时间和手术的困难程度,结果汽化电极子宫内膜去除术组灌流液差值为(109±126)mL,TCRE 的灌流液差值为(367±257)mL,$P<0.001$,其他无差异。

五、术后处理

1.术后酌情使用抗生素预防感染。

2.观察体温、血压、脉搏、心率,麻醉恢复期及搬动后的反应,术中出血较多、血容量不足可引起低血压。如术时所用的灌流液温度过低,术后患者会出现体温下降及寒战,应采取保温措施。

3.可给缩宫素和(或)止血药物,有急性活动性出血者,可将球囊导尿管放置宫腔内,球囊内注入灭菌生理盐水适量,至出血停止为止,一般 8~20mL。必要时再次宫腔镜下电凝止血。

4.因术后麻醉反应,常引起恶心、呕吐等,需禁食 6 小时。

5.注意电解质及酸碱平衡。

六、手术难点解析

1.宫腔膨胀不良　为最常见的问题。常见的原因有宫颈松弛、子宫穿孔和膨宫压力低下,因宫内压力低,后者常伴有出血。对宫颈松弛者,可缝合或用宫颈钳围绕宫颈挟持;可疑子宫穿孔应立即停止手术,检查腹部体征,B 超观察子宫周围及腹腔有无游离液体;有时膨宫不良是子宫收缩所致,可静脉滴注阿托品;值得注意的是有些子宫对以上处理无反应,多见于宫腔过小、有子宫肌瘤及子宫腺肌病者。入水、出水接口阀门不够通畅,内外镜鞘间有血块堵塞,入水管打折或盛灌流液容器进气不畅等也可导致膨宫不良。

2.宫腔内碎屑、血液清除过慢　出水吸引压不足,内外鞘间、外鞘筛孔或入水接口阀门被组织碎屑、血液堵塞,出水不利,灌流液在宫内循环减慢,致宫腔内碎屑、血液不能及时清除,影响视线及手术进程,增加吸引压,清洗镜鞘即可解决。

3.切割不充分　被切割的组织未离断,组织块似大息肉飘浮在宫腔内,最常见的原因为切割环尚未退回鞘内即停止通电。若非此因,则应检查是否电切环断裂或变形,变形的切割环在切割终止时不能回到鞘内,可用手指将环轻轻向内推,使其能退回鞘内为止。此外,切割电流强度过低也导致切割不充分,可增加电流功率。

4.子宫内膜和宫腔观察不清　除上述宫腔膨胀不良及宫腔内碎屑、血液清除过慢等因素外,切割下的碎片、子宫前壁的气泡和突向宫腔的肌瘤等均妨碍视线。在未学会将组织碎片推向和聚集于宫底之前,组织碎屑的干扰十分麻烦,可于再次切割前将组织碎片排出,或改为下移镜体切除全长组织条,并立即取出的方法。增加吸引压或调整体位有助于子宫前壁的气泡排出。宫内肌瘤妨碍视线只有全部或部分切除才能解决。

5.灌流液吸收过快　原因有膨宫压力过高和子宫穿孔。发现后应立即停止手术,检查有无子宫穿孔,除外后手术可继续进行;宫颈撕裂及不全子宫穿孔也增加灌流液的回吸收,如无子宫穿孔,应尽快结束手术;此外,还应注意灌流液有无泄漏,在膨宫压力过高时灌流液并未全部灌注于宫腔内。

6.术中出血　膨宫压力低,切割时电凝电流强度不足,切割过深及子宫肌瘤等均可引起妨碍手术操作的出血。可增加膨宫压力,增加混合电流中电凝的强度,电凝出血的血管,子宫肌肉的血管层位于黏膜下 5~6mm 处,有较多血管穿行其间,切割深达血管层时,可致多量出血,所以切割深度应掌握在血管层之上;如为肌瘤出血,可围绕假包膜电凝血管。

7.术后出血　常见的原因有切割过深、感染和组织碎屑残留宫腔。可于宫腔内放置球囊导尿管压迫止血,给抗生素,排空宫腔残留物,同时用宫缩剂、止血剂等。放置球囊导尿管 4~6 小时应取出,有因放置时间过长导致子宫肌壁坏死者。

8.切割注意事项

(1)宫底处最难切,又易穿孔,因此必须小心从事,注意不要将切割环向肌层推得过深,尤其在切过肌层最薄的两角时,切宫角时每次浅些削刮,直至切净所有内膜,比一次深切穿孔的危险少。

(2)切除的深度取决于子宫内膜的厚度,目的是切至内膜下 2~3mm,此深度足以切净除扩展极深者外的全层子宫内膜,又不致切到较大的血管,如子宫内膜曾经过预处理,一般很少需要一次以上的切割,即可达到预期的深度。

(3)膨宫压力不足时,子宫的两侧壁可呈闭合状,两侧子宫角较深,常有残存的子宫内膜,因手术终加大膨宫压力,检查和切除残存的子宫内膜组织。

(4)子宫内膜及其浅肌层切除后,如自切割基底的肌层中出现粉红或鲜红色的子宫内膜组织,呈喇叭花状,为子宫腺肌病的病灶。

(5)如子宫内膜较厚,可在电切后再电凝一遍,可以提高疗效。

(6)资料证明切除越广泛,术后无月经或月经过少者比例越大,目前作部分切除者已罕见,多数学者切除的下界为子宫颈内口。

参考文献

[1](意)安德烈·蒂内利,(西)路易斯·阿隆索·帕切科,(西)塞尔吉奥·海莫维奇.宫腔镜图谱[M].冯力民译.北京:中国科学技术出版社,2020.

[2]白文佩.宫腔镜手术操作技巧[M].北京:北京大学医学出版社,2020.

[3](美)芭芭拉·L.霍夫曼,等.威廉姆斯妇科学.第3版[M].段华译.北京:北京大学医学出版社,2021.

[4](英)D.R.麦坎斯,等.妊娠糖尿病实战手册[M].李洪梅译.北京:科学出版社,2020.

[5]樊代明.整合肿瘤学 临床卷 全3卷[M].北京:科学出版社,2021.

[6]黄荷凤,陈子江.生殖医学[M].北京:人民卫生出版社,2021.

[7]李春雨.实用盆底外科[M].北京:人民卫生出版社,2021.

[8]刘兴会,漆洪波.难产.第2版[M].北京:人民卫生出版社,2021.

[9](美)乔纳森·S.贝雷克,(美)肯尼斯·D.哈奇.妇科手术技巧 妇科肿瘤学[M].乔杰,郭红燕译.北京:中国科学技术出版社,2020.

[10](美)乔纳森·S.贝雷克,等.妇科手术技巧 生殖内分泌学与不孕症[M].乔杰,马彩虹译.北京:中国科学技术出版社,2020.

[11]石一复,郝敏.妇产科症状鉴别诊断学[M].北京:人民卫生出版社,2021.

[12]石一复.子宫息肉诊疗精要[M].北京:科学出版社,2021.

[13]孙建衡,盛修贵,白萍.妇科肿瘤学[M].北京:北京大学医学出版社,2019.

[14]汤静,吴越.妇产科临床药师实用手册[M].上海:复旦大学出版社,2021.

[15](英)铁托·洛佩斯.BONNEY 妇科手术学[M].陈晓军,丰有吉译.上海:上海科学技术出版社,2021.

[16]王海俊,陶芳标.北京大学预防医学核心教材 妇幼卫生学教程[M].北京:北京大学医学出版社,2021.

[17]吴素慧.恶性肿瘤非手术治疗丛书 妇产科恶性肿瘤非手术治疗[M].武汉:华中科技大学出版社,2019.

[18]夏恩兰,黄胡信.妇科内镜学[M].北京:人民卫生出版社,2020.

[19]徐丛剑,康玉.实用妇科肿瘤遗传学[M].北京:人民卫生出版社,2019.

[20]杨水莲,杨娟,叶芬.妇产科学[M].武汉:华中科学技术大学出版社,2021.

[21]尹婕,周莹.北京协和医院妇产科住院医师手册.第2版[M].北京:人民卫生出版社,2021.

[22]张伶俐,赵霞.实用临床药物治疗学 妇女保健[M].北京:人民卫生出版社,2020.

[23]张雪芹,苏志英.早产与分娩[M].北京:人民卫生出版社,2021.